上海市医疗服务需求方服务利用年度分析报告（2022）

ANNUAL ANALYSIS REPORT ON DEMANDERS' UTILIZATION
OF SHANGHAI MEDICAL SERVICE (2022)

上海市卫生健康统计中心　组编

科学出版社

北 京

内 容 简 介

"上海市医疗服务需求方服务利用年度分析报告"是我国首部基于区域诊疗大数据,从医疗服务供给方(医疗机构)和需求方(就诊人口)切入的年度分析系列报告。本报告通过系统梳理 2022 年度上海市医疗服务全部就诊数据,全方位还原了上海市医疗服务需求与利用全貌。报告分为三部分,第一部分介绍报告目的和数据来源;第二部分从供给方切入,描述上海市妇幼卫生、防病工作、卫生监督、院前急救等现况;第三部分从需求方切入,描述医疗服务需求方的人口学特征,在公立医疗机构内利用医疗服务的频次、就诊费用、就诊原因等,并对各类人群卫生服务需求和利用的特征深度剖析,全面展现上海市医疗服务需求方医疗服务的需求。

本报告适合医疗卫生行业各类相关人员,具体包括行政管理者、医务工作者、科研工作者等参考使用,其中,行政管理者可将本报告作为区域卫生发展规划等相关政策制定的参考书,科研工作者可将本报告作为研究行业现状的工具书。

图书在版编目(CIP)数据

上海市医疗服务需求方服务利用年度分析报告.2022/
上海市卫生健康统计中心组编. —北京:科学出版社,
2023.9
  ISBN 978-7-03-076108-8

  Ⅰ.①上… Ⅱ.①上… Ⅲ.①医疗卫生服务—研究报
告—上海—2022 Ⅳ.①R199.2

  中国国家版本馆 CIP 数据核字(2023)第 144951 号

责任编辑:闵 捷 / 责任校对:谭宏宇
责任印制:黄晓鸣 / 封面设计:殷 靓

科学出版社 出版
北京东黄城根北街 16 号
邮政编码:100717
http://www.sciencep.com
南京展望文化发展有限公司排版
上海锦佳印刷有限公司印刷
科学出版社发行 各地新华书店经销

*

2023 年 9 月第 一 版 开本:787×1092 1/16
2023 年 9 月第一次印刷 印张:26 1/2
字数:630 000
定价:260.00 元
(如有印装质量问题,我社负责调换)

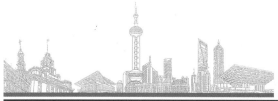
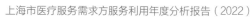

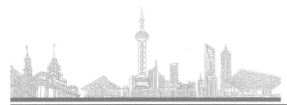
前　言

　　随着人群健康需求的日益增长、疾病谱的变化和医疗技术的发展，利用门急诊和住院服务人口的构成特征、就医流向和行为模型等也会随之发生转变。有鉴于此，上海市卫生健康统计中心（原上海市卫生健康信息中心）于2018年年初启动了《上海市医疗服务需求方服务利用年度分析报告》的编写工作；由于机构重组，2022年上海市卫生健康信息中心改名为上海市卫生健康统计中心，承担了上海市卫生健康的统计工作。本年度，本书编委会整合了上海市卫生健康统计中心的全量诊疗数据资源，新增了《上海市医疗卫生服务年度报告》，从供（医疗卫生机构）需（就诊人口）双方的角度还原了上海市医疗服务需求与利用全貌。

　　《上海市医疗服务需求方服务利用年度分析报告（2022）》主要分为三个部分。第一部分为报告概况，介绍报告目的和数据来源。第二部分为《上海市医疗卫生服务年度报告》，该报告聚焦于描述上海市妇幼卫生、防病工作、卫生监督、院前急救等工作情况，展示了各级各类医疗机构医疗服务供给情况。第三部分为《上海市医疗服务需求方年度分析报告》，该报告分为三章：第一章主要描述上海市就诊人口的人口学特征和就诊原因，以构建上海市就诊人口的疾病谱；第二章主要描述就诊人口对门急诊服务的利用程度、就诊费用和处方数量，并在每个维度上展示了资源利用最多的疾病分类；第三章主要描述就诊人口对住院服务的利用程度和住院费用，并在每个维度上展示了资源利用最多的疾病分类。

　　《上海市医疗服务需求方服务利用年度分析报告（2022）》图文并茂，深入浅出，繁简得当，希望医疗卫生工作者将其作为制定卫生发展规划、相关政策的参考书，科研工作者则可将本报告作为研究行业现状的工具书。

　　在此特别感谢上海市卫生健康统计中心成员们对本报告无私的付出和奉献。对上海市卫生行业相关专家对本报告提出的宝贵意见一并表示诚挚的谢意。

上海市卫生健康统计中心

2023 年 4 月

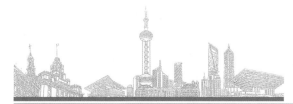

目　录

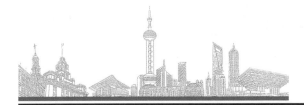

第一部分

报告概况

一、目的

随着人群健康需求的日益增长、疾病谱的变化和医疗技术的发展,利用门急诊和住院服务人口的构成特征、就医流向和行为模型等也随之发生转变。本报告旨在深度剖析在上海市医疗服务需求与利用医疗服务的特征,为制定卫生发展规划相关政策提供客观依据。

二、数据来源及说明

本报告数据来源于《上海市卫生健康统计调查制度》采集的上海市门急诊和住院服务诊疗个案大数据。本报告对所有有效病例按照国际通用的《疾病和有关健康问题的国际统计疾病分类(第 10 次修订本)》(简称 ICD－10)编码归类,疾病分类对应 ICD－10 疾病分类,具体病种对应 ICD－10 亚码(前三位编码)。

本报告第二部分《上海市医疗卫生服务年度报告》聚焦于展示服务供给方的服务供给情况,在机构类别分类上全面而细致。上海市的医疗卫生机构按卫生机构类别分,分为了医院、基层医疗卫生机构、专业公共卫生机构和其他卫生机构四类;按医疗机构性质分,分为了公立医疗机构和民营医疗机构。其中,医院按性质分为了公立医院和民营医院,按级别分为了三级医院(市属三级、区属三级),二级医院和其他医院;基层医疗机构分为社区卫生服务中心(站),门诊部、诊所、卫生所、医务室、护理站,以及村卫生室;专业公共卫生机构分为疾病预防控制中心,卫生监督所(中心),妇幼保健机构,专科疾病防治机构,急救中心(站),采供血机构,健康教育机构,以及计划生育服务指导中心;其他卫生机构包括疗养院、卫生监督检验所(站)、医学科学研究机构、医学教育机构、临床检验中心、其他卫生事业机构等。

本报告第三部分《上海市医疗服务需求方年度分析报告》聚焦于展示服务需求方对上海市公立医疗服务的利用情况。以就诊人口身份证号码为数据来源,对人口分别按性别、年龄组、支付方式进行了分类。按支付方式将就诊人口分为医保(特指上海市城镇职工基本医疗保险和城镇居民基本医疗保险)支付人口和非医保支付人口;按世界卫生组织对年龄段的划分,将就诊人口分为不同年龄组,分别为儿童 0~14 岁,青年 15~44 岁,中年 45~59 岁,年轻老年人 60 岁~74 岁,老年人 75~89 岁,长寿老年人 90 岁及以上。公立医院按级别和类别进行了分类:按级别将公立医院分为了市级三级医院、区属三级医院、区属二级医院和社区卫生服务中心(站);按医院的卫生机构类别代码将公立医院分为了西医医院和中医医院。

三、数据分析

本报告使用描述性分析对 2022 年上海市公立医疗机构的门急诊和住院服务诊疗个案的大数据进行展示,还原了上海市医疗服务需求与利用全貌。

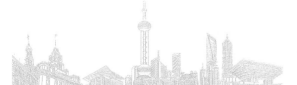

第二部分

上海市医疗卫生服务年度报告

一、健康三大指标

2022 年,上海市户籍人口期望寿命 83.18 岁,其中,男性 80.84 岁,女性 85.66 岁。上海地区婴儿死亡率为 2.26‰。上海地区孕产妇死亡率为 3.42/10 万,详见表 2-1。

表 2-1　2021~2022 年上海市健康三大指标情况

指　标	2022 年	2021 年
上海市户籍人口期望寿命(岁)	83.18	84.11
男性	80.84	81.76
女性	85.66	86.56
上海地区婴儿死亡率(‰)	2.26	2.30
上海地区孕产妇死亡率(/10 万)	3.42	1.60
户籍	0.00	0.00
非户籍	7.30	3.22

二、人口变动情况

2022 年末全市户籍人口 1 500.08 万人,较上年增加 4.74 万人,同比增长 0.32%。

三、妇幼卫生情况

妇女保健,2022 年妇女病普查受检人数为 66.45 万人,患病率为 38.49%,治疗率为 92.88%。

儿童保健,2022 年全市 0~6 岁儿童保健管理率为 99.25%,较上年减少 0.27 个百分点。

四、防病工作情况

预防接种,2022 年全市免疫规划疫苗常规免疫接种率为 99.68%,乙肝疫苗全程接种率为 99.70%,乙肝疫苗首剂及时接种率为 93.94%。

牙病防治,2022 年学生牙病防治受检人数为 45.68 万人,龋齿患病率为 28.76%。

眼病防治,2021~2022 学年中小学生视力受检人数为 95.30 万人,视力不良率为 66.94%。

五、卫生监督

1. 卫生监督户次数

2022 年全市卫生健康行政部门共监督检查 7.57 万户次(监督对象包括饮水卫生、职业卫生、放射卫生、传染病防治、消毒产品、场所卫生、医疗执业等单位)。

2. 行政处罚案件数

2022 年全市卫生健康行政部门行政处罚案件数 5 647 件,其中警告案件 3 763 件,罚款案件 4 187 件,没收违法所得案件 132 件,责令停产停业或(暂)停止执业案件 5 件,吊销证件案件 3 件。

3. 许可及备案项目数

2022年全市卫生健康行政部门共完成许可、备案、政务服务事项及行政确认事项131 891件,其中完成公共卫生许可项目18 587件[包括公共场所卫生许可、消毒产品生产企业卫生许可、集中式供水单位卫生许可、涉及饮用水卫生安全产品卫生许可、现制现售水经营单位卫生许可、放射卫生技术服务机构审批、职业病诊断医师资格审批、放射诊疗许可、职业卫生技术服务机构审批、运输可感染人类的高致病性病原微生物菌(毒)种或者样本的批准、高致病性或疑似高致病性病原微生物实验活动审批、建设项目预防性卫生审核],完成医疗执业许可项目101 265件[包括医疗机构设置审批、医疗机构执业登记、医疗机构人体器官移植执业资格认定(初审)、医疗机构开展人类辅助生殖技术许可、医疗广告批准、母婴保健技术服务执业许可、医疗机构设置人类精子库审批、医师资格(经考试合格者)证书核发(含港、澳、台医师资格认定)、医师执业注册、人体器官移植医师执业资格认定、护士执业注册、外国医师在华短期执业许可、母婴保健技术服务人员资格许可、血站(含脐带血造血干细胞库)设置审批、血站(含脐带血造血干细胞库)执业登记、从事医疗气功活动的人员许可、计划生育技术服务机构从事产前诊断及使用辅助生育技术治疗不育症审批、乙类大型医用设备配置、麻醉药品、第一类精神药品购用印鉴卡],完成备案等其他卫生审核项目3 217件(包括二次供水设施清洗单位卫生备案、BSL-1和BSL-2实验室备案、食品安全企业标准备案、消毒产品卫生安全评价报告备案、义诊备案、内部医疗机构备案、限制类医疗技术临床应用备案、中医诊所备案、医师西学中备案、医疗美容主诊医师专业备案),完成政务服务事项7 387件(包括职业病危害项目申报、职业健康检查机构备案、建设项目职业病危害控制效果评价和职业病防护设施验收工作过程报告备案、建设项目职业病防护设施验收方案备案),完成行政确认事项1 435件(包括放射工作人员证的发放)。

4. 投诉举报受理数

2022年全市卫生监督机构共受理投诉举报2 347件,其中医疗执业693件,公共卫生1 642件,公共卫生与医疗执业兼有的12件。

六、院前急救情况

2022年全市院前急救完成行驶2 863.1万公里;派车数119.0万车次,同比增长12.65%,救治人次114.1万人次,同比增长15.33%。

七、公民无偿献血、用血情况

2022年全市公民无偿献血25.64万人次。血液入库51.81万人份,其中全血及红细胞类43.82万人份,单采血小板7.99万人份;血液出库51.36万人份,其中全血及红细胞类43.53万人份,单采血小板7.83万人份。

八、卫生资源

(一) 医疗卫生机构数

2022年,全市各级各类医疗卫生机构总数达6 421所(含部队医院),比上年同期新增104所。其中,医院455所,新增23所;基层医疗卫生机构5 727所,新增71所;专业公共卫生机构101所,减少2所;其他卫生机构138所,新增12所。详见表2-2。

表 2-2 2021~2022 年上海市医疗卫生机构数 （单位：所）

机 构 类 别	机 构 数	
	2022 年	2021 年
总计	6 421	6 317
按卫生机构类别分	—	—
医院	455	432
公立医院	168	168
民营医院	287	264
医院中,三级医院	55	56
市属三级	34	35
区属三级	21	21
二级医院	95	96
其他医院	305	280
基层医疗卫生机构	5 727	5 656
社区卫生服务中心(站)	1 191	1 159
其中,社区卫生服务中心	249	247
门诊部	1 430	1 397
诊所、卫生所、医务室、护理站	1 964	1 953
村卫生室	1 142	1 147
专业公共卫生机构	101	103
疾病预防控制中心	19	19
卫生监督所(中心)	17	17
妇幼保健机构	19	19
专科疾病防治机构	15	16
急救中心(站)	12	12
采供血机构	7	8
健康教育机构	5	1
计划生育服务指导中心	7	11
其他卫生机构	138	126
按医疗机构性质分	—	—
公立医疗机构	2 540	2 514
民营医疗机构	2 838	2 698

注：① 医疗机构不含内设机构,下同;② 其他医院指级别为一级和未评级的医院,下同;③ 其他卫生机构指疗养院、卫生监督检验所(站)、医学科学研究机构、医学教育机构、临床检验中心、其他卫生事业机构等,下同;④ 市属三级医院中复旦大学附属华山医院北院原为独立建制,于 2022 年 12 月起作为分支机构与总院数据进行合并上报。

医院中,公立医院 168 所,民营医院 287 所。三级医院 55 所,其中,市属 34 所、区属 21 所;二级医院 95 所,一级医院及未评级医院 305 所。

基层医疗卫生机构中,社区卫生服务中心 249 所;门诊部 1 430 所,新增 33 所;诊所、卫生所、医务室和护理站 1 964 所,新增 11 所;村卫生室 1 142 所。

专业公共卫生机构,疾病预防控制中心 19 所,卫生监督所(中心)17 所,妇幼保健机构 19 所,专科疾病防治机构 15 所,急救中心(站)12 所,采供血机构 7 所,健康教育机构 5 所,计划生育服务指导中心 7 所。

(二)床位数

2022 年,全市医疗卫生机构实有床位 17.36 万张,其中,医院 15.65 万张(占 90.15%),基层医疗卫生机构 1.49 万张(占 8.58%),专业公共卫生机构 0.13 万张(占 0.75%),其他卫生机构 0.09 万张(占 0.52%)。详见表 2-3。

表 2-3 2021~2022 年上海市医疗卫生机构实有床位数

机 构 类 别	实有床位数	
	2022 年	2021 年
总计(万张)	17.36	16.85
按卫生机构类别分	—	—
医院	15.65	15.08
公立医院	10.87	10.81
民营医院	4.78	4.27
医院中,三级医院	6.73	6.62
市属三级	4.87	4.74
区属三级	1.86	1.88
二级医院	3.74	3.82
其他医院	5.18	4.64
基层医疗卫生机构	1.49	1.55
社区卫生服务中心(站)	1.49	1.55
专业公共卫生机构	0.13	0.14
妇幼保健机构	0.11	0.12
专科疾病防治机构	0.02	0.02
其他卫生机构	0.09	0.08
按医疗机构性质分	—	—
公立医疗机构	12.48	12.48
民营医疗机构	4.79	4.29

注:① 其他医院指级别为一级和未评级的医院;② 其他卫生机构指疗养院、临床检验中心、卫生监督检验所(站)、医学科学研究机构、医学教育机构、临床检验中心、其他卫生事业机构等,下同。

医院中,公立医院 10.87 万张,民营医院 4.78 万张。三级医院 6.73 万张,其中,市属 4.87 万张、区属 1.86 万张;二级医院 3.74 万张,其他医院 5.18 万张。公立医院床位占全市总床位的 62.62%。

按第七次人口普查数据统计,全市常住人口 2 487.09 万人,每千人口医疗卫生机构床位 6.98 张。

(三)卫生人员数

2022 年末全市卫生人员总数 30.08 万人,比上年增加 0.75 万人。详见表 2-4。

表 2-4 2021~2022 年上海市卫生人员情况

指 标	2022 年	2021 年
卫生人员总数(万人)	30.08	29.33
卫生技术人员	24.62	23.96
其中,执业(助理)医师	8.89	8.70
内:中医类别	1.16	1.12
全科医生	1.12	1.07
注册护士	11.13	10.87
药师	1.18	1.16
内:中药师(士)	0.21	0.21
技师	1.95	1.80
管理人员	1.34	1.31
其他技术人员	1.42	1.34
工勤技能人员	2.70	2.72
每千人口执业(助理)医师数(人)	3.58	3.50
每万人口全科医师数(人)	4.51	4.30
每千人口注册护士数(人)	4.47	4.37

注:① 卫生人员总数含 400 名乡村医生、65 名卫生员;② 卫生技术人员中包含同时承担临床或监督工作的管理人员;③ 2022 年全科医师包含注册为全科医学专业的执业(助理)医师及乡村全科执业助理医师。

卫生人员中,卫生技术人员 24.62 万人,占卫生人员总数的 81.85%;管理人员 1.34 万人,其他技术人员 1.42 万人,工勤技能人员 2.70 万人,分别占卫生人员总数的 4.45%、4.72%、8.98%。

卫生技术人员中,执业(助理)医师 8.89 万人(含全科医生 1.12 万人),其中,中医类执业(助理)医师 1.16 万人。注册护士 11.13 万人。

按第七次人口普查数据统计,全市常住人口 2 487.09 万人:每千人口执业(助理)医师 3.58 人,每千人口注册护士 4.47 人。

从卫生人员情况分布来看,医院 19.89 万人(占卫生人员总数的 66.12%),基层医疗卫生机构 8.19 万人(占 27.23%),专业公共卫生机构 1.46 万人(占 4.85%)。详见表 2-5、表 2-6。

表 2-5 2021~2022 年上海市各医疗卫生机构卫生人员情况 （单位：万人）

机 构 类 别	卫生人员数		卫生技术人员数	
	2022 年	2021 年	2022 年	2021 年
总计	30.08	29.33	24.62	23.96
按卫生机构类别分				
医院	19.89	19.22	16.88	16.37
公立医院	16.54	16.15	14.45	14.13
民营医院	3.35	3.07	2.43	2.24
医院中,三级医院	12.02	11.71	10.54	10.30
市属三级	8.70	8.43	7.63	7.42
区属三级	3.32	3.28	2.91	2.88
二级医院	4.27	4.31	3.69	3.71
其他医院	3.60	3.20	2.65	2.36
基层医疗卫生机构	8.19	8.21	6.46	6.36
社区卫生服务中心(站)	3.83	3.79	3.36	3.30
门诊部	2.47	2.49	2.13	2.12
诊所、卫生所、医务室、护理站	1.74	1.78	0.82	0.79
村卫生室	0.15	0.15	0.15	0.15
专业公共卫生机构	1.46	1.43	1.00	0.98
疾病预防控制中心	0.34	0.33	0.27	0.25
卫生监督所(中心)	0.14	0.14	0.12	0.12
妇幼保健机构	0.28	0.29	0.25	0.25
专科疾病防治机构	0.17	0.16	0.14	0.13
急救中心	0.42	0.41	0.16	0.15
采供血机构	0.07	0.08	0.05	0.06
健康教育机构	0.03	0.01	0.008	0.006
计划生育服务指导中心	0.01	0.01	0.001	0.001
其他卫生机构	0.54	0.47	0.28	0.25
按医疗机构性质分				
公立医疗机构	20.98	20.56	18.35	17.97
民营医疗机构	7.10	6.86	4.93	4.68

表 2-6 2021~2022 年上海市各医疗卫生机构执业(助理)医师及注册护士人员情况

（单位：万人）

机 构 类 别	执业(助理)医师数		注册护士数	
	2022 年	2021 年	2022 年	2021 年
总计	8.89	8.70	11.13	10.87
按卫生机构类别分				

续 表

机 构 类 别	执业(助理)医师数		注 册 护 士 数	
	2022 年	2021 年	2022 年	2021 年
医院	5.51	5.36	8.28	8.05
公立医院	4.77	4.67	7.08	6.95
民营医院	0.74	0.69	1.20	1.10
医院中,三级医院	3.50	3.43	5.19	5.08
市属三级	2.48	2.43	3.75	3.63
区属三级	1.02	1.00	1.44	1.45
二级医院	1.22	1.22	1.80	1.81
其他医院	0.79	0.71	1.29	1.16
基层医疗卫生机构	2.92	2.88	2.58	2.55
社区卫生服务中心(站)	1.43	1.41	1.27	1.25
专业公共卫生机构	0.41	0.40	0.22	0.23
妇幼保健机构	0.10	0.10	0.11	0.12
专科疾病防治机构	0.07	0.06	0.05	0.05
其他卫生机构	0.05	0.06	0.05	0.04
按医疗机构性质分				
公立医疗机构	6.47	6.35	8.52	8.36
民营医疗机构	1.89	1.81	2.33	2.24

九、医疗服务

(一)医疗服务量

1. 门急诊服务人次

2022 年,全市门急诊服务人次 21 959.68 万人次,同比下降 14.84%。急诊患者 1 442.40 万人,占门急诊总量的 6.57%;互联网医院门诊服务人次 375.31 万人次。剔除核酸检测服务人次后,门急诊服务人次为 18 721.22 万人次,同比下降 19.10%。详见表 2-7、表 2-8。

表 2-7 2021~2022 年上海市门急诊服务人次

机 构 类 别	2022 年(万人次)	构成比(%)	2021 年(万人次)	构成比(%)	同比(±%)
总计	21 959.68	100.00	25 785.43	100.00	-14.84
按医疗机构类别分					
医院	15 307.23	69.71	17 506.38	67.89	-12.56
公立医院	13 972.58	63.63	16 203.82	62.84	-13.77
民营医院	1 334.65	6.08	1 302.56	5.05	2.46
医院中,三级医院	10 908.64	49.68	12 680.11	49.18	-13.97

续　表

机 构 类 别	2022 年(万人次)	构成比(%)	2021 年(万人次)	构成比(%)	同比(±%)
市属三级	7 635.26	34.77	8 928.02	34.62	-14.48
区属三级	3 273.38	14.91	3 752.09	14.55	-12.76
二级医院	3 047.29	13.88	3 519.36	13.65	-13.41
其他医院	1 351.30	6.15	1 306.91	5.07	3.40
社区卫生服务中心(站)	5 545.35	25.25	6 967.54	27.02	-20.41
门诊部	789.70	3.60	910.87	3.53	-13.30
妇幼保健机构	143.15	0.65	184.77	0.72	-22.53
专科疾病防治机构	174.04	0.79	214.11	0.83	-18.71
其他	0.21	0.00	1.76	0.01	-88.07
按医疗机构性质分					
公立医疗机构	19 841.40	90.35	23 578.77	91.44	-15.85
民营医疗机构	2 118.06	9.65	2 204.89	8.55	-3.94

表 2-8　2021~2022 年剔除核酸检测服务人次后的门急诊服务人次

	2022 年(万人次)	构成比(%)	2021 年(万人次)	构成比(%)	同比(±%)
总计	18 721.22	100.00	23 142.02	100.00	-19.10
按医疗机构类别分					
医院	12 192.66	65.13	15 001.97	64.83	-18.73
公立医院	11 017.67	58.85	13 747.98	59.41	-19.86
民营医院	1 174.99	6.28	1 253.99	5.42	-6.30
医院中,三级医院	8 595.01	45.91	10 836.30	46.83	-20.68
市属三级	6 118.33	32.68	7 830.09	33.83	-21.86
区属三级	2 476.68	13.23	3 006.21	12.99	-17.61
二级医院	2 407.35	12.86	2 906.38	12.56	-17.17
其他医院	1 190.29	6.36	1 259.29	5.44	-5.48
社区卫生服务中心(站)	5 437.74	29.04	6 846.94	29.59	-20.58
门诊部	789.70	4.22	910.87	3.94	-13.30
妇幼保健机构	126.87	0.68	166.37	0.72	-23.74
专科疾病防治机构	174.04	0.93	214.11	0.93	-18.71
其他	0.21	0.00	1.76	0.01	-87.50
按医疗机构性质分	—	—	—	—	—
公立医疗机构	16 762.64	89.54	20 984.02	90.67	-20.12
民营医疗机构	1 958.36	10.46	2 156.24	9.32	-9.18

医院中,公立医院门急诊服务人次为 13 972.58 万人次,同比下降 13.77%;民营医院门急诊服务人次为 1 334.65 万人次,同比上升 2.46%。

按级别分,三级医院门急诊服务人次 10 908.64 万人次,同比下降 13.97%,其中市属三级 7 635.26 万人次,同比下降 14.48%,区属三级 3 273.38 万人次,同比下降 12.76%;二级医院 3 047.29 万人次,同比下降 13.41%。

社区卫生服务中心(站)门急诊服务人次为 5 545.35 万人次,同比下降 20.41%,占全市门急诊服务人次总量的 25.25%。

2. 出院人数

2022 年,全市医疗机构出院人数为 383.18 万人,同比下降 19.39%。详见表 2 – 9。

表 2 – 9 2021~2022 年上海市出院服务情况

机 构 类 别	2022 年(万人)	构成比(%)	2021 年(万人)	构成比(%)	同比(±%)
总计	383.18	100.00	475.36	100.00	-19.39
按医疗机构类别分					
医院	369.51	96.43	459.78	96.72	-19.63
公立医院	344.02	89.78	433.59	91.21	-20.66
民营医院	25.49	6.65	26.19	5.51	-2.67
医院中,三级医院	284.99	74.37	362.71	76.30	-21.43
市属三级	217.93	56.87	281.19	59.15	-22.50
区属三级	67.06	17.50	81.52	17.15	-17.74
二级医院	58.50	15.27	70.70	14.87	-17.26
其他医院	26.02	6.79	26.37	5.55	-1.33
社区卫生服务中心(站)	2.67	0.70	2.68	0.56	-0.37
妇幼保健机构	5.11	1.33	5.80	1.22	-11.90
专科疾病防治机构	0.001	0.000 3	0.001	0.000 3	0.00
其他	5.89	1.54	7.10	1.49	-17.04
按医疗机构性质分					
公立医疗机构	351.74	91.79	441.99	92.98	-20.42
民营医疗机构	25.55	6.67	26.28	5.53	-2.78

出院总人数中,医院出院人数为 369.51 万人(占 96.43%),社区卫生服务中心(站) 2.67 万人(占 0.70%),妇幼保健机构 5.11 万人(占 1.33%),专科疾病防治机构 0.001 万人,其他医疗机构 5.89 万人。

医院中,公立医院出院人数为 344.02 万人,占出院总人数的 89.78%,同比下降 20.66%;民营医院 25.49 万人,占出院总人数的 6.65%,同比下降 2.67%。

不同级别医疗机构中,三级医院出院人数同比下降 21.43%,其中市属三级医院下降 22.50%,区属三级医院下降 17.74%;二级医院、其他医院出院人数分别下降 17.26%、1.33%。

3. 手术服务量

2022年，全市医疗机构手术人次数381.34万人次，同比下降10.32%。详见表2-10。

表2-10 2021~2022年上海市手术服务量情况

机 构 类 别	2022年(万人次)	构成比(%)	2021年(万人次)	构成比(%)	同比(±%)
总计	381.34	100.00	425.22	100.00	-10.32
按医疗机构类别分					
医院	373.71	98.00	416.29	97.90	-10.23
公立医院	354.11	92.86	398.62	93.74	-11.17
民营医院	19.60	5.14	17.67	4.16	10.92
医院中,三级医院	305.40	80.09	348.83	82.03	-12.45
市属三级	238.99	62.67	279.84	65.81	-14.60
区属三级	66.41	17.42	68.99	16.22	-3.74
二级医院	49.19	12.90	50.25	11.82	-2.11
其他医院	19.12	5.01	17.22	4.05	11.03
社区卫生服务中心(站)	0.02	0.005	0.00	0.00	—
妇幼保健机构	7.61	2.00	8.93	2.10	-14.78
按医疗机构性质分					
公立医疗机构	361.70	94.85	407.50	95.83	-11.24
民营医疗机构	19.64	5.15	17.73	4.17	10.77

医院中,公立医院手术人次数为354.11万人次,占手术人次数的92.86%,同比下降11.17%;民营医院手术人次数19.60万人次,占手术人次数的5.14%,同比上升10.92%。

不同级别医疗机构中,三级医院手术人次数同比下降12.45%,其中市属三级下降14.60%,区属三级下降3.74%;二级医院手术人次数下降2.11%;其他医院手术人次数上升11.03%。

4. 各区医疗服务情况

2022年,全市16个区中,除青浦区外,各区门急诊人次、出院人数与上年同期相比均下降。详见表2-11~表2-13。

表2-11 2021~2022年上海市各区医疗机构医疗服务情况

行 政 区 划	门 急 诊 人 次			出 院 人 数		
	2022年(万人次)	2021年(万人次)	同比(±%)	2022年(万人)	2021年(万人)	同比(±%)
黄浦区	2 611.28	3 232.42	-19.22	64.26	83.32	-22.88
徐汇区	2 762.31	3 178.27	-13.09	65.59	87.45	-25.00
长宁区	823.43	941.81	-12.57	14.77	18.22	-18.94

续　表

行 政 区 划	门 急 诊 人 次			出 院 人 数		
	2022 年（万人次）	2021 年（万人次）	同比（±%）	2022 年（万人）	2021 年（万人）	同比（±%）
静安区	2 062.24	2 450.55	−15.85	47.93	56.79	−15.60
普陀区	1 193.98	1 457.84	−18.10	18.20	23.37	−22.12
虹口区	1 327.38	1 581.94	−16.09	23.12	28.13	−17.81
杨浦区	1 488.72	1 790.26	−16.84	34.32	45.94	−25.29
闵行区	1 423.94	1 711.61	−16.81	14.42	17.84	−19.17
宝山区	1 027.22	1 316.83	−21.99	12.13	16.38	−25.95
嘉定区	959.47	1 117.03	−14.11	13.11	14.89	−11.95
浦东新区	3 072.91	3 670.75	−16.29	37.42	43.83	−14.62
金山区	740.37	754.75	−1.91	10.94	10.83	1.02
松江区	720.56	807.57	−10.77	6.93	7.85	−11.72
青浦区	644.39	614.60	4.85	6.70	6.16	8.77
奉贤区	630.90	654.71	−3.64	7.10	7.83	−9.32
崇明区	470.59	504.49	−6.72	6.24	6.54	−4.59

表 2－12　2021~2022 年上海市按执业地点分布各区医疗机构医疗服务情况

行 政 区 划	门 急 诊 人 次			出 院 人 数		
	2022 年（万人次）	2021 年（万人次）	同比（±%）	2022 年（万人）	2021 年（万人）	同比（±%）
黄浦区	1 580.39	2 074.55	−23.82	32.45	44.27	−26.70
徐汇区	2 561.68	2 944.76	−13.01	55.79	75.15	−25.76
长宁区	882.34	1 012.83	−12.88	16.21	19.89	−18.50
静安区	1 733.27	2 193.80	−20.99	37.08	47.51	−21.95
普陀区	1 129.92	1 364.56	−17.20	17.05	21.59	−21.03
虹口区	1 109.40	1 370.33	−19.04	20.58	25.17	−18.24
杨浦区	1 553.25	1 864.65	−16.70	38.32	50.96	−24.80
闵行区	1 713.16	2 054.46	−16.61	22.91	28.71	−20.20
宝山区	1 183.34	1 439.42	−17.79	18.36	21.30	−13.80
嘉定区	1 076.48	1 266.27	−14.99	14.82	17.30	−14.34
浦东新区	3 994.20	4 635.02	−13.83	67.36	79.11	−14.85
金山区	718.14	731.37	−1.81	10.36	10.25	1.07
松江区	972.04	1 059.63	−8.27	11.61	13.64	−14.88
青浦区	644.39	614.60	4.85	6.70	6.16	8.77
奉贤区	637.12	654.71	−2.69	7.33	7.83	−6.39
崇明区	470.59	504.49	−6.72	6.24	6.54	−4.59

注：市属三级医院总院及其分支机构医疗业务量按各执业地点分别报送。

表 2-13 2021~2022 年上海市各区属医疗机构医疗服务情况

行政区划	门急诊人次			出院人数		
	2022 年（万人次）	2021 年（万人次）	同比（±%）	2022 年（万人）	2021 年（万人）	同比（±%）
黄浦区	358.32	530.89	-32.51	3.42	4.54	-24.67
徐汇区	574.85	764.04	-24.76	5.29	8.23	-35.72
长宁区	576.06	685.51	-15.97	9.02	10.74	-16.01
静安区	593.00	773.43	-23.33	6.39	8.37	-23.66
普陀区	687.43	866.27	-20.64	7.24	9.81	-26.20
虹口区	494.68	626.17	-21.00	5.00	5.99	-16.53
杨浦区	558.09	743.15	-24.90	6.52	8.85	-26.33
闵行区	1 066.62	1 316.67	-18.99	8.20	10.55	-22.27
宝山区	960.77	1 122.88	-14.44	9.41	10.31	-8.73
嘉定区	786.76	961.62	-18.18	7.41	8.34	-11.15
浦东新区	2 273.19	2 813.84	-19.21	26.15	30.53	-14.35
金山区	663.94	677.11	-1.95	7.20	7.45	-3.36
松江区	689.04	767.79	-10.26	6.26	7.05	-11.21
青浦区	603.65	573.43	5.27	5.11	5.26	-2.85
奉贤区	562.16	625.40	-10.11	6.63	7.63	-13.11
崇明区	448.57	479.06	-6.36	5.97	6.32	-5.54

（二）医师工作负荷

2022 年，全市医疗机构医师日均担负诊疗 10.39 人次，日均担负住院床日 1.44 天。详见表 2-14。

表 2-14 2021~2022 年上海市医师日均担负工作量

机构类别	日均担负诊疗人次（人次）		日均担负住院床日（天）	
	2022 年	2021 年	2022 年	2021 年
总计	10.39	12.48	1.44	1.62
按医疗机构类别分				
医院	11.21	13.14	2.14	2.41
公立医院	11.78	13.91	1.76	2.09
民营医院	7.51	7.91	4.60	4.54
医院中，三级医院	12.51	14.84	1.50	1.82
市属三级	12.33	14.76	1.53	1.87
区属三级	12.94	15.06	1.41	1.70

机 构 类 别	日均担负诊疗人次（人次）		日均担负住院床日（天）	
	2022 年	2021 年	2022 年	2021 年
二级医院	10.17	11.56	2.34	2.64
其他医院	7.10	7.65	4.68	4.02
社区卫生服务中心（站）	15.78	20.13	0.65	0.77
按医疗机构性质分				
公立医疗机构	12.70	15.38	1.45	1.72
民营医疗机构	4.78	5.20	1.80	1.73

医院中，公立医院日均担负诊疗 11.78 人次，日均担负住院床日 1.76 天；民营医院日均担负诊疗 7.51 人次，日均担负住院床日 4.60 天。

不同级别医疗机构中，三级医院医师日均担负诊疗 12.51 人次，日均担负住院床日 1.50 天；其中市属三级医院日均担负诊疗 12.33 人次，日均担负住院床日 1.53 天，区属三级医院日均担负诊疗 12.94 人次，日均担负住院床日 1.41 天；二级医院日均担负诊疗 10.17 人次，日均担负住院床日 2.34 天；其他医院日均担负诊疗 7.10 人次，日均担负住院床日 4.68 天。

社区卫生服务中心（站）医师日均担负诊疗 15.78 人次、住院床日 0.65 天。

（三）病床使用情况

1. 病床使用总体情况

（1）病床使用率：2022 年，全市医疗机构病床使用率为 77.04%，比上年减少 9.60 个百分点。详见表 2 - 15。

表 2 - 15　2021~2022 年上海市医疗机构病床使用率　　　　　　（单位：%）

机 构 类 别	2022 年	2021 年	同 比
总计	77.04	86.64	-9.60
按医疗机构类别分			
医院	78.64	88.48	-9.84
公立医院	78.66	91.15	-12.49
民营医院	78.60	81.02	-2.42
医院中，三级医院	79.22	95.02	-15.80
市属三级	79.58	96.61	-17.03
区属三级	78.31	91.00	-12.69
二级医院	77.65	84.46	-6.81
其他医院	78.60	81.87	-3.27
社区卫生服务中心（站）	64.01	72.73	-8.72

续 表

机 构 类 别	2022 年	2021 年	同 比
按医疗机构性质分			
公立医疗机构	76.75	88.69	−11.94
民营医疗机构	78.63	81.04	−2.41

医院中,公立医院病床使用率78.66%,同比减少12.49个百分点;民营医院病床使用率78.60%,同比减少2.42个百分点。

不同级别医疗机构中,三级医院病床使用率79.22%,同比减少15.80个百分点;其中市属三级医院病床使用率79.58%,同比减少17.03个百分点,区属三级医院病床使用率78.31%,同比减少12.69个百分点;二级医院病床使用率77.65%,同比减少6.81个百分点;其他医院病床使用率78.60%,同比减少3.27个百分点。

社区卫生服务中心(站)病床使用率64.01%,同比减少8.72个百分点。

（2）病床平均周转次数:2022年,全市医疗机构病床平均周转次数为23.03次/床,同比减少6.21次/床。详见表2-16。

表 2-16　2021~2022 年上海市医疗机构病床平均周转次数　　（单位：次/床）

机 构 类 别	2022 年	2021 年	同 比
总计	23.03	29.24	−6.21
按医疗机构类别分			
医院	24.65	31.57	−6.92
公立医院	32.19	40.41	−8.22
民营医院	5.92	6.83	−0.91
医院中,三级医院	43.09	55.16	−12.07
市属三级	45.51	59.66	−14.15
区属三级	36.74	43.78	−7.04
二级医院	15.88	18.58	−2.70
其他医院	5.55	6.30	−0.75
社区卫生服务中心(站)	1.85	1.80	0.05
按医疗机构性质分			
公立医疗机构	28.73	35.83	−7.10
民营医疗机构	5.91	6.82	−0.91

医院中,公立医院病床平均周转次数32.19次/床,同比减少8.22次/床;民营医院病床平均周转次数5.92次/床,同比减少0.91次/床。

不同级别医疗机构中,三级医院病床平均周转次数43.09次/床,同比减少12.07次/床;其中市属三级医院病床平均周转次数45.51次/床,同比减少14.15次/床,区属三级医院病床平均周转次数36.74次/床,同比减少7.04次/床;二级医院病床平均周转次数15.88次/床,同比减少2.70次/床;其他医院病床平均周转次数5.55次/床,同比减少0.75次/床。

社区卫生服务中心(站)病床平均周转次数 1.85 次/床,同比增加 0.05 次/床。

（3）出院者平均住院日：2022 年,全市医疗机构出院者平均住院日 17.76 天,比上年增加 7.25 天。详见表 2-17。

表 2-17 2021~2022 年上海市医疗机构出院者平均住院日 （单位：天）

机 构 类 别	2022 年	2021 年	同 比
总计	17.76	10.51	7.25
按医疗机构类别分			
医院	16.73	9.84	6.89
公立医院	13.18	8.23	4.95
民营医院	64.69	36.46	28.23
医院中,三级医院	6.85	6.29	0.56
市属三级	6.55	5.90	0.65
区属三级	7.80	7.65	0.15
二级医院	41.51	17.00	24.51
其他医院	69.27	39.55	29.72
社区卫生服务中心(站)	221.04	160.91	60.13
按医疗机构性质分			
公立医疗机构	14.63	9.11	5.52
民营医疗机构	64.55	36.37	28.18

医院中,公立医院平均住院日 13.18 天,同比增加 4.95 天;民营医院平均住院日 64.69 天,同比增加 28.23 天。

不同级别医疗机构中,三级医院平均住院日 6.85 天,同比增加 0.56 天;其中市属三级医院平均住院日 6.55 天,同比增加 0.65 天,区属三级医院平均住院日 7.80 天,同比增加 0.15 天;二级医院平均住院日 41.51 天,同比增加 24.51 天;其他医院平均住院日 69.27 天,同比增加 29.72 天。

社区卫生服务中心(站)出院者平均住院日为 221.04 天,同比增加 60.13 天。

2. 二、三级医院病床使用情况

2022 年,全市三级综合医院中,病床使用率最高为 94.31%,最低为 59.65%。病床平均周转次数最高为 61.37 次/床,最低为 20.82 次/床。出院者平均住院日中最高为 11.18 天,最低为 5.07 天。详见表 2-18~表 2-20。

8 所三级中医(中西医)医院中,病床使用率最高为 90.12%,最低为 76.33%。病床平均周转次数最高为 61.28 次/床,最低为 26.54 次/床。出院者平均住院日中最高为 10.71 天,最低为 5.22 天。

17 所三级专科医院中,病床使用率最高为 112.56%,最低为 21.54%。病床平均周转次数最高为 203.35 次/床,最低为 2.95 次/床。出院者平均住院日中最高为 175.48 天,最低为 1.00 天。

表 2-18 2022 年上海市三级综合医院病床使用情况

顺位	机 构 名 称	病床使用率（%）	病床平均周转次数（次/床）	出院者平均住院日（天）
1	上海市第一人民医院	94.31	54.54	6.35
2	上海市同仁医院	92.04	48.36	6.93
3	上海健康医学院附属崇明医院	90.81	41.09	8.12
4	上海市东方医院	88.57	45.62	7.12
5	上海市第十人民医院	84.74	57.89	5.48
6	复旦大学附属中山医院青浦分院	84.32	41.64	7.42
7	上海市浦东新区周浦医院	83.15	40.36	7.58
8	复旦大学附属中山医院	82.98	54.27	5.67
9	上海市徐汇区中心医院	82.36	31.82	9.53
10	上海交通大学医学院附属仁济医院	81.40	61.37	5.07
11	上海市同济医院	81.38	42.36	7.11
12	上海市第六人民医院	80.70	42.02	7.03
13	上海交通大学医学院附属瑞金医院	80.69	40.76	7.35
14	上海市普陀区中心医院	80.50	33.42	8.68
15	复旦大学附属华山医院	79.94	41.08	7.12
16	上海市浦东新区公利医院	79.22	34.34	8.40
17	上海市闵行区中心医院	79.17	42.39	6.89
18	上海市松江区中心医院	78.44	42.55	6.70
19	华东医院	77.58	31.54	9.08
20	海军军医大学第一附属医院	75.89	38.30	6.88
21	复旦大学附属金山医院	74.39	38.85	7.06
22	上海市奉贤区中心医院	71.51	34.94	7.68
23	上海市浦东医院	69.97	33.03	7.81
24	上海交通大学医学院附属第九人民医院	69.90	44.02	5.66
25	上海市第五人民医院	69.50	32.75	7.91
26	海军军医大学第二附属医院	67.41	36.03	6.85
27	上海交通大学医学院附属新华医院	66.75	38.74	6.47
28	上海市杨浦区中心医院	65.80	25.46	9.44
29	上海市静安区中心医院	64.70	20.82	11.18
30	上海市浦东新区人民医院	59.65	26.33	8.25

表 2-19 2022 年上海市三级中医（中西医）医院病床使用情况

顺位	机 构 名 称	病床使用率（%）	病床平均周转次数（次/床）	出院者平均住院日（天）
1	上海中医药大学附属岳阳中西医结合医院	90.12	43.12	7.65
2	上海市第七人民医院	89.93	35.76	9.10

续 表

顺位	机 构 名 称	病床使用率（%）	病床平均周转次数（次/床）	出院者平均住院日（天）
3	上海中医药大学附属龙华医院	85.17	40.93	7.64
4	上海中医药大学附属曙光医院	84.56	61.28	5.22
5	上海市中医医院	83.62	44.87	6.86
6	上海市中西医结合医院	78.39	26.54	10.71
7	上海市光华中西医结合医院	76.97	44.52	6.32
8	上海市宝山区中西医结合医院	76.33	45.00	6.17

表 2 - 20　2022 年上海市三级专科医院病床使用情况

顺位	机 构 名 称	病床使用率（%）	病床平均周转次数（次/床）	出院者平均住院日（天）
1	上海市精神卫生中心	112.56	2.95	175.48
2	上海市第一妇婴保健院	85.49	71.35	4.32
3	上海市肺科医院	83.97	87.35	3.73
4	上海交通大学医学院附属上海儿童医学中心	82.71	40.59	6.53
5	复旦大学附属儿科医院	82.02	43.27	7.13
6	中国福利会国际和平妇幼保健院	79.40	79.25	3.68
7	上海市胸科医院	76.87	84.61	3.85
8	复旦大学附属肿瘤医院	76.63	48.96	5.36
9	上海市公共卫生临床中心	75.36	27.48	9.35
10	上海市皮肤病医院	74.00	38.11	15.31
11	复旦大学附属妇产科医院	69.48	74.26	3.61
12	上海市儿童医院	64.91	50.90	4.75
13	海军军医大学第三附属医院	60.25	21.53	10.39
14	上海市眼病防治中心	55.71	203.35	1.00
15	复旦大学附属眼耳鼻喉科医院	53.71	62.38	3.19
16	上海市口腔医院	29.70	39.65	2.68
17	同济大学附属口腔医院	21.54	18.34	4.15

　　2022 年,全市二级综合医院中,病床使用率最高为 96.97%,最低为 20.34%。病床周转次数最高为 43.71 次/床,最低为 1.67 次/床。出院者平均住院日中最高为 116.27 天,最低为 5.04 天。详见表 2 - 21。

　　14 所二级中医(中西医)医院中,病床使用率最高为 86.08%,最低为 47.19%。病床周转次数最高为 30.70 次/床,最低为 3.90 次/床。出院者平均住院日中最高为 55.60 天,最低为 7.23 天。详见表 2 - 22。

表 2-21　2022 年上海市二级综合医院病床使用情况

顺位	机 构 名 称	病床使用率（%）	周转次数（次/床）	出院者平均住院日（天）
1	上海航道医院	96.97	6.44	55.04
2	上海市浦东新区浦南医院	96.63	39.76	8.83
3	上海沪东医院	94.53	22.70	15.13
4	上海中冶医院	85.70	20.63	15.11
5	上海市宝山区罗店医院	82.38	31.87	9.69
6	上海市嘉定区中心医院	80.80	37.57	7.84
7	上海电力医院	79.21	24.03	12.08
8	上海市奉贤区奉城医院	79.17	43.71	6.71
9	上海曲阳医院	78.70	20.45	13.91
10	上海市静安区闸北中心医院	78.41	30.17	9.42
11	上海市宝山区大场医院	77.90	42.33	7.00
12	上海市静安区北站医院	77.46	20.78	13.69
13	上海市杨浦区市东医院	76.39	30.25	9.20
14	上海市宝山区吴淞中心医院	75.73	34.54	8.00
15	上海市第六人民医院金山分院	75.07	32.01	8.56
16	上海市杨浦区控江医院	74.10	24.23	11.19
17	上海市虹口区江湾医院	74.06	13.97	18.99
18	上海交通大学医学院附属瑞金医院卢湾分院	73.59	35.23	7.75
19	上海交通大学医学院附属第九人民医院黄浦分院	73.13	24.09	11.18
20	上海市静安区市北医院	72.92	25.97	10.22
21	上海市第四人民医院	72.82	32.90	7.87
22	上海长航医院	72.31	18.52	14.37
23	上海建工医院	66.18	21.05	11.69
24	上海市普陀区利群医院	65.73	22.56	10.39
25	上海市金山区亭林医院	65.68	41.14	5.89
26	上海市普陀区人民医院	65.00	20.10	11.46
27	上海市嘉定区江桥医院	64.75	31.16	7.55
28	上海市第十人民医院崇明分院	64.14	27.96	8.30
29	民航上海医院	63.69	20.18	11.55
30	上海市第八人民医院	62.79	24.83	9.60
31	上海市徐汇区大华医院	62.08	23.14	9.89
32	上海市宝山区仁和医院	61.81	23.22	9.70
33	上海市松江区泗泾医院	59.81	27.97	7.71
34	上海市崇明区第三人民医院	58.67	20.32	10.66

顺位	机 构 名 称	病床使用率（%）	周转次数（次/床）	出院者平均住院日（天）
35	上海市监狱总医院	58.19	1.67	116.27
36	上海市嘉定区安亭医院	57.24	28.81	7.25
37	上海邮电医院	55.57	10.73	18.50
38	上海市嘉定区南翔医院	55.05	22.32	8.93
39	中国人民解放军海军特色医学中心	50.94	16.12	11.31
40	上海市松江区九亭医院	49.23	25.24	7.38
41	上海市公惠医院	48.64	7.81	18.13
42	上海市青浦区朱家角人民医院	44.95	15.61	11.92
43	中国人民解放军海军第九〇五医院	37.54	9.23	14.78
44	中国人民武装警察部队上海市总队医院	20.80	4.63	17.04
45	上海交通大学医学院附属新华医院长兴分院	20.34	14.84	5.04

表 2–22　2022 年上海市二级中医（中西医）医院病床使用情况

顺位	机 构 名 称	病床使用率（%）	周转次数（次/床）	出院者平均住院日（天）
1	上海市长宁区天山中医医院	86.08	17.19	17.95
2	上海市杨浦区中医医院	81.59	20.63	14.47
3	上海市静安区中医医院	72.18	16.43	15.95
4	上海市黄浦区中西医结合医院	66.26	3.90	55.60
5	上海市嘉定区中医医院	66.26	30.70	7.78
6	上海市普陀区中医医院	62.16	8.97	24.82
7	上海市闵行区中西医结合医院	55.41	20.81	10.92
8	上海市奉贤区中医医院	54.58	22.89	8.67
9	上海市浦东新区光明中医医院	53.70	27.26	7.23
10	上海市青浦区中医医院	51.05	15.10	14.31
11	上海市黄浦区香山中医医院	49.74	16.04	10.65
12	上海市浦东新区中医医院	49.45	11.33	15.83
13	上海市金山区中西医结合医院	47.85	18.69	9.52
14	上海市松江区方塔中医医院	47.19	20.60	8.42

十、医药费用

（一）总费用

2022 年，全市医疗机构门诊总费用 966.25 亿元，同比下降 11.96%。其中，医院

698.66亿元,较去年同期下降11.89%;社区卫生服务中心(站)151.72亿元,较去年同期下降9.11%。

2022年,全市医疗机构住院总费用964.65亿元,同比降低11.34%。其中,医院950.01亿元,同比降低11.34%;社区卫生服务中心(站)8.71亿元,同比降低12.73%。

各医疗机构门诊总费用及住院总费用情况,详见表2-23。

表2-23 2021~2022年上海市医疗机构总费用情况

机构类别	门诊医药总费用			住院医药总费用		
	2022年(亿元)	2021年(亿元)	同比(±%)	2022年(亿元)	2021年(亿元)	同比(±%)
总计	966.25	1 097.50	-11.96	964.65	1 087.98	-11.34
按医疗机构类别分						
医院	698.66	792.96	-11.89	950.01	1 071.51	-11.34
公立医院	612.32	702.07	-12.78	831.54	961.60	-13.53
民营医院	86.34	90.89	-5.01	118.47	109.91	7.79
医院中,三级医院	507.69	584.85	-13.19	703.88	820.24	-14.19
市属三级	392.91	452.86	-13.24	559.34	660.02	-15.25
区属三级	114.78	131.99	-13.04	144.54	160.22	-9.79
二级医院	105.41	118.14	-10.78	122.54	136.45	-10.19
其他医院	85.56	89.96	-4.90	123.59	114.82	7.64
社区卫生服务中心(站)	151.72	166.93	-9.11	8.71	9.98	-12.73

(二)门急诊次均费用

1. 门急诊次均费用

2022年,全市医疗机构门急诊次均费用440.01元,同比增长3.38%;药占比为45.91%,同比增加2.79个百分点。详见表2-24。

表2-24 2021~2022年上海市门急诊次均费用情况

	2022年(元)	药占比(%)	2021年(元)	药占比(%)	同比(±%)
总计	440.01	45.91	425.63	43.12	3.38
按医疗机构类别分					
医院	456.42	42.34	452.95	40.21	0.77
公立医院	438.23	43.54	433.27	41.32	1.14
民营医院	646.90	33.80	697.76	31.60	-7.29
医院中,三级医院	465.40	42.73	461.24	40.44	0.90

续　表

	2022年(元)	药占比(%)	2021年(元)	药占比(%)	同比(±%)
市属三级	514.60	42.87	507.23	40.56	1.45
区属三级	350.66	42.25	351.79	40.03	−0.32
二级医院	345.92	47.74	335.69	45.80	3.05
其他医院	633.12	33.36	688.36	31.36	−8.02
社区卫生服务中心(站)	273.60	80.63	239.59	77.32	14.20
按医疗机构性质分					
公立医疗机构	393.02	50.10	376.05	47.51	4.51
民营医疗机构	880.22	28.40	956.05	24.64	−7.93

医院中,公立医院门急诊次均费用为438.23元,同比增长1.14%;民营医院门急诊次均费用为646.90元,同比下降7.29%。

不同级别医疗机构中,三级医院门急诊次均费用为465.40元,同比增长0.90%;其中市属三级医院门急诊次均费用为514.60元,同比增长1.45%,区属三级医院门急诊次均费用为350.66元,同比下降0.32%;二级医院门急诊次均费用为345.92元,同比增长3.05%;其他医院门急诊次均费用为633.12元,同比下降8.02%。

社区卫生服务中心(站)门急诊次均费用273.60元,同比增长14.20%。

2. 各区门急诊次均费用情况

2022年,全市各区门急诊患者次均费用及次均药费普遍上涨,次均费用除徐汇区、长宁区、金山区外均同比上涨;次均药费除金山区外均同比上涨。药占比最高62.08%,最低35.23%。详见表2-25~表2-28。

各区属医疗机构中除金山区门急诊次均费用下降外,均同比上升。药占比最高67.17%,最低51.79%。

表2-25　2021~2022年上海市各区门急诊次均费用及次均药费情况

行政区划	次　均　费　用			次　均　药　费			药占比(%)
	2022年(元)	2021年(元)	同比(±%)	2022年(元)	2021年(元)	同比(±%)	
黄浦区	600.92	579.33	3.73	218.85	202.54	8.05	36.42
徐汇区	600.28	602.89	−0.43	254.29	239.47	6.19	42.36
长宁区	540.93	545.59	−0.85	190.55	168.64	12.99	35.23
静安区	487.76	457.03	6.72	194.01	169.23	14.64	39.78
普陀区	365.84	346.30	5.64	192.55	169.18	13.81	52.63
虹口区	419.16	397.92	5.34	215.56	193.01	11.68	51.43
杨浦区	439.39	426.15	3.11	245.25	225.90	8.57	55.82
闵行区	371.83	363.64	2.25	161.38	159.49	1.19	43.40
宝山区	285.76	271.01	5.44	171.17	144.33	18.60	59.90

续 表

行政区划	次 均 费 用			次 均 药 费			药占比 (%)
	2022 年 (元)	2021 年 (元)	同比 (±%)	2022 年 (元)	2021 年 (元)	同比 (±%)	
嘉定区	336.28	305.38	10.12	166.74	148.17	12.53	49.59
浦东新区	404.24	380.13	6.34	206.39	179.70	14.85	51.06
金山区	276.73	284.02	-2.57	145.17	145.88	-0.49	52.46
松江区	278.58	246.27	13.12	139.59	124.49	12.13	50.11
青浦区	320.08	310.50	3.09	191.49	170.59	12.25	59.83
奉贤区	313.37	309.65	1.20	169.02	151.92	11.26	53.94
崇明区	295.59	262.73	12.51	183.51	165.12	11.14	62.08

表 2-26 2021~2022 年上海市各区公立医院门急诊次均费用及次均药费情况

行政区划	次 均 费 用			次 均 药 费			药占比 (%)
	2022 年 (元)	2021 年 (元)	同比 (±%)	2022 年 (元)	2021 年 (元)	同比 (±%)	
黄浦区	540.15	537.53	0.49	203.30	191.14	6.36	37.64
徐汇区	569.59	554.90	2.65	258.78	242.33	6.79	45.43
长宁区	350.38	364.14	-3.78	151.55	155.40	-2.48	43.25
静安区	465.18	437.10	6.42	195.85	171.42	14.25	42.10
普陀区	363.43	354.60	2.49	177.16	163.16	8.58	48.75
虹口区	416.86	406.66	2.51	207.73	194.03	7.06	49.83
杨浦区	431.72	449.09	-3.87	224.58	221.50	1.39	52.02
闵行区	301.88	325.64	-7.30	115.01	117.65	-2.24	38.10
宝山区	320.56	332.21	-3.51	153.01	136.98	11.70	47.73
嘉定区	327.92	293.42	11.76	125.36	111.80	12.13	38.23
浦东新区	376.51	371.09	1.46	160.20	151.69	5.61	42.55
金山区	338.63	365.91	-7.46	143.10	156.31	-8.45	42.26
松江区	337.68	318.76	5.94	122.58	119.93	2.21	36.30
青浦区	319.08	339.25	-5.95	161.25	145.45	10.86	50.54
奉贤区	385.61	331.36	16.37	177.43	138.07	28.51	46.01
崇明区	381.78	334.70	14.07	161.91	138.57	16.84	42.41

表 2-27 2021~2022 年上海市各区属医疗机构门急诊次均费用及次均药费情况

行政区划	次 均 费 用			次 均 药 费			药占比 (%)
	2022 年 (元)	2021 年 (元)	同比 (±%)	2022 年 (元)	2021 年 (元)	同比 (±%)	
黄浦区	402.58	359.17	12.09	269.88	231.75	16.45	67.04
徐汇区	341.33	330.06	3.41	179.73	163.98	9.60	52.65

行政区划	次　均　费　用			次　均　药　费			药占比(%)
	2022年(元)	2021年(元)	同比(±%)	2022年(元)	2021年(元)	同比(±%)	
长宁区	382.56	366.30	4.44	198.11	177.76	11.45	51.79
静安区	303.05	287.79	5.30	177.05	158.84	11.46	58.42
普陀区	333.07	302.70	10.03	206.68	175.88	17.51	62.05
虹口区	317.34	288.37	10.05	197.49	174.14	13.41	62.23
杨浦区	364.50	317.89	14.66	244.82	196.42	24.64	67.17
闵行区	288.45	271.29	6.33	153.41	139.71	9.81	53.18
宝山区	274.70	248.67	10.47	171.69	146.01	17.59	62.50
嘉定区	328.48	283.32	15.94	175.61	150.11	16.99	53.46
浦东新区	335.37	313.53	6.97	193.74	171.66	12.86	57.77
金山区	229.42	230.80	-0.60	121.11	120.11	0.83	52.79
松江区	273.08	239.10	14.21	141.89	127.00	11.72	51.96
青浦区	300.36	294.14	2.11	189.93	171.88	10.50	63.23
奉贤区	320.23	299.44	6.94	178.79	150.13	19.09	55.83
崇明区	292.21	259.65	12.54	180.91	162.75	11.16	61.91

表 2－28　2021~2022 年上海市各区社区卫生服务中心(站)门急诊次均费用及次均药费情况

行政区划	次　均　费　用			次　均　药　费			药占比(%)
	2022年(元)	2021年(元)	同比(±%)	2022年(元)	2021年(元)	同比(±%)	
黄浦区	349.83	286.58	22.07	293.05	233.35	25.58	83.77
徐汇区	308.29	273.69	12.64	254.51	220.24	15.56	82.56
长宁区	371.40	318.94	16.45	270.36	222.94	21.27	72.79
静安区	248.54	220.69	12.62	199.33	163.88	21.63	80.20
普陀区	300.31	255.90	17.35	234.72	190.82	23.01	78.16
虹口区	298.56	244.68	22.02	228.00	177.83	28.21	76.37
杨浦区	342.44	279.05	22.72	286.49	216.26	32.47	83.66
闵行区	288.85	250.06	15.51	196.24	170.53	15.08	67.94
宝山区	239.29	194.40	23.09	192.86	153.96	25.27	80.60
嘉定区	287.74	259.39	10.93	246.01	215.33	14.25	85.50
浦东新区	287.92	249.71	15.30	236.62	196.96	20.14	82.18
金山区	156.47	147.96	5.75	138.19	125.68	9.95	88.32
松江区	205.98	173.14	18.97	168.60	137.76	22.39	81.85
青浦区	269.72	237.62	13.51	236.81	204.95	15.55	87.80
奉贤区	236.27	265.17	-10.90	198.59	182.36	8.90	84.05
崇明区	214.86	200.59	7.11	197.48	181.86	8.59	91.91

3. 二、三级医院及社区卫生服务中心(站)门急诊次均费用

2022 年,全市三级综合医院中,门急诊次均费用最高达 725.35 元,最低为 252.79 元;门急诊药占比最高达 60.94%,最低为 22.35%。三级中医(中西医)医院中,门急诊次均费用最高为 512.37 元,最低为 302.72 元;门急诊药占比(不含中药饮片费用)最高达 42.96%,最低为 17.13%。详见表 2-29~表 2-31。

三级专科医院中,门急诊患者次均费用最高达 1 818.38 元,最低为 221.07 元;门急诊药占比最高达 71.54%,最低为 0.82%。

表 2-29　2022 年上海市三级综合医院门急诊次均费用情况

顺位	机 构 名 称	次均费用(元)	药占比(%)
1	上海交通大学医学院附属第九人民医院	725.35	22.35
2	华东医院	566.60	48.44
3	上海交通大学医学院附属瑞金医院	548.91	41.44
4	复旦大学附属中山医院	548.85	38.53
5	复旦大学附属华山医院	519.42	41.15
6	上海交通大学医学院附属仁济医院	494.39	32.22
7	海军军医大学第一附属医院	489.84	60.94
8	上海市第一人民医院	463.87	42.00
9	上海市东方医院	455.17	38.95
10	上海市同济医院	442.30	46.75
11	上海市第六人民医院	425.00	38.71
12	海军军医大学第二附属医院	418.09	56.85
13	上海市第十人民医院	409.25	39.97
14	上海健康医学院附属崇明医院	402.53	41.92
15	上海市徐汇区中心医院	402.49	38.04
16	上海市普陀区中心医院	400.57	57.20
17	上海市杨浦区中心医院	392.22	47.74
18	上海交通大学医学院附属新华医院	388.19	41.17
19	上海市浦东医院	372.49	38.71
20	上海市奉贤区中心医院	363.46	40.04
21	上海市同仁医院	361.47	41.72
22	上海市松江区中心医院	347.51	35.77
23	上海市浦东新区人民医院	336.56	42.29
24	上海市浦东新区周浦医院	333.03	36.94
25	上海市浦东新区公利医院	328.47	42.02
26	复旦大学附属中山医院青浦分院	327.94	40.41
27	上海市闵行区中心医院	287.93	35.94
28	上海市静安区中心医院	280.87	46.26
29	复旦大学附属金山医院	263.70	37.80
30	上海市第五人民医院	252.79	36.03

表 2-30 2022 年上海市三级中医(中西医)医院门急诊次均费用情况

顺位	机 构 名 称	次均费用(元)	药占比(%)
1	上海中医药大学附属曙光医院	512.37	31.25
2	上海中医药大学附属龙华医院	505.14	17.44
3	上海市中医医院	504.02	17.13
4	上海中医药大学附属岳阳中西医结合医院	414.05	22.86
5	上海市第七人民医院	406.37	32.62
6	上海市光华中西医结合医院	365.80	35.21
7	上海市宝山区中西医结合医院	363.03	42.96
8	上海市中西医结合医院	302.72	30.69

注:药占比不含中药饮片收入。

表 2-31 2022 年上海市三级专科医院门急诊次均费用情况

顺位	机 构 名 称	次均费用(元)	药占比(%)
1	复旦大学附属肿瘤医院	1 818.38	53.56
2	上海市公共卫生临床中心	700.96	56.72
3	同济大学附属口腔医院	658.14	0.98
4	上海市口腔医院	648.62	0.82
5	上海市胸科医院	645.03	54.43
6	复旦大学附属眼耳鼻喉科医院	633.00	22.09
7	复旦大学附属妇产科医院	528.05	19.94
8	中国福利会国际和平妇幼保健院	519.29	19.74
9	上海市肺科医院	513.52	54.00
10	上海市第一妇婴保健院	503.03	15.35
11	上海市皮肤病医院	406.70	35.74
12	上海市精神卫生中心	374.34	71.54
13	上海市眼病防治中心	373.58	24.69
14	复旦大学附属儿科医院	360.17	38.71
15	上海交通大学医学院附属上海儿童医学中心	351.58	40.77
16	上海市儿童医院	307.06	37.90
17	海军军医大学第三附属医院	221.07	34.80

2022 年,全市二级综合医院中,门急诊次均费用最高达 917.63 元,最低为 142.62 元;药占比最高的为 74.30%,最低为 19.60%。二级中医(中西医结合)医院中,门急诊次均费用最高为 640.73 元,最低为 287.72 元;药占比(不含中药饮片费用)最高为 46.17%,最低为 20.88%。详见表 2-32、表 2-33。

表 2－32　2022 年上海市二级综合医院门急诊次均费用情况

顺位	机 构 名 称	次均费用(元)	药占比(%)
1	民航上海医院	917.63	19.60
2	上海市公惠医院	904.56	36.03
3	上海长航医院	727.23	23.25
4	上海沪东医院	584.55	37.38
5	上海曲阳医院	518.48	52.79
6	上海市静安区北站医院	491.17	41.80
7	上海交通大学医学院附属第九人民医院黄浦分院	468.58	51.14
8	上海电力医院	440.61	41.93
9	上海市监狱总医院	421.22	47.81
10	上海市奉贤区奉城医院	416.50	44.77
11	上海市嘉定区中心医院	413.39	30.23
12	上海市杨浦区市东医院	409.95	48.93
13	上海交通大学医学院附属瑞金医院卢湾分院	409.44	46.10
14	上海建工医院	404.76	54.60
15	上海中冶医院	403.08	47.05
16	上海市静安区市北医院	402.36	42.39
17	上海市宝山区吴淞中心医院	397.65	42.08
18	中国人民武装警察部队上海市总队医院	385.77	30.79
19	上海市第四人民医院	380.53	40.23
20	上海邮电医院	366.57	61.08
21	上海市第六人民医院金山分院	356.83	28.11
22	上海市崇明区第三人民医院	355.59	50.42
23	上海交通大学医学院附属新华医院长兴分院	353.51	37.81
24	上海市第十人民医院崇明分院	347.31	38.75
25	上海航道医院	344.50	37.97
26	上海市浦东新区浦南医院	343.79	49.44
27	上海市宝山区大场医院	336.12	35.70
28	中国人民解放军海军第九〇五医院	332.29	45.99
29	上海市杨浦区控江医院	320.78	58.24
30	上海市嘉定区江桥医院	315.95	40.33
31	上海市普陀区利群医院	313.80	48.30
32	上海市静安区闸北中心医院	303.01	42.20
33	上海市普陀区人民医院	300.44	48.42
34	上海市嘉定区南翔医院	297.15	40.58
35	上海市虹口区江湾医院	280.54	58.65
36	上海市松江区泗泾医院	277.02	33.31

顺位	机 构 名 称	次均费用(元)	药占比(%)
37	上海市嘉定区安亭医院	275.81	31.23
38	上海市青浦区朱家角人民医院	268.81	74.30
39	上海市第八人民医院	263.09	39.40
40	上海市松江区九亭医院	260.99	35.24
41	上海市徐汇区大华医院	257.37	45.95
42	上海市金山区亭林医院	254.21	42.66
43	上海市宝山区罗店医院	253.39	50.77
44	上海市宝山区仁和医院	211.43	40.27
45	中国人民解放军海军特色医学中心	142.62	36.54

表 2-33　2022 年上海市二级中医(中西医)医院门急诊次均费用情况

顺位	机 构 名 称	次均费用(元)	药占比(%)
1	上海市黄浦区香山中医医院	640.73	35.01
2	上海市静安区中医医院	540.86	20.88
3	上海市黄浦区中西医结合医院	493.14	35.32
4	上海市杨浦区中医医院	448.80	23.29
5	上海市奉贤区中医医院	393.75	35.48
6	上海市普陀区中医医院	385.05	38.83
7	上海市青浦区中医医院	368.09	35.94
8	上海市长宁区天山中医医院	367.08	25.25
9	上海市松江区方塔中医医院	358.11	27.60
10	上海市浦东新区中医医院	357.88	46.17
11	上海市嘉定区中医医院	352.67	30.69
12	上海市浦东新区光明中医医院	320.35	38.17
13	上海市金山区中西医结合医院	308.13	22.83
14	上海市闵行区中西医结合医院	287.72	27.93

注:药占比不含中药饮片费。

2022 年,全市社区卫生服务中心(站)中,门急诊次均费用最高达 444.89 元,最低为 55.97 元;药占比最高的为 93.76%,最低为 62.98%。详见表 2-34、表 2-35。

表 2-34　2022 年上海市社区卫生服务中心(站)门急诊次均费用情况(顺位前十)

顺位前十	机 构 名 称	次均费用(元)	药占比(%)
1	上海市虹口区北外滩街道社区卫生服务中心	444.89	80.85
2	上海市长宁区华阳街道社区卫生服务中心	435.82	75.96
3	上海市长宁江苏街道社区卫生服务中心	416.54	76.38

顺位前十	机 构 名 称	次均费用(元)	药占比(%)
4	上海市黄浦区豫园街道社区卫生服务中心	410.09	87.04
5	上海市杨浦区长海社区卫生服务中心	403.88	83.50
6	上海市杨浦区大桥社区卫生服务中心	397.50	78.95
7	上海市长宁区北新泾街道社区卫生服务中心	385.40	77.17
8	上海市杨浦区控江社区卫生服务中心	378.85	83.19
9	上海市长宁区虹桥街道社区卫生服务中心	373.27	62.98
10	上海市黄浦区老西门街道社区卫生服务中心	372.82	86.45

表 2-35 2022 年上海市社区卫生服务中心(站)门急诊次均费用情况(顺位后十)

顺位后十	机 构 名 称	次均费用(元)	药占比(%)
1	上海市奉贤区西渡街道社区卫生服务中心	55.97	85.50
2	上海市金山区枫泾镇社区卫生服务中心	117.90	93.76
3	上海市奉贤区海湾镇社区卫生服务中心	132.99	75.21
4	上海市金山区亭林镇社区卫生服务中心	136.23	89.35
5	上海市松江区新浜镇社区卫生服务中心	141.61	87.56
6	上海市松江区石湖荡镇社区卫生服务中心	143.31	83.28
7	上海湾区高新技术产业开发区社区卫生服务中心	149.28	87.50
8	上海市金山区漕泾镇社区卫生服务中心	149.96	72.68
9	上海市金山区张堰镇社区卫生服务中心	151.79	90.03
10	上海市金山区廊下镇社区卫生服务中心	155.23	91.98

(三) 出院患者费用

1. 出院患者费用

2022 年,全市出院患者人均费用 26 339.34 元,较上年同期上涨 16.40%。出院患者日均费用 1 483.46 元,较上年同期下降 31.11%。出院药占比为 22.94%,同比减少 1.14 个百分点。详见表 2-36。

表 2-36 2021~2022 年上海市出院患者费用情况

机 构 类 别	出院患者人均费用 (元)		出院患者日均费用 (元)		药占比(%)
	2022 年	2021 年	2022 年	2021 年	
总计	26 339.34	22 628.69	1 483.46	2 153.24	22.94
按医疗机构类别分					
医院	26 806.39	23 051.30	1 602.20	2 341.96	22.96
公立医院	24 839.42	21 988.32	1 884.97	2 670.29	22.90
民营医院	53 353.43	40 644.56	824.78	1 114.71	23.31

机 构 类 别	出院患者人均费用（元）		出院患者日均费用（元）		药占比（%）
	2022 年	2021 年	2022 年	2021 年	
医院中，三级医院	24 481.42	22 572.31	3 575.90	3 589.49	23.08
市属三级	25 487.34	23 418.06	3 890.12	3 972.46	22.20
区属三级	21 212.12	19 655.09	2 718.44	2 570.90	26.52
二级医院	25 642.16	18 542.28	617.68	1 090.92	22.46
其他医院	54 879.89	41 727.27	792.31	1 055.04	22.87
社区卫生服务中心（站）	46 807.49	35 310.75	211.76	219.44	28.37
按医疗机构性质分					
公立医疗机构	24 766.59	21 882.16	1 692.41	2 400.85	22.93
民营医疗机构	53 249.55	40 562.19	824.96	1 115.37	23.30

医院中，公立医院出院患者人均费用 24 839.42 元，较上年同期上涨 12.97%；民营医院出院患者人均医药费用 53 353.43 元，较上年同期上涨 31.27%。

不同级别医疗机构中，三级医院出院患者人均医药费用 24 481.42 元，较上年同期上涨 8.46%；其中市属三级医院出院患者人均医药费用 25 487.34 元，较上年同期上涨 8.84%，区属三级医院出院患者人均医药费用 21 212.12 元，较上年同期上涨 7.92%；二级医院出院患者人均医药费用 25 642.16 元，较上年同期上涨 38.29%；其他医院出院患者人均医药费用 54 879.89 元，较上年同期上涨 31.52%。

社区卫生服务中心（站）出院患者人均医药费用 46 807.49 元，较上年同期上 32.56%。

2. 各区出院患者费用情况

2022 年，全市各区出院患者人均费用与上年同期相比均上升，出院患者日均费用除长宁、崇明区外均同比下降。各区属医疗机构出院患者人均费用均同比上升，出院患者日均费用除长宁、杨浦、宝山、崇明区外均同比下降。详见表 2-37~表 2-40。

表 2-37　2021~2022 年上海市各区出院患者费用情况

行政区划	出院患者人均费用			出院患者日均费用		
	2022 年（元）	2021 年（元）	同比（±%）	2022 年（元）	2021 年（元）	同比（±%）
黄浦区	26 244.19	23 506.45	11.65	2 807.05	3 754.09	-25.23
徐汇区	28 102.14	25 203.32	11.50	2 571.40	3 548.37	-27.53
长宁区	21 641.18	20 404.99	6.06	1 627.02	1 614.01	0.81
静安区	22 508.26	19 846.33	13.41	1 610.13	2 280.31	-29.39
普陀区	26 031.05	21 010.95	23.89	1 488.84	1 939.13	-23.22
虹口区	27 346.36	21 878.29	24.99	1 566.61	2 262.91	-30.77
杨浦区	27 797.21	24 210.35	14.82	2 362.54	2 634.52	-10.32
闵行区	32 891.70	24 658.86	33.39	853.81	1 179.77	-27.63

续 表

行政区划	出院患者人均费用			出院患者日均费用		
	2022年(元)	2021年(元)	同比(±%)	2022年(元)	2021年(元)	同比(±%)
宝山区	27 545.97	22 064.35	24.84	774.20	970.20	−20.20
嘉定区	25 286.28	21 089.66	19.90	1 331.34	1 490.40	−10.67
浦东新区	27 951.41	23 287.76	20.03	1 045.48	1 657.69	−36.93
金山区	20 873.71	18 145.16	15.04	746.58	1 610.15	−53.63
松江区	23 244.60	17 826.02	30.40	503.28	828.63	−39.26
青浦区	34 286.09	26 370.89	30.01	819.62	1 738.64	−52.86
奉贤区	27 011.93	18 061.74	49.55	708.39	1 031.51	−31.32
崇明区	17 257.86	15 374.69	12.25	1 340.02	1 146.43	16.89

表2−38 2021~2022年上海市各区公立医院出院患者费用情况

行政区划	出院患者人均费用			出院患者日均费用			药占比(%)
	2022年(元)	2021年(元)	同比(±%)	2022年(元)	2021年(元)	同比(±%)	
黄浦区	26 071.34	23 396.17	11.43	2 973.22	3 947.50	−24.68	23.70
徐汇区	27 243.71	24 490.35	11.24	2 780.19	3 746.33	−25.79	21.23
长宁区	21 817.81	20 586.98	5.98	1 984.07	1 824.65	8.74	23.60
静安区	24 504.13	22 067.14	11.04	1 729.61	2 437.85	−29.05	22.30
普陀区	21 727.24	18 334.40	18.51	1 675.75	2 293.75	−26.94	22.18
虹口区	25 518.84	21 415.62	19.16	2 245.42	2 568.85	−12.59	21.98
杨浦区	26 460.15	23 643.03	11.92	3 592.23	3 400.83	5.63	22.35
闵行区	19 695.08	17 775.95	10.80	1 636.65	1 861.59	−12.08	24.31
宝山区	22 132.57	19 548.66	13.22	1 151.50	1 344.28	−14.34	27.93
嘉定区	23 191.00	20 686.76	12.11	2 193.24	2 209.48	−0.74	28.92
浦东新区	26 366.20	21 814.92	20.86	1 098.38	1 932.70	−43.17	21.85
金山区	21 072.59	18 474.95	14.06	796.15	1 827.81	−56.44	23.76
松江区	21 562.25	16 649.02	29.51	558.95	1 407.11	−60.28	17.22
青浦区	20 889.82	17 850.34	17.03	812.03	1 674.33	−51.50	26.76
奉贤区	21 826.59	16 341.38	33.57	985.79	1 628.85	−39.48	25.40
崇明区	16 652.69	14 902.00	11.75	1 888.83	1 583.93	19.25	30.58

表2−39 2021~2022年上海市各区属医疗机构出院患者费用情况

行政区划	出院患者人均费用			出院患者日均费用		
	2022年(元)	2021年(元)	同比(±%)	2022年(元)	2021年(元)	同比(±%)
黄浦区	39 060.32	23 117.31	68.97	584.71	1 167.77	−49.93
徐汇区	32 928.33	23 193.78	41.97	667.97	1 590.27	−58.00

续　表

行政区划	出院患者人均费用			出院患者日均费用		
	2022年(元)	2021年(元)	同比(±%)	2022年(元)	2021年(元)	同比(±%)
长宁区	20 035.86	19 260.95	4.02	1 844.17	1 698.31	8.59
静安区	26 501.72	21 025.64	26.04	585.72	1 014.16	-42.25
普陀区	25 785.06	18 991.75	35.77	880.60	1 388.05	-36.56
虹口区	26 622.81	19 528.33	36.33	1 156.41	1 643.84	-29.65
杨浦区	23 083.00	20 262.19	13.92	1 454.00	1 376.28	5.65
闵行区	19 832.31	17 945.90	10.51	1 106.78	1 478.11	-25.12
宝山区	22 218.72	18 919.80	17.44	1 062.05	1 055.38	0.63
嘉定区	16 286.02	14 289.32	13.97	999.52	1 072.14	-6.77
浦东新区	25 138.41	20 658.14	21.69	1 131.90	1 812.79	-37.56
金山区	22 902.29	16 199.49	41.38	641.24	1 379.44	-53.51
松江区	18 494.41	14 424.82	28.21	434.63	795.26	-45.35
青浦区	21 187.63	17 931.02	18.16	715.42	1 514.63	-52.77
奉贤区	22 267.97	16 615.41	34.02	797.57	1 186.80	-32.80
崇明区	16 656.61	14 834.24	12.28	1 626.21	1 316.01	23.57

表2-40　2021~2022年上海市各区社区卫生服务中心(站)出院患者费用情况

行政区划	出院患者人均费用			出院患者日均费用			药占比(%)
	2022年(元)	2021年(元)	同比(±%)	2022年(元)	2021年(元)	同比(±%)	
黄浦区	77 930.40	73 997.13	5.32	368.96	367.68	0.35	47.44
徐汇区	82 447.43	50 405.29	63.57	249.12	275.55	-9.59	38.79
长宁区	35 469.89	29 412.74	20.59	512.57	509.10	0.68	27.81
静安区	59 914.68	53 080.09	12.88	366.79	356.98	2.75	20.18
普陀区	122 776.42	64 867.97	89.27	319.29	299.04	6.77	27.78
虹口区	53 748.42	62 817.71	-14.44	437.71	501.02	-12.64	15.84
杨浦区	55 330.01	37 838.00	46.23	418.52	430.33	-2.74	33.55
闵行区	30 609.88	31 775.80	-3.67	101.35	130.03	-22.06	17.28
宝山区	34 421.65	26 618.81	29.31	242.43	219.16	10.62	29.68
嘉定区	126 921.43	99 750.76	27.24	169.02	168.72	0.18	27.26
浦东新区	36 124.22	29 541.91	22.28	181.01	180.59	0.23	30.68
金山区	11 957.93	10 021.22	19.33	183.54	176.69	3.88	22.72
松江区	26 681.81	23 124.12	15.39	147.60	114.17	29.28	16.33
青浦区	60 464.52	26 446.38	128.63	107.61	132.81	-18.97	21.18
奉贤区	54 299.01	35 198.38	54.27	121.40	124.34	-2.36	21.77
崇明区	16 949.62	12 373.30	36.99	145.11	156.71	-7.40	27.41

3. 二、三级医院出院患者费用

2022 年,全市三级综合医院出院患者人均费用最高为 39 871.06 元,最低为 17 381.29 元;出院患者日均费用最高为 5 983.85 元,最低为 1 876.92 元;药占比最高为 41.53%,最低为 12.81%。三级中医(中西医)医院出院患者人均费用最高为 23 603.07 元,最低为 16 987.45 元;日均费用最高为 3 501.60 元,最低为 1 903.03 元;药占比最高为 30.84%,最低为 23.03%。详见表 2-41~表 2-43。

三级专科医院出院患者人均费用最高为 93 665.80 元,最低为 7 598.84 元;日均费用最高为 37 598.84 元,最低为 533.75 元;药占比最高为 4.91%,最低为 3.47%。

表 2-41　2022 年上海市三级综合医院出院患者费用情况

顺位	机　构　名　称	人均费用(元)	日均费用(元)	药占比(%)
1	海军军医大学第二附属医院	39 871.06	5 817.67	21.55
2	海军军医大学第一附属医院	34 529.59	5 017.84	22.23
3	复旦大学附属中山医院	33 929.83	5 983.85	22.46
4	上海市第六人民医院	32 097.30	4 564.98	12.81
5	复旦大学附属华山医院	31 349.63	4 402.38	23.01
6	上海市徐汇区中心医院	30 570.64	3 206.97	41.53
7	上海交通大学医学院附属瑞金医院	30 083.32	4 093.63	24.25
8	上海市东方医院	28 171.54	3 954.18	23.47
9	上海市第一人民医院	27 660.97	4 356.30	19.27
10	上海交通大学医学院附属第九人民医院	27 330.37	4 830.79	24.09
11	华东医院	26 173.40	2 882.05	28.19
12	上海交通大学医学院附属新华医院	25 656.14	3 968.25	18.14
13	上海市第十人民医院	24 250.41	4 425.60	19.74
14	上海市杨浦区中心医院	23 539.33	2 492.51	25.64
15	上海交通大学医学院附属仁济医院	23 299.34	4 599.59	21.77
16	上海市同济医院	23 216.67	3 263.50	25.03
17	上海市普陀区中心医院	21 514.88	2 478.45	24.92
18	上海市第五人民医院	21 033.67	2 659.31	21.13
19	上海市同仁医院	20 991.77	3 031.20	19.28
20	上海市静安区中心医院	20 990.36	1 876.92	26.79
21	上海市浦东新区公利医院	20 470.70	2 436.42	25.61
22	复旦大学附属金山医院	19 503.49	2 764.30	25.04
23	复旦大学附属中山医院青浦分院	19 279.64	2 598.03	29.57
24	上海市浦东新区人民医院	19 274.30	2 335.58	30.24
25	上海市闵行区中心医院	19 265.38	2 795.96	24.33
26	上海市奉贤区中心医院	19 056.22	2 482.85	27.71
27	上海健康医学院附属崇明医院	18 427.57	2 270.54	31.03
28	上海市松江区中心医院	18 426.84	2 751.85	23.72
29	上海市浦东医院	17 957.18	2 300.47	27.61
30	上海市浦东新区周浦医院	17 381.29	2 293.92	22.07

表 2-42 2022 年上海市三级中医(中西医)医院出院患者费用情况

顺位	机 构 名 称	人均费用(元)	日均费用(元)	药占比(%)
1	上海市第七人民医院	23 603.07	2 593.95	23.03
2	上海市中西医结合医院	20 387.93	1 903.03	30.84
3	上海中医药大学附属岳阳中西医结合医院	20 107.05	2 629.90	25.60
4	上海市宝山区中西医结合医院	18 479.56	2 993.28	28.29
5	上海中医药大学附属曙光医院	18 290.80	3 501.60	30.02
6	上海市光华中西医结合医院	17 371.01	2 746.46	29.91
7	上海中医药大学附属龙华医院	17 252.84	2 259.36	27.23
8	上海市中医医院	16 987.45	2 476.97	28.96

注:药占比不含中草药费。

表 2-43 2022 年上海市三级专科医院出院患者费用情况

顺位	机 构 名 称	人均费用(元)	日均费用(元)	药占比(%)
1	上海市精神卫生中心	93 665.80	533.75	5.43
2	海军军医大学第三附属医院	32 657.06	3 142.55	32.92
3	上海市胸科医院	27 880.17	7 239.10	25.18
4	上海交通大学医学院附属上海儿童医学中心	25 563.13	3 916.53	20.29
5	复旦大学附属肿瘤医院	23 282.54	4 344.87	23.65
6	上海市肺科医院	22 342.16	5 992.66	25.76
7	复旦大学附属儿科医院	18 843.87	2 641.64	17.44
8	上海市公共卫生临床中心	16 563.07	1 771.55	34.91
9	复旦大学附属眼耳鼻喉科医院	14 577.77	4 562.96	11.05
10	上海市儿童医院	13 628.00	2 867.97	13.09
11	同济大学附属口腔医院	13 237.54	3 193.34	11.90
12	复旦大学附属妇产科医院	12 856.60	3 565.58	16.16
13	上海市口腔医院	12 149.82	4 529.30	6.88
14	上海市第一妇婴保健院	12 089.11	2 799.26	12.03
15	中国福利会国际和平妇幼保健院	9 998.31	2 717.78	15.45
16	上海市皮肤病医院	9 591.66	626.41	24.19
17	上海市眼病防治中心	7 598.84	7 598.84	3.47

2022 年,全市二级综合医院中,出院患者人均费用最高为 44 310.58 元,最低 8 652.84 元,出院患者日均费用最高为 2 963.21 元,最低为 209.79 元。药占比最高为 38.24%,最低为 15.16%。二级中医(中西医)医院中,出院患者人均费用最高达 35 715.98 元,最低为 9 044.22 元;出院患者日均费用最高为 1 974.13 元,最低为 567.18 元。药占比最高为 42.34%,最低为 18.25%。详见表 2-44、表 2-45。

表 2 - 44　2022 年上海市二级综合医院出院患者费用情况

顺位	机 构 名 称	人均费用(元)	日均费用(元)	药占比(%)
1	上海航道医院	44 310.58	805.04	18.65
2	中国人民解放军海军第九〇五医院	25 749.74	1 742.06	23.04
3	上海市监狱总医院	24 391.98	209.79	15.16
4	上海曲阳医院	24 176.15	1 737.66	34.58
5	上海市第四人民医院	23 315.98	2 963.21	23.76
6	上海交通大学医学院附属第九人民医院黄浦分院	22 597.44	2 021.71	38.24
7	民航上海医院	22 481.29	1 946.44	28.15
8	中国人民武装警察部队上海市总队医院	22 337.50	1 311.21	27.45
9	上海中冶医院	22 322.10	1 477.71	26.67
10	上海建工医院	21 674.18	1 853.45	24.93
11	上海交通大学医学院附属瑞金医院卢湾分院	21 566.90	2 782.95	30.51
12	中国人民解放军海军特色医学中心	21 495.20	1 900.41	27.06
13	上海市静安区市北医院	21 237.31	2 078.74	25.57
14	上海电力医院	21 151.71	1 750.27	33.28
15	上海市宝山区吴淞中心医院	20 712.82	2 587.64	31.35
16	上海市静安区闸北中心医院	20 639.15	2 191.08	27.93
17	上海市嘉定区江桥医院	20 364.81	2 697.29	23.77
18	上海市普陀区人民医院	20 187.23	1 761.26	21.41
19	上海长航医院	19 716.55	1 372.06	33.82
20	上海普陀区利群医院	19 465.28	1 872.71	25.99
21	上海市宝山区仁和医院	19 362.11	1 996.07	28.73
22	上海市虹口区江湾医院	19 361.21	1 019.79	27.06
23	上海市嘉定区中心医院	18 963.76	2 418.40	24.21
24	上海沪东医院	18 938.19	1 251.85	23.25
25	上海邮电医院	18 853.06	1 019.09	19.64
26	上海市杨浦区市东医院	18 797.54	2 042.55	26.03
27	上海市第八人民医院	18 321.94	1 907.66	30.04
28	上海市第六人民医院金山分院	18 140.90	2 120.37	22.17
29	上海市浦东新区浦南医院	17 818.57	2 017.40	21.60
30	上海市奉贤区奉城医院	15 732.64	2 345.13	30.42
31	上海市杨浦区控江医院	15 498.64	1 385.66	28.48
32	上海市第十人民医院崇明分院	15 069.22	1 815.12	28.11
33	上海市宝山区大场医院	14 124.41	2 018.28	34.53
34	上海市宝山区罗店医院	14 115.17	1 456.42	27.53
35	上海市徐汇区大华医院	12 997.56	1 314.58	29.76
36	上海市静安区北站医院	12 925.63	943.97	30.22
37	上海市金山区亭林医院	12 389.48	2 102.99	16.53

续 表

顺位	机 构 名 称	人均费用(元)	日均费用(元)	药占比(%)
38	上海市嘉定区南翔医院	12 241.17	1 370.81	25.03
39	上海市松江区九亭医院	12 076.06	1 636.91	22.00
40	上海市青浦区朱家角人民医院	11 612.70	974.06	35.23
41	上海市公惠医院	11 029.17	608.22	23.25
42	上海市松江区泗泾医院	10 924.01	1 416.61	17.22
43	上海交通大学医学院附属新华医院长兴分院	9 796.82	1 944.36	19.85
44	上海市嘉定区安亭医院	9 717.65	1 340.06	21.62
45	上海市崇明区第三人民医院	8 652.84	811.97	36.74

表 2 - 45   2022 年上海市二级中医(中西医)医院出院患者费用情况

顺位	机 构 名 称	人均费用(元)	日均费用(元)	药占比(%)
1	上海市黄浦区中西医结合医院	35 715.98	642.42	42.34
2	上海市长宁区天山中医医院	20 393.35	1 136.36	20.51
3	上海市普陀区中医医院	18 851.43	759.53	24.28
4	上海市杨浦区中医医院	18 419.32	1 273.34	24.47
5	上海市浦东新区光明中医医院	14 270.72	1 974.13	34.94
6	上海市闵行区中西医结合医院	12 977.68	1 188.85	19.70
7	上海市浦东新区中医医院	12 351.53	780.34	24.87
8	上海市嘉定区中医医院	12 156.49	1 561.83	25.35
9	上海市黄浦区香山中医医院	12 022.08	1 128.31	18.25
10	上海市青浦区中医医院	11 359.85	794.08	29.34
11	上海市松江区方塔中医医院	11 229.72	1 334.27	21.74
12	上海市金山区中西医结合医院	11 117.87	1 167.72	23.82
13	上海市奉贤区中医医院	11 046.54	1 274.45	26.52
14	上海市静安区中医医院	9 044.22	567.18	33.17

注: 药占比不含中草药费。

十一、出院患者疾病分布及费用情况

(一)西医医院出院患者

2022 年,全市西医医院出院患者中,其他接受医疗服务患者最多,出院人数为 751 985 人,占比 20.45%,其人均住院费用为 13 970.49 元,平均住院日 4.75 天;排名第二位的是循环系统疾病,出院人数为 504 586 人,占比 13.72%,其人均住院费用为 43 970.54 元,平均住院日 40.00 天;排名第三位的是肿瘤,出院人数为 482 565 人,占比 13.13%,其人均住院费用为 38 408.30 元,平均住院日 9.25 天。详见表 2 - 46。

表 2-46 2022 年上海市西医医院出院人数疾病分类及其费用情况

顺位	疾病分类名称	例数(人)	占比(%)	人均住院费用(元)	平均住院日(天)
1	其他接受医疗服务	751 985	20.45	13 970.49	4.75
2	循环系统疾病	504 586	13.72	43 970.54	40.00
3	肿瘤	482 565	13.13	38 408.30	9.25
4	消化系统疾病	351 828	9.57	19 839.11	7.25
5	泌尿生殖系统疾病	255 677	6.95	15 466.28	6.18
6	呼吸系统疾病	191 232	5.20	27 473.41	19.00
7	妊娠、分娩和产褥期	188 531	5.13	11 061.75	4.57
8	损伤和中毒	179 238	4.88	45 551.87	14.48
9	肌肉骨骼系统和结缔组织疾病	163 140	4.44	33 010.25	8.57
10	眼和附器疾病	124 600	3.39	9 463.12	2.00
11	内分泌、营养和代谢疾病	117 276	3.19	18 097.34	14.54
12	神经系统疾病	93 060	2.53	32 709.30	27.18
13	症状、体征与检验异常	56 985	1.55	17 797.54	10.01
14	传染病和寄生虫病	54 322	1.48	22 029.44	11.01
15	先天性畸形、变形和染色体异常	37 648	1.02	35 624.59	6.97
16	皮肤和皮下组织疾病	34 048	0.93	14 649.62	8.88
17	精神和行为障碍	28 294	0.77	183 864.34	687.29
18	起源于围生期疾病	23 027	0.63	13 525.03	8.75
19	耳和乳突疾病	19 269	0.52	14 742.68	5.96
20	血液、造血器官及免疫疾病	19 094	0.52	21 842.83	9.23

(二)中医(中西医)医院出院患者

2022 年,全市中医(中西医)医院出院患者中,肺癌患者最多,出院人数为 13 383 人,占比 3.63%,其人均住院费用 15 756.48 元,平均住院日 6.79 天。排名第二位的是混合痔,出院人数为 13 114 人,占比 3.56%,其人均住院费用 15 857.75 元,平均住院日 6.47 天。排名第三位的是胸痹心痛,出院人数为 12 915 人,占比 3.50%,其人均住院费用为 25 566.88 元,平均住院日 12.43 天。详见表 2-47。

表 2-47 2022 年上海市中医(中西医)医院出院人数疾病分类及其费用情况

顺位	疾病分类名称	例数(人)	占比(%)	人均住院费用(元)	平均住院日(天)
1	肺癌	13 383	3.63	15 756.48	6.79
2	混合痔	13 114	3.56	15 857.75	6.47
3	胸痹心痛	12 915	3.50	25 566.88	12.43
4	缺血性中风	11 741	3.18	23 024.70	16.33

续　表

顺位	疾 病 分 类 名 称	例数(人)	占比(%)	人均住院费用(元)	平均住院日(天)
5	积病	9 105	2.47	16 429.61	6.74
6	眩晕	8 997	2.44	15 487.44	11.28
7	尪痹	8 751	2.37	9 120.99	4.02
8	乳癌	8 526	2.31	11 135.74	3.92
9	肠癌	7 772	2.11	18 980.83	6.76
10	肛漏	6 841	1.85	19 080.01	7.69
11	中风病	6 359	1.72	23 765.83	15.67
12	慢性肾衰	5 891	1.60	17 385.83	8.82
13	肝着	5 023	1.36	12 006.94	3.40
14	大偻	4 872	1.32	5 060.06	1.83
15	中消	4 527	1.23	15 367.62	7.49
16	石淋	4 019	1.09	16 607.05	4.52
17	癌类病	3 613	0.98	16 707.91	8.02
18	胃癌	3 536	0.96	17 119.86	7.78
19	风温病	3 395	0.92	24 695.58	10.80
20	腰痹	3 381	0.92	16 532.73	9.94

第三部分

上海市医疗服务需求方
年度分析报告

第一章 上海市就诊人口基本情况

第一节 人口学特征

一、性别

如图 3-1,2022 年,全市就诊人口中,男性占比 50.9%,女性 49.1%,性别比为 1.04(以女性为 1)。在门急诊就诊人口中,男性占比 50.9%,女性 49.1%,性别比为 1.04。在住院人口中,男性占比 47.4%,女性 52.6%,性别比为 0.90。

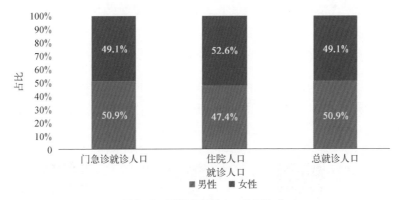

图 3-1 2022 年就诊人口性别构成

二、年龄

如图 3-2,从就诊人口占比随年龄变化来看,呈现多波峰变化。2022 年,全市门急诊就

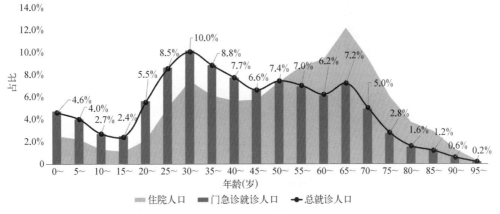

图 3-2 2022 年就诊人口年龄段构成

诊人口在 30～34 岁（10.0%）及 65～69 岁（7.2%）出现了 2 个波峰；住院人口在 30～34 岁（7.4%）及 65～69 岁（12.1%）出现了 2 个波峰。

如表 3-1，从年龄组来看，青年在总就诊人口中占比较高，为 42.9%。在利用门急诊服务人口中，青年占比较高，为 43.3%；在利用住院服务人口中，年轻老年人占比较高，为 30.8%。

表 3-1 2022 年就诊人口年龄组构成 （单位：%）

年 龄 组	门急诊就诊人口	住 院 人 口	总就诊人口
儿童	11.4	6.0	11.3
青年	43.3	27.3	42.9
中年	20.9	21.7	21.0
年轻老年人	18.1	30.8	18.4
老年人	5.5	12.6	5.6
长寿老年人	0.8	1.6	0.8

三、支付方式

如图 3-3，2022 年，全市就诊人口中，医保支付人口占比 49.5%，非医保支付人口占比 50.5%。门急诊就诊人口中，医保支付人口占比 49.9%，非医保支付人口 50.1%；住院人口中，医保支付人口占比 58.8%，非医保支付人口 41.2%。

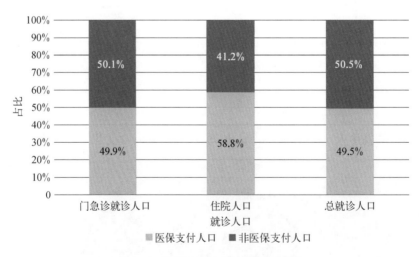

图 3-3 2022 年就诊人口支付方式构成

四、地区来源

如图 3-4，2022 年，全市就诊人口中，常住人口占比（57.4%）较高，非常住人口 42.6%。门急诊就诊人口中，常住人口占比 57.3%，非常住人口 42.7%；住院人口中，常住人口占比 71.0%，非常住人口 29.0%。

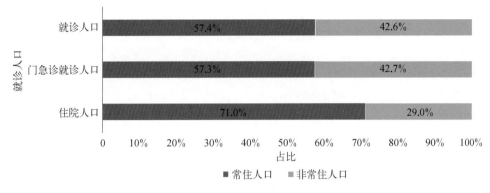

图 3-4 2022 年就诊人口地区来源

如表 3-2,非常住人口主要来源地区是安徽省、江苏省、河南省、浙江省和江西省,占比分别为 19.8%、17.6%、11.1%、6.8% 和 5.3%,总计达 60.6%。

表 3-2 非常住人口的主要来源地区(排名前五)及占比

顺 位	门急诊就诊人口		住院人口		就诊人口	
	地 区	占比(%)	地 区	占比(%)	地 区	占比(%)
1	安徽	19.8	江苏	25.3	安徽	19.8
2	江苏	17.4	安徽	20.3	江苏	17.6
3	河南	11.2	浙江	11.1	河南	11.1
4	浙江	6.7	江西	6.7	浙江	6.8
5	江西	5.3	河南	6.1	江西	5.3

五、不同医疗机构就诊人口占比

(一)不同级别医疗机构就诊人口占比

如图 3-5,2022 年,全市不同级别医疗机构门急诊就诊人口和住院人口差异较大:社区

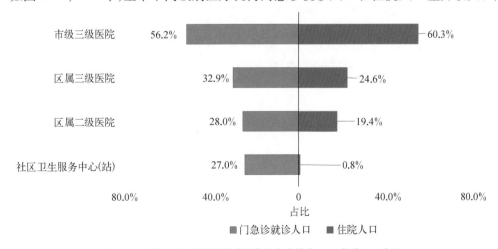

图 3-5 2022 年不同级别医疗机构门急诊就诊人口、住院人口占比

卫生服务中心(站)门急诊就诊人口占比(27.0%)远高于住院人口(0.8%);市级三级医院住院人口占比(60.3%)略高于门急诊就诊人口(56.2%)。

(二)不同类别医疗机构就诊人口占比

近年来,中医医院就诊人口占比略有上升。如表3-3,2022年,全市门急诊就诊人口中,西医医院就诊人口占比94.4%,中医医院就诊人口17.0%;住院人口中,西医医院住院人口占比90.8%,中医医院住院人口10.9%。

表3-3 医疗机构类别就诊人口占比 (单位:%)

医疗机构类别	门急诊就诊人口	住 院 人 口	就 诊 人 口
西医医院	94.4	90.8	94.5
中医医院	17.0	10.9	16.9

第二节 就 诊 原 因

一、就诊人口门急诊就诊原因

如表3-4,2022年,就诊人口门急诊主要就诊原因是症状、体征和临床与实验室异常所见(27.8%)、呼吸系统疾病(27.3%),以及消化系统疾病(26.3%)。因症状、体征和临床与实验室异常所见就诊的主要病种是腹部和盆腔痛(3.9%)、头晕和眩晕(3.6%)、原因不明的发热(2.6%)、肺诊断性影像检查的异常所见(2.2%),以及其他的一般症状和体征(2.1%)。因呼吸系统疾病就诊的主要病种是急性上呼吸道感染(10.2%)、其他呼吸性疾患(5.1%)、急性支气管炎(3.5%)、支气管炎(3.3%),以及慢性鼻炎、鼻咽炎和咽炎(3.1%)。因消化系统疾病就诊的主要病种是胃炎和十二指肠炎(6.9%)、齿龈炎和牙周疾病(3.9%)、功能性肠疾患(3.4%)、牙髓和根尖周组织疾病(2.6%),以及龋病(2.3%)。

表3-4 2022年就诊人口门急诊主要就诊原因

顺 位	疾 病 分 类	病 种	占比(%)
1	症状、体征和临床与实验室异常所见		27.8
		腹部和盆腔痛	3.9
		头晕和眩晕	3.6
		原因不明的发热	2.6
		肺诊断性影像检查的异常所见	2.2
		其他的一般症状和体征	2.1
2	呼吸系统疾病		27.3
		急性上呼吸道感染	10.2
		其他呼吸性疾患	5.1

顺 位	疾病分类	病 种	占比(%)
		急性支气管炎	3.5
		支气管炎	3.3
		慢性鼻炎、鼻咽炎和咽炎	3.1
3	消化系统疾病		26.3
		胃炎和十二指肠炎	6.9
		齿龈炎和牙周疾病	3.9
		功能性肠疾患	3.4
		牙髓和根尖周组织疾病	2.6
		龋病	2.3

(一) 不同支付方式人口门急诊就诊原因

如表 3 - 5,2022 年,全市医保支付人口门急诊主要就诊原因是循环系统疾病(32.7%)、消化系统疾病(32.6%),以及呼吸系统疾病(31.8%)。因循环系统疾病就诊的主要病种是特发性原发性高血压(16.5%)、慢性缺血性心脏病(7.7%)、其他脑血管病(2.2%)、脑梗死(1.6%),以及心脏心律失常(1.3%)。因消化系统疾病就诊的主要病种是胃炎和十二指肠炎(5.8%)、齿龈炎和牙周疾病(3.6%)、功能性肠疾患(3.2%)、牙髓和根尖周组织疾病(2.2%),以及龋病(2%)。因呼吸系统疾病就诊的主要病种是急性上呼吸道感染(12.3%)、其他呼吸性疾患(6%)、支气管炎(4.4%)、急性支气管炎(3.9%),以及慢性鼻炎、鼻咽炎和咽炎(3.8%)。

表 3 - 5　2022 年医保支付人口门急诊主要就诊原因

顺 位	疾病分类	病 种	占比(%)
1	循环系统疾病		32.7
		特发性原发性高血压	16.5
		慢性缺血性心脏病	7.7
		其他脑血管病	2.2
		脑梗死	1.6
		心脏心律失常	1.3
2	消化系统疾病		32.6
		胃炎和十二指肠炎	5.8
		齿龈炎和牙周疾病	3.6
		功能性肠疾患	3.2
		牙髓和根尖周组织疾病	2.2
		龋病	2.0
3	呼吸系统疾病		31.8
		急性上呼吸道感染	12.3
		其他呼吸性疾患	6.0
		支气管炎	4.4
		急性支气管炎	3.9
		慢性鼻炎、鼻咽炎和咽炎	3.8

如表3-6,非医保支付人口门急诊主要就诊原因是症状、体征和临床与实验室异常所见(23.3%)、呼吸系统疾病(16.7%),以及消化系统疾病(13.0%)。因症状、体征和临床与实验室异常所见就诊的主要病种是头晕和眩晕(3.5%)、其他的一般症状和体征(3.2%)、腹部和盆腔痛(2.8%)、原因不明的发热(1.7%),以及原因不明确和未特指原因的死亡(1.6%)。因呼吸系统疾病就诊的主要病种是急性上呼吸道感染(5.4%)、其他呼吸性疾患(3.0%)、急性支气管炎(2.3%),慢性鼻炎、鼻咽炎和咽炎(1.5%),以及支气管炎(1.1%)。因消化系统疾病就诊的主要病种是胃炎和十二指肠炎(2.6%)、牙面异常(包括咬合不正)(1.6%)、非感染性胃肠炎和结肠炎(1.1%)、齿龈炎和牙周疾病(0.9%),以及牙髓和根尖周组织疾病(0.9%)。

表3-6 2022年非医保支付人口门急诊主要就诊原因

顺　　位	疾病分类	病　　种	占比(%)
1	症状、体征和临床与实验室异常所见		23.3
		头晕和眩晕	3.5
		其他的一般症状和体征	3.2
		腹部和盆腔痛	2.8
		原因不明的发热	1.7
		原因不明确和未特指原因的死亡	1.6
2	呼吸系统疾病		16.7
		急性上呼吸道感染	5.4
		其他呼吸性疾患	3.0
		急性支气管炎	2.3
		慢性鼻炎、鼻咽炎和咽炎	1.5
		支气管炎	1.1
3	消化系统疾病		13.0
		胃炎和十二指肠炎	2.6
		牙面异常(包括咬合不正)	1.6
		非感染性胃肠炎和结肠炎	1.1
		齿龈炎和牙周疾病	0.9
		牙髓和根尖周组织疾病	0.9

(二) 不同性别人口门急诊就诊原因

如表3-7,2022年,全市男性门急诊主要就诊原因是呼吸系统疾病(29.0%),症状、体征和临床与实验室异常所见(27.6%),以及循环系统疾病(25.7%)。因呼吸系统疾病就诊的主要病种是急性上呼吸道感染(10.9%)、其他呼吸性疾患(5.3%)、急性支气管炎(3.8%)、支气管炎(3.4%),以及慢性鼻炎、鼻咽炎和咽炎(3.1%)。因症状、体征和临床与实验室异常所见就诊的主要病种是腹部和盆腔痛(3.5%)、头晕和眩晕(3.3%)、原因不明的发热(2.7%)、肺诊断性影像检查的异常所见(2.1%),以及原因不明确和未特指原因的死亡(2.0%)。因循环系统疾病就诊的主要病种是特发性原发性高血压(19.8%)、慢性缺血性心脏病(8.0%)、其他脑血管病(2.2%)、脑梗死(1.8%),以及脑血管病后遗症(1.4%)。

表 3-7　2022 年男性门急诊主要就诊原因

顺　位	疾病分类	病　　种	占比(%)
1	呼吸系统疾病		29.0
		急性上呼吸道感染	10.9
		其他呼吸性疾患	5.3
		急性支气管炎	3.8
		支气管炎	3.4
		慢性鼻炎、鼻咽炎和咽炎	3.1
2	症状、体征和临床与实验室异常所见		27.6
		腹部和盆腔痛	3.5
		头晕和眩晕	3.3
		原因不明的发热	2.7
		肺诊断性影像检查的异常所见	2.1
		原因不明确和未特指原因的死亡	2.0
3	循环系统疾病		25.7
		特发性原发性高血压	19.8
		慢性缺血性心脏病	8.0
		其他脑血管病	2.2
		脑梗死	1.8
		脑血管病后遗症	1.4

如表 3-8,女性门急诊主要就诊原因是症状、体征和临床与实验室异常所见(29.5%)、呼吸系统疾病(28.1%),以及消化系统疾病(27.6%)。因症状、体征和临床与实验室异常所见就诊的主要病种是腹部和盆腔痛(4.3%)、头晕和眩晕(4.2%)、原因不明的发热(2.5%)、肺诊断性影像检查的异常所见(2.5%),以及其他的一般症状和体征(2.4%)。因呼吸系统疾病就诊的主要病种是急性上呼吸道感染(10.7%)、其他呼吸性疾患(5.3%)、急性支气管炎(3.6%)、支气管炎(3.6%),以及慢性鼻炎、鼻咽炎和咽炎(3.4%)。因消化系统疾病就诊的主要病种是胃炎和十二指肠炎(7.8%)、齿龈炎和牙周疾病(4.1%)、功能性肠疾患(4.0%)、牙髓和根尖周组织疾病(2.9%),以及龋病(2.8%)。

表 3-8　2022 年女性门急诊主要就诊原因

顺　位	疾病分类	病　　种	占比(%)
1	症状、体征和临床与实验室异常所见		29.5
		腹部和盆腔痛	4.3
		头晕和眩晕	4.2
		原因不明的发热	2.5
		肺诊断性影像检查的异常所见	2.5
		其他的一般症状和体征	2.4

顺　位	疾病分类	病　种	占比(%)
2	呼吸系统疾病		28.1
		急性上呼吸道感染	10.7
		其他呼吸性疾患	5.3
		急性支气管炎	3.6
		支气管炎	3.6
		慢性鼻炎、鼻咽炎和咽炎	3.4
3	消化系统疾病		27.6
		胃炎和十二指肠炎	7.8
		齿龈炎和牙周疾病	4.1
		功能性肠疾患	4.0
		牙髓和根尖周组织疾病	2.9
		龋病	2.8

（三）不同年龄组人口门急诊就诊原因

如表3-9,2022年,全市儿童门急诊主要就诊原因是呼吸系统疾病(47.6%)、眼和附器疾病(22.1%),以及症状、体征和临床与实验室异常所见(19.8%)。因呼吸系统疾病就诊的主要病种是急性上呼吸道感染(17.5%)、其他呼吸性疾患(15.8%)、支气管炎(6.8%)、急性支气管炎(6.6%),以及急性咽炎(3.8%)。因眼和附器疾病就诊的主要病种是屈光和调节疾患(16.0%)、结膜炎(4.7%)、斜视(0.7%)、眼睑的其他疾患(0.7%),以及眼睑炎和睑板囊肿(0.7%)。因症状、体征和临床与实验室异常所见就诊的主要病种是腹部和盆腔痛(4.2%)、原因不明的发热(2.4%)、咳嗽(2.3%)、恶心和呕吐(1.7%),以及呼吸道出血(1.5%)。

表3-9　2022年儿童门急诊主要就诊原因

顺　位	疾病分类	病　种	占比(%)
1	呼吸系统疾病		47.6
		急性上呼吸道感染	17.5
		其他呼吸性疾患	15.8
		支气管炎	6.8
		急性支气管炎	6.6
		急性咽炎	3.8
2	眼和附器疾病		22.1
		屈光和调节疾患	16.0
		结膜炎	4.7
		斜视	0.7
		眼睑的其他疾患	0.7
		眼睑炎和睑板囊肿	0.7

续　表

顺　位	疾病分类	病　种	占比(%)
3	症状、体征和临床与实验室异常所见		19.8
		腹部和盆腔痛	4.2
		原因不明的发热	2.4
		咳嗽	2.3
		恶心和呕吐	1.7
		呼吸道出血	1.5

　　如表3-10，青年门急诊主要就诊原因是症状、体征和临床与实验室异常所见(28.0%)、呼吸系统疾病(22.2%)，以及消化系统疾病(21.9%)。因症状、体征和临床与实验室异常所见就诊的主要病种是腹部和盆腔痛(3.9%)、原因不明的发热(3.4%)、头晕和眩晕(2.8%)、原因不明确和未特指原因的死亡(2.8%)，以及其他的一般症状和体征(2.1%)。因呼吸系统疾病就诊的主要病种是急性上呼吸道感染(8.9%)、其他呼吸性疾患(4.1%)、急性支气管炎(2.8%)，慢性鼻炎、鼻咽炎和咽炎(2.2%)，以及急性咽炎(2.0%)。因消化系统疾病就诊的主要病种是胃炎和十二指肠炎(4.3%)、齿龈炎和牙周疾病(2.9%)、龋病(2.7%)、包埋牙及阻生牙(2.5%)，以及牙髓和根尖周组织疾病(2.1%)。

表3-10　2022年青年门急诊主要就诊原因

顺　位	疾病分类	病　种	占比(%)
1	症状、体征和临床与实验室异常所见		28.0
		腹部和盆腔痛	3.9
		原因不明的发热	3.4
		头晕和眩晕	2.8
		原因不明确和未特指原因的死亡	2.8
		其他的一般症状和体征	2.1
2	呼吸系统疾病		22.2
		急性上呼吸道感染	8.9
		其他呼吸性疾患	4.1
		急性支气管炎	2.8
		慢性鼻炎、鼻咽炎和咽炎	2.2
		急性咽炎	2.0
3	消化系统疾病		21.9
		胃炎和十二指肠炎	4.3
		齿龈炎和牙周疾病	2.9
		龋病	2.7
		包埋牙及阻生牙	2.5
		牙髓和根尖周组织疾病	2.1

　　如表3-11，中年门急诊主要就诊原因是症状、体征和临床与实验室异常所见(29.8%)、消化系统疾病(24.7%)，以及循环系统疾病(24.6%)。因症状、体征和临床

与实验室异常所见就诊的主要病种是头晕和眩晕(3.8%)、腹部和盆腔痛(3.8%)、其他的一般症状和体征(3.5%)、肺诊断性影像检查的异常所见(3.5%),以及原因不明确和未特指原因的死亡(1.8%)。因消化系统疾病就诊的主要病种是胃炎和十二指肠炎(7.4%)、齿龈炎和牙周疾病(3.9%)、牙髓和根尖周组织疾病(2.6%)、肝的其他疾病(2.1%),以及功能性肠疾患(2.1%)。因循环系统疾病就诊的主要病种是特发性原发性高血压(18.8%)、慢性缺血性心脏病(4.4%)、其他脑血管病(1.5%)、心脏心律失常(1.0%),以及脑梗死(0.9%)。

表 3-11　2022 年中年门急诊主要就诊原因

顺　位	疾病分类	病　种	占比(%)
1	症状、体征和临床与实验室异常所见		29.8
		头晕和眩晕	3.8
		腹部和盆腔痛	3.8
		其他的一般症状和体征	3.5
		肺诊断性影像检查的异常所见	3.5
		原因不明确和未特指原因的死亡	1.8
2	消化系统疾病		24.7
		胃炎和十二指肠炎	7.4
		齿龈炎和牙周疾病	3.9
		牙髓和根尖周组织疾病	2.6
		肝的其他疾病	2.1
		功能性肠疾患	2.1
3	循环系统疾病		24.6
		特发性原发性高血压	18.8
		慢性缺血性心脏病	4.4
		其他脑血管病	1.5
		心脏心律失常	1.0
		脑梗死	0.9

如表 3-12,年轻老年人门急诊主要就诊原因是循环系统疾病(56.0%)、消化系统疾病(36.6%),以及内分泌、营养和代谢疾病(32.4%)。因循环系统疾病就诊的主要病种是特发性原发性高血压(43.3%)、慢性缺血性心脏病(21.2%)、其他脑血管病(6.0%)、脑梗死(4.3%),以及心脏心律失常(3.1%)。因消化系统疾病就诊的主要病种是胃炎和十二指肠炎(12.5%)、齿龈炎和牙周疾病(7.2%)、功能性肠疾患(7.1%)、牙髓和根尖周组织疾病(4.0%),以及牙和支持结构的其他疾病(3.4%)。因内分泌、营养和代谢疾病就诊的主要病种是脂蛋白代谢疾患和其他脂血症(13.9%)、未特指的糖尿病(12.5%)、非胰岛素依赖型糖尿病(9.2%)、甲状腺功能减退症(2.2%),以及非毒性甲状腺肿(2.1%)。

表 3-12　2022 年年轻老年人门急诊主要就诊原因

顺 位	疾病分类	病 种	占比（%）
1	循环系统疾病		56.0
		特发性原发性高血压	43.3
		慢性缺血性心脏病	21.2
		其他脑血管病	6.0
		脑梗死	4.3
		心脏心律失常	3.1
2	消化系统疾病		36.6
		胃炎和十二指肠炎	12.5
		齿龈炎和牙周疾病	7.2
		功能性肠疾患	7.1
		牙髓和根尖周组织疾病	4.0
		牙和支持结构的其他疾病	3.4
3	内分泌、营养和代谢疾病		32.4
		脂蛋白代谢疾患和其他脂血症	13.9
		未特指的糖尿病	12.5
		非胰岛素依赖型糖尿病	9.2
		甲状腺功能减退症	2.2
		非毒性甲状腺肿	2.1

如表 3-13，老年人门急诊主要就诊原因是循环系统疾病（74.7%）、消化系统疾病（41.6%），以及呼吸系统疾病（38.3%）。因循环系统疾病就诊的主要病种是特发性原发性高血压（58.4%）、慢性缺血性心脏病（38.5%）、其他脑血管病（11.2%）、脑梗死（9.4%），以及脑血管病后遗症（8.5%）。因消化系统疾病就诊的主要病种是胃炎和十二指肠炎（14.7%）、功能性肠疾患（14.3%）、齿龈炎和牙周疾病（7.2%）、消化系统其他疾病（3.4%），以及牙和支持结构的其他疾病（3.2%）。因呼吸系统疾病就诊的主要病种是急性上呼吸道感染（12.9%）、慢性支气管炎（9.4%）、支气管炎（6.9%）、其他呼吸性疾患（5.4%），以及慢性鼻炎、鼻咽炎和咽炎（5.3%）。

表 3-13　2022 年老年人门急诊主要就诊原因

顺 位	疾病分类	病 种	占比（%）
1	循环系统疾病		74.7
		特发性原发性高血压	58.4
		慢性缺血性心脏病	38.5
		其他脑血管病	11.2
		脑梗死	9.4
		脑血管病后遗症	8.5

续　表

顺　位	疾病分类	病　种	占比(%)
2	消化系统疾病		41.6
		胃炎和十二指肠炎	14.7
		功能性肠疾患	14.3
		齿龈炎和牙周疾病	7.2
		消化系统其他疾病	3.4
		牙和支持结构的其他疾病	3.2
3	呼吸系统疾病		38.3
		急性上呼吸道感染	12.9
		慢性支气管炎	9.4
		支气管炎	6.9
		其他呼吸性疾患	5.4
		慢性鼻炎、鼻咽炎和咽炎	5.3

如表3-14,长寿老年人门急诊主要就诊原因是循环系统疾病(76.9%)、呼吸系统疾病(44.5%),以及消化系统疾病(42.8%)。因循环系统疾病就诊的主要病种是特发性原发性高血压(57.3%)、慢性缺血性心脏病(44.1%)、其他脑血管病(11.4%)、脑梗死(9.5%),以及脑血管病后遗症(9.2%)。因呼吸系统疾病就诊的主要病种是慢性支气管炎(14.2%)、急性上呼吸道感染(13.4%)、支气管炎(8.9%)、其他呼吸性疾患(8.4%),以及急性支气管炎(5.6%)。因消化系统疾病就诊的主要病种是功能性肠疾患(20.3%)、胃炎和十二指肠炎(15.0%)、齿龈炎和牙周疾病(5.2%)、胆囊炎(4.1%),以及消化系统其他疾病(3.9%)。

表3-14　2022年长寿老年人门急诊主要就诊原因

顺　位	疾病分类	病　种	占比(%)
1	循环系统疾病		76.9
		特发性原发性高血压	57.3
		慢性缺血性心脏病	44.1
		其他脑血管病	11.4
		脑梗死	9.5
		脑血管病后遗症	9.2
2	呼吸系统疾病		44.5
		慢性支气管炎	14.2
		急性上呼吸道感染	13.4
		支气管炎	8.9
		其他呼吸性疾患	8.4
		急性支气管炎	5.6
3	消化系统疾病		42.8
		功能性肠疾患	20.3
		胃炎和十二指肠炎	15.0
		齿龈炎和牙周疾病	5.2
		胆囊炎	4.1
		消化系统其他疾病	3.9

（四）不同医疗机构就诊人口门急诊就诊原因

1. 不同级别医疗机构就诊人口门急诊就诊原因

如表 3-15,2022 年,全市市级三级医院就诊人口门急诊主要就诊病种是皮炎(5.8%)、特发性原发性高血压(5.7%)、屈光和调节疾患(4.3%)、胃炎和十二指肠炎(4.1%)、急性上呼吸道感染(3.9%)、其他呼吸性疾患(3.7%)、肺诊断性影像检查的异常所见(3.2%)、其他关节疾患(3.2%)、其他的一般症状和体征(3.1%),以及腹部和盆腔痛(3.1%)。

表 3-15　2022 年市级三级医院就诊人口门急诊就诊主要病种

顺　　位	病　　种	占比（%）
1	皮炎	5.8
2	特发性原发性高血压	5.7
3	屈光和调节疾患	4.3
4	胃炎和十二指肠炎	4.1
5	急性上呼吸道感染	3.9
6	其他呼吸性疾患	3.7
7	肺诊断性影像检查的异常所见	3.2
8	其他关节疾患	3.2
9	其他的一般症状和体征	3.1
10	腹部和盆腔痛	3.1

如表 3-16,区属三级医院就诊人口门急诊主要就诊病种是急性上呼吸道感染(10.1%)、特发性原发性高血压(8.1%)、原因不明确和未特指原因的死亡(5.1%)、胃炎和十二指肠炎(4.8%)、其他呼吸性疾患(4.2%)、腹部和盆腔痛(4.0%)、其他证(3.2%)、皮炎(3.1%)、未特指的糖尿病(3.0%),以及原因不明的发热(3.0%)。

表 3-16　2022 年区属三级医院就诊人口门急诊就诊主要病种

顺　　位	病　　种	占比（%）
1	急性上呼吸道感染	10.1
2	特发性原发性高血压	8.1
3	原因不明确和未特指原因的死亡	5.1
4	胃炎和十二指肠炎	4.8
5	其他呼吸性疾患	4.2
6	腹部和盆腔痛	4.0
7	其他证	3.2
8	皮炎	3.1
9	未特指的糖尿病	3.0
10	原因不明的发热	3.0

如表3-17,区属二级医院就诊人口门急诊主要就诊病种是特发性原发性高血压(8.6%)、头晕和眩晕(5.8%)、其他呼吸性疾患(4.9%)、急性支气管炎(4.9%)、皮炎(4.7%)、急性上呼吸道感染(4.5%)、胃炎和十二指肠炎(4.1%)、未特指的糖尿病(3.2%)、龋病(3.1%),以及腹部和盆腔痛(3.0%)。

表3-17 2022年区属二级医院就诊人口门急诊主要就诊病种

顺 位	病 种	占比(%)
1	特发性原发性高血压	8.6
2	头晕和眩晕	5.8
3	其他呼吸性疾患	4.9
4	急性支气管炎	4.9
5	皮炎	4.7
6	急性上呼吸道感染	4.5
7	胃炎和十二指肠炎	4.1
8	未特指的糖尿病	3.2
9	龋病	3.1
10	腹部和盆腔痛	3.0

如表3-18,社区卫生服务中心(站)就诊人口门急诊主要就诊病种是特发性原发性高血压(43.4%)、慢性缺血性心脏病(20.8%)、急性上呼吸道感染(13.0%)、脂蛋白代谢疾患和其他脂血症(11.5%)、未特指的糖尿病(9.4%)、睡眠障碍(9.2%)、胃炎和十二指肠炎(8.7%)、功能性肠疾患(7.6%)、非胰岛素依赖型糖尿病(6.7%),以及关节炎(6.6%)。

表3-18 2022年社区卫生服务中心(站)就诊人口门急诊主要就诊病种

顺 位	病 种	占比(%)
1	特发性原发性高血压	43.4
2	慢性缺血性心脏病	20.8
3	急性上呼吸道感染	13.0
4	脂蛋白代谢疾患和其他脂血症	11.5
5	未特指的糖尿病	9.4
6	睡眠障碍	9.2
7	胃炎和十二指肠炎	8.7
8	功能性肠疾患	7.6
9	非胰岛素依赖型糖尿病	6.7
10	关节炎	6.6

2. 不同类别医疗机构就诊人口门急诊就诊原因

如表3-19,2022年,全市西医医院就诊人口门急诊主要就诊病种是特发性原发性高血

压（18.2%）、急性上呼吸道感染（10.1%）、慢性缺血性心脏病（8.4%）、胃炎和十二指肠炎
（6.6%）、皮炎（6.5%）、脂蛋白代谢疾患和其他脂血症（5.3%）、其他呼吸性疾患（5.2%）、未
特指的糖尿病（5.1%）、睡眠障碍（4.4%），以及结膜炎（4.3%）。

表 3－19 2022 年西医医院就诊人口门急诊主要就诊病种

顺　位	病　　　种	占比（%）
1	特发性原发性高血压	18.2
2	急性上呼吸道感染	10.1
3	慢性缺血性心脏病	8.4
4	胃炎和十二指肠炎	6.6
5	皮炎	6.5
6	脂蛋白代谢疾患和其他脂血症	5.3
7	其他呼吸性疾患	5.2
8	未特指的糖尿病	5.1
9	睡眠障碍	4.4
10	结膜炎	4.3

如表 3－20，中医医院就诊人口门急诊主要就诊病种是特发性原发性高血压（8.2%）、细
菌性肠道感染（6.8%）、胃炎和十二指肠炎（4.8%）、神经系统的结核病（4.8%）、其他原生动
物性肠道疾病（4.4%）、急性上呼吸道感染（3.9%）、皮炎（3.6%）、阿米巴病（3.3%）、假定传
染源的腹泻和胃肠炎（2.9%），以及病毒性和其他特指的肠道感染（2.8%）。

表 3－20 2022 年中医医院就诊人口门急诊主要就诊病种

顺　位	病　　　种	占比（%）
1	特发性原发性高血压	8.2
2	细菌性肠道感染	6.8
3	胃炎和十二指肠炎	4.8
4	神经系统的结核病	4.8
5	其他原生动物性肠道疾病	4.4
6	急性上呼吸道感染	3.9
7	皮炎	3.6
8	阿米巴病	3.3
9	假定传染源的腹泻和胃肠炎	2.9
10	病毒性和其他特指的肠道感染	2.8

二、住院人口住院原因

如表 3－21，2022 年，全市住院人口主要住院原因是肿瘤（19.0%）、循环系统疾病

（16.2%），以及消化系统疾病（13.8%）。因肿瘤住院的主要病种是支气管和肺的恶性肿瘤（2.7%），结肠、直肠、肛门和肛管良性肿瘤（1.4%）、甲状腺的恶性肿瘤（1.2%）、乳腺良性肿瘤（1.0%），以及子宫平滑肌瘤（1.0%）。因循环系统疾病住院的主要病种是脑梗死（3.5%）、慢性缺血性心脏病（2.9%）、心绞痛（2.1%）、特发性原发性高血压（1.1%），以及急性心肌梗死（0.8%）。因消化系统疾病住院的主要病种是胆石病（2.1%）、肠的其他疾病（1.5%）、混合痔（1.2%）、腹股沟疝（0.9%），以及胃炎和十二指肠炎（0.9%）。

表 3 - 21   2022 年住院人口主要住院原因

顺　　位	疾病分类	病　　种	占比（%）
1	肿瘤		19.0
		支气管和肺的恶性肿瘤	2.7
		结肠、直肠、肛门和肛管良性肿瘤	1.4
		甲状腺的恶性肿瘤	1.2
		乳腺良性肿瘤	1.0
		子宫平滑肌瘤	1.0
2	循环系统疾病		16.2
		脑梗死	3.5
		慢性缺血性心脏病	2.9
		心绞痛	2.1
		特发性原发性高血压	1.1
		急性心肌梗死	0.8
3	消化系统疾病		13.8
		胆石病	2.1
		肠的其他疾病	1.5
		混合痔	1.2
		腹股沟疝	0.9
		胃炎和十二指肠炎	0.9

（一）不同支付方式人口住院原因

如表 3 - 22，2022 年，全市医保支付人口主要住院原因是循环系统疾病（18.5%）、肿瘤（16.7%），以及消化系统疾病（15.3%）。因循环系统疾病住院的主要病种是脑梗死（3.0%）、慢性缺血性心脏病（2.3%）、心绞痛（1.7%）、特发性原发性高血压（0.9%），以及脑血管病后遗症（0.7%）。因肿瘤住院的主要病种是支气管和肺的恶性肿瘤（1.8%），结肠、直肠、肛门和肛管良性肿瘤（1.7%）、乳腺良性肿瘤（1.1%）、子宫平滑肌瘤（1.1%），以及甲状腺的恶性肿瘤（1.1%）。因消化系统疾病住院的主要病种是胆石病（1.7%）、肠的其他疾病（1.2%）、混合痔（1.0%）、腹股沟疝（0.7%），以及胃炎和十二指肠炎（0.6%）。

表3-22　2022年医保支付人口主要住院原因

顺　位	疾病分类	病　种	占比（%）
1	循环系统疾病		18.5
		脑梗死	3.0
		慢性缺血性心脏病	2.3
		心绞痛	1.7
		特发性原发性高血压	0.9
		脑血管病后遗症	0.7
2	肿瘤		16.7
		支气管和肺的恶性肿瘤	1.8
		结肠、直肠、肛门和肛管良性肿瘤	1.7
		乳腺良性肿瘤	1.1
		子宫平滑肌瘤	1.1
		甲状腺的恶性肿瘤	1.1
3	消化系统疾病		15.3
		胆石病	1.7
		肠的其他疾病	1.2
		混合痔	1.0
		腹股沟疝	0.7
		胃炎和十二指肠炎	0.6

如表3-23，非医保支付人口主要住院原因是肿瘤（23.5%）、循环系统疾病（11.1%），以及消化系统疾病（10.1%）。因肿瘤住院的主要病种是支气管和肺的恶性肿瘤（4.5%）、甲状腺的恶性肿瘤（1.3%）、肝和肝内胆管的恶性肿瘤（1.3%）、胃的恶性肿瘤（1.0%），以及乳房的恶性肿瘤（1.0%）。因循环系统疾病住院的主要病种是慢性缺血性心脏病（1.9%）、脑梗死（1.8%）、心绞痛（1.3%）、特发性原发性高血压（0.7%），以及其他脑血管病（0.6%）。因消化系统疾病住院的主要病种是胆石病（1.2%）、肠的其他疾病（0.8%）、胃炎和十二指肠炎（0.7%）、急性阑尾炎（0.7%），以及腹股沟疝（0.6%）。

表3-23　2022年非医保支付人口主要住院原因

顺　位	疾病分类	病　种	占比（%）
1	肿瘤		23.5
		支气管和肺的恶性肿瘤	4.5
		甲状腺的恶性肿瘤	1.3
		肝和肝内胆管的恶性肿瘤	1.3
		胃的恶性肿瘤	1.0
		乳房的恶性肿瘤	1.0
2	循环系统疾病		11.1
		慢性缺血性心脏病	1.9
		脑梗死	1.8
		心绞痛	1.3
		特发性原发性高血压	0.7
		其他脑血管病	0.6

续 表

顺　位	疾病分类	病　种	占比(%)
3	消化系统疾病		10.1
		胆石病	1.2
		肠的其他疾病	0.8
		胃炎和十二指肠炎	0.7
		急性阑尾炎	0.7
		腹股沟疝	0.6

(二) 不同性别人口住院原因

如表3-24,2022年,全市男性主要住院原因是循环系统疾病(20.0%)、肿瘤(18.0%),以及消化系统疾病(16.7%)。因循环系统疾病住院的主要病种是脑梗死(4.4%)、慢性缺血性心脏病(3.6%)、心绞痛(2.9%)、急性心肌梗死(1.4%),以及特发性原发性高血压(1.0%)。因肿瘤住院的主要病种是支气管和肺的恶性肿瘤(3.0%),结肠、直肠、肛门和肛管良性肿瘤(1.8%)、胃的恶性肿瘤(1.1%)、肝和肝内胆管的恶性肿瘤(1.1%),以及前列腺的恶性肿瘤(0.9%)。因消化系统疾病住院的主要病种是胆石病(2.1%)、肠的其他疾病(2.0%)、腹股沟疝(1.7%)、混合痔(1.2%),以及肛门及直肠区的裂瘘(0.9%)。

表3-24　2022年男性主要住院原因

顺　位	疾病分类	病　种	占比(%)
1	循环系统疾病		20.0
		脑梗死	4.4
		慢性缺血性心脏病	3.6
		心绞痛	2.9
		急性心肌梗死	1.4
		特发性原发性高血压	1.0
2	肿瘤		18.0
		支气管和肺的恶性肿瘤	3.0
		结肠、直肠、肛门和肛管良性肿瘤	1.8
		胃的恶性肿瘤	1.1
		肝和肝内胆管的恶性肿瘤	1.1
		前列腺的恶性肿瘤	0.9
3	消化系统疾病		16.7
		胆石病	2.1
		肠的其他疾病	2.0
		腹股沟疝	1.7
		混合痔	1.2
		肛门及直肠区的裂瘘	0.9

如表 3－25，女性主要住院原因是肿瘤（19.8%），妊娠、分娩和产褥期（15.2%），以及循环系统疾病（12.8%）。因肿瘤住院的主要病种是支气管和肺的恶性肿瘤（2.3%）、乳腺良性肿瘤（1.9%）、子宫平滑肌瘤（1.8%）、乳房的恶性肿瘤（1.6%），以及甲状腺的恶性肿瘤（1.6%）。因妊娠、分娩和产褥期住院的主要病种是医疗性流产（2.7%）、为已知或可疑盆腔器官异常给予的孕产妇医疗（1.4%）、为其他已知或可疑胎儿问题给予的孕产妇医疗（1.0%）、早期羊膜囊破裂（1.0%），以及归类在他处的孕产妇的其他疾病（0.9%）。因循环系统疾病住院的主要病种是脑梗死（2.8%）、慢性缺血性心脏病（2.3%）、心绞痛（1.4%）、特发性原发性高血压（1.1%），以及其他脑血管病（0.7%）。

表 3－25　2022 年女性主要住院原因

顺　位	疾病分类	病　种	占比（%）
1	肿瘤		19.8
		支气管和肺的恶性肿瘤	2.3
		乳腺良性肿瘤	1.9
		子宫平滑肌瘤	1.8
		乳房的恶性肿瘤	1.6
		甲状腺的恶性肿瘤	1.6
2	妊娠、分娩和产褥期		15.2
		医疗性流产	2.7
		为已知或可疑盆腔器官异常给予的孕产妇医疗	1.4
		为其他已知或可疑胎儿问题给予的孕产妇医疗	1.0
		早期羊膜囊破裂	1.0
		归类在他处的孕产妇的其他疾病	0.9
3	循环系统疾病		12.8
		脑梗死	2.8
		慢性缺血性心脏病	2.3
		心绞痛	1.4
		特发性原发性高血压	1.1
		其他脑血管病	0.7

（三）不同年龄组人口住院原因

如表 3－26，2022 年，全市儿童主要住院原因是呼吸系统疾病（16.3%），先天畸形、变形和染色体异常（13.2%），以及神经系统疾病（12.0%）。因呼吸系统疾病住院的主要病种是病原体未特指的肺炎（5.1%）、细菌性肺炎（4.2%）、扁桃体和腺样体慢性疾病（2.0%）、急性支气管炎（1.0%），以及急性上呼吸道感染（1.0%）。因先天畸形、变形和染色体异常住院的主要病种是男性生殖器官的其他先天性畸形（2.3%）、心间隔先天性畸形（1.9%）、周围循环系统的其他先天性畸形（0.7%）、尿道下裂（0.6%），以及大动脉先天性畸形（0.6%）。因神经系统疾病住院的主要病种是睡眠障碍（7.7%）、癫痫（3.2%）脑的其他疾患（0.3%），脑炎、脊髓炎和脑脊髓炎（0.3%），以及脑积水（0.2%）。

表 3-26　2022 年儿童主要住院原因

顺　位	疾病分类	病　种	占比(%)
1	呼吸系统疾病		16.3
		病原体未特指的肺炎	5.1
		细菌性肺炎	4.2
		扁桃体和腺样体慢性疾病	2.0
		急性支气管炎	1.0
		急性上呼吸道感染	1.0
2	先天畸形、变形和染色体异常		13.2
		男性生殖器官的其他先天性畸形	2.3
		心间隔先天性畸形	1.9
		周围循环系统的其他先天性畸形	0.7
		尿道下裂	0.6
		大动脉先天性畸形	0.6
3	神经系统疾病		12.0
		睡眠障碍	7.7
		癫痫	3.2
		脑的其他疾患	0.3
		脑炎、脊髓炎和脑脊髓炎	0.3
		脑积水	0.2

　　如表 3-27,青年主要住院原因是妊娠、分娩和产褥期(29.0%)、肿瘤(15.7%),以及消化系统疾病(12.8%)。因妊娠、分娩和产褥期住院的主要病种是医疗性流产(5.1%)、为已知或可疑盆腔器官异常给予的孕产妇医疗(2.7%)、为其他已知或可疑胎儿问题给予的孕产妇医疗(2.0%)、早期羊膜囊破裂(1.8%),以及归类在他处的孕产妇的其他疾病(1.7%)。因肿瘤住院的主要病种是乳腺良性肿瘤(2.5%)、甲状腺的恶性肿瘤(2.3%)、子宫平滑肌瘤(1.8%)、支气管和肺的恶性肿瘤(0.9%),以及乳房的恶性肿瘤(0.7%)。因消化系统疾病住院的主要病种是乳腺良性肿瘤(2.5%)、甲状腺的恶性肿瘤(2.3%)、子宫平滑肌瘤(1.8%)、支气管和肺的恶性肿瘤(0.9%),以及乳房的恶性肿瘤(0.7%)。

表 3-27　2022 年青年主要住院原因

顺　位	疾病分类	病　种	占比(%)
1	妊娠、分娩和产褥期		29.0
		医疗性流产	5.1
		为已知或可疑盆腔器官异常给予的孕产妇医疗	2.7
		为其他已知或可疑胎儿问题给予的孕产妇医疗	2.0
		早期羊膜囊破裂	1.8
		归类在他处的孕产妇的其他疾病	1.7
2	肿瘤		15.7
		乳腺良性肿瘤	2.5
		甲状腺的恶性肿瘤	2.3
		子宫平滑肌瘤	1.8
		支气管和肺的恶性肿瘤	0.9
		乳房的恶性肿瘤	0.7

顺　位	疾病分类	病　种	占比(%)
3	消化系统疾病		12.8
		乳腺良性肿瘤	2.5
		甲状腺的恶性肿瘤	2.3
		子宫平滑肌瘤	1.8
		支气管和肺的恶性肿瘤	0.9
		乳房的恶性肿瘤	0.7

如表3–28,中年主要住院原因是肿瘤(26.5%)、消化系统疾病(15.7%),以及循环系统疾病(12.9%)。因肿瘤住院的主要病种是支气管和肺的恶性肿瘤(3.7%)、子宫平滑肌瘤(2.0%)、甲状腺的恶性肿瘤(1.9%),结肠、直肠、肛门和肛管良性肿瘤(1.8%),以及乳房的恶性肿瘤(1.6%)。因消化系统疾病住院的主要病种是胆石病(2.5%)、肠的其他疾病(2.0%)、混合痔(1.4%)、胃炎和十二指肠炎(1.3%),以及胃和十二指肠的其他疾病(0.8%)。因循环系统疾病住院的主要病种是脑梗死(2.1%)、慢性缺血性心脏病(2.1%)、心绞痛(1.8%)、急性心肌梗死(0.9%),以及特发性原发性高血压(0.9%)。

表3–28　2022年中年主要住院原因

顺　位	疾病分类	病　种	占比(%)
1	肿瘤		26.5
		支气管和肺的恶性肿瘤	3.7
		子宫平滑肌瘤	2.0
		甲状腺的恶性肿瘤	1.9
		结肠、直肠、肛门和肛管良性肿瘤	1.8
		乳房的恶性肿瘤	1.6
2	消化系统疾病		15.7
		胆石病	2.5
		肠的其他疾病	2.0
		混合痔	1.4
		胃炎和十二指肠炎	1.3
		胃和十二指肠的其他疾病	0.8
3	循环系统疾病		12.9
		脑梗死	2.1
		慢性缺血性心脏病	2.1
		心绞痛	1.8
		急性心肌梗死	0.9
		特发性原发性高血压	0.9

如表3–29,年轻老年人主要住院原因是循环系统疾病(23.4%)、肿瘤(22.3%),以及消化系统疾病(15.0%)。因循环系统疾病住院的主要病种是脑梗死(5.2%)、慢性缺血性心脏病(4.4%)、心绞痛(3.7%)、特发性原发性高血压(1.5%),以及心房纤颤和扑动(1.2%)。因

肿瘤住院的主要病种是支气管和肺的恶性肿瘤(4.3%),结肠、直肠、肛门和肛管良性肿瘤(2.4%)、胃的恶性肿瘤(1.3%)、结肠的恶性肿瘤(1.1%),以及肝和肝内胆管的恶性肿瘤(0.9%)。因消化系统疾病住院的主要病种是胆石病(2.5%)、肠的其他疾病(2.5%)、腹股沟疝(1.2%)、胃炎和十二指肠炎(1.0%),以及混合痔(1.0%)。

表 3-29 2022 年年轻老年人主要住院原因

顺 位	疾 病 分 类	病 种	占比(%)
1	循环系统疾病		23.4
		脑梗死	5.2
		慢性缺血性心脏病	4.4
		心绞痛	3.7
		特发性原发性高血压	1.5
		心房纤颤和扑动	1.2
2	肿瘤		22.3
		支气管和肺的恶性肿瘤	4.3
		结肠、直肠、肛门和肛管良性肿瘤	2.4
		胃的恶性肿瘤	1.3
		结肠的恶性肿瘤	1.1
		肝和肝内胆管的恶性肿瘤	0.9
3	消化系统疾病		15.0
		胆石病	2.5
		肠的其他疾病	2.5
		腹股沟疝	1.2
		胃炎和十二指肠炎	1.0
		混合痔	1.0

如表 3-30,老年人主要住院原因是循环系统疾病(34.9%)、肿瘤(13.6%),以及呼吸系统疾病(12.5%)。因循环系统疾病住院的主要病种是脑梗死(9.5%)、慢性缺血性心脏病(6.5%)、心绞痛(3.8%)、心力衰竭(3.0%),以及脑血管病后遗症(2.3%)。因肿瘤住院的主要病种是支气管和肺的恶性肿瘤(2.2%)、结肠的恶性肿瘤(1.2%)、胃的恶性肿瘤(1.1%)、前列腺的恶性肿瘤(1.0%),以及结肠、直肠、肛门和肛管良性肿瘤(0.9%)。因呼吸系统疾病住院的主要病种是细菌性肺炎(2.7%)、慢性阻塞性肺病(2.6%)、其他呼吸性疾患(2.3%)、病原体未特指的肺炎(1.8%),以及慢性支气管炎(1.0%)。

表 3-30 2022 年老年人主要住院原因

顺 位	疾 病 分 类	病 种	占比(%)
1	循环系统疾病		34.9
		脑梗死	9.5
		慢性缺血性心脏病	6.5
		心绞痛	3.8
		心力衰竭	3.0
		脑血管病后遗症	2.3

顺 位	疾病分类	病 种	占比(%)
2	肿瘤		13.6
		支气管和肺的恶性肿瘤	2.2
		结肠的恶性肿瘤	1.2
		胃的恶性肿瘤	1.1
		前列腺的恶性肿瘤	1.0
		结肠、直肠、肛门和肛管良性肿瘤	0.9
3	呼吸系统疾病		12.5
		细菌性肺炎	2.7
		慢性阻塞性肺病	2.6
		其他呼吸性疾患	2.3
		病原体未特指的肺炎	1.8
		慢性支气管炎	1.0

如表 3-31,长寿老年人主要住院原因是循环系统疾病(45.1%)、呼吸系统疾病(26.2%),以及消化系统疾病(11.0%)。因循环系统疾病住院的主要病种是脑梗死(11.4%)、慢性缺血性心脏病(11.3%)、心力衰竭(6.3%)、脑血管病后遗症(5.7%),以及特发性原发性高血压(4.3%)。因呼吸系统疾病住院的主要病种是其他呼吸性疾患(6.1%)、细菌性肺炎(6.0%)、病原体未特指的肺炎(5.4%)、慢性阻塞性肺病(3.9%),以及慢性支气管炎(2.9%)。因消化系统疾病住院的主要病种是胆石病(2.7%)、消化系其他疾病(2.1%)、无力性肠梗阻和肠梗阻(不伴有疝)(0.8%)、胃炎和十二指肠炎(0.7%),以及腹股沟疝(0.6%)。

表 3-31 2022 年长寿老年人主要住院原因

顺 位	疾病分类	病 种	占比(%)
1	循环系统疾病		45.1
		脑梗死	11.4
		慢性缺血性心脏病	11.3
		心力衰竭	6.3
		脑血管病后遗症	5.7
		特发性原发性高血压	4.3
2	呼吸系统疾病		26.2
		其他呼吸性疾患	6.1
		细菌性肺炎	6.0
		病原体未特指的肺炎	5.4
		慢性阻塞性肺病	3.9
		慢性支气管炎	2.9

续　表

顺　　位	疾病分类	病　　种	占比(%)
3	消化系统疾病		11.0
		胆石病	2.7
		消化系统其他疾病	2.1
		无力性肠梗阻和肠梗阻(不伴有疝)	0.8
		胃炎和十二指肠炎	0.7
		腹股沟疝	0.6

（四）不同医疗机构住院人口住院原因

1. 不同级别医疗机构住院人口住院原因

如表 3-32,2022 年,全市市级三级医院住院人口主要住院病种是支气管和肺的恶性肿瘤(4.0%)、慢性缺血性心脏病(2.4%)、心绞痛(1.9%)、非胰岛素依赖型糖尿病(1.7%)、脑梗死(1.6%)、甲状腺的恶性肿瘤(1.6%)、胆石病(1.5%)、乳腺良性肿瘤(1.3%),结肠、直肠、肛门和肛管良性肿瘤(1.2%),以及肠的其他疾病(1.2%)。

表 3-32　2022 年市级三级医院住院人口主要住院病种

顺　　位	病　　种	占比(%)
1	支气管和肺的恶性肿瘤	4.0
2	慢性缺血性心脏病	2.4
3	心绞痛	1.9
4	非胰岛素依赖型糖尿病	1.7
5	脑梗死	1.6
6	甲状腺的恶性肿瘤	1.6
7	胆石病	1.5
8	乳腺良性肿瘤	1.3
9	结肠、直肠、肛门和肛管良性肿瘤	1.2
10	肠的其他疾病	1.2

如表 3-33,区属三级医院住院人口主要住院病种是脑梗死(5.2%)、非胰岛素依赖型糖尿病(4.4%)、胆石病(3.6%)、慢性缺血性心脏病(3.2%)、心绞痛(2.7%)、阻塞性和反流性尿路病(2.2%)、细菌性肺炎(2.1%),结肠、直肠、肛门和肛管良性肿瘤(1.8%)、肠的其他疾病(1.6%),以及医疗性流产(1.5%)。

表 3-33　2022 年区属三级医院住院人口主要住院病种

顺　　位	病　　种	占比(%)
1	脑梗死	5.2
2	非胰岛素依赖型糖尿病	4.4

顺　位	病　　　种	占比（%）
3	胆石病	3.6
4	慢性缺血性心脏病	3.2
5	心绞痛	2.7
6	阻塞性和反流性尿路病	2.2
7	细菌性肺炎	2.1
8	结肠、直肠、肛门和肛管良性肿瘤	1.8
9	肠的其他疾病	1.6
10	医疗性流产	1.5

如表3－34,区属二级医院住院人口主要住院病种是脑梗死(7.0%)、非胰岛素依赖型糖尿病(3.6%)、医疗性流产(3.1%)、慢性缺血性心脏病(2.9%)、细菌性肺炎(2.4%)、混合痔(2.2%)、肠的其他疾病(1.9%)、短暂性大脑缺血性发作及相关综合征(1.8%)、胆石病(1.8%),以及心绞痛(1.7%)。

表3-34　2022年区属二级医院住院人口主要住院病种

顺　位	病　　　种	占比（%）
1	脑梗死	7.0
2	非胰岛素依赖型糖尿病	3.6
3	医疗性流产	3.1
4	慢性缺血性心脏病	2.9
5	细菌性肺炎	2.4
6	混合痔	2.2
7	肠的其他疾病	1.9
8	短暂性大脑缺血性发作及相关综合征	1.8
9	胆石病	1.8
10	心绞痛	1.7

如表3－35,社区卫生服务中心(站)住院人口主要住院病种是脑血管病后遗症(27.5%)、慢性缺血性心脏病(14.9%)、脑梗死(10.6%)、特发性原发性高血压(8.7%)、其他呼吸性疾患(5.4%)、慢性支气管炎(3.7%)、非胰岛素依赖型糖尿病(3.3%)、慢性阻塞性肺病(2.7%)、股骨骨折(2.7%),以及细菌性肺炎(1.5%)。

表3-35　2022年社区卫生服务中心(站)住院人口主要住院病种

顺　位	病　　　种	占比（%）
1	脑血管病后遗症	27.5
2	慢性缺血性心脏病	14.9

顺 位	病 种	占比(%)
3	脑梗死	10.6
4	特发性原发性高血压	8.7
5	其他呼吸性疾患	5.4
6	慢性支气管炎	3.7
7	非胰岛素依赖型糖尿病	3.3
8	慢性阻塞性肺病	2.7
9	股骨骨折	2.7
10	细菌性肺炎	1.5

2. 不同类别医疗机构住院人口住院原因

如表 3-36,2022 年,全市西医医院住院人口主要住院病种是脑梗死(3.3%)、支气管和肺的恶性肿瘤(2.9%)、慢性缺血性心脏病(2.9%)、非胰岛素依赖型糖尿病(2.5%)、心绞痛(2.2%)、胆石病(2.1%)、阻塞性和反流性尿路病(1.5%)、医疗性流产(1.5%),结肠、直肠、肛门和肛管良性肿瘤(1.4%),以及肠的其他疾病(1.4%)。

表 3-36 2022 年西医医院住院人口主要住院病种

顺 位	病 种	占比(%)
1	脑梗死	3.3
2	支气管和肺的恶性肿瘤	2.9
3	慢性缺血性心脏病	2.9
4	非胰岛素依赖型糖尿病	2.5
5	心绞痛	2.2
6	胆石病	2.1
7	阻塞性和反流性尿路病	1.5
8	医疗性流产	1.5
9	结肠、直肠、肛门和肛管良性肿瘤	1.4
10	肠的其他疾病	1.4

如表 3-37,中医医院住院人口主要住院病种是混合痔(6.1%)、脑梗死(5.4%)、非胰岛素依赖型糖尿病(5.1%)、慢性缺血性心脏病(3.0%)、肛门及直肠区的裂瘘(2.9%)、肠的其他疾病(2.3%)、细菌性肺炎(2.3%)、特发性原发性高血压(2.3%)、其他椎间盘疾患(2.3%),以及慢性肾衰竭(2.2%)。

表 3-37 2022 年中医医院住院人口主要住院病种

顺 位	病 种	占比(%)
1	混合痔	6.1
2	脑梗死	5.4

续 表

顺 位	病 种	占比(%)
3	非胰岛素依赖型糖尿病	5.1
4	慢性缺血性心脏病	3.0
5	肛门及直肠区的裂瘘	2.9
6	肠的其他疾病	2.3
7	细菌性肺炎	2.3
8	特发性原发性高血压	2.3
9	其他椎间盘疾患	2.3
10	慢性肾衰竭	2.2

第二章　门急诊 360°视图

第一节　门急诊服务利用 360°视图

一、门急诊就诊人次占比及占比最高的就诊原因

(一)总体概述

如表 3-38,2022 年,全市门急诊就诊人次中,因循环系统疾病(20.2%)、消化系统疾病(10.6%),以及呼吸系统疾病(9.8%)就诊人次占比最高。因循环系统疾病就诊人次中,占比最高的病种是特发性原发性高血压(11.8%)、慢性缺血性心脏病(4.3%)、其他脑血管病(0.8%)、脑梗死(0.8%),以及脑血管病后遗症(0.6%)。因消化系统疾病就诊人次中,占比最高的病种是胃炎和十二指肠炎(2.1%)、功能性肠疾患(1.1%)、齿龈炎和牙周疾病(0.9%)、牙髓和根尖周组织疾病(0.8%),以及肝的其他疾病(0.6%)。因呼吸系统疾病就诊人次中,占比最高的病种是急性上呼吸道感染(2.5%)、其他呼吸性疾患(1.3%)、支气管炎(0.8%)、急性支气管炎(0.8%),以及慢性鼻炎、鼻咽炎和咽炎(0.7%)。

表 3-38　2022 年门急诊就诊人次占比最高的就诊原因

顺　位	疾病分类	病　种	占比(%)
1	循环系统疾病		20.2
		特发性原发性高血压	11.8
		慢性缺血性心脏病	4.3
		其他脑血管病	0.8
		脑梗死	0.8
		脑血管病后遗症	0.6
2	消化系统疾病		10.6
		胃炎和十二指肠炎	2.1
		功能性肠疾患	1.1
		齿龈炎和牙周疾病	0.9
		牙髓和根尖周组织疾病	0.8
		肝的其他疾病	0.6

续　表

顺　位	疾病分类	病　种	占比（%）
3	呼吸系统疾病		9.8
		急性上呼吸道感染	2.5
		其他呼吸性疾患	1.3
		支气管炎	0.8
		急性支气管炎	0.8
		慢性鼻炎、鼻咽炎和咽炎	0.7

（二）不同支付方式人口门急诊就诊人次占比及占比最高的就诊原因

2022年，全市医保支付人口门急诊就诊人次占比76.3%，非医保支付人口23.7%。

如表3-39，医保支付人口门急诊就诊人次中，因循环系统疾病（23.1%）、消化系统疾病（10.8%），以及内分泌、营养和代谢疾病（10.4%）就诊人次占比最高。因循环系统疾病就诊人次中，占比最高的病种是特发性原发性高血压（13.7%）、慢性缺血性心脏病（5.0%）、其他脑血管病（0.9%）、脑梗死（0.8%），以及脑血管病后遗症（0.7%）。因消化系统疾病就诊人次中，占比最高的病种是胃炎和十二指肠炎（2.3%）、功能性肠疾患（1.2%）、齿龈炎和牙周疾病（1.0%）、牙髓和根尖周组织疾病（0.8%），以及肝的其他疾病（0.6%）。因内分泌、营养和代谢疾病就诊人次中，占比最高的病种是未特指的糖尿病（3.5%）、非胰岛素依赖型糖尿病（2.5%）、脂蛋白代谢疾患和其他脂血症（2.1%）、非毒性甲状腺肿（0.4%），以及甲状腺功能减退症（0.4%）。

表3-39　2022年医保支付人口门急诊就诊人次占比最高的就诊原因

顺　位	疾病分类	病　种	占比（%）
1	循环系统疾病		23.1
		特发性原发性高血压	13.7
		慢性缺血性心脏病	5.0
		其他脑血管病	0.9
		脑梗死	0.8
		脑血管病后遗症	0.7
2	消化系统疾病		10.8
		胃炎和十二指肠炎	2.3
		功能性肠疾患	1.2
		齿龈炎和牙周疾病	1.0
		牙髓和根尖周组织疾病	0.8
		肝的其他疾病	0.6
3	内分泌、营养和代谢疾病		10.4
		未特指的糖尿病	3.5
		非胰岛素依赖型糖尿病	2.5
		脂蛋白代谢疾患和其他脂血症	2.1
		非毒性甲状腺肿	0.4
		甲状腺功能减退症	0.4

如表3-40,非医保支付人口门急诊就诊人次中,因症状、体征和临床与实验室异常所见(16.8%)、呼吸系统疾病(11.1%),以及消化系统疾病(9.4%)就诊人次占比最高。因症状、体征和临床与实验室异常所见就诊人次中,占比最高的病种是其他的一般症状和体征(4.3%)、头晕和眩晕(2.4%)、腹部和盆腔痛(1.4%)、肺诊断性影像检查的异常所见(1.0%),以及原因不明确和未特指原因的死亡(0.9%)。因呼吸系统疾病就诊人次中,占比最高的病种是急性上呼吸道感染(3.2%)、其他呼吸性疾患(1.7%)、急性支气管炎(1.2%),慢性鼻炎、鼻咽炎和咽炎(0.8%),以及病原体未特指的肺炎(0.6%)。因消化系统疾病就诊人次中,占比最高的病种是胃炎和十二指肠炎(1.5%)、牙面异常(包括咬合不正)(1.3%)、牙髓和根尖周组织疾病(0.6%)、非感染性胃肠炎和结肠炎(0.5%),以及齿龈炎和牙周疾病(0.5%)。

表3-40 2022年非医保支付人口门急诊就诊人次占比最高手就诊原因

顺 位	疾病分类	病 种	占比(%)
1	症状、体征和临床与实验室异常所见		16.8
		其他的一般症状和体征	4.3
		头晕和眩晕	2.4
		腹部和盆腔痛	1.4
		肺诊断性影像检查的异常所见	1.0
		原因不明确和未特指原因的死亡	0.9
2	呼吸系统疾病		11.1
		急性上呼吸道感染	3.2
		其他呼吸性疾患	1.7
		急性支气管炎	1.2
		慢性鼻炎、鼻咽炎和咽炎	0.8
		病原体未特指的肺炎	0.6
3	消化系统疾病		9.4
		胃炎和十二指肠炎	1.5
		牙面异常(包括咬合不正)	1.3
		牙髓和根尖周组织疾病	0.6
		非感染性胃肠炎和结肠炎	0.5
		齿龈炎和牙周疾病	0.5

(三) 不同性别人口门急诊就诊人次占比及占比最高的就诊原因

2022年,全市男性门急诊就诊人次占比45.2%,女性54.8%。

如表3-41,男性门急诊就诊人次中,因循环系统疾病(21.9%)、呼吸系统疾病(11.0%),以及消化系统疾病(10.6%)就诊人次占比最高。因循环系统疾病就诊人次中,占比最高的病种是特发性原发性高血压(13.4%)、慢性缺血性心脏病(4.4%)、脑梗死(0.8%)、其他脑血管病(0.7%),以及脑血管病后遗症(0.6%)。因呼吸系统疾病就诊人次中,占比最高的病种是急性上呼吸道感染(2.9%)、其他呼吸性疾患(1.4%)、急性支气管炎(0.9%)、支气管炎(0.8%),以及慢性鼻炎、鼻咽炎和咽炎(0.7%)。因消化系统疾病就诊人次中,占比最高的病种是胃炎和十二指肠炎(2.0%)、功能性肠疾患(1.0%)、齿龈炎和牙周疾病(1.0%)、牙髓和根尖周组织疾病(0.7%),以及肝的其他疾病(0.6%)。

表3-41　2022年男性门急诊就诊人次占比最高的就诊原因

顺　位	疾病分类	病　种	占比(%)
1	循环系统疾病		21.9
		特发性原发性高血压	13.4
		慢性缺血性心脏病	4.4
		脑梗死	0.8
		其他脑血管病	0.7
		脑血管病后遗症	0.6
2	呼吸系统疾病		11.0
		急性上呼吸道感染	2.9
		其他呼吸性疾患	1.4
		急性支气管炎	0.9
		支气管炎	0.8
		慢性鼻炎、鼻咽炎和咽炎	0.7
3	消化系统疾病		10.6
		胃炎和十二指肠炎	2.0
		功能性肠疾患	1.0
		齿龈炎和牙周疾病	1.0
		牙髓和根尖周组织疾病	0.7
		肝的其他疾病	0.6

如表3-42,女性门急诊就诊人次中,因循环系统疾病(19.3%)、消化系统疾病(10.2%),以及内分泌、营养和代谢疾病(9.6%)就诊人次占比最高。因循环系统疾病就诊人次中,占比最高的病种是特发性原发性高血压(10.9%)、慢性缺血性心脏病(4.4%)、其他脑血管病(0.8%)、脑梗死(0.7%),以及脑血管病后遗症(0.6%)。因消化系统疾病就诊人次中,占比最高的病种是胃炎和十二指肠炎(2.2%)、功能性肠疾患(1.1%)、牙髓和根尖周组织疾病(0.8%)、齿龈炎和牙周疾病(0.8%),以及龋病(0.6%)。因内分泌、营养和代谢疾病就诊人次中,占比最高的病种是未特指的糖尿病(2.7%)、脂蛋白代谢疾患和其他脂血症(2.0%)、非胰岛素依赖型糖尿病(1.9%)、非毒性甲状腺肿(0.7%),以及甲状腺功能减退症(0.5%)。

表3-42　2022年女性门急诊就诊人次占比最高的就诊原因

顺　位	疾病分类	病　种	占比(%)
1	循环系统疾病		19.3
		特发性原发性高血压	10.9
		慢性缺血性心脏病	4.4
		其他脑血管病	0.8
		脑梗死	0.7
		脑血管病后遗症	0.6

顺　位	疾病分类	病　种	占比(%)
2	消化系统疾病		10.2
		胃炎和十二指肠炎	2.2
		功能性肠疾患	1.1
		牙髓和根尖周组织疾病	0.8
		齿龈炎和牙周疾病	0.8
		龋病	0.6
3	内分泌、营养和代谢疾病		9.6
		未特指的糖尿病	2.7
		脂蛋白代谢疾患和其他脂血症	2.0
		非胰岛素依赖型糖尿病	1.9
		非毒性甲状腺肿	0.7
		甲状腺功能减退症	0.5

(四) 不同年龄组人口门急诊就诊人次占比及占比最高的就诊原因

2022 年,全市儿童门急诊就诊人次占比 6.4%,青年 27.7%,中年 18.0%,年轻老年人 32.0%,老年人 14.1%,长寿老年人 1.8%。

如表 3-43,儿童门急诊就诊人次中,因呼吸系统疾病(34.8%)、眼和附器疾病(13.2%),以及症状、体征和临床与实验室异常所见(9.0%)就诊人次占比最高。因呼吸系统疾病就诊人次中,占比最高的病种是其他呼吸性疾患(7.7%)、急性上呼吸道感染(7.5%)、支气管炎(3.2%)、急性支气管炎(3.0%),以及病原体未特指的肺炎(2.7%)。因眼和附器疾病就诊人次中,占比最高的病种是屈光和调节疾患(10.0%)、结膜炎(1.8%)、斜视(0.3%)、眼睑的其他疾患(0.3%),以及眼睑炎和睑板囊肿(0.2%)。因症状、体征和临床与实验室异常所见就诊人次中,占比最高的病种是腹部和盆腔痛(1.6%)、咳嗽(1.0%)、原因不明的发热(0.8%)、恶心和呕吐(0.6%),以及呼吸道出血(0.5%)。

表 3-43　2022 年儿童门急诊就诊人次占比最高的就诊原因

顺　位	疾病分类	病　种	占比(%)
1	呼吸系统疾病		34.8
		其他呼吸性疾患	7.7
		急性上呼吸道感染	7.5
		支气管炎	3.2
		急性支气管炎	3.0
		病原体未特指的肺炎	2.7
2	眼和附器疾病		13.2
		屈光和调节疾患	10.0
		结膜炎	1.8
		斜视	0.3
		眼睑的其他疾患	0.3
		眼睑炎和睑板囊肿	0.2

续 表

顺　位	疾病分类	病　种	占比(%)
3	症状、体征和临床与实验室异常所见		9.0
		腹部和盆腔痛	1.6
		咳嗽	1.0
		原因不明的发热	0.8
		恶心和呕吐	0.6
		呼吸道出血	0.5

如表3-44,青年门急诊就诊人次中,因症状、体征和临床与实验室异常所见(13.0%)、消化系统疾病(12.5%),以及泌尿生殖系统疾病(11.0%)就诊人次占比最高。因症状、体征和临床与实验室异常所见就诊人次中,占比最高的病种是其他的一般症状和体征(1.5%)、腹部和盆腔痛(1.4%)、头晕和眩晕(1.3%)、原因不明确和未特指原因的死亡(1.2%),以及原因不明的发热(1.1%)。因消化系统疾病就诊人次中,占比最高的病种是胃炎和十二指肠炎(1.8%)、牙髓和根尖周组织疾病(1.2%)、齿龈炎和牙周疾病(1.1%)、包埋牙及阻生牙(1.1%),以及龋病(1.0%)。因泌尿生殖系统疾病就诊人次中,占比最高的病种是月经过多、频繁而且不规则(1.7%)、阴道和外阴的其他炎症(1.3%)、女性不育症(1.0%)、泌尿系统的其他疾患(0.9%),以及乳房肿块(0.5%)。

表3-44　2022年青年门急诊就诊人次占比最高的就诊原因

顺　位	疾病分类	病　种	占比(%)
1	症状、体征和临床与实验室异常所见		13.0
		其他的一般症状和体征	1.5
		腹部和盆腔痛	1.4
		头晕和眩晕	1.3
		原因不明确和未特指原因的死亡	1.2
		原因不明的发热	1.1
2	消化系统疾病		12.5
		胃炎和十二指肠炎	1.8
		牙髓和根尖周组织疾病	1.2
		齿龈炎和牙周疾病	1.1
		包埋牙及阻生牙	1.1
		龋病	1.0
3	泌尿生殖系统疾病		11.0
		月经过多、频繁而且不规则	1.7
		阴道和外阴的其他炎症	1.3
		女性不育症	1.0
		泌尿系统的其他疾患	0.9
		乳房肿块	0.5

如表3-45,中年门急诊就诊人次中,因循环系统疾病(17.1%),症状、体征和临床与实验室异常所见(11.3%),以及消化系统疾病(10.9%)就诊人次占比最高。因循环系统疾病就诊人次中,占比最高的病种是特发性原发性高血压(12.7%)、慢性缺血性心脏病(2.0%)、其他脑血管病(0.5%)、脑梗死(0.4%),以及心脏心律失常(0.3%)。因症状、体征和临床与实验室异常所见就诊人次中,占比最高的病种是其他的一般症状和体征(2.4%)、头晕和眩晕(1.2%)、肺诊断性影像检查的异常所见(1.0%)、腹部和盆腔痛(0.9%),以及原因不明确和未特指原因的死亡(0.5%)。因消化系统疾病就诊人次中,占比最高的病种是胃炎和十二指肠炎(2.5%)、齿龈炎和牙周疾病(1.0%)、牙髓和根尖周组织疾病(0.9%)、肝的其他疾病(0.8%),以及功能性肠疾患(0.6%)。

表3-45 2022年中年门急诊就诊人次占比最高的就诊原因

顺 位	疾病分类	病 种	占比(%)
1	循环系统疾病		17.1
		特发性原发性高血压	12.7
		慢性缺血性心脏病	2.0
		其他脑血管病	0.5
		脑梗死	0.4
		心脏心律失常	0.3
2	症状、体征和临床与实验室异常所见		11.3
		其他的一般症状和体征	2.4
		头晕和眩晕	1.2
		肺诊断性影像检查的异常所见	1.0
		腹部和盆腔痛	0.9
		原因不明确和未特指原因的死亡	0.5
3	消化系统疾病		10.9
		胃炎和十二指肠炎	2.5
		齿龈炎和牙周疾病	1.0
		牙髓和根尖周组织疾病	0.9
		肝的其他疾病	0.8
		功能性肠疾患	0.6

如表3-46,年轻老年人门急诊就诊人次中,因循环系统疾病(28.3%),内分泌、营养和代谢疾病(12.6%),以及消化系统疾病(10.0%)就诊人次占比最高。因循环系统疾病就诊人次中,占比最高的病种是特发性原发性高血压(17.0%)、慢性缺血性心脏病(6.2%)、其他脑血管病(1.1%)、脑梗死(1.0%),以及脑血管病后遗症(0.8%)。因内分泌、营养和代谢疾病就诊人次中,占比最高的病种是未特指的糖尿病(4.6%)、非胰岛素依赖型糖尿病(3.3%)、脂蛋白代谢疾患和其他脂血症(3.0%)、甲状腺功能减退症(0.4%),以及非毒性甲状腺肿(0.3%)。因消化系统疾病就诊人次中,占比最高的病种是胃炎和十二指肠炎(2.5%)、功能性肠疾患(1.3%)、齿龈炎和牙周疾病(0.9%)、牙髓和根尖周组织疾病(0.7%),以及肝的其他疾病(0.6%)。

表 3-46　2022 年年轻老年人门急诊就诊人次占比最高的就诊原因

顺　位	疾病分类	病　种	占比(%)
1	循环系统疾病		28.3
		特发性原发性高血压	17.0
		慢性缺血性心脏病	6.2
		其他脑血管病	1.1
		脑梗死	1.0
		脑血管病后遗症	0.8
2	内分泌、营养和代谢疾病		12.6
		未特指的糖尿病	4.6
		非胰岛素依赖型糖尿病	3.3
		脂蛋白代谢疾患和其他脂血症	3.0
		甲状腺功能减退症	0.4
		非毒性甲状腺肿	0.3
3	消化系统疾病		10.0
		胃炎和十二指肠炎	2.5
		功能性肠疾患	1.3
		齿龈炎和牙周疾病	0.9
		牙髓和根尖周组织疾病	0.7
		肝的其他疾病	0.6

　　如表 3-47,老年人门急诊就诊人次中,因循环系统疾病(34.7%),内分泌、营养和代谢疾病(10.4%),以及消化系统疾病(8.5%)就诊人次占比最高。因循环系统疾病就诊人次中,占比最高的病种是特发性原发性高血压(17.1%)、慢性缺血性心脏病(9.4%)、脑梗死(1.7%)、脑血管病后遗症(1.6%),以及其他脑血管病(1.5%)。因内分泌、营养和代谢疾病就诊人次中,占比最高的病种是未特指的糖尿病(4.1%)、非胰岛素依赖型糖尿病(2.9%)、脂蛋白代谢疾患和其他脂血症(2.2%)、嘌呤和嘧啶代谢紊乱(0.3%),以及甲状腺功能减退症(0.2%)。因消化系统疾病就诊人次中,占比最高的病种是胃炎和十二指肠炎(2.1%)、功能性肠疾患(2.0%)、齿龈炎和牙周疾病(0.6%)、消化系统其他疾病(0.4%),以及牙和支持结构的疾病(0.4%)。

表 3-47　2022 年老年人门急诊就诊人次占比最高的就诊原因

顺　位	疾病分类	病　种	占比(%)
1	循环系统疾病		34.7
		特发性原发性高血压	17.1
		慢性缺血性心脏病	9.4
		脑梗死	1.7
		脑血管病后遗症	1.6
		其他脑血管病	1.5

续　表

顺　位	疾病分类	病　种	占比(%)
2	内分泌、营养和代谢疾病		10.4
		未特指的糖尿病	4.1
		非胰岛素依赖型糖尿病	2.9
		脂蛋白代谢疾患和其他脂血症	2.2
		嘌呤和嘧啶代谢紊乱	0.3
		甲状腺功能减退症	0.2
3	消化系统疾病		8.5
		胃炎和十二指肠炎	2.1
		功能性肠疾患	2.0
		齿龈炎和牙周疾病	0.6
		消化系统其他疾病	0.4
		牙和支持结构的疾病	0.4

如表3-48,长寿老年人门急诊就诊人次中,因循环系统疾病(35.6%)、呼吸系统疾病(9.4%),以及消化系统疾病(8.8%)就诊人次占比最高。因循环系统疾病就诊人次中,占比最高的病种是特发性原发性高血压(15.5%)、慢性缺血性心脏病(11.5%)、脑血管病后遗症(1.6%)、脑梗死(1.6%),以及其他脑血管病(1.6%)。因呼吸系统疾病就诊人次中,占比最高的病种是慢性支气管炎(2.1%)、急性上呼吸道感染(1.3%)、其他呼吸性疾患(1.3%)、支气管炎(1.0%),以及慢性阻塞性肺病(0.7%)。因消化系统疾病就诊人次中,占比最高的病种是功能性肠疾患(3.0%)、胃炎和十二指肠炎(2.0%)、胆囊炎(0.5%)、消化系统其他疾病(0.5%),以及齿龈炎和牙周疾病(0.4%)。

表3-48　2022年长寿老年人门急诊就诊人次占比最高的就诊原因

顺　位	疾病分类	病　种	占比(%)
1	循环系统疾病		35.6
		特发性原发性高血压	15.5
		慢性缺血性心脏病	11.5
		脑血管病后遗症	1.6
		脑梗死	1.6
		其他脑血管病	1.6
2	呼吸系统疾病		9.4
		慢性支气管炎	2.1
		急性上呼吸道感染	1.3
		其他呼吸性疾患	1.3
		支气管炎	1.0
		慢性阻塞性肺病	0.7
3	消化系统疾病		8.8
		功能性肠疾患	3.0

续　表

顺　　位	疾病分类	病　　种	占比（%）
		胃炎和十二指肠炎	2.0
		胆囊炎	0.5
		消化系统其他疾病	0.5
		齿龈炎和牙周疾病	0.4

二、门急诊年人均就诊次数及次数最高的就诊原因

（一）总体概述

如表 3 - 49，2022 年，全市门急诊就诊人口中，因肿瘤（6.1 次①）、循环系统疾病（5.4次），以及内分泌、营养和代谢疾病（3.8 次）就诊的年人均就诊次数最高。因肿瘤就诊的年人均就诊次数最高的病种是乳房的恶性肿瘤（6.8 次）、结肠的恶性肿瘤（5.7 次），以及支气管和肺的恶性肿瘤（5.6 次）。因循环系统疾病就诊的年人均就诊次数最高的病种是特发性原发性高血压（4.2 次）、慢性缺血性心脏病（3.3 次）、心房纤颤和扑动（3.0 次）、脑血管病后遗症（2.8 次），以及脑梗死（2.7 次）。因内分泌、营养和代谢疾病就诊的年人均就诊次数最高的病种是未特指的糖尿病（3.9 次）、非胰岛素依赖型糖尿病（3.8 次）、甲状腺毒症甲状腺功能亢进症（3.1 次）、脂蛋白代谢疾患和其他脂血症（2.2 次），以及甲状腺功能减退症（2.0 次）。

表 3 - 49　2022 年门急诊年人均就诊次数最高的就诊原因

顺　　位	疾病分类	病　　种	年人均就诊次数（次）
1	肿瘤		6.1
		乳房的恶性肿瘤	6.8
		结肠的恶性肿瘤	5.7
		支气管和肺的恶性肿瘤	5.6
2	循环系统疾病		5.4
		特发性原发性高血压	4.2
		慢性缺血性心脏病	3.3
		心房纤颤和扑动	3.0
		脑血管病后遗症	2.8
		脑梗死	2.7
3	内分泌、营养和代谢疾病		3.8
		未特指的糖尿病	3.9
		非胰岛素依赖型糖尿病	3.8
		甲状腺毒症甲状腺功能亢进症	3.1
		脂蛋白代谢疾患和其他脂血症	2.2
		甲状腺功能减退症	2.0

① 计算方式：因肿瘤就诊人次数/因肿瘤就诊人口数，下同。

(二) 不同支付方式人口门急诊年人均就诊次数及次数最高的就诊原因

2022 年,全市医保支付人口门急诊年人均就诊次数(8.6 次),高于非医保支付人口(2.7 次)。

如表 3-50,医保支付人口门急诊年人均就诊次数中,因肿瘤(7.2 次)、循环系统疾病(5.6 次),以及内分泌、营养和代谢疾病(4.0 次)就诊的年人均就诊次数最高。因肿瘤就诊的年人均就诊次数最高的病种是乳房的恶性肿瘤(7.9 次)、结肠的恶性肿瘤(6.7 次),以及支气管和肺的恶性肿瘤(6.7 次)。因循环系统疾病就诊的年人均就诊次数最高的病种是特发性原发性高血压(4.3 次)、慢性缺血性心脏病(3.4 次)、心房纤颤和扑动(3.1 次)、脑血管病后遗症(2.8 次),以及脑梗死(2.7 次)。因内分泌、营养和代谢疾病就诊的年人均就诊次数最高的病种是未特指的糖尿病(4.0 次)、非胰岛素依赖型糖尿病(3.9 次)、甲状腺毒症甲状腺功能亢进症(3.2 次)、脂蛋白代谢疾患和其他脂血症(2.3 次),以及甲状腺功能减退症(2.0 次)。

表 3-50 2022 年医保支付人口门急诊年人均就诊次数最高的就诊原因

顺　位	疾病分类	病　种	年人均就诊次数(次)
1	肿瘤		7.2
		乳房的恶性肿瘤	7.9
		结肠的恶性肿瘤	6.7
		支气管和肺的恶性肿瘤	6.7
2	循环系统疾病		5.6
		特发性原发性高血压	4.3
		慢性缺血性心脏病	3.4
		心房纤颤和扑动	3.1
		脑血管病后遗症	2.8
		脑梗死	2.7
3	内分泌、营养和代谢疾病		4.0
		未特指的糖尿病	4.0
		非胰岛素依赖型糖尿病	3.9
		甲状腺毒症甲状腺功能亢进症	3.2
		脂蛋白代谢疾患和其他脂血症	2.3
		甲状腺功能减退症	2.0

如表 3-51,非医保支付人口门急诊年人均就诊次数中,因肿瘤(3.9 次)、妊娠、分娩和产褥期(3.0 次),以及精神和行为疾患(2.5 次)就诊的年人均就诊次数最高。因肿瘤就诊的年人均就诊次数最高的病种是乳房的恶性肿瘤(4.3 次)、结肠的恶性肿瘤(3.6 次),以及支气管和肺的恶性肿瘤(3.6 次)。因妊娠、分娩和产褥期就诊的年人均就诊次数最高的病种是主要与妊娠有关的其他情况的孕产妇医疗(4.0 次),以及医疗性流产(2.0 次)。因精神和行为疾患就诊的年人均就诊次数最高的病种是精神分裂症(4.6 次)、抑郁性障碍(2.2 次)、焦虑障碍(1.9 次)、神经症性障碍(1.8 次),以及未特指的精神障碍(1.7 次)。

表 3-51 2022 年非医保支付人口门急诊年人均就诊次数最高的就诊原因

顺 位	疾病分类	病 种	年人均就诊次数（次）
1	肿瘤		3.9
		乳房的恶性肿瘤	4.3
		结肠的恶性肿瘤	3.6
		支气管和肺的恶性肿瘤	3.6
2	妊娠、分娩和产褥期		3.0
		主要与妊娠有关的其他情况的孕产妇医疗	4.0
		医疗性流产	2.0
3	精神和行为疾患		2.5
		精神分裂症	4.6
		抑郁性障碍	2.2
		焦虑障碍	1.9
		神经症性障碍	1.8
		未特指的精神障碍	1.7

（三）不同性别人口门急诊年人均就诊次数及次数最高的就诊原因

2022 年，全市男性门急诊年人均就诊次数为 5.9 次，低于女性年人均就诊次数（7.4 次）。

如表 3-52，男性门急诊年人均就诊次数中，因肿瘤（5.9 次）、循环系统疾病（5.2 次），以及内分泌、营养和代谢疾病（4.0 次）就诊的年人均就诊次数最高。因肿瘤就诊的年人均就诊次数最高的病种是支气管和肺的恶性肿瘤（5.9 次），以及结肠的恶性肿瘤（5.8 次）。因循环系统疾病就诊的年人均就诊次数最高的病种是特发性原发性高血压（4.1 次）、慢性缺血性心脏病（3.3 次）、心房纤颤和扑动（3.0 次）、脑血管病后遗症（2.8 次），以及脑梗死（2.7 次）。因内分泌、营养和代谢疾病就诊的年人均就诊次数最高的病种是未特指的糖尿病（3.9 次）、非胰岛素依赖型糖尿病（3.8 次）、甲状腺毒症甲状腺功能亢进症（3.1 次）、脂蛋白代谢疾患和其他脂血症（2.1 次），以及甲状腺功能减退症（2.0 次）。

表 3-52 2022 年男性门急诊年人均就诊次数最高的就诊原因

顺 位	疾病分类	病 种	年人均就诊次数（次）
1	肿瘤		5.9
		支气管和肺的恶性肿瘤	5.9
		结肠的恶性肿瘤	5.8
2	循环系统疾病		5.2
		特发性原发性高血压	4.1
		慢性缺血性心脏病	3.3
		心房纤颤和扑动	3.0
		脑血管病后遗症	2.8
		脑梗死	2.7

顺 位	疾病分类	病 种	年人均就诊次数（次）
3	内分泌、营养和代谢疾病		4.0
		未特指的糖尿病	3.9
		非胰岛素依赖型糖尿病	3.8
		甲状腺毒症甲状腺功能亢进症	3.1
		脂蛋白代谢疾患和其他脂血症	2.1
		甲状腺功能减退症	2.0

如表 3-53，女性门急诊年人均就诊次数中，因肿瘤（6.5 次）、循环系统疾病（5.7 次），以及内分泌、营养和代谢疾病（3.8 次）就诊的年人均就诊次数最高。因肿瘤就诊的年人均就诊次数最高的病种是乳房的恶性肿瘤（7.1 次）、结肠的恶性肿瘤（6.0 次），以及支气管和肺的恶性肿瘤（5.4 次）。因循环系统疾病就诊的年人均就诊次数最高的病种是特发性原发性高血压（4.3 次）、慢性缺血性心脏病（3.4 次）、心房纤颤和扑动（3.0 次）、脑血管病后遗症（2.8 次），以及脑梗死（2.7 次）。因内分泌、营养和代谢疾病就诊的年人均就诊次数最高的病种是未特指的糖尿病（4.0 次）、非胰岛素依赖型糖尿病（3.9 次）、甲状腺毒症甲状腺功能亢进症（3.2 次）、脂蛋白代谢疾患和其他脂血症（2.3 次），以及甲状腺功能减退症（2.0 次）。

表 3-53 2022 年女性门急诊年人均就诊次数最高的就诊原因

顺 位	疾病分类	病 种	年人均就诊次数（次）
1	肿瘤		6.5
		乳房的恶性肿瘤	7.1
		结肠的恶性肿瘤	6.0
		支气管和肺的恶性肿瘤	5.4
2	循环系统疾病		5.7
		特发性原发性高血压	4.3
		慢性缺血性心脏病	3.4
		心房纤颤和扑动	3.0
		脑血管病后遗症	2.8
		脑梗死	2.7
3	内分泌、营养和代谢疾病		3.8
		未特指的糖尿病	4.0
		非胰岛素依赖型糖尿病	3.9
		甲状腺毒症甲状腺功能亢进症	3.2
		脂蛋白代谢疾患和其他脂血症	2.3
		甲状腺功能减退症	2.0

（四）不同年龄组人口门急诊年人均就诊次数及次数最高的就诊原因

2022 年，全市儿童门急诊年人均就诊人次数为 3.7 次，青年 4.3 次，中年 5.7 次，年轻老年人 11.8 次,老年人 17.1 次,长寿老年人 16.5 次。

如表 3-54,儿童门急诊年人均就诊次数中,因精神和行为疾患(2.9 次)、呼吸系统疾病(2.4 次),以及内分泌、营养和代谢疾病(2.3 次)就诊的年人均就诊次数最高。因精神和行为疾患就诊的年人均就诊次数最高的病种是抑郁性障碍(3.0 次)、精神分裂症(2.5 次)、焦虑障碍(2.2 次)、未特指的精神障碍(2.2 次),以及神经症性障碍(1.9 次)。因呼吸系统疾病就诊的年人均就诊次数最高的病种是病原体未特指的肺炎(3.3 次)、哮喘(2.3 次)、慢性阻塞性肺病(1.9 次)、其他呼吸性疾患(1.7 次),以及支气管炎(1.6 次)。因内分泌、营养和代谢疾病就诊的年人均就诊次数最高的病种是甲状腺毒症甲状腺功能亢进症(3.3 次)、未特指的糖尿病(2.9 次)、甲状腺功能减退症(2.1 次)、非胰岛素依赖型糖尿病(1.9 次),以及嘌呤和嘧啶代谢紊乱(1.6 次)。

表 3-54　2022 年儿童门急诊年人均就诊次数最高的就诊原因

顺　位	疾病分类	病　种	年人均就诊次数(次)
1	精神和行为疾患		2.9
		抑郁性障碍	3.0
		精神分裂症	2.5
		焦虑障碍	2.2
		未特指的精神障碍	2.2
		神经症性障碍	1.9
2	呼吸系统疾病		2.4
		病原体未特指的肺炎	3.3
		哮喘	2.3
		慢性阻塞性肺病	1.9
		其他呼吸性疾患	1.7
		支气管炎	1.6
3	内分泌、营养和代谢疾病		2.3
		甲状腺毒症甲状腺功能亢进症	3.3
		未特指的糖尿病	2.9
		甲状腺功能减退症	2.1
		非胰岛素依赖型糖尿病	1.9
		嘌呤和嘧啶代谢紊乱	1.6

如表 3-55,青年门急诊年人均就诊次数中,因肿瘤(6.7 次),妊娠、分娩和产褥期(3.5 次),以及精神和行为疾患(3.4 次)就诊的年人均就诊次数最高。因肿瘤就诊的年人均就诊次数最高的病种是乳房的恶性肿瘤(7.9 次)、结肠的恶性肿瘤(5.9 次),以及支气管和肺的恶性肿瘤(4.2 次)。因妊娠、分娩和产褥期就诊的年人均就诊次数最高的病种是主要与妊娠有关的其他情况的孕产妇医疗(4.8 次),以及医疗性流产(2.2 次)。因精神和行为疾患就诊的年人均就诊次数最高的病种是精神分裂症(5.5 次)、抑郁性障碍(3.0 次)、焦虑障碍(2.6 次)、未特指的精神障碍(2.0 次),以及神经症性障碍(1.8 次)。

表 3-55　2022 年青年门急诊年人均就诊次数最高的就诊原因

顺　位	疾病分类	病　种	年人均就诊次数（次）
1	肿瘤		6.7
		乳房的恶性肿瘤	7.9
		结肠的恶性肿瘤	5.9
		支气管和肺的恶性肿瘤	4.2
2	妊娠、分娩和产褥期		3.5
		主要与妊娠有关的其他情况的孕产妇医疗	4.8
		医疗性流产	2.2
3	精神和行为疾患		3.4
		精神分裂症	5.5
		抑郁性障碍	3.0
		焦虑障碍	2.6
		未特指的精神障碍	2.0
		神经症性障碍	1.8

如表 3-56，中年门急诊年人均就诊次数中，因肿瘤（6.0 次）、循环系统疾病（3.9 次），以及精神和行为疾患（3.6 次）就诊的年人均就诊次数最高。因肿瘤就诊的年人均就诊次数最高的病种是乳房的恶性肿瘤（6.8 次）、结肠的恶性肿瘤（5.8 次），以及支气管和肺的恶性肿瘤（5.0 次）。因循环系统疾病就诊的年人均就诊次数最高的病种是特发性原发性高血压（3.7 次）、心房纤颤和扑动（2.5 次）、脑血管病后遗症（2.5 次）、慢性缺血性心脏病（2.5 次），以及脑梗死（2.4 次）。因精神和行为疾患就诊的年人均就诊次数最高的病种是精神分裂症（6.0 次）、抑郁性障碍（3.3 次）、焦虑障碍（2.8 次）、未特指的精神障碍（2.0 次），以及神经症性障碍（1.9 次）。

表 3-56　2022 年中年门急诊年人均就诊次数最高的就诊原因

顺　位	疾病分类	病　种	年人均就诊次数（次）
1	肿瘤		6.0
		乳房的恶性肿瘤	6.8
		结肠的恶性肿瘤	5.8
		支气管和肺的恶性肿瘤	5.0
2	循环系统疾病		3.9
		特发性原发性高血压	3.7
		心房纤颤和扑动	2.5
		脑血管病后遗症	2.5
		慢性缺血性心脏病	2.5
		脑梗死	2.4
3	精神和行为疾患		3.6
		精神分裂症	6.0
		抑郁性障碍	3.3
		焦虑障碍	2.8
		未特指的精神障碍	2.0
		神经症性障碍	1.9

如表 3-57,年轻老年人门急诊年人均就诊次数中,因肿瘤(6.6 次)、循环系统疾病(5.5 次),以及内分泌、营养和代谢疾病(4.3 次)就诊的年人均就诊次数最高。因肿瘤就诊的年人均就诊次数最高的病种是乳房的恶性肿瘤(7.2 次)、结肠的恶性肿瘤(6.3 次),以及支气管和肺的恶性肿瘤(6.2 次)。因循环系统疾病就诊的年人均就诊次数最高的病种是特发性原发性高血压(4.3 次)、慢性缺血性心脏病(3.2 次)、心房纤颤和扑动(3.0 次)、脑梗死(2.7 次),以及脑血管病后遗症(2.7 次)。因内分泌、营养和代谢疾病就诊的年人均就诊次数最高的病种是未特指的糖尿病(4.1 次)、非胰岛素依赖型糖尿病(4.0 次)、甲状腺毒症甲状腺功能亢进症(2.9 次)、脂蛋白代谢疾患和其他脂血症(2.4 次),以及甲状腺功能减退症(2.0 次)。

表 3-57 2022 年年轻老年人门急诊年人均就诊次数最高的就诊原因

顺 位	疾病分类	病 种	年人均就诊次数(次)
1	肿瘤		6.6
		乳房的恶性肿瘤	7.2
		结肠的恶性肿瘤	6.3
		支气管和肺的恶性肿瘤	6.2
2	循环系统疾病		5.5
		特发性原发性高血压	4.3
		慢性缺血性心脏病	3.2
		心房纤颤和扑动	3.0
		脑梗死	2.7
		脑血管病后遗症	2.7
3	内分泌、营养和代谢疾病		4.3
		未特指的糖尿病	4.1
		非胰岛素依赖型糖尿病	4.0
		甲状腺毒症甲状腺功能亢进症	2.9
		脂蛋白代谢疾患和其他脂血症	2.4
		甲状腺功能减退症	2.0

如表 3-58,老年人门急诊年人均就诊次数中,因循环系统疾病(7.3 次)、肿瘤(5.7 次),以及内分泌、营养和代谢疾病(4.5 次)就诊的年人均就诊次数最高。因循环系统疾病就诊的年人均就诊次数最高的病种是特发性原发性高血压(4.7 次)、慢性缺血性心脏病(3.9 次)、心房纤颤和扑动(3.2 次)、脑血管病后遗症(3.0 次),以及脑梗死(2.9 次)。因肿瘤就诊的年人均就诊次数最高的病种是乳房的恶性肿瘤(5.9 次)、支气管和肺的恶性肿瘤(5.7 次),以及结肠的恶性肿瘤(5.2 次)。因内分泌、营养和代谢疾病就诊的年人均就诊次数最高的病种是未特指的糖尿病(4.1 次)、非胰岛素依赖型糖尿病(4.0 次)、甲状腺毒症甲状腺功能亢进症(2.5 次)、脂蛋白代谢疾患和其他脂血症(2.2 次),以及嘌呤和嘧啶代谢紊乱(1.8 次)。

表 3 - 58　2022 年老年人门急诊年人均就诊次数最高的就诊原因

顺　位	疾病分类	病　种	年人均就诊次数(次)
1	循环系统疾病		7.3
		特发性原发性高血压	4.7
		慢性缺血性心脏病	3.9
		心房纤颤和扑动	3.2
		脑血管病后遗症	3.0
		脑梗死	2.9
2	肿瘤		5.7
		乳房的恶性肿瘤	5.9
		支气管和肺的恶性肿瘤	5.7
		结肠的恶性肿瘤	5.2
3	内分泌、营养和代谢疾病		4.5
		未特指的糖尿病	4.1
		非胰岛素依赖型糖尿病	4.0
		甲状腺毒症甲状腺功能亢进症	2.5
		脂蛋白代谢疾患和其他脂血症	2.2
		嘌呤和嘧啶代谢紊乱	1.8

如表 3 - 59，长寿老年人门急诊年人均就诊次数中，因循环系统疾病(7.0 次)、肿瘤(4.5 次)，以及内分泌、营养和代谢疾病(3.9 次)就诊的年人均就诊次数最高。因循环系统疾病就诊的年人均就诊次数最高的病种是特发性原发性高血压(4.2 次)、慢性缺血性心脏病(4.1 次)、心房纤颤和扑动(2.8 次)、脑血管病后遗症(2.8 次)，以及脑梗死(2.7 次)。因肿瘤就诊的年人均就诊次数最高的病种是乳房的恶性肿瘤(5.1 次)、支气管和肺的恶性肿瘤(4.4 次)，以及结肠的恶性肿瘤(4.0 次)。因内分泌、营养和代谢疾病就诊的年人均就诊次数最高的病种是未特指的糖尿病(3.5 次)、非胰岛素依赖型糖尿病(3.4 次)、甲状腺毒症甲状腺功能亢进症(2.1 次)、脂蛋白代谢疾患和其他脂血症(2.1 次)，以及非毒性甲状腺肿(1.9 次)。

表 3 - 59　2022 年长寿老年人门急诊年人均就诊次数最高的就诊原因

顺　位	疾病分类	病　种	年人均就诊次数(次)
1	循环系统疾病		7.0
		特发性原发性高血压	4.2
		慢性缺血性心脏病	4.1
		心房纤颤和扑动	2.8
		脑血管病后遗症	2.8
		脑梗死	2.7
2	肿瘤		4.5
		乳房的恶性肿瘤	5.1
		支气管和肺的恶性肿瘤	4.4
		结肠的恶性肿瘤	4.0

续 表

顺　位	疾病分类	病　种	年人均就诊次数(次)
3	内分泌、营养和代谢疾病		3.9
		未特指的糖尿病	3.5
		非胰岛素依赖型糖尿病	3.4
		甲状腺毒症甲状腺功能亢进症	2.1
		脂蛋白代谢疾患和其他脂血症	2.1
		非毒性甲状腺肿	1.9

三、门急诊各类型服务业务利用情况及就诊原因

(一) 总体概述

上海市门急诊服务业务类型较多,包括普通门诊、急诊、专家门诊、专科门诊、特需门诊、专病门诊和其他门诊服务。2022 年,全市就诊人口对各类型服务业利用情况占比分别是普通门诊 76.5%、急诊 7.0%、专家门诊 8.7%、专科门诊 1.9%、特需门诊 2.5% 和专病门诊 3.4%。由于普通门诊、急诊和专家门诊总计占比 93.2%,本部分将重点分析就诊人口对以上三种类型服务业务利用情况及主要就诊原因。

2022 年,全市门急诊就诊人次中,普通门诊年人均就诊次数为 5.5 次[①],急诊年人均就诊次数为 2.0 次,专家门诊年人均就诊次数为 2.6 次。

如表 3 - 60,普通门诊就诊人次中,因循环系统疾病(23.4%)、消化系统疾病(10.7%),以及内分泌、营养和代谢疾病(10.4%)就诊人次占比最高。因循环系统疾病就诊人次中,占比最高的病种是特发性原发性高血压(14.3%)、慢性缺血性心脏病(5.2%)、其他脑血管病(0.8%)、脑血管病后遗症(0.7%),以及脑梗死(0.6%)。因消化系统疾病就诊人次中,占比最高的病种是胃炎和十二指肠炎(2.2%)、功能性肠疾患(1.3%)、齿龈炎和牙周疾病(1.1%)、牙髓和根尖周组织疾病(0.9%),以及龋病(0.6%)。因内分泌、营养和代谢疾病就诊人次中,占比最高的病种是未特指的糖尿病(3.7%)、非胰岛素依赖型糖尿病(2.5%)、脂蛋白代谢疾患和其他脂血症(2.2%)、甲状腺功能减退症(0.4%),以及非毒性甲状腺肿(0.3%)。

表 3 - 60　2022 年普通门诊就诊人次占比最高的就诊原因

顺　位	疾病分类	病　种	占比(%)
1	循环系统疾病		23.4
		特发性原发性高血压	14.3
		慢性缺血性心脏病	5.2
		其他脑血管病	0.8
		脑血管病后遗症	0.7
		脑梗死	0.6

① 计算方式:普通门诊年人均就诊次数=普通门诊就诊总人次数/利用普通门诊人口数,下同。

续　表

顺　位	疾病分类	病　种	占比(%)
2	消化系统疾病		10.7
		胃炎和十二指肠炎	2.2
		功能性肠疾患	1.3
		齿龈炎和牙周疾病	1.1
		牙髓和根尖周组织疾病	0.9
		龋病	0.6
3	内分泌、营养和代谢疾病		10.4
		未特指的糖尿病	3.7
		非胰岛素依赖型糖尿病	2.5
		脂蛋白代谢疾患和其他脂血症	2.2
		甲状腺功能减退症	0.4
		非毒性甲状腺肿	0.3

如表3-61,急诊就诊人次中,因呼吸系统疾病(23.7%),症状、体征和临床与实验室异常所见(23.0%),以及损伤、中毒和外因的某些其他后果(12.7%)就诊人次占比最高。因呼吸系统疾病就诊人次中,占比最高的病种是其他呼吸性疾患(7.8%)、急性上呼吸道感染(5.2%)病原体未特指的肺炎(2.4%)、急性支气管炎(1.4%),以及支气管炎(1.1%)。因症状、体征和临床与实验室异常所见就诊人次中,占比最高的病种是原因不明的发热(5.1%)、腹部和盆腔痛(4.4%)、头晕和眩晕(3.5%)、咽痛和胸痛(1.3%),以及累及循环和呼吸系统的其他症状和体征(1.1%)。因损伤、中毒和外因的某些其他后果就诊人次中,占比最高的病种是身体损伤(2.8%)、头部损伤(1.6%)、下肢损伤(0.7%)、呼吸道内异物(0.6%),以及腕和手的损伤(0.5%)。

表3-61　2022年急诊就诊人次占比最高的就诊原因

顺　位	疾病分类	病　种	占比(%)
1	呼吸系统疾病		23.7
		其他呼吸性疾患	7.8
		急性上呼吸道感染	5.2
		病原体未特指的肺炎	2.4
		急性支气管炎	1.4
		支气管炎	1.1
2	症状、体征和临床与实验室异常所见		23.0
		原因不明的发热	5.1
		腹部和盆腔痛	4.4
		头晕和眩晕	3.5
		咽痛和胸痛	1.3
		累及循环和呼吸系统的其他症状和体征	1.1

顺　位	疾病分类	病　种	占比(%)
3	损伤、中毒和外因的某些其他后果		12.7
		身体损伤	2.8
		头部损伤	1.6
		下肢损伤	0.7
		呼吸道内异物	0.6
		腕和手的损伤	0.5

如表 3 - 62,专家门诊就诊人次中,因消化系统疾病(12.5%)、泌尿生殖系统疾病(11.3%),以及循环系统疾病(10.0%)就诊人次占比最高。因消化系统疾病就诊人次中,占比最高的病种是胃炎和十二指肠炎(2.8%)、肝的其他疾病(1.1%)、牙面异常(包括咬合不正)(0.8%)、牙髓和根尖周组织疾病(0.8%),以及牙和支持结构的疾病(0.5%)。因泌尿生殖系统疾病就诊人次中,占比最高的病种是月经过多、频繁而且不规则(1.1%)、女性不育症(1.0%)、泌尿系统的其他疾患(1.0%)、前列腺增生(0.7%),以及阴道和外阴的其他炎症(0.6%)。因循环系统疾病就诊人次中,占比最高的病种是特发性原发性高血压(4.2%)、慢性缺血性心脏病(1.8%)、心脏心律失常(0.5%)、脑梗死(0.5%),以及其他脑血管病(0.4%)。

表 3 - 62　2022 年专家门诊就诊人次占比最高的就诊原因

顺　位	疾病分类	病　种	占比(%)
1	消化系统疾病		12.5
		胃炎和十二指肠炎	2.8
		肝的其他疾病	1.1
		牙面异常(包括咬合不正)	0.8
		牙髓和根尖周组织疾病	0.8
		牙和支持结构的疾病	0.5
2	泌尿生殖系统疾病		11.3
		月经过多、频繁而且不规则	1.1
		女性不育症	1.0
		泌尿系统的其他疾患	1.0
		前列腺增生	0.7
		阴道和外阴的其他炎症	0.6
3	循环系统疾病		10.0
		特发性原发性高血压	4.2
		慢性缺血性心脏病	1.8
		心脏心律失常	0.5
		脑梗死	0.5
		其他脑血管病	0.4

（二）不同支付方式人口门急诊各类型服务业务利用情况及就诊原因

如图3-6，2022年，全市医保支付人口就诊人次中，普通门诊占比79.2%，急诊6.0%，专家门诊8.3%；非医保支付人口就诊人次中，普通门诊占比67.9%，急诊10.3%，专家门诊10.2%。

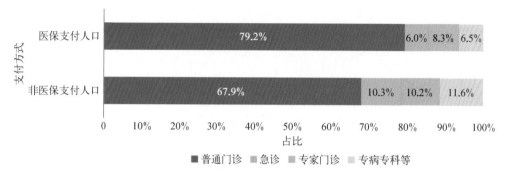

图3-6　2022年不同支付方式人口门急诊各类型服务业务就诊人次占比

如图3-7，医保支付人口普通门诊年人均就诊次数是7.4次，急诊2.2次，专家门诊2.9次；非医保支付人口普通门诊年人均就诊次数是2.3次，急诊1.6次，专家门诊1.9次。

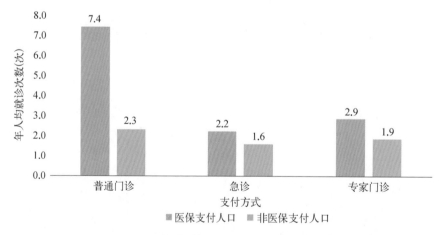

图3-7　2022年门急诊不同支付方式人口各类型服务业务年人均就诊次数

1. 医保支付人口门急诊各类型服务业务就诊人次占比最高的就诊原因

如表3-63，2022年，全市医保支付人口普通门诊就诊人次中，因循环系统疾病（26.2%），内分泌、营养和代谢疾病（11.2%），以及消化系统疾病（10.8%）就诊人次占比最高。因循环系统疾病就诊人次中，占比最高的病种是特发性原发性高血压（16.0%）、慢性缺血性心脏病（5.9%）、其他脑血管病（0.9%）、脑血管病后遗症（0.8%），以及脑梗死（0.7%）。因内分泌、营养和代谢疾病就诊人次中，占比最高的病种是未特指的糖尿病（4.0%）、非胰岛素依赖型糖尿病（2.7%）、脂蛋白代谢疾患和其他脂血症（2.5%）、甲状腺功能减退症

(0.4%),以及嘌呤和嘧啶代谢紊乱(0.3%)。因消化系统疾病就诊人次中,占比最高的病种是胃炎和十二指肠炎(2.3%)、功能性肠疾患(1.4%)、齿龈炎和牙周疾病(1.1%)、牙髓和根尖周组织疾病(0.9%),以及龋病(0.6%)。

表3-63 2022年医保支付人口普通门诊就诊人次占比最高的就诊原因

顺 位	疾病分类	病 种	占比(%)
1	循环系统疾病		26.2
		特发性原发性高血压	16.0
		慢性缺血性心脏病	5.9
		其他脑血管病	0.9
		脑血管病后遗症	0.8
		脑梗死	0.7
2	内分泌、营养和代谢疾病		11.2
		未特指的糖尿病	4.0
		非胰岛素依赖型糖尿病	2.7
		脂蛋白代谢疾患和其他脂血症	2.5
		甲状腺功能减退症	0.4
		嘌呤和嘧啶代谢紊乱	0.3
3	消化系统疾病		10.8
		胃炎和十二指肠炎	2.3
		功能性肠疾患	1.4
		齿龈炎和牙周疾病	1.1
		牙髓和根尖周组织疾病	0.9
		龋病	0.6

如表3-64,医保支付人口急诊就诊人次中,因呼吸系统疾病(25.8%),症状、体征和临床与实验室异常所见(24.0%),以及循环系统疾病(9.7%)就诊人次占比最高。因呼吸系统疾病就诊人次中,占比最高的病种是其他呼吸性疾患(8.6%)、急性上呼吸道感染(5.6%)、病原体未特指的肺炎(2.7%)、急性支气管炎(1.6%),以及支气管炎(1.2%)。因症状、体征和临床与实验室异常所见就诊人次中,占比最高的病种是原因不明的发热(5.5%)、腹部和盆腔痛(4.2%)、头晕和眩晕(4.0%)、咽痛和胸痛(1.3%),以及累及循环和呼吸系统的其他症状和体征(1.2%)。因循环系统疾病就诊人次中,占比最高的病种是脑梗死(3.1%)、特发性原发性高血压(2.0%)、其他脑血管病(1.3%)、慢性缺血性心脏病(1.0%),以及心力衰竭(0.5%)。

表3-64 2022年医保支付人口急诊就诊人次占比最高的就诊原因

顺 位	疾病分类	病 种	占比(%)
1	呼吸系统疾病		25.8
		其他呼吸性疾患	8.6
		急性上呼吸道感染	5.6

顺　位	疾病分类	病　种	占比(%)
		病原体未特指的肺炎	2.7
		急性支气管炎	1.6
		支气管炎	1.2
2	症状、体征和临床与实验室异常所见		24.0
		原因不明的发热	5.5
		腹部和盆腔痛	4.2
		头晕和眩晕	4.0
		咽痛和胸痛	1.3
		累及循环和呼吸系统的其他症状和体征	1.2
3	循环系统疾病		9.7
		脑梗死	3.1
		特发性原发性高血压	2.0
		其他脑血管病	1.3
		慢性缺血性心脏病	1.0
		心力衰竭	0.5

如表3-65,医保支付人口专家门诊就诊人次中,因消化系统疾病(13.0%)、循环系统疾病(11.5%),以及泌尿生殖系统疾病(10.7%)就诊人次占比最高。因消化系统疾病就诊人次中,占比最高的病种是胃炎和十二指肠炎(3.1%)、肝的其他疾病(1.2%)、牙髓和根尖周组织疾病(0.9%)、功能性肠疾患(0.6%),以及齿龈炎和牙周疾病(0.6%)。因循环系统疾病就诊人次中,占比最高的病种是特发性原发性高血压(4.9%)、慢性缺血性心脏病(2.1%)、心脏心律失常(0.6%)、脑梗死(0.6%),以及其他脑血管病(0.4%)。因泌尿生殖系统疾病就诊人次中,占比最高的病种是月经过多、频繁而且不规则(1.0%)、泌尿系统的其他疾患(1.0%)、前列腺增生(0.8%)、慢性肾衰竭(0.7%),以及阴道和外阴的其他炎症(0.6%)。

表3-65　2022年医保支付人口专家门诊就诊人次占比最高的就诊原因

顺　位	疾病分类	病　种	占比(%)
1	消化系统疾病		13.0
		胃炎和十二指肠炎	3.1
		肝的其他疾病	1.2
		牙髓和根尖周组织疾病	0.9
		功能性肠疾患	0.6
		齿龈炎和牙周疾病	0.6
2	循环系统疾病		11.5
		特发性原发性高血压	4.9
		慢性缺血性心脏病	2.1
		心脏心律失常	0.6
		脑梗死	0.6
		其他脑血管病	0.4

续　表

顺　　位	疾病分类	病　　种	占比(%)
3	泌尿生殖系统疾病		10.7
		月经过多、频繁而且不规则	1.0
		泌尿系统的其他疾患	1.0
		前列腺增生	0.8
		慢性肾衰竭	0.7
		阴道和外阴的其他炎症	0.6

2. 非医保支付人口门急诊各类型服务业务就诊人次占比最高的就诊原因

如表 3-66,2022 年,全市非医保支付人口普通门诊就诊人次中,因症状、体征和临床与实验室异常所见(17.3%)、呼吸系统疾病(11.3%),以及消化系统疾病(9.9%)就诊人次占比最高。因症状、体征和临床与实验室异常所见就诊人次中,占比最高的病种是其他的一般症状和体征(5.7%)、头晕和眩晕(3.1%)、其他原因不明确和未特指原因的死亡(1.3%)、腹部和盆腔痛(0.9%),以及肺诊断性影像检查的异常所见(0.8%)。因呼吸系统疾病就诊人次中,占比最高的病种是急性上呼吸道感染(3.9%)、急性支气管炎(1.5%)、其他呼吸性疾患(1.1%),慢性鼻炎、鼻咽炎和咽炎(0.8%),以及支气管炎(0.6%)。因消化系统疾病就诊人次中,占比最高的病种是胃炎和十二指肠炎(1.7%)、牙面异常(包括咬合不正)(1.5%)、牙髓和根尖周组织疾病(0.8%)、齿龈炎和牙周疾病(0.6%),以及牙和支持结构的疾病(0.5%)。

表 3-66　2022 年非医保支付人口普通门诊就诊人次占比最高的就诊原因

顺　　位	疾病分类	病　　种	占比(%)
1	症状、体征和临床与实验室异常所见		17.3
		其他的一般症状和体征	5.7
		头晕和眩晕	3.1
		其他原因不明确和未特指原因的死亡	1.3
		腹部和盆腔痛	0.9
		肺诊断性影像检查的异常所见	0.8
2	呼吸系统疾病		11.3
		急性上呼吸道感染	3.9
		急性支气管炎	1.5
		其他呼吸性疾患	1.1
		慢性鼻炎、鼻咽炎和咽炎	0.8
		支气管炎	0.6
3	消化系统疾病		9.9
		胃炎和十二指肠炎	1.7
		牙面异常(包括咬合不正)	1.5
		牙髓和根尖周组织疾病	0.8
		齿龈炎和牙周疾病	0.6
		牙和支持结构的疾病	0.5

如表3-67,非医保支付人口急诊就诊人次中,因损伤、中毒和外因的某些其他后果(22.4%),症状、体征和临床与实验室异常所见(20.8%),以及呼吸系统疾病(19.1%)就诊人次占比最高。因损伤、中毒和外因的某些其他后果就诊人次中,占比最高的病种是身体损伤(5.7%)、头部损伤(3.2%)、下肢损伤(1.3%)、上肢损伤(0.9%),以及腕和手的损伤(0.9%)。因症状、体征和临床与实验室异常所见就诊人次中,占比最高的病种是腹部和盆腔痛(4.7%)、原因不明的发热(4.3%)、头晕和眩晕(2.2%)、咽痛和胸痛(1.1%),以及累及循环和呼吸系统的其他症状和体征(0.9%)。因呼吸系统疾病就诊人次中,占比最高的病种是其他呼吸性疾患(6.2%)、急性上呼吸道感染(4.3%)、病原体未特指的肺炎(1.8%)、上呼吸道的其他疾病(1.0%),以及急性扁桃体炎(1.0%)。

表3-67 2022年非医保支付人口急诊就诊人次占比最高的就诊原因

顺　位	疾病分类	病　种	占比(%)
1	损伤、中毒和外因的某些其他后果		22.4
		身体损伤	5.7
		头部损伤	3.2
		下肢损伤	1.3
		上肢损伤	0.9
		腕和手的损伤	0.9
2	症状、体征和临床与实验室异常所见		20.8
		腹部和盆腔痛	4.7
		原因不明的发热	4.3
		头晕和眩晕	2.2
		咽痛和胸痛	1.1
		累及循环和呼吸系统的其他症状和体征	0.9
3	呼吸系统疾病		19.1
		其他呼吸性疾患	6.2
		急性上呼吸道感染	4.3
		病原体未特指的肺炎	1.8
		上呼吸道的其他疾病	1.0
		急性扁桃体炎	1.0

如表3-68,非医保支付人口专家门诊就诊人次中,因泌尿生殖系统疾病(13.1%)、消化系统疾病(10.9%),以及肿瘤(9.7%)就诊人次占比最高。因泌尿生殖系统疾病就诊人次中,占比最高的病种是女性不育症(2.7%),月经过多、频繁而且不规则(1.3%)、泌尿系统的其他疾患(0.8%)、阴道和外阴的其他炎症(0.7%),以及乳房肿块(0.5%)。因消化系统疾病就诊人次中,占比最高的病种是女性不育症(2.7%),月经过多、频繁而且不规则(1.3%)、泌尿系统的其他疾患(0.8%)、阴道和外阴的其他炎症(0.7%),以及乳房肿块(0.5%)。因肿瘤就诊人次中,占比最高的病种是支气管和肺的恶性肿瘤(1.3%)、肝和肝内胆管的恶性肿瘤(0.7%)、乳房的恶性肿瘤(0.7%)、甲状腺的恶性肿瘤(0.4%),以及胃的恶性肿瘤(0.4%)。

表3-68 2022年非医保支付人口专家门诊就诊人次占比最高的就诊原因

顺　位	疾　病　分　类	病　　种	占比(%)
1	泌尿生殖系统疾病		13.1
		女性不育症	2.7
		月经过多、频繁而且不规则	1.3
		泌尿系统的其他疾患	0.8
		阴道和外阴的其他炎症	0.7
		乳房肿块	0.5
2	消化系统疾病		10.9
		女性不育症	2.7
		月经过多、频繁而且不规则	1.3
		泌尿系统的其他疾患	0.8
		阴道和外阴的其他炎症	0.7
		乳房肿块	0.5
3	肿瘤		9.7
		支气管和肺的恶性肿瘤	1.3
		肝和肝内胆管的恶性肿瘤	0.7
		乳房的恶性肿瘤	0.7
		甲状腺的恶性肿瘤	0.4
		胃的恶性肿瘤	0.4

(三) 不同性别人口门急诊各类型服务业务利用情况及就诊原因

如图3-8,2022年,全市男性普通门诊就诊人次占比77.5%,急诊7.5%,专家门诊7.9%;女性普通门诊就诊人次占比76.9%,急诊6.1%,专家门诊9.3%。

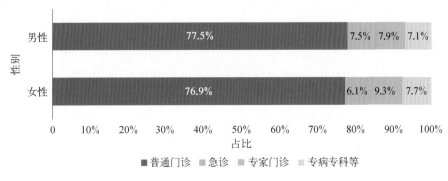

图3-8 2022年门急诊不同性别人口各类型服务业务就诊人次占比

如图3-9,男性普通门诊年人均就诊次数为5.3次,急诊2.0次,专家门诊2.6次;女性普通门诊年人均就诊次数为6.5次,急诊2.1次,专家门诊2.8次。

1. 男性门急诊各类型服务业务就诊人次占比最高的就诊原因

如表3-69,2022年,全市男性普通门诊就诊人次中,因循环系统疾病(25.2%),内分泌、营养和代谢疾病(10.7%),以及消化系统疾病(10.5%)就诊人次占比最高。因循环系统疾病就诊人次中,占比最高的病种是特发性原发性高血压(16.1%)、慢性缺血性心脏病(5.2%)、

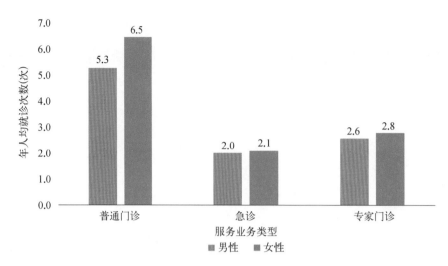

图 3-9　2022 年门急诊不同性别人口各服务业务类型年人均就诊次数

脑血管病后遗症(0.7%)、其他脑血管病(0.7%),以及脑梗死(0.7%)。因内分泌、营养和代谢疾病就诊人次中,占比最高的病种是未特指的糖尿病(4.3%)、非胰岛素依赖型糖尿病(2.9%)、脂蛋白代谢疾患和其他脂血症(2.0%)、嘌呤和嘧啶代谢紊乱(0.5%),以及甲状腺功能减退症(0.2%)。因消化系统疾病就诊人次中,占比最高的病种是胃炎和十二指肠炎(2.1%)、功能性肠疾患(1.2%)、齿龈炎和牙周疾病(1.1%)、牙髓和根尖周组织疾病(0.8%),以及肝的其他疾病(0.6%)。

表 3-69　2022 年男性普通门诊就诊人次占比最高的就诊原因

顺　　位	疾病分类	病　　种	占比(%)
1	循环系统疾病		25.2
		特发性原发性高血压	16.1
		慢性缺血性心脏病	5.2
		脑血管病后遗症	0.7
		其他脑血管病	0.7
		脑梗死	0.7
2	内分泌、营养和代谢疾病		10.7
		未特指的糖尿病	4.3
		非胰岛素依赖型糖尿病	2.9
		脂蛋白代谢疾患和其他脂血症	2.0
		嘌呤和嘧啶代谢紊乱	0.5
		甲状腺功能减退症	0.2
3	消化系统疾病		10.5
		胃炎和十二指肠炎	2.1
		功能性肠疾患	1.2
		齿龈炎和牙周疾病	1.1
		牙髓和根尖周组织疾病	0.8
		肝的其他疾病	0.6

如表3-70,男性急诊就诊人次中,因呼吸系统疾病(24.6%),症状、体征和临床与实验室异常所见(21.2%),以及损伤、中毒和外因的某些其他后果(14.2%)就诊人次占比最高。因呼吸系统疾病就诊人次中,占比最高的病种是其他呼吸性疾患(7.8%)、急性上呼吸道感染(5.2%)、病原体未特指的肺炎(2.4%)、急性支气管炎(1.4%),以及急性扁桃体炎(1.2%)。因症状、体征和临床与实验室异常所见就诊人次中,占比最高的病种是原因不明的发热(4.8%)、腹部和盆腔痛(4.0%)、头晕和眩晕(2.6%)、咽痛和胸痛(1.4%),以及累及循环和呼吸系统的其他症状和体征(1.0%)。因损伤、中毒和外因的某些其他后果就诊人次中,占比最高的病种是身体损伤(3.1%)、头部损伤(1.8%)、下肢损伤(0.8%)、腕和手的损伤(0.7%),以及上肢损伤(0.5%)。

表3-70 2022年男性急诊就诊人次占比最高的就诊原因

顺　位	疾病分类	病　种	占比(%)
1	呼吸系统疾病		24.6
		其他呼吸性疾患	7.8
		急性上呼吸道感染	5.2
		病原体未特指的肺炎	2.4
		急性支气管炎	1.4
		急性扁桃体炎	1.2
2	症状、体征和临床与实验室异常所见		21.2
		原因不明的发热	4.8
		腹部和盆腔痛	4.0
		头晕和眩晕	2.6
		咽痛和胸痛	1.4
		累及循环和呼吸系统的其他症状和体征	1.0
3	损伤、中毒和外因的某些其他后果		14.2
		身体损伤	3.1
		头部损伤	1.8
		下肢损伤	0.8
		腕和手的损伤	0.7
		上肢损伤	0.5

如表3-71,男性专家门诊就诊人次中,因消化系统疾病(13.5%)、循环系统疾病(12.6%),以及肿瘤(9.5%)就诊人次占比最高。因消化系统疾病就诊人次中,占比最高的病种是胃炎和十二指肠炎(2.8%)、肝的其他疾病(1.3%)、牙髓和根尖周组织疾病(0.7%)、牙面异常(包括咬合不正)(0.6%),以及牙和支持结构的疾病(0.6%)。因循环系统疾病就诊人次中,占比最高的病种是特发性原发性高血压(5.2%)、慢性缺血性心脏病(2.4%)、脑梗死(0.7%)、心脏心律失常(0.5%),以及脑血管病后遗症(0.5%)。因肿瘤就诊人次中,占比最高的病种是支气管和肺的恶性肿瘤(1.6%)、前列腺的恶性肿瘤(1.1%)、肝和肝内胆管的恶性肿瘤(0.7%)、结肠的恶性肿瘤(0.6%),以及胃的恶性肿瘤(0.6%)。

表 3-71　2022 年男性专家门诊就诊人次占比最高的就诊原因

顺　位	疾病分类	病　种	占比(%)
1	消化系统疾病		13.5
		胃炎和十二指肠炎	2.8
		肝的其他疾病	1.3
		牙髓和根尖周组织疾病	0.7
		牙面异常(包括咬合不正)	0.6
		牙和支持结构的疾病	0.6
2	循环系统疾病		12.6
		特发性原发性高血压	5.2
		慢性缺血性心脏病	2.4
		脑梗死	0.7
		心脏心律失常	0.5
		脑血管病后遗症	0.5
3	肿瘤		9.5
		支气管和肺的恶性肿瘤	1.6
		前列腺的恶性肿瘤	1.1
		肝和肝内胆管的恶性肿瘤	0.7
		结肠的恶性肿瘤	0.6
		胃的恶性肿瘤	0.6

2. 女性门急诊各类型服务业务就诊人次占比最高的就诊原因

如表 3-72,2022 年,全市女性普通门诊就诊人次中,因循环系统疾病(22.5%)、消化系统疾病(10.5%),以及内分泌、营养和代谢疾病(10.3%)就诊人次占比最高。因循环系统疾病就诊人次中,占比最高的病种是特发性原发性高血压(13.1%)、慢性缺血性心脏病(5.4%)、其他脑血管病(0.9%)、脑血管病后遗症(0.7%),以及脑梗死(0.6%)。因消化系统疾病就诊人次中,占比最高的病种是胃炎和十二指肠炎(2.3%)、功能性肠疾患(1.3%)、齿龈炎和牙周疾病(1.0%)、牙髓和根尖周组织疾病(0.9%),以及龋病(0.7%)。因内分泌、营养和代谢疾病就诊人次中,占比最高的病种是未特指的糖尿病(3.2%)、脂蛋白代谢疾患和其他脂血症(2.4%)、非胰岛素依赖型糖尿病(2.2%)、甲状腺功能减退症(0.6%),以及非毒性甲状腺肿(0.4%)。

表 3-72　2022 年女性普通门诊就诊人次占比最高的就诊原因

顺　位	疾病分类	病　种	占比(%)
1	循环系统疾病		22.5
		特发性原发性高血压	13.1
		慢性缺血性心脏病	5.4
		其他脑血管病	0.9
		脑血管病后遗症	0.7
		脑梗死	0.6

续　表

顺　位	疾病分类	病　种	占比(%)
2	消化系统疾病		10.5
		胃炎和十二指肠炎	2.3
		功能性肠疾患	1.3
		齿龈炎和牙周疾病	1.0
		牙髓和根尖周组织疾病	0.9
		龋病	0.7
3	内分泌、营养和代谢疾病		10.3
		未特指的糖尿病	3.2
		脂蛋白代谢疾患和其他脂血症	2.4
		非胰岛素依赖型糖尿病	2.2
		甲状腺功能减退症	0.6
		非毒性甲状腺肿	0.4

如表3-73,女性急诊就诊人次中,因症状、体征和临床与实验室异常所见(23.8%)、呼吸系统疾病(23.6%),以及损伤、中毒和外因的某些其他后果(11.4%)就诊人次占比最高。因症状、体征和临床与实验室异常所见就诊人次中,占比最高的病种是原因不明的发热(5.1%)、腹部和盆腔痛(4.5%)、头晕和眩晕(4.4%)、咽痛和胸痛(1.2%),以及累及循环和呼吸系统的其他症状和体征(1.1%)。因呼吸系统疾病就诊人次中,占比最高的病种是其他呼吸性疾患(7.8%)、急性上呼吸道感染(5.5%)、病原体未特指的肺炎(2.5%)、急性支气管炎(1.5%),以及支气管炎(1.2%)。因损伤、中毒和外因的某些其他后果就诊人次中,占比最高的病种是身体损伤(2.7%)、头部损伤(1.3%)、呼吸道内异物(0.7%)、下肢损伤(0.6%),以及涉及身体多个部位的开放性伤口(0.4%)。

表3-73　2022年女性急诊就诊人次占比最高的就诊原因

顺　位	疾病分类	病　种	占比(%)
1	症状、体征和临床与实验室异常所见		23.8
		原因不明的发热	5.1
		腹部和盆腔痛	4.5
		头晕和眩晕	4.4
		咽痛和胸痛	1.2
		累及循环和呼吸系统的其他症状和体征	1.1
2	呼吸系统疾病		23.6
		其他呼吸性疾患	7.8
		急性上呼吸道感染	5.5
		病原体未特指的肺炎	2.5
		急性支气管炎	1.5
		支气管炎	1.2

续　表

顺　位	疾病分类	病　种	占比(%)
3	损伤、中毒和外因的某些其他后果		11.4
		身体损伤	2.7
		头部损伤	1.3
		呼吸道内异物	0.7
		下肢损伤	0.6
		涉及身体多个部位的开放性伤口	0.4

如表 3-74,女性专家门诊就诊人次中,因泌尿生殖系统疾病(13.5%)、消化系统疾病(11.6%),以及肌肉骨骼系统和结缔组织疾病(8.9%)就诊人次占比最高。因泌尿生殖系统疾病就诊人次中,占比最高的病种是月经过多、频繁而且不规则(1.8%)、女性不育症(1.6%)、泌尿系统的其他疾患(1.0%)、阴道和外阴的其他炎症(1.0%),以及乳房肿块(0.8%)。因消化系统疾病就诊人次中,占比最高的病种是胃炎和十二指肠炎(2.9%)、牙面异常(包括咬合不正)(0.9%)、肝的其他疾病(0.9%)、牙髓和根尖周组织疾病(0.8%),以及牙和支持结构的疾病(0.5%)。因肌肉骨骼系统和结缔组织疾病就诊人次中,占比最高的病种是关节疾患(1.4%)、背痛(1.1%)、椎间盘疾患(0.8%)、骨质疏松(0.7%),以及脊椎关节强硬(0.5%)。

表 3-74　2022 年女性专家门诊就诊人次占比最高的就诊原因

顺　位	疾病分类	病　种	占比(%)
1	泌尿生殖系统疾病		13.5
		月经过多、频繁而且不规则	1.8
		女性不育症	1.6
		泌尿系统的其他疾患	1.0
		阴道和外阴的其他炎症	1.0
		乳房肿块	0.8
2	消化系统疾病		11.6
		胃炎和十二指肠炎	2.9
		牙面异常(包括咬合不正)	0.9
		肝的其他疾病	0.9
		牙髓和根尖周组织疾病	0.8
		牙和支持结构的疾病	0.5
3	肌肉骨骼系统和结缔组织疾病		8.9
		关节疾患	1.4
		背痛	1.1
		椎间盘疾患	0.8
		骨质疏松	0.7
		脊椎关节强硬	0.5

（四）不同年龄组人口门急诊各类型服务业务利用情况及就诊原因

如图 3-10,2022 年,全市儿童普通门诊就诊人次占比 64.9%,急诊 16.2%,专家门诊 9.9%;青年普通门诊就诊人次占比 70.2%,急诊 8.1%,专家门诊 10.6%;中年普通门诊就诊人次占比 75.2%,急诊 5.9%,专家门诊 10.1%;年轻老年人普通门诊就诊人次占比 82.5%,急诊 4.6%,专家门诊 7.8%;老年人普通门诊就诊人次占比 85.8%,急诊 5.4%,专家门诊 5.4%;长寿老年人普通门诊就诊人次占比 86.3%,急诊 8.7%,专家门诊 2.7%。

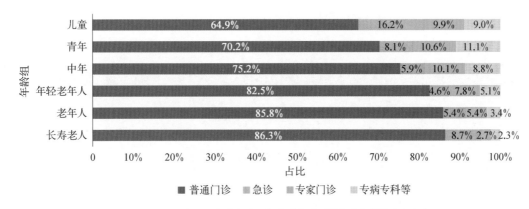

图 3-10 2022 年不同年龄组人口门急诊各类型服务业务就诊人次占比

如图 3-11,儿童普通门诊年人均就诊次数是 3.0 次,急诊 1.9 次,专家门诊 2.0 次;青年普通门诊年人均就诊次数是 3.5 次,急诊 1.7 次,专家门诊 2.4 次;中年普通门诊年人均就诊次数是 4.9 次,急诊 1.9 次,专家门诊 2.7 次;年轻老年人普通门诊年人均就诊次数是 10.4 次,急诊 2.6 次,专家门诊 3.4 次;老年人普通门诊年人均就诊次数是 15.4 次,急诊 3.3 次,专家门诊 3.6 次;长寿老年人普通门诊年人均就诊次数是 14.9 次,急诊 4.1 次,专家门诊 3.2 次。

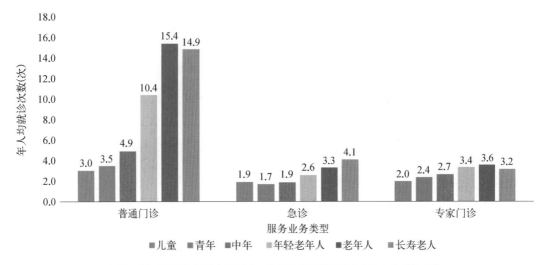

图 3-11 2022 年不同年龄组人口门急诊各类型服务业务年人均就诊次数

1. 儿童门急诊各类型服务业务就诊人次占比最高的就诊原因

如表3-75,2022年,全市儿童普通门诊就诊人次中,因呼吸系统疾病(32.1%)、眼和附器疾病(17.2%),以及消化系统疾病(10.8%)就诊人次占比最高。因呼吸系统疾病就诊人次中,占比最高的病种是急性上呼吸道感染(6.7%)、其他呼吸性疾患(6.5%)、急性支气管炎(3.3%)、支气管炎(3.1%),以及病原体未特指的肺炎(2.3%)。因眼和附器疾病就诊人次中,占比最高的病种是屈光和调节疾患(13.4%)、结膜炎(2.3%)、眼睑的其他疾患(0.3%)、眼睑炎和睑板囊肿(0.3%),以及斜视(0.2%)。因消化系统疾病就诊人次中,占比最高的病种是龋病(2.2%)、牙面异常(包括咬合不正)(1.6%)、牙齿发育及出牙障碍(1.6%)、牙髓和根尖周组织疾病(1.3%),以及非感染性胃肠炎和结肠炎(0.9%)。

表3-75　2022年儿童普通门诊就诊人次占比最高的就诊原因

顺　　位	疾病分类	病　　种	占比(%)
1	呼吸系统疾病		32.1
		急性上呼吸道感染	6.7
		其他呼吸性疾患	6.5
		急性支气管炎	3.3
		支气管炎	3.1
		病原体未特指的肺炎	2.3
2	眼和附器疾病		17.2
		屈光和调节疾患	13.4
		结膜炎	2.3
		眼睑的其他疾患	0.3
		眼睑炎和睑板囊肿	0.3
		斜视	0.2
3	消化系统疾病		10.8
		龋病	2.2
		牙面异常(包括咬合不正)	1.6
		牙齿发育及出牙障碍	1.6
		牙髓和根尖周组织疾病	1.3
		非感染性胃肠炎和结肠炎	0.9

如表3-76,儿童急诊就诊人次中,因呼吸系统疾病(52.6%)、某些传染病和寄生虫病(12.2%),以及损伤、中毒和外因的某些其他后果(11.1%)就诊人次占比最高。因呼吸系统疾病就诊人次中,占比最高的病种是其他呼吸性疾患(15.8%)、急性上呼吸道感染(12.3%)、病原体未特指的肺炎(4.6%)、急性支气管炎(4.1%),以及支气管炎(4.1%)。因某些传染病和寄生虫病就诊人次中,占比最高的病种是其他传染病(9.8%)、假定传染源的腹泻和胃肠炎(1.0%)、皮肤和黏膜损伤的病毒感染(0.3%)、伤寒和副伤寒(0.3%),以及非特定部位的细菌性感染(0.2%)。因损伤、中毒和外因的某些其他后果就诊人次中,占比最高的病种是身体损伤(2.3%)、头部损伤(2.0%)、肘关节和韧带脱位、扭伤和劳损(0.8%)、呼吸道内异物(0.7%),以及头部开放性伤口(0.7%)。

表 3-76　2022 年儿童急诊就诊人次占比最高的就诊原因

顺　位	疾病分类	病　种	占比(%)
1	呼吸系统疾病		52.6
		其他呼吸性疾患	15.8
		急性上呼吸道感染	12.3
		病原体未特指的肺炎	4.6
		急性支气管炎	4.1
		支气管炎	4.1
2	某些传染病和寄生虫病		12.2
		其他传染病	9.8
		假定传染源的腹泻和胃肠炎	1.0
		皮肤和黏膜损伤的病毒感染	0.3
		伤寒和副伤寒	0.3
		非特定部位的细菌性感染	0.2
3	损伤、中毒和外因的某些其他后果		11.1
		身体损伤	2.3
		头部损伤	2.0
		肘关节和韧带脱位、扭伤和劳损	0.8
		呼吸道内异物	0.7
		头部开放性伤口	0.7

　　如表 3-77，儿童专家门诊就诊人次中，因呼吸系统疾病（22.8%）、眼和附器疾病（14.7%），以及症状、体征和临床与实验室异常所见（10.2%）就诊人次占比最高。因呼吸系统疾病就诊人次中，占比最高的病种是其他呼吸性疾患（3.8%）、支气管炎（2.7%）、急性上呼吸道感染（2.3%）、血管舒缩性和变应性鼻炎（2.1%），以及扁桃体和腺样体慢性疾病（2.0%）。因眼和附器疾病就诊人次中，占比最高的病种是屈光和调节疾患（11.0%）、结膜炎（1.3%）、斜视（0.9%）、眼睑的其他疾患（0.5%），以及眼睑炎和睑板囊肿（0.2%）。因症状、体征和临床与实验室异常所见就诊人次中，占比最高的病种是咳嗽（1.8%）、腹部和盆腔痛（1.5%）、呼吸道出血（0.6%）、有关食物和液体摄取的症状和体征（0.5%），以及呼吸异常（0.5%）。

表 3-77　2022 年儿童专家门诊就诊人次占比最高的就诊原因

顺　位	疾病分类	病　种	占比(%)
1	呼吸系统疾病		22.8
		其他呼吸性疾患	3.8
		支气管炎	2.7
		急性上呼吸道感染	2.3
		血管舒缩性和变应性鼻炎	2.1
		扁桃体和腺样体慢性疾病	2.0

续　表

顺　位	疾病分类	病　种	占比(%)
2	眼和附器疾病		14.7
		屈光和调节疾患	11.0
		结膜炎	1.3
		斜视	0.9
		眼睑的其他疾患	0.5
		眼睑炎和睑板囊肿	0.2
3	症状、体征和临床与实验室异常所见		10.2
		咳嗽	1.8
		腹部和盆腔痛	1.5
		呼吸道出血	0.6
		有关食物和液体摄取的症状和体征	0.5
		呼吸异常	0.5

2. 青年门急诊各类型服务业务就诊人次占比最高的就诊原因

如表3-78,2022年,全市青年普通门诊就诊人次中,因消化系统疾病(13.4%),症状、体征和临床与实验室异常所见(12.4%),以及呼吸系统疾病(10.7%)就诊人次占比最高。因消化系统疾病就诊人次中,占比最高的病种是胃炎和十二指肠炎(1.9%)、牙髓和根尖周组织疾病(1.4%)、齿龈炎和牙周疾病(1.4%)、龋病(1.4%),以及包埋牙及阻生牙(1.3%)。因症状、体征和临床与实验室异常所见就诊人次中,占比最高的病种是其他的一般症状和体征(1.9%)、原因不明确和未特指原因的死亡(1.7%)、头晕和眩晕(1.5%)、腹部和盆腔痛(0.9%),以及肺诊断性影像检查的异常所见(0.6%)。因呼吸系统疾病就诊人次中,占比最高的病种是急性上呼吸道感染(4.2%)、急性支气管炎(1.2%)、其他呼吸性疾患(1.0%),慢性鼻炎、鼻咽炎和咽炎(0.9%),以及急性咽炎(0.7%)。

表3-78　2022年青年普通门诊就诊人次占比最高的就诊原因

顺　位	疾病分类	病　种	占比(%)
1	消化系统疾病		13.4
		胃炎和十二指肠炎	1.9
		牙髓和根尖周组织疾病	1.4
		齿龈炎和牙周疾病	1.4
		龋病	1.4
		包埋牙及阻生牙	1.3
2	症状、体征和临床与实验室异常所见		12.4
		其他的一般症状和体征	1.9
		原因不明确和未特指原因的死亡	1.7
		头晕和眩晕	1.5
		腹部和盆腔痛	0.9
		肺诊断性影像检查的异常所见	0.6

续　表

顺　位	疾病分类	病　种	占比(%)
3	呼吸系统疾病		10.7
		急性上呼吸道感染	4.2
		急性支气管炎	1.2
		其他呼吸性疾患	1.0
		慢性鼻炎、鼻咽炎和咽炎	0.9
		急性咽炎	0.7

如表 3-79,青年急诊就诊人次中,因症状、体征和临床与实验室异常所见(24.0%)、呼吸系统疾病(20.8%),以及损伤、中毒和外因的某些其他后果(17.3%)就诊人次占比最高。因症状、体征和临床与实验室异常所见就诊人次中,占比最高的病种是原因不明的发热(7.5%)、腹部和盆腔痛(5.7%)、咽痛和胸痛(1.6%)、头晕和眩晕(1.5%),以及咳嗽(1.4%)。因呼吸系统疾病就诊人次中,占比最高的病种是急性上呼吸道感染(6.7%)、其他呼吸性疾患(6.3%)、病原体未特指的肺炎(1.5%)、急性扁桃体炎(1.4%),以及急性支气管炎(1.1%)。因损伤、中毒和外因的某些其他后果就诊人次中,占比最高的病种是身体损伤(4.4%)、头部损伤(1.8%)、下肢损伤(1.0%)、腕和手的损伤(0.9%),以及呼吸道内异物(0.8%)。

表 3-79　2022 年青年急诊就诊人次占比最高的就诊原因

顺　位	疾病分类	病　种	占比(%)
1	症状、体征和临床与实验室异常所见		24.0
		原因不明的发热	7.5
		腹部和盆腔痛	5.7
		咽痛和胸痛	1.6
		头晕和眩晕	1.5
		咳嗽	1.4
2	呼吸系统疾病		20.8
		急性上呼吸道感染	6.7
		其他呼吸性疾患	6.3
		病原体未特指的肺炎	1.5
		急性扁桃体炎	1.4
		急性支气管炎	1.1
3	损伤、中毒和外因的某些其他后果		17.3
		身体损伤	4.4
		头部损伤	1.8
		下肢损伤	1.0
		腕和手的损伤	0.9
		呼吸道内异物	0.8

如表3-80,青年专家门诊就诊人次中,因泌尿生殖系统疾病(18.3%)、消化系统疾病(13.5%),以及某些传染病和寄生虫病(9.0%)就诊人次占比最高。因泌尿生殖系统疾病就诊人次中,占比最高的病种是咳嗽(1.8%)、腹部和盆腔痛(1.5%)、呼吸道出血(0.6%)、有关食物和液体摄取的症状和体征(0.5%),以及呼吸异常(0.5%)。因消化系统疾病就诊人次中,占比最高的病种是胃炎和十二指肠炎(2.3%)、牙面异常(包括咬合不正)(1.5%)、肝的其他疾病(1.2%)、包埋牙及阻生牙(1.2%),以及牙髓和根尖周组织疾病(1.0%)。因某些传染病和寄生虫病就诊人次中,占比最高的病种是假定传染源的腹泻和胃肠炎(1.3%)、细菌性肠道感染(0.9%)、慢性病毒性肝炎(0.8%)、阿米巴病(0.6%),以及非特定部位的细菌性感染(0.6%)。

表3-80　2022年青年专家门诊就诊人次占比最高的就诊原因

顺　　　位	疾病分类	病　　　种	占比(%)
1	泌尿生殖系统疾病		18.3
		咳嗽	1.8
		腹部和盆腔痛	1.5
		呼吸道出血	0.6
		有关食物和液体摄取的症状和体征	0.5
		呼吸异常	0.5
2	消化系统疾病		13.5
		胃炎和十二指肠炎	2.3
		牙面异常(包括咬合不正)	1.5
		肝的其他疾病	1.2
		包埋牙及阻生牙	1.2
		牙髓和根尖周组织疾病	1.0
3	某些传染病和寄生虫病		9.0
		假定传染源的腹泻和胃肠炎	1.3
		细菌性肠道感染	0.9
		慢性病毒性肝炎	0.8
		阿米巴病	0.6
		非特定部位的细菌性感染	0.6

3. 中年门急诊各类型服务业务就诊人次占比最高的就诊原因

如表3-81,2022年,全市中年普通门诊就诊人次中,因循环系统疾病(19.8%)、消化系统疾病(10.8%),以及内分泌、营养和代谢疾病(10.7%)就诊人次占比最高。因循环系统疾病就诊人次中,占比最高的病种是特发性原发性高血压(15.3%)、慢性缺血性心脏病(2.3%)、其他脑血管病(0.5%)、心脏心律失常(0.4%),以及脑梗死(0.3%)。因消化系统疾病就诊人次中,占比最高的病种是胃炎和十二指肠炎(2.5%)、齿龈炎和牙周疾病(1.2%)、牙髓和根尖周组织疾病(1.0%)、肝的其他疾病(0.8%),以及功能性肠疾患(0.7%)。因内分泌、营养和代谢疾病就诊人次中,占比最高的病种是未特指的糖尿病(3.9%)、非胰岛素依赖型糖尿病(2.4%)、脂蛋白代谢疾患和其他脂血症(2.2%)、甲状腺功能减退症(0.6%),以及非毒性甲状腺肿(0.5%)。

表 3-81　2022 年中年普通门诊就诊人次占比最高的就诊原因

顺　位	疾病分类	病　种	占比（%）
1	循环系统疾病		19.8
		特发性原发性高血压	15.3
		慢性缺血性心脏病	2.3
		其他脑血管病	0.5
		心脏心律失常	0.4
		脑梗死	0.3
2	消化系统疾病		10.8
		胃炎和十二指肠炎	2.5
		齿龈炎和牙周疾病	1.2
		牙髓和根尖周组织疾病	1.0
		肝的其他疾病	0.8
		功能性肠疾患	0.7
3	内分泌、营养和代谢疾病		10.7
		未特指的糖尿病	3.9
		非胰岛素依赖型糖尿病	2.4
		脂蛋白代谢疾患和其他脂血症	2.2
		甲状腺功能减退症	0.6
		非毒性甲状腺肿	0.5

如表 3-82，中年急诊就诊人次中，因症状、体征和临床与实验室异常所见（24.0%）、呼吸系统疾病（20.8%），以及损伤、中毒和外因的某些其他后果（17.3%）就诊人次占比最高。因症状、体征和临床与实验室异常所见就诊人次中，占比最高的病种是腹部和盆腔痛（5.1%）、头晕和眩晕（4.0%）、原因不明的发热（3.8%）、咽痛和胸痛（1.5%），以及累及循环和呼吸系统的其他症状和体征（1.2%）。因呼吸系统疾病就诊人次中，占比最高的病种是其他呼吸性疾患（4.8%）、急性上呼吸道感染（3.5%）、病原体未特指的肺炎（1.7%）、上呼吸道的其他疾病（1.5%），以及急性支气管炎（1.0%）。因损伤、中毒和外因的某些其他后果就诊人次中，占比最高的病种是身体损伤（3.9%）、头部损伤（2.0%）、下肢损伤（1.1%）、腕和手的损伤（0.9%），以及上肢损伤（0.7%）。

表 3-82　2022 年中年急诊就诊人次占比最高的就诊原因

顺　位	疾病分类	病　种	占比（%）
1	症状、体征和临床与实验室异常所见		24.0
		腹部和盆腔痛	5.1
		头晕和眩晕	4.0
		原因不明的发热	3.8
		咽痛和胸痛	1.5
		累及循环和呼吸系统的其他症状和体征	1.2

续　表

顺　位	疾病分类	病　种	占比(%)
2	呼吸系统疾病		20.8
		其他呼吸性疾患	4.8
		急性上呼吸道感染	3.5
		病原体未特指的肺炎	1.7
		上呼吸道的其他疾病	1.5
		急性支气管炎	1.0
3	损伤、中毒和外因的某些其他后果		17.3
		身体损伤	3.9
		头部损伤	2.0
		下肢损伤	1.1
		腕和手的损伤	0.9
		上肢损伤	0.7

如表3-83,中年专家门诊就诊人次中,因消化系统疾病(13.5%)、泌尿生殖系统疾病(10.8%),以及肿瘤(10.4%)就诊人次占比最高。因消化系统疾病就诊人次中,占比最高的病种是胃炎和十二指肠炎(3.7%)、肝的其他疾病(1.5%)、牙髓和根尖周组织疾病(0.8%)、胃、食管反流性疾病(0.6%),以及齿龈炎和牙周疾病(0.6%)。因泌尿生殖系统疾病就诊人次中,占比最高的病种是泌尿系统的其他疾患(0.9%)、绝经期和其他围绝经期和疾患(0.8%),月经过多、频繁而且不规则(0.7%)、乳房肿块(0.7%),以及阴道和外阴的其他炎症(0.6%)。因肿瘤就诊人次中,占比最高的病种是乳房的恶性肿瘤(1.6%)、支气管和肺的恶性肿瘤(1.5%)、甲状腺的恶性肿瘤(0.7%)、子宫平滑肌瘤(0.6%),以及肝和肝内胆管的恶性肿瘤(0.6%)。

表3-83　2022年中年专家门诊就诊人次占比最高的就诊原因

顺　位	疾病分类	病　种	占比(%)
1	消化系统疾病		13.5
		胃炎和十二指肠炎	3.7
		肝的其他疾病	1.5
		牙髓和根尖周组织疾病	0.8
		胃、食管反流性疾病	0.6
		齿龈炎和牙周疾病	0.6
2	泌尿生殖系统疾病		10.8
		泌尿系统的其他疾患	0.9
		绝经期和其他围绝经期和疾患	0.8
		月经过多、频繁而且不规则	0.7
		乳房肿块	0.7
		阴道和外阴的其他炎症	0.6

顺 位	疾病分类	病 种	占比(%)
3	肿瘤		10.4
		乳房的恶性肿瘤	1.6
		支气管和肺的恶性肿瘤	1.5
		甲状腺的恶性肿瘤	0.7
		子宫平滑肌瘤	0.6
		肝和肝内胆管的恶性肿瘤	0.6

4. 年轻老年人门急诊各类型服务业务就诊人次占比最高的就诊原因

如表3–84,2022年,全市年轻老年人普通门诊就诊人次中,因循环系统疾病(30.8%),内分泌、营养和代谢疾病(13.6%),以及消化系统疾病(9.9%)就诊人次占比最高。因循环系统疾病就诊人次中,占比最高的病种是特发性原发性高血压(19.2%)、慢性缺血性心脏病(6.9%)、其他脑血管病(1.1%)、脑血管病后遗症(0.8%),以及脑梗死(0.8%)。因内分泌、营养和代谢疾病就诊人次中,占比最高的病种是未特指的糖尿病(5.1%)、非胰岛素依赖型糖尿病(3.5%)、脂蛋白代谢疾患和其他脂血症(3.3%)、甲状腺功能减退症(0.4%),以及嘌呤和嘧啶代谢紊乱(0.3%)。因消化系统疾病就诊人次中,占比最高的病种是胃炎和十二指肠炎(2.5%)、功能性肠疾患(1.4%)、齿龈炎和牙周疾病(1.1%)、牙髓和根尖周组织疾病(0.8%),以及牙和支持结构的疾病(0.5%)。

表3–84 2022年年轻老年人普通门诊就诊人次占比最高的就诊原因

顺 位	疾病分类	病 种	占比(%)
1	循环系统疾病		30.8
		特发性原发性高血压	19.2
		慢性缺血性心脏病	6.9
		其他脑血管病	1.1
		脑血管病后遗症	0.8
		脑梗死	0.8
2	内分泌、营养和代谢疾病		13.6
		未特指的糖尿病	5.1
		非胰岛素依赖型糖尿病	3.5
		脂蛋白代谢疾患和其他脂血症	3.3
		甲状腺功能减退症	0.4
		嘌呤和嘧啶代谢紊乱	0.3
3	消化系统疾病		9.9
		胃炎和十二指肠炎	2.5
		功能性肠疾患	1.4
		齿龈炎和牙周疾病	1.1
		牙髓和根尖周组织疾病	0.8
		牙和支持结构的疾病	0.5

如表 3-85,年轻老年人急诊就诊人次中,因症状、体征和临床与实验室异常所见(26.6%)、呼吸系统疾病(17.0%),以及循环系统疾病(15.8%)就诊人次占比最高。因症状、体征和临床与实验室异常所见就诊人次中,占比最高的病种是头晕和眩晕(6.8%)、原因不明的发热(4.4%)、腹部和盆腔痛(3.7%)、咽痛和胸痛(1.6%),以及累及循环和呼吸系统的其他症状和体征(1.6%)。因呼吸系统疾病就诊人次中,占比最高的病种是头晕和眩晕(6.8%)、原因不明的发热(4.4%)、腹部和盆腔痛(3.7%)、咽痛和胸痛(1.6%),以及累及循环和呼吸系统的其他症状和体征(1.6%)。因循环系统疾病就诊人次中,占比最高的病种是脑梗死(5.7%)、特发性原发性高血压(3.0%)、其他脑血管病(2.3%)、慢性缺血性心脏病(1.5%),以及中风(0.6%)。

表 3-85 2022 年年轻老年人急诊就诊人次占比最高的就诊原因

顺　　位	疾病分类	病　　种	占比(%)
1	症状、体征和临床与实验室异常所见		26.6
		头晕和眩晕	6.8
		原因不明的发热	4.4
		腹部和盆腔痛	3.7
		咽痛和胸痛	1.6
		累及循环和呼吸系统的其他症状和体征	1.6
2	呼吸系统疾病		17.0
		头晕和眩晕	6.8
		原因不明的发热	4.4
		腹部和盆腔痛	3.7
		咽痛和胸痛	1.6
		累及循环和呼吸系统的其他症状和体征	1.6
3	循环系统疾病		15.8
		脑梗死	5.7
		特发性原发性高血压	3.0
		其他脑血管病	2.3
		慢性缺血性心脏病	1.5
		中风	0.6

如表 3-86,年轻老年人专家门诊就诊人次中,因循环系统疾病(16.1%)、肿瘤(13.4%),以及消化系统疾病(12.6%)就诊人次占比最高。因循环系统疾病就诊人次中,占比最高的病种是特发性原发性高血压(6.7%)、慢性缺血性心脏病(3.3%)、脑梗死(0.9%)、心脏心律失常(0.8%),以及其他脑血管病(0.7%)。因肿瘤就诊人次中,占比最高的病种是支气管和肺的恶性肿瘤(2.7%)、乳房的恶性肿瘤(1.5%)、结肠的恶性肿瘤(0.9%)、胃的恶性肿瘤(0.8%),以及前列腺的恶性肿瘤(0.7%)。因消化系统疾病就诊人次中,占比最高的病种是胃炎和十二指肠炎(3.7%)、肝的其他疾病(1.0%)、牙和支持结构的疾病(0.7%)、牙髓和根尖周组织疾病(0.6%),以及胃、食管反流性疾病(0.6%)。

表 3-86 2022 年年轻老年人专家门诊就诊人次占比最高的就诊原因

顺 位	疾 病 分 类	病 种	占比(%)
1	循环系统疾病		16.1
		特发性原发性高血压	6.7
		慢性缺血性心脏病	3.3
		脑梗死	0.9
		心脏心律失常	0.8
		其他脑血管病	0.7
2	肿瘤		13.4
		支气管和肺的恶性肿瘤	2.7
		乳房的恶性肿瘤	1.5
		结肠的恶性肿瘤	0.9
		胃的恶性肿瘤	0.8
		前列腺的恶性肿瘤	0.7
3	消化系统疾病		12.6
		胃炎和十二指肠炎	3.7
		肝的其他疾病	1.0
		牙和支持结构的疾病	0.7
		牙髓和根尖周组织疾病	0.6
		胃、食管反流性疾病	0.6

5. 老年人门急诊各类型服务业务就诊人次占比最高的就诊原因

如表 3-87,2022 年,全市老年人普通门诊就诊人次中,因循环系统疾病(36.7%),内分泌、营养和代谢疾病(11.1%),以及消化系统疾病(8.5%)就诊人次占比最高。因循环系统疾病就诊人次中,占比最高的病种是特发性原发性高血压(18.8%)、慢性缺血性心脏病(10.3%)、脑血管病后遗症(1.7%)、其他脑血管病(1.5%),以及脑梗死(1.4%)。因内分泌、营养和代谢疾病就诊人次中,占比最高的病种是未特指的糖尿病(4.4%)、非胰岛素依赖型糖尿病(3.1%)、脂蛋白代谢疾患和其他脂血症(2.4%)、嘌呤和嘧啶代谢紊乱(0.3%),以及甲状腺功能减退症(0.2%)。因消化系统疾病就诊人次中,占比最高的病种是功能性肠疾患(2.2%)、胃炎和十二指肠炎(2.1%)、齿龈炎和牙周疾病(0.7%)、胆囊炎(0.4%),以及牙髓和根尖周组织疾病(0.4%)。

表 3-87 2022 年老年人普通门诊就诊人次占比最高的就诊原因

顺 位	疾 病 分 类	病 种	占比(%)
1	循环系统疾病		36.7
		特发性原发性高血压	18.8
		慢性缺血性心脏病	10.3
		脑血管病后遗症	1.7
		其他脑血管病	1.5
		脑梗死	1.4

顺 位	疾病分类	病 种	占比(%)
2	内分泌、营养和代谢疾病		11.1
		未特指的糖尿病	4.4
		非胰岛素依赖型糖尿病	3.1
		脂蛋白代谢疾患和其他脂血症	2.4
		嘌呤和嘧啶代谢紊乱	0.3
		甲状腺功能减退症	0.2
3	消化系统疾病		8.5
		功能性肠疾患	2.2
		胃炎和十二指肠炎	2.1
		齿龈炎和牙周疾病	0.7
		胆囊炎	0.4
		牙髓和根尖周组织疾病	0.4

如表3-88,老年人急诊就诊人次中,因症状、体征和临床与实验室异常所见(26.8%)、循环系统疾病(20.6%),以及呼吸系统疾病(17.4%)就诊人次占比最高。因症状、体征和临床与实验室异常所见就诊人次中,占比最高的病种是头晕和眩晕(6.5%)、原因不明的发热(4.2%)、腹部和盆腔痛(2.9%)、累及循环和呼吸系统的其他症状和体征(1.7%),以及咽痛和胸痛(1.1%)。因循环系统疾病就诊人次中,占比最高的病种是脑梗死(6.8%)、特发性原发性高血压(2.9%)、其他脑血管病(2.7%)、慢性缺血性心脏病(2.5%),以及心力衰竭(1.6%)。因呼吸系统疾病就诊人次中,占比最高的病种是其他呼吸性疾患(7.2%)、病原体未特指的肺炎(2.8%)、慢性阻塞性肺病(1.5%)、急性上呼吸道感染(1.3%),以及急性支气管炎(0.8%)。

表3-88 2022年老年人急诊就诊人次占比最高的就诊原因

顺 位	疾病分类	病 种	占比(%)
1	症状、体征和临床与实验室异常所见		26.8
		头晕和眩晕	6.5
		原因不明的发热	4.2
		腹部和盆腔痛	2.9
		累及循环和呼吸系统的其他症状和体征	1.7
		咽痛和胸痛	1.1
2	循环系统疾病		20.6
		脑梗死	6.8
		特发性原发性高血压	2.9
		其他脑血管病	2.7
		慢性缺血性心脏病	2.5
		心力衰竭	1.6

续 表

顺 位	疾病分类	病 种	占比(%)
3	呼吸系统疾病		17.4
		其他呼吸性疾患	7.2
		病原体未特指的肺炎	2.8
		慢性阻塞性肺病	1.5
		急性上呼吸道感染	1.3
		急性支气管炎	0.8

　　如表3-89,老年人专家门诊就诊人次中,因循环系统疾病(23.4%)、肿瘤(12.0%),以及消化系统疾病(9.3%)就诊人次占比最高。因循环系统疾病就诊人次中,占比最高的病种是特发性原发性高血压(8.8%)、慢性缺血性心脏病(5.1%)、脑梗死(1.4%)、心房纤颤和扑动(1.3%),以及脑血管病后遗症(1.3%)。因肿瘤就诊人次中,占比最高的病种是前列腺的恶性肿瘤(2.1%)、支气管和肺的恶性肿瘤(2.1%)、结肠的恶性肿瘤(1.0%)、乳房的恶性肿瘤(0.8%),以及胃的恶性肿瘤(0.7%)。因消化系统疾病就诊人次中,占比最高的病种是胃炎和十二指肠炎(2.1%)、功能性肠疾患(1.0%)、牙和支持结构的疾病(0.7%)、肝的其他疾病(0.5%),以及牙髓和根尖周组织疾病(0.4%)。

表3-89　2022年老年人专家门诊就诊人次占比最高的就诊原因

顺 位	疾病分类	病 种	占比(%)
1	循环系统疾病		23.4
		特发性原发性高血压	8.8
		慢性缺血性心脏病	5.1
		脑梗死	1.4
		心房纤颤和扑动	1.3
		脑血管病后遗症	1.3
2	肿瘤		12.0
		前列腺的恶性肿瘤	2.1
		支气管和肺的恶性肿瘤	2.1
		结肠的恶性肿瘤	1.0
		乳房的恶性肿瘤	0.8
		胃的恶性肿瘤	0.7
3	消化系统疾病		9.3
		胃炎和十二指肠炎	2.1
		功能性肠疾患	1.0
		牙和支持结构的疾病	0.7
		肝的其他疾病	0.5
		牙髓和根尖周组织疾病	0.4

6. 长寿老年人门急诊各类型服务业务就诊人次占比最高的就诊原因

　　如表3-90,2022年,全市长寿老年人普通门诊就诊人次中,因循环系统疾病(37.6%)、消化系统疾病(8.8%),以及呼吸系统疾病(8.3%)就诊人次占比最高。因循环系统疾病就诊人次中,占比最高的病种是特发性原发性高血压(17.2%)、慢性缺血性心脏病(12.7%)、脑血管病后遗症(1.8%)、其他脑血管病(1.6%),以及脑梗死(1.3%)。因消化系统疾病就诊人次中,占比最高的病种是功能性肠疾患(3.3%)、胃炎和十二指肠炎(2.2%)、胆囊炎(0.5%)、齿龈炎和牙周疾病(0.5%),以及消化系统其他疾病(0.3%)。因呼吸系统疾病就诊人次中,占比最高的病种是慢性支气管炎(2.3%)、急性上呼吸道感染(1.4%)、支气管炎(1.0%)、慢性阻塞性肺病(0.6%),以及急性支气管炎(0.6%)。

表 3-90 2022 长寿老年人普通门诊就诊人次占比最高的就诊原因

顺　　位	疾 病 分 类	病　　种	占比(%)
1	循环系统疾病		37.6
		特发性原发性高血压	17.2
		慢性缺血性心脏病	12.7
		脑血管病后遗症	1.8
		其他脑血管病	1.6
		脑梗死	1.3
2	消化系统疾病		8.8
		功能性肠疾患	3.3
		胃炎和十二指肠炎	2.2
		胆囊炎	0.5
		齿龈炎和牙周疾病	0.5
		消化系统其他疾病	0.3
3	呼吸系统疾病		8.3
		慢性支气管炎	2.3
		急性上呼吸道感染	1.4
		支气管炎	1.0
		慢性阻塞性肺病	0.6
		急性支气管炎	0.6

如表 3-91,长寿老年人急诊就诊人次中,因症状、体征和临床与实验室异常所见(24.7%)、呼吸系统疾病(22.5%),以及循环系统疾病(19.5%)就诊人次占比最高。因症状、体征和临床与实验室异常所见就诊人次中,占比最高的病种是原因不明的发热(4.7%)、头晕和眩晕(2.9%)、腹部和盆腔痛(2.3%)、累及循环和呼吸系统的其他症状和体征(1.6%),以及木僵、嗜睡和昏迷(1.5%)。因呼吸系统疾病就诊人次中,占比最高的病种是其他呼吸性疾患(11.3%)、病原体未特指的肺炎(4.3%)、慢性阻塞性肺病(1.4%)、呼吸衰竭(1.0%),以及急性上呼吸道感染(0.9%)。因循环系统疾病就诊人次中,占比最高的病种是脑梗死(4.9%)、心力衰竭(3.0%)、慢性缺血性心脏病(2.9%)、特发性原发性高血压(2.2%),以及其他脑血管病(2.1%)。

表 3 - 91 2022 年长寿老年人急诊就诊人次占比最高的就诊原因

顺　位	疾病分类	病　种	占比（%）
1	症状、体征和临床与实验室异常所见		24.7
		原因不明的发热	4.7
		头晕和眩晕	2.9
		腹部和盆腔痛	2.3
		累及循环和呼吸系统的其他症状和体征	1.6
		木僵、嗜睡和昏迷	1.5
2	呼吸系统疾病		22.5
		其他呼吸性疾患	11.3
		病原体未特指的肺炎	4.3
		慢性阻塞性肺病	1.4
		呼吸衰竭	1.0
		急性上呼吸道感染	0.9
3	循环系统疾病		19.5
		脑梗死	4.9
		心力衰竭	3.0
		慢性缺血性心脏病	2.9
		特发性原发性高血压	2.2
		其他脑血管病	2.1

如表 3 - 92，长寿老年人专家门诊就诊人次中，因循环系统疾病（28.1%）、消化系统疾病（8.2%），以及泌尿生殖系统疾病（8.1%）就诊人次占比最高。因循环系统疾病就诊人次中，占比最高的病种是特发性原发性高血压（9.9%）、慢性缺血性心脏病（7.1%）、脑血管病后遗症（1.8%）、脑梗死（1.4%），以及心力衰竭（1.4%）。因消化系统疾病就诊人次中，占比最高的病种是功能性肠疾患（1.8%）、胃炎和十二指肠炎（1.5%）、胆石病（0.5%）、消化系统其他疾病（0.4%），以及肝的其他疾病（0.3%）。因泌尿生殖系统疾病就诊人次中，占比最高的病种是前列腺增生（2.5%）、慢性肾衰竭（1.8%）、泌尿系统的其他疾患（1.6%）、未特指的肾衰竭（0.7%），以及慢性肾炎综合征（0.4%）。

表 3 - 92 2022 年长寿老年人专家门诊就诊人次占比最高的就诊原因

顺　位	疾病分类	病　种	占比（%）
1	循环系统疾病		28.1
		特发性原发性高血压	9.9
		慢性缺血性心脏病	7.1
		脑血管病后遗症	1.8
		脑梗死	1.4
		心力衰竭	1.4
2	消化系统疾病		8.2
		功能性肠疾患	1.8

续 表

顺　位	疾病分类	病　种	占比(%)
		胃炎和十二指肠炎	1.5
		胆石病	0.5
		消化系统其他疾病	0.4
		肝的其他疾病	0.3
3	泌尿生殖系统疾病		8.1
		前列腺增生	2.5
		慢性肾衰竭	1.8
		泌尿系统的其他疾患	1.6
		未特指的肾衰竭	0.7
		慢性肾炎综合征	0.4

第二节　门急诊就诊人次流向 360°视图

一、门急诊就诊人次流向及就诊人次占比最高的就诊原因

(一) 流向不同级别医疗机构门急诊就诊人次及就诊人次占比最高的就诊原因

1. 总体概述

2022 年,全市 38.2%门急诊就诊人次流向市级三级医院,17.1%流向区属三级医院,14.6%流向区属二级医院,30.1%流向社区卫生服务中心(站)。

如表 3 - 93,流向市级三级医院门急诊就诊人次中,占比最高的病种是特发性原发性高血压(3.4%)、其他的一般症状和体征(3.0%)、屈光和调节疾患(2.2%)、皮炎(2.1%)、胃炎和十二指肠炎(1.9%)、未特指的糖尿病(1.8%)、其他呼吸性疾患(1.6%)、肺诊断性影像检查的异常所见(1.4%)、急性上呼吸道感染(1.4%),以及关节疾患(1.3%)。

表 3 - 93　2022 年流向市级三级医院门急诊就诊人次占比最高的就诊病种

顺　位	病　种	占比(%)
1	特发性原发性高血压	3.4
2	其他的一般症状和体征	3.0
3	屈光和调节疾患	2.2
4	皮炎	2.1
5	胃炎和十二指肠炎	1.9
6	未特指的糖尿病	1.8
7	其他呼吸性疾患	1.6
8	肺诊断性影像检查的异常所见	1.4

顺 位	病 种	占比(%)
9	急性上呼吸道感染	1.4
10	关节疾患	1.3

如表3-94,流向区属三级医院门急诊就诊人次中,占比最高的病种是特发性原发性高血压(6.0%)、急性上呼吸道感染(5.4%)、未特指的糖尿病(2.9%)、原因不明确和未特指原因的死亡(2.5%)、胃炎和十二指肠炎(2.5%)、非胰岛素依赖型糖尿病(2.5%)、慢性缺血性心脏病(2.2%)、其他呼吸性疾患(2.0%)、腹部和盆腔痛(1.6%),以及头晕和眩晕(1.3%)。

表3-94 2022年流向区属三级医院门急诊就诊人次占比最高的就诊病种

顺 位	病 种	占比(%)
1	特发性原发性高血压	6.0
2	急性上呼吸道感染	5.4
3	未特指的糖尿病	2.9
4	原因不明确和未特指原因的死亡	2.5
5	胃炎和十二指肠炎	2.5
6	非胰岛素依赖型糖尿病	2.5
7	慢性缺血性心脏病	2.2
8	其他呼吸性疾患	2.0
9	腹部和盆腔痛	1.6
10	头晕和眩晕	1.3

如表3-95,流向区属二级医院门急诊就诊人次中,占比最高的病种是特发性原发性高血压(6.1%)、头晕和眩晕(3.3%)、未特指的糖尿病(3.0%)、其他呼吸性疾患(2.3%)、胃炎和十二指肠炎(2.1%)、慢性缺血性心脏病(2.1%)、急性支气管炎(2.0%)、皮炎(1.9%)、非胰岛素依赖型糖尿病(1.8%),以及急性上呼吸道感染(1.8%)。

表3-95 2022年流向区属二级医院门急诊就诊人次占比最高的就诊病种

顺 位	病 种	占比(%)
1	特发性原发性高血压	6.1
2	头晕和眩晕	3.3
3	未特指的糖尿病	3.0
4	其他呼吸性疾患	2.3
5	胃炎和十二指肠炎	2.1
6	慢性缺血性心脏病	2.1
7	急性支气管炎	2.0
8	皮炎	1.9

顺　位	病　种	占比(%)
9	非胰岛素依赖型糖尿病	1.8
10	急性上呼吸道感染	1.8

如表3－96,流向社区卫生服务中心(站)门急诊就诊人次中,占比最高的病种是特发性原发性高血压(24.6%)、慢性缺血性心脏病(9.1%)、未特指的糖尿病(4.5%)、睡眠障碍(4.2%)、脂蛋白代谢疾患和其他脂血症(3.4%)、非胰岛素依赖型糖尿病(3.2%)、急性上呼吸道感染(2.5%)、胃炎和十二指肠炎(2.2%)、功能性肠疾患(2.0%),以及关节炎(1.5%)。

表3－96　2022年流向社区卫生服务中心(站)门急诊就诊人次占比最高的就诊病种

顺　位	病　种	占比(%)
1	特发性原发性高血压	24.6
2	慢性缺血性心脏病	9.1
3	未特指的糖尿病	4.5
4	睡眠障碍	4.2
5	脂蛋白代谢疾患和其他脂血症	3.4
6	非胰岛素依赖型糖尿病	3.2
7	急性上呼吸道感染	2.5
8	胃炎和十二指肠炎	2.2
9	功能性肠疾患	2.0
10	关节炎	1.5

2. 不同支付方式人口差异

如图3－12,2022年,全市医保支付人口流向市级三级医院门急诊就诊人次占比33.2%,流向区属三级医院15.7%,流向区属二级医院13.9%,流向社区卫生服务中心(站)37.2%;非

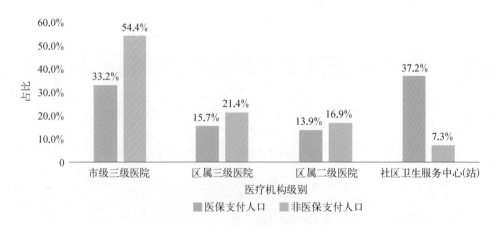

图3－12　2022年不同支付方式人口流向不同级别医疗机构门急诊就诊人次

医保支付人口门急诊就诊人次流向市级三级医院占比54.4%,流向区属三级医院21.4%,流向区属二级医院16.9%,流向社区卫生服务中心(站)7.3%。

如表3-97,医保支付人口流向市级三级医院门急诊就诊人次中,占比最高的病种是特发性原发性高血压(4.2%)、皮炎(2.3%)、未特指的糖尿病(2.2%)、胃炎和十二指肠炎(2.1%),以及其他呼吸性疾患(1.7%);流向区属三级医院就诊人次中,占比最高的病种是特发性原发性高血压(7.1%)、急性上呼吸道感染(4.3%)、未特指的糖尿病(3.4%)、非胰岛素依赖型糖尿病(2.9%),以及胃炎和十二指肠炎(2.7%);流向区属二级医院就诊人次中,占比最高的病种是特发性原发性高血压(7.0%)、未特指的糖尿病(3.3%)、慢性缺血性心脏病(2.4%)、胃炎和十二指肠炎(2.3%),以及其他呼吸性疾患(2.2%);流向社区卫生服务中心(站)就诊人次中,占比最高的病种是特发性原发性高血压(25.0%)、慢性缺血性心脏病(9.3%)、未特指的糖尿病(4.5%)、睡眠障碍(4.2%),以及脂蛋白代谢疾患和其他脂血症(3.5%)。

表3-97 2022年医保支付人口流向不同级别医疗机构门急诊就诊人次占比最高的就诊病种

医疗机构级别	顺 位	病 种	占比(%)
市级三级医院	1	特发性原发性高血压	4.2
	2	皮炎	2.3
	3	未特指的糖尿病	2.2
	4	胃炎和十二指肠炎	2.1
	5	其他呼吸性疾患	1.7
区属三级医院	1	特发性原发性高血压	7.1
	2	急性上呼吸道感染	4.3
	3	未特指的糖尿病	3.4
	4	非胰岛素依赖型糖尿病	2.9
	5	胃炎和十二指肠炎	2.7
区属二级医院	1	特发性原发性高血压	7.0
	2	未特指的糖尿病	3.3
	3	慢性缺血性心脏病	2.4
	4	胃炎和十二指肠炎	2.3
	5	其他呼吸性疾患	2.2
社区卫生服务中心(站)	1	特发性原发性高血压	25.0
	2	慢性缺血性心脏病	9.3
	3	未特指的糖尿病	4.5
	4	睡眠障碍	4.2
	5	脂蛋白代谢疾患和其他脂血症	3.5

如表3-98,非医保支付人口流向市级三级医院门急诊就诊人次中,占比最高的病种是其他的一般症状和体征(7.8%)、屈光和调节疾患(3.7%)、牙面异常(包括咬合不正)(2.1%)、女性不育症(1.9%),以及肺诊断性影像检查的异常所见(1.6%);流向区属三级医院就诊人次中,占比最高的病种是急性上呼吸道感染(9.2%)、原因不明确和未特指原因的死亡

（4.2%）、其他证（3.5%）、身体损伤（2.9%），以及特发性原发性高血压（2.2%）；流向区属二级医院就诊人次中，占比最高的病种是急性上呼吸道感染（9.2%）、原因不明确和未特指原因的死亡（4.2%）、其他证（3.5%）、身体损伤（2.9%），以及特发性原发性高血压（2.2%）；流向社区卫生服务中心（站）就诊人次中，占比最高的病种是特发性原发性高血压（15.0%）、急性上呼吸道感染（4.4%）、睡眠障碍（4.1%）、其他证（4.0%），以及未特指的糖尿病（3.9%）。

表3-98 2022年非医保支付人口流向不同级别医疗机构门急诊就诊人次占比最高的就诊病种

医疗机构级别	顺位	病种	占比（%）
市级三级医院	1	其他的一般症状和体征	7.8
	2	屈光和调节疾患	3.7
	3	牙面异常（包括咬合不正）	2.1
	4	女性不育症	1.9
	5	肺诊断性影像检查的异常所见	1.6
区属三级医院	1	急性上呼吸道感染	9.2
	2	原因不明确和未特指原因的死亡	4.2
	3	其他证	3.5
	4	身体损伤	2.9
	5	特发性原发性高血压	2.2
区属二级医院	1	急性上呼吸道感染	9.2
	2	原因不明确和未特指原因的死亡	4.2
	3	其他证	3.5
	4	身体损伤	2.9
	5	特发性原发性高血压	2.2
社区卫生服务中心（站）	1	特发性原发性高血压	15.0
	2	急性上呼吸道感染	4.4
	3	睡眠障碍	4.1
	4	其他证	4.0
	5	未特指的糖尿病	3.9

3. 不同性别人口差异

如图3-13，2022年，全市男性流向市级三级医院门急诊就诊人次占比35.4%，流向区属三级医院19.2%，流向区属二级医院14.6%，流向社区卫生服务中心（站）30.8%；门急诊女性流向市级三级医院就诊人次占比37.0%，流向区属三级医院16.3%，流向区属二级医院15.2%，流向社区卫生服务中心（站）31.5%。

如表3-99，男性流向市级三级医院门急诊就诊人次中，占比最高的病种是特发性原发性高血压（4.3%）、其他的一般症状和体征（2.7%）、屈光和调节疾患（2.5%）、未特指的糖尿病（2.4%），以及皮炎（2.4%）；流向区属三级医院就诊人次中，占比最高的病种是特发性原发性高血压（6.7%）、急性上呼吸道感染（6.5%）、未特指的糖尿病（3.4%）、原因不明确和未特指原因的死亡（3.2%），以及非胰岛素依赖型糖尿病（2.8%）；流向区属二级医院就诊人次中，占比最高的病种是特发性原发性高血压（7.1%）、未特指的糖尿病（3.4%）、头晕和眩晕（3.4%）、其他呼吸性疾患（2.6%），以及急性支气管炎（2.4%）；流向社区卫生

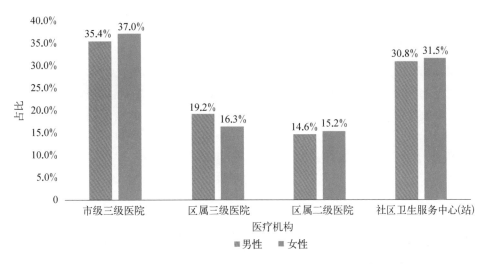

图 3-13　2022 年不同性别人口流向不同级别医疗机构门急诊就诊人次

服务中心（站）就诊人次中，占比最高的病种是特发性原发性高血压（26.9%）、慢性缺血性心脏病（8.5%）、未特指的糖尿病（5.0%）、睡眠障碍（4.1%），以及非胰岛素依赖型糖尿病（3.6%）。

表 3-99　2022 年男性流向不同级别医疗机构门急诊就诊人次占比最高的就诊病种

医疗机构级别	顺位	病种	占比（%）
市级三级医院	1	特发性原发性高血压	4.3
	2	其他的一般症状和体征	2.7
	3	屈光和调节疾患	2.5
	4	未特指的糖尿病	2.4
	5	皮炎	2.4
区属三级医院	1	特发性原发性高血压	6.7
	2	急性上呼吸道感染	6.5
	3	未特指的糖尿病	3.4
	4	原因不明确和未特指原因的死亡	3.2
	5	非胰岛素依赖型糖尿病	2.8
区属二级医院	1	特发性原发性高血压	7.1
	2	未特指的糖尿病	3.4
	3	头晕和眩晕	3.4
	4	其他呼吸性疾患	2.6
	5	急性支气管炎	2.4
社区卫生服务中心（站）	1	特发性原发性高血压	26.9
	2	慢性缺血性心脏病	8.5
	3	未特指的糖尿病	5.0
	4	睡眠障碍	4.1
	5	非胰岛素依赖型糖尿病	3.6

如表3-100,女性流向市级三级医院门急诊就诊人次中,占比最高的病种是其他的一般症状和体征(3.5%)、特发性原发性高血压(2.9%)、乳房的恶性肿瘤(2.2%)、屈光和调节疾患(2.2%),以及皮炎(1.9%);流向区属三级医院就诊人次中,占比最高的病种是特发性原发性高血压(5.4%)、急性上呼吸道感染(4.4%)、胃炎和十二指肠炎(2.7%)、未特指的糖尿病(2.5%),以及非胰岛素依赖型糖尿病(2.2%);流向区属二级医院就诊人次中,占比最高的病种是特发性原发性高血压(5.1%)、头晕和眩晕(3.3%)、未特指的糖尿病(2.4%)、胃炎和十二指肠炎(2.1%),以及其他呼吸性疾患(2.1%);流向社区卫生服务中心(站)就诊人次中,占比最高的病种是特发性原发性高血压(5.1%)、头晕和眩晕(3.3%)、未特指的糖尿病(2.4%)、胃炎和十二指肠炎(2.1%),以及其他呼吸性疾患(2.1%)。

表3-100　2022年女性流向不同级别医疗机构门急诊就诊人次占比最高的就诊病种

医疗机构级别	顺　位	病　　种	占比(%)
市级三级医院	1	其他的一般症状和体征	3.5
	2	特发性原发性高血压	2.9
	3	乳房的恶性肿瘤	2.2
	4	屈光和调节疾患	2.2
	5	皮炎	1.9
区属三级医院	1	特发性原发性高血压	5.4
	2	急性上呼吸道感染	4.4
	3	胃炎和十二指肠炎	2.7
	4	未特指的糖尿病	2.5
	5	非胰岛素依赖型糖尿病	2.2
区属二级医院	1	特发性原发性高血压	5.1
	2	头晕和眩晕	3.3
	3	未特指的糖尿病	2.4
	4	胃炎和十二指肠炎	2.1
	5	其他呼吸性疾患	2.1
社区卫生服务中心(站)	1	特发性原发性高血压	5.1
	2	头晕和眩晕	3.3
	3	未特指的糖尿病	2.4
	4	胃炎和十二指肠炎	2.1
	5	其他呼吸性疾患	2.1

4. 不同年龄组人口差异

如图3-14,2022年,全市儿童流向市级三级医院门急诊就诊人次占比61.0%,流向区属三级医院15.7%,流向区属二级医院14.2%,流向社区卫生服务中心(站)9.1%;青年流向市级三级医院门急诊就诊人次占比50.1%,流向区属三级医院25.0%,流向区属二级医院18.3%,流向社区卫生服务中心(站)人次6.6%;中年流向市级三级医院门急诊就诊人次占比39.8%,流向区属三级医院20.9%,流向区属二级医院16.8%,流向社区卫生服务中心(站)22.5%;年轻老年人流向市级三级医院门急诊就诊人次占比26.5%,流向区属三级医院

12.7%，流向区属二级医院 12.8%，流向社区卫生服务中心(站)48.0%；老年人流向市级三级医院门急诊就诊人次占比 18.4%，流向区属三级医院 11.7%，流向区属二级医院 11.1%，流向社区卫生服务中心(站)58.8%；长寿老年人流向市级三级医院门急诊就诊人次占比 15.8%，流向区属三级医院 11.8%，流向区属二级医院 12.4%，流向社区卫生服务中心(站)60.0%。

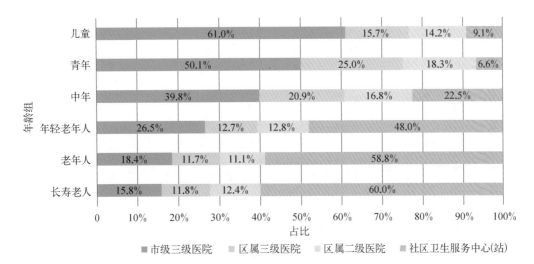

图 3-14 2022 年不同年龄组人口流向不同级别医疗机构门急诊就诊人次

如表 3-101，儿童流向市级三级医院门急诊就诊人次中，占比最高的病种是屈光和调节疾患(14.1%)、其他呼吸性疾患(6.4%)、急性上呼吸道感染(5.5%)、青春期疾患(3.2%)，以及其他传染病(2.6%)；流向区属三级医院就诊人次中，占比最高的病种是急性上呼吸道感染(14.8%)、其他呼吸性疾患(10.4%)、急性支气管炎(4.7%)、其他传染病(3.8%)，以及支气管炎(3.8%)；流向区属二级医院就诊人次中，占比最高的病种是其他呼吸性疾患(11.8%)、急性支气管炎(7.0%)、急性上呼吸道感染(6.8%)、支气管炎(5.4%)，以及其他传染病(4.2%)；流向社区卫生服务中心(站)就诊人次中，占比最高的病种是急性上呼吸道感染(12.8%)、急性支气管炎(8.1%)、维生素 D 缺乏(7.4%)、其他证(7.0%)，以及支气管炎(4.1%)。

表 3-101 2022 年儿童流向不同级别医疗机构门急诊就诊人次占比最高的就诊病种

医疗机构级别	顺　位	病　种	占比(%)
市级三级医院	1	屈光和调节疾患	14.1
	2	其他呼吸性疾患	6.4
	3	急性上呼吸道感染	5.5
	4	青春期疾患	3.2
	5	其他传染病	2.6
区属三级医院	1	急性上呼吸道感染	14.8
	2	其他呼吸性疾患	10.4

医疗机构级别	顺 位	病 种	占比(%)
	3	急性支气管炎	4.7
	4	其他传染病	3.8
	5	支气管炎	3.8
区属二级医院	1	其他呼吸性疾患	11.8
	2	急性支气管炎	7.0
	3	急性上呼吸道感染	6.8
	4	支气管炎	5.4
	5	其他传染病	4.2
社区卫生服务中心(站)	1	急性上呼吸道感染	12.8
	2	急性支气管炎	8.1
	3	维生素 D 缺乏	7.4
	4	其他证	7.0
	5	支气管炎	4.1

如表 3－102,青年流向市级三级医院门急诊就诊人次中,占比最高的病种是其他的一般症状和体征(2.8%)、主要与妊娠有关的其他情况的孕产妇医疗(2.3%)、皮炎(2.3%),月经过多、频繁而且不规则(2.0%),以及痤疮(2.0%);流向区属三级医院就诊人次中,占比最高的病种是其他的一般症状和体征(2.8%)、主要与妊娠有关的其他情况的孕产妇医疗(2.3%)、皮炎(2.3%),月经过多、频繁而且不规则(2.0%),以及痤疮(2.0%);流向区属二级医院就诊人次中,占比最高的病种是头晕和眩晕(4.3%)、急性支气管炎(3.1%)、其他呼吸性疾患(2.5%)、急性上呼吸道感染(2.3%),以及龋病(2.1%);流向社区卫生服务中心(站)就诊人次中,占比最高的病种是特发性原发性高血压(12.1%)、急性上呼吸道感染(8.1%)、睡眠障碍(3.6%)、其他证(2.4%),以及未特指的糖尿病(2.3%)。

表 3－102 2022 年青年流向不同级别医疗机构门急诊就诊人次占比最高的就诊病种

医疗机构级别	顺 位	病 种	占比(%)
市级三级医院	1	其他的一般症状和体征	2.8
	2	主要与妊娠有关的其他情况的孕产妇医疗	2.3
	3	皮炎	2.3
	4	月经过多、频繁而且不规则	2.0
	5	痤疮	2.0
区属三级医院	1	其他的一般症状和体征	2.8
	2	主要与妊娠有关的其他情况的孕产妇医疗	2.3
	3	皮炎	2.3
	4	月经过多、频繁而且不规则	2.0
	5	痤疮	2.0

续　表

医疗机构级别	顺　位	病　种	占比（%）
区属二级医院	1	头晕和眩晕	4.3
	2	急性支气管炎	3.1
	3	其他呼吸性疾患	2.5
	4	急性上呼吸道感染	2.3
	5	龋病	2.1
社区卫生服务中心（站）	1	特发性原发性高血压	12.1
	2	急性上呼吸道感染	8.1
	3	睡眠障碍	3.6
	4	其他证	2.4
	5	未特指的糖尿病	2.3

如表 3-103，中年流向市级三级医院门急诊就诊人次中，占比最高的病种是其他的一般症状和体征（6.4%）、特发性原发性高血压（4.6%）、胃炎和十二指肠炎（2.4%）、乳房的恶性肿瘤（2.4%），以及肺诊断性影像检查的异常所见（2.3%）；流向区属三级医院就诊人次中，占比最高的病种是特发性原发性高血压（7.8%）、急性上呼吸道感染（6.0%）、未特指的糖尿病（3.3%）、胃炎和十二指肠炎（3.1%），以及非胰岛素依赖型糖尿病（2.7%）；流向区属二级医院就诊人次中，占比最高的病种是特发性原发性高血压（7.6%）、头晕和眩晕（3.6%）、未特指的糖尿病（2.8%）、胃炎和十二指肠炎（2.6%），以及非胰岛素依赖型糖尿病（2.1%）；流向社区卫生服务中心（站）就诊人次中，占比最高的病种是特发性原发性高血压（30.0%）、未特指的糖尿病（5.0%）、慢性缺血性心脏病（4.0%）、睡眠障碍（3.8%），以及急性上呼吸道感染（3.6%）。

表 3-103　2022 年中年流向不同级别医疗机构门急诊就诊人次占比最高的就诊病种

医疗机构级别	顺　位	病　种	占比（%）
市级三级医院	1	其他的一般症状和体征	6.4
	2	特发性原发性高血压	4.6
	3	胃炎和十二指肠炎	2.4
	4	乳房的恶性肿瘤	2.4
	5	肺诊断性影像检查的异常所见	2.3
区属三级医院	1	特发性原发性高血压	7.8
	2	急性上呼吸道感染	6.0
	3	未特指的糖尿病	3.3
	4	胃炎和十二指肠炎	3.1
	5	非胰岛素依赖型糖尿病	2.7
区属二级医院	1	特发性原发性高血压	7.6
	2	头晕和眩晕	3.6
	3	未特指的糖尿病	2.8
	4	胃炎和十二指肠炎	2.6
	5	非胰岛素依赖型糖尿病	2.1

续　表

医疗机构级别	顺　位	病　种	占比(%)
社区卫生服务中心(站)	1	特发性原发性高血压	30.0
	2	未特指的糖尿病	5.0
	3	慢性缺血性心脏病	4.0
	4	睡眠障碍	3.8
	5	急性上呼吸道感染	3.6

　　如表3-104,年轻老年人流向市级三级医院门急诊就诊人次中,占比最高的病种是特发性原发性高血压(5.7%)、其他的一般症状和体征(3.4%)、未特指的糖尿病(3.4%)、支气管和肺的恶性肿瘤(2.5%),以及胃炎和十二指肠炎(2.5%);流向区属三级医院就诊人次中,占比最高的病种是特发性原发性高血压(9.1%)、未特指的糖尿病(5.0%)、非胰岛素依赖型糖尿病(4.4%)、慢性缺血性心脏病(3.9%),以及胃炎和十二指肠炎(3.2%);流向区属二级医院就诊人次中,占比最高的病种是特发性原发性高血压(8.9%)、未特指的糖尿病(4.8%)、慢性缺血性心脏病(3.2%)、非胰岛素依赖型糖尿病(3.0%),以及头晕和眩晕(2.9%);流向社区卫生服务中心(站)就诊人次中,占比最高的病种是特发性原发性高血压(26.1%)、慢性缺血性心脏病(9.1%)、未特指的糖尿病(5.1%)、睡眠障碍(4.4%),以及脂蛋白代谢疾患和其他脂血症(4.2%)。

表3-104　2022年年轻老年人流向不同级别医疗机构门急诊就诊人次占比最高的就诊病种

医疗机构级别	顺　位	病　种	占比(%)
市级三级医院	1	特发性原发性高血压	5.7
	2	其他的一般症状和体征	3.4
	3	未特指的糖尿病	3.4
	4	支气管和肺的恶性肿瘤	2.5
	5	胃炎和十二指肠炎	2.5
区属三级医院	1	特发性原发性高血压	9.1
	2	未特指的糖尿病	5.0
	3	非胰岛素依赖型糖尿病	4.4
	4	慢性缺血性心脏病	3.9
	5	胃炎和十二指肠炎	3.2
区属二级医院	1	特发性原发性高血压	8.9
	2	未特指的糖尿病	4.8
	3	慢性缺血性心脏病	3.2
	4	非胰岛素依赖型糖尿病	3.0
	5	头晕和眩晕	2.9
社区卫生服务中心(站)	1	特发性原发性高血压	26.1
	2	慢性缺血性心脏病	9.1
	3	未特指的糖尿病	5.1
	4	睡眠障碍	4.4
	5	脂蛋白代谢疾患和其他脂血症	4.2

　　如表3-105，老年人流向市级三级医院门急诊就诊人次中，占比最高的病种是特发性原发性高血压（7.3%）、未特指的糖尿病（3.8%）、慢性缺血性心脏病（3.6%）、皮炎（2.1%），以及非胰岛素依赖型糖尿病（2.0%）；流向区属三级医院就诊人次中，占比最高的病种是特发性原发性高血压（9.3%）、慢性缺血性心脏病（5.8%）、未特指的糖尿病（4.5%）、非胰岛素依赖型糖尿病（3.8%），以及脑梗死（2.4%）；流向区属二级医院就诊人次中，占比最高的病种是特发性原发性高血压（8.9%）、慢性缺血性心脏病（5.6%）、未特指的糖尿病（4.6%）、脑梗死（3.3%），以及头晕和眩晕（2.6%）；流向社区卫生服务中心（站）就诊人次中，占比最高的病种是特发性原发性高血压（22.8%）、慢性缺血性心脏病（12.4%）、未特指的糖尿病（4.0%）、睡眠障碍（4.0%），以及非胰岛素依赖型糖尿病（3.1%）。

表3-105　2022年老年人流向不同级别医疗机构门急诊就诊人次占比最高的就诊病种

医疗机构级别	顺　位	病　种	占比（%）
市级三级医院	1	特发性原发性高血压	7.3
	2	未特指的糖尿病	3.8
	3	慢性缺血性心脏病	3.6
	4	皮炎	2.1
	5	非胰岛素依赖型糖尿病	2.0
区属三级医院	1	特发性原发性高血压	9.3
	2	慢性缺血性心脏病	5.8
	3	未特指的糖尿病	4.5
	4	非胰岛素依赖型糖尿病	3.8
	5	脑梗死	2.4
区属二级医院	1	特发性原发性高血压	8.9
	2	慢性缺血性心脏病	5.6
	3	未特指的糖尿病	4.6
	4	脑梗死	3.3
	5	头晕和眩晕	2.6
社区卫生服务中心（站）	1	特发性原发性高血压	22.8
	2	慢性缺血性心脏病	12.4
	3	未特指的糖尿病	4.0
	4	睡眠障碍	4.0
	5	非胰岛素依赖型糖尿病	3.1

　　如表3-106，长寿老年人流向市级三级医院门急诊就诊人次中，占比最高的病种是特发性原发性高血压（8.2%）、慢性缺血性心脏病（4.3%）、未特指的糖尿病（3.4%）、其他呼吸性疾患（3.1%），以及皮炎（3.0%）；流向区属三级医院就诊人次中，占比最高的病种是特发性原发性高血压（8.4%）、慢性缺血性心脏病（7.2%）、其他呼吸性疾患（3.2%）、未特指的糖尿病（3.0%），以及非胰岛素依赖型糖尿病（2.4%）；流向区属二级医院就诊人次中，占比最高的病种是慢性缺血性心脏病（8.6%）、特发性原发性高血压（8.2%）、未特指的糖尿病（3.3%）、脑梗死（3.1%），以及其他呼吸性疾患（2.6%）；流向社区卫生服务中心（站）就诊人次中，占比最

高的病种是特发性原发性高血压(20.2%)、慢性缺血性心脏病(14.8%)、睡眠障碍(5.3%)、功能性肠疾患(3.9%),以及慢性支气管炎(2.8%)。

表 3 - 106 2022 年长寿老年人流向不同级别医疗机构门急诊就诊人次占比最高的就诊病种

医疗机构级别	顺 位	病 种	占比(%)
市级三级医院	1	特发性原发性高血压	8.2
	2	慢性缺血性心脏病	4.3
	3	未特指的糖尿病	3.4
	4	其他呼吸性疾患	3.1
	5	皮炎	3.0
区属三级医院	1	特发性原发性高血压	8.4
	2	慢性缺血性心脏病	7.2
	3	其他呼吸性疾患	3.2
	4	未特指的糖尿病	3.0
	5	非胰岛素依赖型糖尿病	2.4
区属二级医院	1	慢性缺血性心脏病	8.6
	2	特发性原发性高血压	8.2
	3	未特指的糖尿病	3.3
	4	脑梗死	3.1
	5	其他呼吸性疾患	2.6
社区卫生服务中心(站)	1	特发性原发性高血压	20.2
	2	慢性缺血性心脏病	14.8
	3	睡眠障碍	5.3
	4	功能性肠疾患	3.9
	5	慢性支气管炎	2.8

(二) 流向不同类别医疗机构门急诊就诊人次及就诊人次占比最高的就诊原因

1. 总体概述

2022 年,全市 89.6% 的门急诊就诊人次流向西医医院,10.4% 流向中医医院。

如表 3 - 107,流向西医医院门急诊就诊人次中,占比最高的病种是特发性原发性高血压(12.5%)、慢性缺血性心脏病(4.6%)、未特指的糖尿病(3.3%)、急性上呼吸道感染(2.6%)、睡眠障碍(2.3%)、非胰岛素依赖型糖尿病(2.2%)、胃炎和十二指肠炎(2.1%)、脂蛋白代谢疾患和其他脂血症(2.0%)、皮炎(1.5%),以及其他呼吸性疾患(1.4%)。

表 3 - 107 2022 年流向西医医院门急诊就诊人次占比最高的就诊病种

顺 位	病 种	占比(%)
1	特发性原发性高血压	12.5
2	慢性缺血性心脏病	4.6
3	未特指的糖尿病	3.3
4	急性上呼吸道感染	2.6

顺　位	病　　种	占比（%）
5	睡眠障碍	2.3
6	非胰岛素依赖型糖尿病	2.2
7	胃炎和十二指肠炎	2.1
8	脂蛋白代谢疾患和其他脂血症	2.0
9	皮炎	1.5
10	其他呼吸性疾患	1.4

如表3–108，流向中医医院门急诊就诊人次中，占比最高的病种是特发性原发性高血压（5.2%）、细菌性肠道感染（3.6%）、胃炎和十二指肠炎（2.7%）、非胰岛素依赖型糖尿病（2.4%）、神经系统的结核病（2.3%）、原生动物性肠道疾病（2.2%）、阿米巴病（2.1%）、未特指的糖尿病（1.7%）、假定传染源的腹泻和胃肠炎（1.7%），以及慢性缺血性心脏病（1.7%）。

表3–108　2022年流向中医医院门急诊就诊人次占比最高的就诊病种

顺　位	病　　种	占比（%）
1	特发性原发性高血压	5.2
2	细菌性肠道感染	3.6
3	胃炎和十二指肠炎	2.7
4	非胰岛素依赖型糖尿病	2.4
5	神经系统的结核病	2.3
6	原生动物性肠道疾病	2.2
7	阿米巴病	2.1
8	未特指的糖尿病	1.7
9	假定传染源的腹泻和胃肠炎	1.7
10	慢性缺血性心脏病	1.7

2. 不同支付方式人口差异

如图3–15，2022年，全市医保支付人口门急诊就诊人次流向西医医院占比89.5%，流向中医医院10.5%；非医保支付人口门急诊就诊人次流向西医医院占比90.1%，流向中医医院9.9%。

如表3–109，医保支付人口流向西医医院门急诊就诊人次中，占比最高的病种是特发性原发性高血压（14.5%）、慢性缺血性心脏病（5.4%）、未特指的糖尿病（3.7%）、睡眠障碍（2.6%），以及非胰岛素依赖型糖尿病（2.5%）；流向中医医院就诊人次中，占比最高的病种是特发性原发性高血压（5.6%）、细菌性肠道感染（3.7%）、胃炎和十二指肠炎（2.7%）、非胰岛素依赖型糖尿病（2.5%），以及神经系统的结核病（2.4%）。

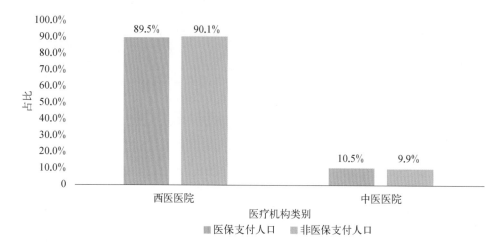

图3-15 2022年不同支付方式人口流向不同类别医疗机构门急诊就诊人次

表3-109 2022年医保支付人口流向不同类别医疗机构门急诊就诊人次占比最高的就诊病种

医疗机构类别	顺 位	病 种	占比(%)
西医医院	1	特发性原发性高血压	14.5
	2	慢性缺血性心脏病	5.4
	3	未特指的糖尿病	3.7
	4	睡眠障碍	2.6
	5	非胰岛素依赖型糖尿病	2.5
中医医院	1	特发性原发性高血压	5.6
	2	细菌性肠道感染	3.7
	3	胃炎和十二指肠炎	2.7
	4	非胰岛素依赖型糖尿病	2.5
	5	神经系统的结核病	2.4

如表3-110,非医保支付人口流向西医医院门急诊就诊人次中,占比最高的病种是其他的一般症状和体征(4.7%)、急性上呼吸道感染(3.4%)、特发性原发性高血压(2.9%)、头晕和眩晕(2.5%),以及屈光和调节疾患(2.2%);流向中医医院就诊人次中,占比最高的病种是细菌性肠道感染(3.1%)、身体损伤(2.6%)、胃炎和十二指肠炎(2.6%)、特发性原发性高血压(2.5%),以及阿米巴病(2.3%)。

表3-110 2022年非医保支付人口流向不同类别医疗机构门急诊就诊人次占比最高的就诊病种

医疗机构类别	顺 位	病 种	占比(%)
西医医院	1	其他的一般症状和体征	4.7
	2	急性上呼吸道感染	3.4
	3	特发性原发性高血压	2.9
	4	头晕和眩晕	2.5
	5	屈光和调节疾患	2.2

医疗机构类别	顺 位	病 种	占比(%)
中医医院	1	细菌性肠道感染	3.1
	2	身体损伤	2.6
	3	胃炎和十二指肠炎	2.6
	4	特发性原发性高血压	2.5
	5	阿米巴病	2.3

3. 不同性别人口差异

如图 3－16,2022 年,全市男性门急诊就诊人次流向西医医院占比 89.7%,流向中医医院 10.3%;女性门急诊就诊人次流向西医医院占比 89.1%,流向中医医院 10.9%。

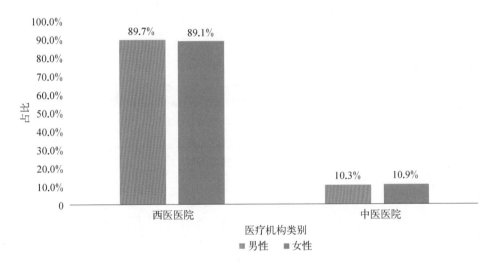

图 3－16 2022 年不同性别人口流向不同类别医疗机构门急诊就诊人次

如表 3－111,男性流向西医医院门急诊就诊人次中,占比最高的病种是特发性原发性高血压(14.1%)、慢性缺血性心脏病(4.6%)、未特指的糖尿病(3.8%)、急性上呼吸道感染(3.0%),以及非胰岛素依赖型糖尿病(2.5%);流向中医医院就诊人次中,占比最高的病种是特发性原发性高血压(14.1%)、慢性缺血性心脏病(4.6%)、未特指的糖尿病(3.8%)、急性上呼吸道感染(3.0%),以及非胰岛素依赖型糖尿病(2.5%)。

表 3－111 2022 年男性流向不同类别医疗机构门急诊就诊人次占比最高的就诊病种

医疗机构类别	顺 位	病 种	占比(%)
西医医院	1	特发性原发性高血压	14.1
	2	慢性缺血性心脏病	4.6
	3	未特指的糖尿病	3.8
	4	急性上呼吸道感染	3.0
	5	非胰岛素依赖型糖尿病	2.5

续　表

医疗机构类别	顺　位	病　　种	占比(%)
中医医院	1	特发性原发性高血压	14.1
	2	慢性缺血性心脏病	4.6
	3	未特指的糖尿病	3.8
	4	急性上呼吸道感染	3.0
	5	非胰岛素依赖型糖尿病	2.5

如表 3-112,女性流向西医医院门急诊就诊人次中,占比最高的病种是特发性原发性高血压(11.6%)、慢性缺血性心脏病(4.7%)、未特指的糖尿病(2.9%)、睡眠障碍(2.4%),以及急性上呼吸道感染(2.4%);流向中医医院就诊人次中,占比最高的病种是特发性原发性高血压(4.4%)、细菌性肠道感染(3.6%)、假定传染源的腹泻和胃肠炎(2.8%)、胃炎和十二指肠炎(2.7%),以及神经系统的结核病(2.4%)。

表 3-112　2022 年女性流向不同类别医疗机构门急诊就诊人次占比最高的就诊病种

医疗机构类别	顺　位	病　　种	占比(%)
西医医院	1	特发性原发性高血压	11.6
	2	慢性缺血性心脏病	4.7
	3	未特指的糖尿病	2.9
	4	睡眠障碍	2.4
	5	急性上呼吸道感染	2.4
中医医院	1	特发性原发性高血压	4.4
	2	细菌性肠道感染	3.6
	3	假定传染源的腹泻和胃肠炎	2.8
	4	胃炎和十二指肠炎	2.7
	5	神经系统的结核病	2.4

4. 不同年龄组人口差异

如图 3-17,2022 年,全市儿童门急诊就诊人次流向西医医院占比 93.0%,流向中医医院 7.0%;青年门急诊就诊人次流向西医医院占比 86.6%,流向中医医院 13.4%;中年门急诊就诊人次流向西医医院占比 86.7%,流向中医医院 13.3%;年轻老年人门急诊就诊人次流向西医医院占比 90.9%,流向中医医院 9.1%;老年人门急诊就诊人次流向西医医院占比 92.6%,流向中医医院 7.4%;长寿老年人门急诊就诊人次流向西医医院占比 93.5%,流向中医医院 6.5%。

如表 3-113,儿童流向西医医院门急诊就诊人次中,占比最高的病种是屈光和调节疾患(10.5%)、其他呼吸系疾患(8.1%)、急性上呼吸道感染(7.5%)、支气管炎(3.1%),以及其他传染病(3.1%);流向中医医院就诊人次中,占比最高的病种是急性上呼吸道感染(6.9%)、支气管炎(4.8%)、急性支气管炎(4.6%)、咳嗽(4.0%),以及细菌性肠道感染(3.5%)。

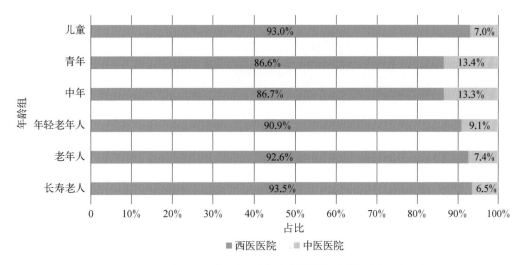

图 3-17　2022 年不同年龄组人口流向不同类别医疗机构门急诊就诊人次

表 3-113　2022 年儿童流向不同类别医疗机构门急诊就诊人次占比最高的就诊病种

医疗机构类别	顺　位	病　　种	占比(%)
西医医院	1	屈光和调节疾患	10.5
	2	其他呼吸性疾患	8.1
	3	急性上呼吸道感染	7.5
	4	支气管炎	3.1
	5	其他传染病	3.1
中医医院	1	急性上呼吸道感染	6.9
	2	支气管炎	4.8
	3	急性支气管炎	4.6
	4	咳嗽	4.0
	5	细菌性肠道感染	3.5

　　如表 3-114,青年流向西医医院门急诊就诊人次中,占比最高的病种是急性上呼吸道感染(3.9%)、特发性原发性高血压(2.6%)、皮炎(2.0%)、其他的一般症状和体征(1.7%),以及胃炎和十二指肠炎(1.7%);流向中医医院就诊人次中,占比最高的病种是假定传染源的腹泻和胃肠炎(4.4%)、细菌性肠道感染(3.2%),月经过多、频繁而且不规则(2.6%),胃炎和十二指肠炎(2.5%),以及阿米巴病(2.4%)。

表 3-114　2022 年青年流向不同类别医疗机构门急诊就诊人次占比最高的就诊病种

医疗机构类别	顺　位	病　　种	占比(%)
西医医院	1	急性上呼吸道感染	3.9
	2	特发性原发性高血压	2.6
	3	皮炎	2.0
	4	其他的一般症状和体征	1.7
	5	胃炎和十二指肠炎	1.7

续　表

医疗机构类别	顺　位	病　　种	占比（%）
中医医院	1	假定传染源的腹泻和胃肠炎	4.4
	2	细菌性肠道感染	3.2
	3	月经过多、频繁而且不规则	2.6
	4	胃炎和十二指肠炎	2.5
	5	阿米巴病	2.4

如表3-115，中年流向西医医院门急诊就诊人次中，占比最高的病种是特发性原发性高血压（13.5%）、未特指的糖尿病（3.5%）、急性上呼吸道感染（2.9%）、其他的一般症状和体征（2.7%），以及胃炎和十二指肠炎（2.4%）；流向中医医院就诊人次中，占比最高的病种是特发性原发性高血压（6.4%）、细菌性肠道感染（3.7%）、胃炎和十二指肠炎（3.3%）、非胰岛素依赖型糖尿病（2.5%），以及神经系统的结核病（2.4%）。

表3-115　2022年中年流向不同类别医疗机构门急诊就诊人次占比最高的就诊原因

医疗机构类别	顺　位	病　　种	占比（%）
西医医院	1	特发性原发性高血压	13.5
	2	未特指的糖尿病	3.5
	3	急性上呼吸道感染	2.9
	4	其他的一般症状和体征	2.7
	5	胃炎和十二指肠炎	2.4
中医医院	1	特发性原发性高血压	6.4
	2	细菌性肠道感染	3.7
	3	胃炎和十二指肠炎	3.3
	4	非胰岛素依赖型糖尿病	2.5
	5	神经系统的结核病	2.4

如表3-116，年轻老年人流向西医医院门急诊就诊人次中，占比最高的病种是特发性原发性高血压（17.9%）、慢性缺血性心脏病（6.5%）、未特指的糖尿病（4.8%）、非胰岛素依赖型糖尿病（3.3%），以及睡眠障碍（3.2%）；流向中医医院就诊人次中，占比最高的病种是特发性原发性高血压（6.9%）、细菌性肠道感染（3.8%）、非胰岛素依赖型糖尿病（3.6%）、支气管和肺的恶性肿瘤（3.1%），以及胃炎和十二指肠炎（3.0%）。

表3-116　2022年年轻老年人流向不同类别医疗机构门急诊就诊人次占比最高的就诊病种

医疗机构类别	顺　位	病　　种	占比（%）
西医医院	1	特发性原发性高血压	17.9
	2	慢性缺血性心脏病	6.5
	3	未特指的糖尿病	4.8
	4	非胰岛素依赖型糖尿病	3.3
	5	睡眠障碍	3.2

医疗机构类别	顺　位	病　　种	占比(%)
中医医院	1	特发性原发性高血压	6.9
	2	细菌性肠道感染	3.8
	3	非胰岛素依赖型糖尿病	3.6
	4	支气管和肺的恶性肿瘤	3.1
	5	胃炎和十二指肠炎	3.0

如表3－117,老年人流向西医医院门急诊就诊人次中,占比最高的病种是特发性原发性高血压(17.8%)、慢性缺血性心脏病(9.8%)、未特指的糖尿病(4.2%)、睡眠障碍(3.2%),以及非胰岛素依赖型糖尿病(2.9%);流向中医医院就诊人次中,占比最高的病种是特发性原发性高血压(8.2%)、慢性缺血性心脏病(4.7%)、细菌性肠道感染(4.0%)、非胰岛素依赖型糖尿病(3.7%),以及未特指的糖尿病(2.8%)。

表3－117　2022年老年人流向不同类别医疗机构门急诊就诊人次占比最高的就诊病种

医疗机构类别	顺　位	病　　种	占比(%)
西医医院	1	特发性原发性高血压	17.8
	2	慢性缺血性心脏病	9.8
	3	未特指的糖尿病	4.2
	4	睡眠障碍	3.2
	5	非胰岛素依赖型糖尿病	2.9
中医医院	1	特发性原发性高血压	8.2
	2	慢性缺血性心脏病	4.7
	3	细菌性肠道感染	4.0
	4	非胰岛素依赖型糖尿病	3.7
	5	未特指的糖尿病	2.8

如表3－118,长寿老年人流向西医医院门急诊就诊人次中,占比最高的病种是特发性原发性高血压(16.0%)、慢性缺血性心脏病(11.8%)、睡眠障碍(4.3%)、功能性肠疾患(3.0%),以及未特指的糖尿病(2.8%);流向中医医院就诊人次中,占比最高的病种是特发性原发性高血压(8.7%)、慢性缺血性心脏病(7.1%)、细菌性肠道感染(4.1%)、非胰岛素依赖型糖尿病(3.0%),以及脑梗死(2.7%)。

表3－118　2022年长寿老年人流向不同类别医疗机构门急诊就诊人次占比最高的就诊病种

医疗机构类别	顺　位	病　　种	占比(%)
西医医院	1	特发性原发性高血压	16.0
	2	慢性缺血性心脏病	11.8
	3	睡眠障碍	4.3
	4	功能性肠疾患	3.0
	5	未特指的糖尿病	2.8

续 表

医疗机构类别	顺 位	病 种	占比(%)
中医医院	1	特发性原发性高血压	8.7
	2	慢性缺血性心脏病	7.1
	3	细菌性肠道感染	4.1
	4	非胰岛素依赖型糖尿病	3.0
	5	脑梗死	2.7

二、在不同医疗机构门急诊年人均就诊次数及次数最高的就诊原因

(一)在不同级别医疗机构门急诊年人均就诊次数及次数最高的就诊原因

1. 总体概述

2022年,全市门急诊就诊人口中,在市级三级医院门急诊年人均就诊次数为4.2次,区属三级医院3.2次,区属二级医院3.2次,社区卫生服务中心(站)6.9次。

如表3-119,就诊人口在市级三级医院门急诊年人均就诊次数最高的病种是乳房的恶性肿瘤(6.7次)、结肠的恶性肿瘤(5.6次)、支气管和肺的恶性肿瘤(5.4次)、女性不育症(4.7次)、精神分裂症(4.5次)、主要与妊娠有关的其他情况的孕产妇医疗(4.5次)、未特指的肾衰竭(4.1次)、其他的一般症状和体征(3.8次)、慢性肾衰竭(3.8次),以及帕金森症(3.4次)。

表3-119 2022年在市级三级医院门急诊年人均就诊次数最高的就诊病种

顺 位	病 种	年人均就诊次数(次)
1	乳房的恶性肿瘤	6.7
2	结肠的恶性肿瘤	5.6
3	支气管和肺的恶性肿瘤	5.4
4	女性不育症	4.7
5	精神分裂症	4.5
6	主要与妊娠有关的其他情况的孕产妇医疗	4.5
7	未特指的肾衰竭	4.1
8	其他的一般症状和体征	3.8
9	慢性肾衰竭	3.8
10	帕金森症	3.4

如表3-120,就诊人口在区属三级医院门急诊年人均就诊次数最高的病种是女性不育症(5.0次)、结肠的恶性肿瘤(4.3次)、类风湿性关节炎(4.3次)、乳房的恶性肿瘤(4.2次)、支气管和肺的恶性肿瘤(4.2次)、未特指的肾衰竭(3.9次)、慢性肾衰竭(3.9次)、非胰岛素依赖型糖尿病(3.6次)、慢性阻塞性肺病(3.4次),以及未特指的糖尿病(3.2次)。

表 3－120 2022 年就诊人口在区属三级医院门急诊年人均就诊次数最高的就诊病种

顺　位	病　　种	年人均就诊次数（次）
1	女性不育症	5.0
2	结肠的恶性肿瘤	4.3
3	类风湿性关节炎	4.3
4	乳房的恶性肿瘤	4.2
5	支气管和肺的恶性肿瘤	4.2
6	未特指的肾衰竭	3.9
7	慢性肾衰竭	3.9
8	非胰岛素依赖型糖尿病	3.6
9	慢性阻塞性肺病	3.4
10	未特指的糖尿病	3.2

如表 3－121，就诊人口在区属二级医院门急诊年人均就诊次数最高的病种是主要与妊娠有关的其他情况的孕产妇医疗（6.2 次）、精神分裂症（5.4 次）、未特指的肾衰竭（4.9 次）、乳房的恶性肿瘤（4.8 次）、细菌学或组织学未证实之呼吸系统结核病（4.6 次）、支气管和肺的恶性肿瘤（4.2 次）、结肠的恶性肿瘤（4.1 次）、抑郁性障碍（4.0 次）、慢性肾衰竭（3.8 次），以及慢性病毒性肝炎（3.2 次）。

表 3－121 2022 年门急诊就诊人口在区属二级医院年人均就诊次数最高的就诊病种

顺　位	病　　种	年人均就诊次数（次）
1	主要与妊娠有关的其他情况的孕产妇医疗	6.2
2	精神分裂症	5.4
3	未特指的肾衰竭	4.9
4	乳房的恶性肿瘤	4.8
5	细菌学或组织学未证实之呼吸系统结核病	4.6
6	支气管和肺的恶性肿瘤	4.2
7	结肠的恶性肿瘤	4.1
8	抑郁性障碍	4.0
9	慢性肾衰竭	3.8
10	慢性病毒性肝炎	3.2

如表 3－122，就诊人口在社区卫生服务中心（站）门急诊年人均就诊次数最高的病种是精神分裂症（5.1 次）、特发性原发性高血压（4.0 次）、帕金森症（3.6 次）、非胰岛素依赖型糖尿病（3.5 次）、未特指的糖尿病（3.4 次）、睡眠障碍（3.3 次）、慢性缺血性心脏病（3.1 次）、前列腺增生（3.0 次）、慢性病毒性肝炎（3.0 次），以及癫痫（3.0 次）。

表 3-122 2022 年就诊人口在社区卫生服务中心（站）门急诊年人均就诊次数最高的就诊病种

顺　位	病　　种	年人均就诊次数（次）
1	精神分裂症	5.1
2	特发性原发性高血压	4.0
3	帕金森症	3.6
4	非胰岛素依赖型糖尿病	3.5
5	未特指的糖尿病	3.4
6	睡眠障碍	3.3
7	慢性缺血性心脏病	3.1
8	前列腺增生	3.0
9	慢性病毒性肝炎	3.0
10	癫痫	3.0

2. 不同支付方式人口差异

如图 3-18，2022 年，全市医保支付人口在市级三级医院门急诊年人均就诊次数为 5.1 次，区属三级医院 3.9 次，区属二级医院 3.8 次，社区卫生服务中心（站）8.0 次；非医保支付人口在市级三级医院门急诊年人均就诊次数为 2.7 次，区属三级医院 2.0 次，区属二级医院 2.1 次，社区卫生服务中心（站）2.0 次。

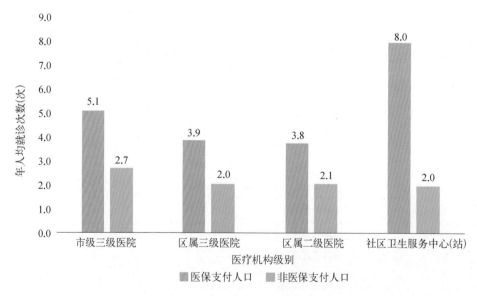

图 3-18 不同支付方式人口在不同级别医疗机构门急诊年人均就诊次数

如表 3-123，医保支付人口在市级三级医院门急诊年人均就诊次数最高的病种是乳房的恶性肿瘤（7.9 次）、结肠的恶性肿瘤（6.8 次）、支气管和肺的恶性肿瘤（6.5 次）、精神分裂症（5.2 次），以及女性不育症（5.1 次）；在区属三级医院门急诊年人均就诊次数最高的病种是类风湿性关节炎（4.7 次）、结肠的恶性肿瘤（4.6 次）、乳房的恶性肿瘤（4.5 次）、支气管和肺的恶性肿瘤(4.5次),以及未特指的肾衰竭(4.1次);在区属二级医院门急诊年人均就诊次数最高的病种是精神分裂症(5.2次)、未特指的肾衰竭(5.1次)、乳房的恶性肿瘤(5.1次)、细菌学或组织学未证实之呼吸系统结核病(4.9次),以及支气管和肺的恶性肿瘤(4.5次);在社区卫生服务中心(站)门急诊年人均就诊次数最高的病种是特发性原发性高血压(4.1次)、帕金森症(3.7次)、非胰岛素依赖型糖尿病(3.5次)、未特指的糖尿病(3.5次),以及睡眠障碍(3.3次)。

表 3–123　2022 年医保支付人口在不同级别医疗机构门急诊年人均就诊次数最高的就诊病种

医疗机构级别	顺　位	病　　　种	年人均就诊次数(次)
市级三级医院	1	乳房的恶性肿瘤	7.9
	2	结肠的恶性肿瘤	6.8
	3	支气管和肺的恶性肿瘤	6.5
	4	精神分裂症	5.2
	5	女性不育症	5.1
区属三级医院	1	类风湿性关节炎	4.7
	2	结肠的恶性肿瘤	4.6
	3	乳房的恶性肿瘤	4.5
	4	支气管和肺的恶性肿瘤	4.5
	5	未特指的肾衰竭	4.1
区属二级医院	1	精神分裂症	5.2
	2	未特指的肾衰竭	5.1
	3	乳房的恶性肿瘤	5.1
	4	细菌学或组织学未证实之呼吸系统结核病	4.9
	5	支气管和肺的恶性肿瘤	4.5
社区卫生服务中心(站)	1	特发性原发性高血压	4.1
	2	帕金森症	3.7
	3	非胰岛素依赖型糖尿病	3.5
	4	未特指的糖尿病	3.5
	5	睡眠障碍	3.3

如表 3–124,非医保支付人口在市级三级医院门急诊年人均就诊次数最高的病种是乳房的恶性肿瘤(4.4次)、女性不育症(4.1次)、其他的一般症状和体征(3.8次)、结肠的恶性肿瘤(3.6次),以及支气管和肺的恶性肿瘤(3.5次);在区属三级医院门急诊年人均就诊次数最高的病种是女性不育症(5.7次)、结肠的恶性肿瘤(2.9次)、乳房的恶性肿瘤(2.8次)、支气管和肺的恶性肿瘤(2.7次),以及慢性肾衰竭(2.7次);在区属二级医院门急诊年人均就诊次数最高的病种是主要与妊娠有关的其他情况的孕产妇医疗(6.4次)、精神分裂症(5.5次)、未特指的肾衰竭(3.1次)、乳房的恶性肿瘤(2.9次),以及结肠的恶性肿瘤(2.6次);在社区卫生服务中心(站)门急诊年人均就诊次数最高的病种是精神分裂症(7.4次)、未特指的精神障碍(5.7次)、神经系统的结核病(2.9次)、乳房的恶性肿瘤(2.7次),以及睡眠障碍(2.7次)。

表3－124　2022年非医保支付人口在不同级别医疗机构门急诊年人均就诊次数最高的就诊病种

医疗机构级别	顺位	病种	年人均就诊次数（次）
市级三级医院	1	乳房的恶性肿瘤	4.4
	2	女性不育症	4.1
	3	其他的一般症状和体征	3.8
	4	结肠的恶性肿瘤	3.6
	5	支气管和肺的恶性肿瘤	3.5
区属三级医院	1	女性不育症	5.7
	2	结肠的恶性肿瘤	2.9
	3	乳房的恶性肿瘤	2.8
	4	支气管和肺的恶性肿瘤	2.7
	5	慢性肾衰竭	2.7
区属二级医院	1	主要与妊娠有关的其他情况的孕产妇医疗	6.4
	2	精神分裂症	5.5
	3	未特指的肾衰竭	3.1
	4	乳房的恶性肿瘤	2.9
	5	结肠的恶性肿瘤	2.6
社区卫生服务中心（站）	1	精神分裂症	7.4
	2	未特指的精神障碍	5.7
	3	神经系统的结核病	2.9
	4	乳房的恶性肿瘤	2.7
	5	睡眠障碍	2.7

3. 不同性别人口差异

如图3－19,2022年,全市男性在市级三级医院门急诊年人均就诊次数为4.2次,区属三级医院3.1次,区属二级医院3.0次,社区卫生服务中心（站）6.6次;女性在市级三级医院门

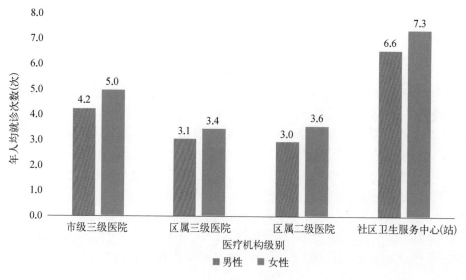

图3－19　2022年不同性别人口在不同级别医疗机构门急诊年人均就诊次数

急诊年人均就诊次数为 5.0 次,区属三级医院 3.4 次,区属二级医院 3.6 次,社区卫生服务中心(站)为 7.3 次。

如表 3-125,男性在市级三级医院门急诊年人均就诊次数最高的病种是结肠的恶性肿瘤(5.8 次)、支气管和肺的恶性肿瘤(5.7 次)、精神分裂症(4.5 次)、未特指的肾衰竭(4.3 次),以及慢性肾衰竭(3.9 次);在区属三级医院门急诊年人均就诊次数最高的病种是结肠的恶性肿瘤(4.4 次)、支气管和肺的恶性肿瘤(4.2 次)、慢性肾衰竭(4.0 次)、未特指的肾衰竭(4.0 次),以及类风湿性关节炎(3.8 次);在区属二级医院门急诊年人均就诊次数最高的病种是精神分裂症(5.5 次)、未特指的肾衰竭(5.2 次)、细菌学或组织学未证实之呼吸系统结核病(4.8 次)、结肠的恶性肿瘤(4.2 次),以及支气管和肺的恶性肿瘤(4.2 次);在社区卫生服务中心(站)门急诊年人均就诊次数最高的病种是精神分裂症(5.2 次)、特发性原发性高血压(4.0 次)、帕金森症(3.7 次)、睡眠障碍(3.4 次),以及非胰岛素依赖型糖尿病(3.4 次)。

表 3-125　2022 年男性在不同级别医疗机构门急诊年人均就诊次数最高的就诊病种

医疗机构级别	顺　位	病　　种	年人均就诊次数(次)
市级三级医院	1	结肠的恶性肿瘤	5.8
	2	支气管和肺的恶性肿瘤	5.7
	3	精神分裂症	4.5
	4	未特指的肾衰竭	4.3
	5	慢性肾衰竭	3.9
区属三级医院	1	结肠的恶性肿瘤	4.4
	2	支气管和肺的恶性肿瘤	4.2
	3	慢性肾衰竭	4.0
	4	未特指的肾衰竭	4.0
	5	类风湿性关节炎	3.8
区属二级医院	1	精神分裂症	5.5
	2	未特指的肾衰竭	5.2
	3	细菌学或组织学未证实之呼吸系统结核病	4.8
	4	结肠的恶性肿瘤	4.2
	5	支气管和肺的恶性肿瘤	4.2
社区卫生服务中心(站)	1	精神分裂症	5.2
	2	特发性原发性高血压	4.0
	3	帕金森症	3.7
	4	睡眠障碍	3.4
	5	非胰岛素依赖型糖尿病	3.4

如表 3-126,女性在市级三级医院门急诊年人均就诊次数最高的病种是乳房的恶性肿瘤(7.0 次)、结肠的恶性肿瘤(6.1 次)、女性不育症(5.5 次)、支气管和肺的恶性肿瘤(5.3 次),以及主要与妊娠有关的其他情况的孕产妇医疗(4.6 次);在区属三级医院门急诊年人均就诊次数最高的病种是女性不育症(5.3 次)、类风湿性关节炎(4.4 次)、乳房的恶性肿瘤(4.3 次)、支气管和肺的恶性肿瘤(4.2 次),以及结肠的恶性肿瘤(4.2 次);在区属二级医院门急

诊年人均就诊次数最高的病种是主要与妊娠有关的其他情况的孕产妇医疗(6.3次)、精神分裂症(5.4次)、乳房的恶性肿瘤(4.9次)、未特指的肾衰竭(4.7次),以及细菌学或组织学未证实之呼吸系统结核病(4.5次);在社区卫生服务中心(站)门急诊年人均就诊次数最高的病种是精神分裂症(4.9次)、特发性原发性高血压(4.1次)、帕金森症(3.6次)、非胰岛素依赖型糖尿病(3.5次),以及未特指的糖尿病(3.5次)。

表3-126 2022年女性在不同级别医疗机构门急诊年人均就诊次数最高的就诊病种

医疗机构级别	顺位	病种	年人均就诊次数(次)
市级三级医院	1	乳房的恶性肿瘤	7.0
	2	结肠的恶性肿瘤	6.1
	3	女性不育症	5.5
	4	支气管和肺的恶性肿瘤	5.3
	5	主要与妊娠有关的其他情况的孕产妇医疗	4.6
区属三级医院	1	女性不育症	5.3
	2	类风湿性关节炎	4.4
	3	乳房的恶性肿瘤	4.3
	4	支气管和肺的恶性肿瘤	4.2
	5	结肠的恶性肿瘤	4.2
区属二级医院	1	主要与妊娠有关的其他情况的孕产妇医疗	6.3
	2	精神分裂症	5.4
	3	乳房的恶性肿瘤	4.9
	4	未特指的肾衰竭	4.7
	5	细菌学或组织学未证实之呼吸系统结核病	4.5
社区卫生服务中心(站)	1	精神分裂症	4.9
	2	特发性原发性高血压	4.1
	3	帕金森症	3.6
	4	非胰岛素依赖型糖尿病	3.5
	5	未特指的糖尿病	3.5

4. 不同年龄组人口差异

如图3-20,2022年,全市儿童在市级三级医院门急诊年人均就诊次数为3.6次,区属三级医院2.4次,区属二级医院2.3次,社区卫生服务中心(站)2.0次;门急诊青年在市级三级医院年人均就诊次数为4.0次,区属三级医院2.6次,区属二级医院2.6次,社区卫生服务中心(站)2.3次;中年在市级三级医院门急诊年人均就诊次数为4.6次,区属三级医院3.2次,区属二级医院3.1次,社区卫生服务中心(站)4.5次;年轻老年人在市级三级医院门急诊年人均就诊次数为6.1次,区属三级医院4.7次,区属二级医院4.5次,社区卫生服务中心(站)8.8次;老年人在市级三级医院门急诊年人均就诊次数为6.9次,区属三级医院5.9次,区属二级医院5.4次,社区卫生服务中心(站)12.8次;长寿老年人在市级三级医院门急诊年人均就诊次数为7.1次,区属三级医院6.2次,区属二级医院5.8次,社区卫生服务中心(站)12.0次。

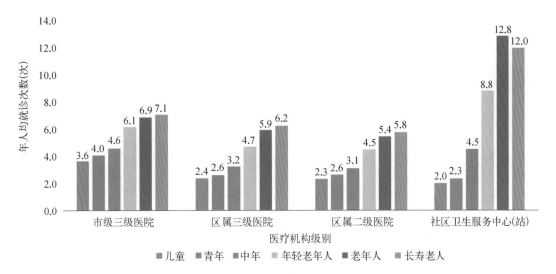

图3-20 2022年不同年龄组人口在不同级别医疗机构门急诊年人均就诊次数

如表3-127,儿童在市级三级医院门急诊年人均就诊次数最高的病种是病原体未特指的肺炎(3.3次)、慢性肾衰竭(3.1次)、甲状腺毒症甲状腺功能亢进症(3.1次)、原生动物性肠道疾病(3.0次),以及癫痫(2.9次);在区属三级医院门急诊年人均就诊次数最高的病种是病原体未特指的肺炎(3.1次)、甲状腺毒症甲状腺功能亢进症(3.1次)、非胰岛素依赖型糖尿病(3.1次)、抑郁性障碍(2.8次),以及牙面异常(包括咬合不正)(2.4次);在区属二级医院门急诊年人均就诊次数最高的病种是病原体未特指的肺炎(3.0次)、抑郁性障碍(2.8次)、痹病(2.7次)、牙面异常(包括咬合不正)(2.6次),以及甲状腺毒症甲状腺功能亢进症(2.6次);在社区卫生服务中心(站)门急诊年人均就诊次数最高的病种是精神分裂症(6.0次)、癫痫(3.4次)、阿米巴病(3.0次)、焦虑障碍(2.6次),以及神经症性障碍(2.4次)。

表3-127 2022年儿童在不同级别医疗机构门急诊年人均就诊次数最高的就诊病种

医疗机构级别	顺 位	病 种	年人均就诊次数(次)
市级三级医院	1	病原体未特指的肺炎	3.3
	2	慢性肾衰竭	3.1
	3	甲状腺毒症甲状腺功能亢进症	3.1
	4	原生动物性肠道疾病	3.0
	5	癫痫	2.9
区属三级医院	1	病原体未特指的肺炎	3.1
	2	甲状腺毒症甲状腺功能亢进症	3.1
	3	非胰岛素依赖型糖尿病	3.1
	4	抑郁性障碍	2.8
	5	牙面异常(包括咬合不正)	2.4
区属二级医院	1	病原体未特指的肺炎	3.0
	2	抑郁性障碍	2.8
	3	痹病	2.7
	4	牙面异常(包括咬合不正)	2.6
	5	甲状腺毒症甲状腺功能亢进症	2.6

医疗机构级别	顺　位	病　　种	年人均就诊次数（次）
社区卫生服务中心（站）	1	精神分裂症	6.0
	2	癫痫	3.4
	3	阿米巴病	3.0
	4	焦虑障碍	2.6
	5	神经症性障碍	2.4

如表3－128，青年在市级三级医院门急诊年人均就诊次数最高的病种是乳房的恶性肿瘤（7.7次）、结肠的恶性肿瘤（5.9次）、女性不育症（5.3次）、未特指的肾衰竭（4.9次），以及主要与妊娠有关的其他情况的孕产妇医疗（4.6次）；在区属三级医院门急诊年人均就诊次数最高的病种是女性不育症（4.9次）、乳房的恶性肿瘤（4.3次）、未特指的肾衰竭（3.8次）、结肠的恶性肿瘤（3.6次），以及支气管和肺的恶性肿瘤（3.4次）；在区属二级医院门急诊年人均就诊次数最高的病种是主要与妊娠有关的其他情况的孕产妇医疗（6.3次）、未特指的肾衰竭（5.9次）、精神分裂症（5.9次）、乳房的恶性肿瘤（4.9次），以及结肠的恶性肿瘤（4.1次）；在社区卫生服务中心（站）门急诊年人均就诊次数最高的病种是精神分裂症（5.4次）、癫痫（3.5次）、未特指的精神障碍（3.3次）、支气管和肺的恶性肿瘤（3.1次），以及特发性原发性高血压（2.9次）。

表3－128　2022年青年在不同级别医疗机构门急诊年人均就诊次数最高的就诊病种

医疗机构级别	顺　位	病　　种	年人均就诊次数（次）
市级三级医院	1	乳房的恶性肿瘤	7.7
	2	结肠的恶性肿瘤	5.9
	3	女性不育症	5.3
	4	未特指的肾衰竭	4.9
	5	主要与妊娠有关的其他情况的孕产妇医疗	4.6
区属三级医院	1	女性不育症	4.9
	2	乳房的恶性肿瘤	4.3
	3	未特指的肾衰竭	3.8
	4	结肠的恶性肿瘤	3.6
	5	支气管和肺的恶性肿瘤	3.4
区属二级医院	1	主要与妊娠有关的其他情况的孕产妇医疗	6.3
	2	未特指的肾衰竭	5.9
	3	精神分裂症	5.9
	4	乳房的恶性肿瘤	4.9
	5	结肠的恶性肿瘤	4.1
社区卫生服务中心（站）	1	精神分裂症	5.4
	2	癫痫	3.5
	3	未特指的精神障碍	3.3
	4	支气管和肺的恶性肿瘤	3.1
	5	特发性原发性高血压	2.9

如表 3-129,中年在市级三级医院门急诊年人均就诊次数最高的病种是乳房的恶性肿瘤
(6.7 次)、女性不育症(5.8 次)、结肠的恶性肿瘤(5.6 次)、支气管和肺的恶性肿瘤(4.9 次),
以及未特指的肾衰竭(4.8 次);在区属三级医院门急诊年人均就诊次数最高的病种是女性不
育症(5.5 次)、结肠的恶性肿瘤(4.4 次)、未特指的肾衰竭(4.3 次)、乳房的恶性肿瘤(4.0
次),以及类风湿性关节炎(3.9 次);在区属二级医院门急诊年人均就诊次数最高的病种是精
神分裂症(5.9 次)、未特指的肾衰竭(5.8 次)、乳房的恶性肿瘤(4.5 次)、抑郁性障碍(4.1
次),以及支气管和肺的恶性肿瘤(4.1 次);在社区卫生服务中心(站)门急诊年人均就诊次数
最高的病种是精神分裂症(5.8 次)、特发性原发性高血压(3.7 次)、未特指的精神障碍(3.4
次)、癫痫(3.2 次),以及未特指的糖尿病(3.1 次)。

表 3-129 2022 年中年在不同级别医疗机构门急诊年人均就诊次数最高的就诊病种

医疗机构级别	顺　位	病　　种	年人均就诊次数(次)
市级三级医院	1	乳房的恶性肿瘤	6.7
	2	女性不育症	5.8
	3	结肠的恶性肿瘤	5.6
	4	支气管和肺的恶性肿瘤	4.9
	5	未特指的肾衰竭	4.8
区属三级医院	1	女性不育症	5.5
	2	结肠的恶性肿瘤	4.4
	3	未特指的肾衰竭	4.3
	4	乳房的恶性肿瘤	4.0
	5	类风湿性关节炎	3.9
区属二级医院	1	精神分裂症	5.9
	2	未特指的肾衰竭	5.8
	3	乳房的恶性肿瘤	4.5
	4	抑郁性障碍	4.1
	5	支气管和肺的恶性肿瘤	4.1
社区卫生服务中心(站)	1	精神分裂症	5.8
	2	特发性原发性高血压	3.7
	3	未特指的精神障碍	3.4
	4	癫痫	3.2
	5	未特指的糖尿病	3.1

如表 3-130,年轻老年人在市级三级医院门急诊年人均就诊次数最高的病种是乳房的恶
性肿瘤(6.2 次)、结肠的恶性肿瘤(6.1 次)、支气管和肺的恶性肿瘤(5.8 次)、慢性肾衰竭
(4.8 次),以及类风湿性关节炎(4.2 次);在区属三级医院门急诊年人均就诊次数最高的病
种是类风湿性关节炎(4.7 次)、结肠的恶性肿瘤(4.5 次)、乳房的恶性肿瘤(4.4 次)、支气管
和肺的恶性肿瘤(4.3 次),以及未特指的肾衰竭(4.3 次);在区属二级医院门急诊年人均就诊次
数最高的病种是细菌学或组织学未证实之呼吸系统结核病(5.7 次)、未特指的肾衰竭(5.5 次)、
乳房的恶性肿瘤(5.1 次)、精神分裂症(5.1 次),以及抑郁性障碍(4.6 次);在社区卫生服务中

心(站)门急诊年人均就诊次数最高的病种是精神分裂症(4.7次)、特发性原发性高血压(4.1次)、帕金森症(3.8次)、非胰岛素依赖型糖尿病(3.6次),以及未特指的糖尿病(3.5次)。

表3-130　2022年年轻老年人在不同级别医疗机构门急诊年人均就诊次数最高的就诊病种

医疗机构级别	顺位	病种	年人均就诊次数(次)
市级三级医院	1	乳房的恶性肿瘤	6.2
	2	结肠的恶性肿瘤	6.1
	3	支气管和肺的恶性肿瘤	5.8
	4	慢性肾衰竭	4.8
	5	类风湿性关节炎	4.2
区属三级医院	1	类风湿性关节炎	4.7
	2	结肠的恶性肿瘤	4.5
	3	乳房的恶性肿瘤	4.4
	4	支气管和肺的恶性肿瘤	4.3
	5	未特指的肾衰竭	4.3
区属二级医院	1	细菌学或组织学未证实之呼吸系统结核病	5.7
	2	未特指的肾衰竭	5.5
	3	乳房的恶性肿瘤	5.1
	4	精神分裂症	5.1
	5	抑郁性障碍	4.6
社区卫生服务中心(站)	1	精神分裂症	4.7
	2	特发性原发性高血压	4.1
	3	帕金森症	3.8
	4	非胰岛素依赖型糖尿病	3.6
	5	未特指的糖尿病	3.5

如表3-131,老年人在市级三级医院门急诊年人均就诊次数最高的病种是乳房的恶性肿瘤(5.8次)、支气管和肺的恶性肿瘤(5.5次)、结肠的恶性肿瘤(5.3次)、精神分裂症(4.5次),以及慢性肾衰竭(3.7次);在区属三级医院门急诊年人均就诊次数最高的病种是类风湿性关节炎(4.4次)、乳房的恶性肿瘤(4.2次)、支气管和肺的恶性肿瘤(4.2次)、结肠的恶性肿瘤(4.1次),以及慢性肾衰竭(4.0次);在区属二级医院门急诊年人均就诊次数最高的病种是细菌学或组织学未证实之呼吸系统结核病(5.5次)、乳房的恶性肿瘤(4.7次)、精神分裂症(4.5次)、抑郁性障碍(4.3次),以及支气管和肺的恶性肿瘤(4.2次);在社区卫生服务中心(站)门急诊年人均就诊次数最高的病种是特发性原发性高血压(4.4次)、精神分裂症(3.8次)、非胰岛素依赖型糖尿病(3.6次)、慢性缺血性心脏病(3.6次),以及帕金森症(3.6次)。

表3-131　2022年老年人在医疗机构级别门急诊年人均就诊次数最高的就诊病种

医疗机构级别	顺位	病种	年人均就诊次数(次)
市级三级医院	1	乳房的恶性肿瘤	5.8
	2	支气管和肺的恶性肿瘤	5.5

续　表

医疗机构级别	顺　位	病　　种	年人均就诊次数（次）
	3	结肠的恶性肿瘤	5.3
	4	精神分裂症	4.5
	5	慢性肾衰竭	3.7
区属三级医院	1	类风湿性关节炎	4.4
	2	乳房的恶性肿瘤	4.2
	3	支气管和肺的恶性肿瘤	4.2
	4	结肠的恶性肿瘤	4.1
	5	慢性肾衰竭	4.0
区属二级医院	1	细菌学或组织学未证实之呼吸系统结核病	5.5
	2	乳房的恶性肿瘤	4.7
	3	精神分裂症	4.5
	4	抑郁性障碍	4.3
	5	支气管和肺的恶性肿瘤	4.2
社区卫生服务中心（站）	1	特发性原发性高血压	4.4
	2	精神分裂症	3.8
	3	非胰岛素依赖型糖尿病	3.6
	4	慢性缺血性心脏病	3.6
	5	帕金森症	3.6

　　如表3－132，长寿老年人在市级三级医院门急诊年人均就诊次数最高的病种是乳房的恶性肿瘤（4.9次）、支气管和肺的恶性肿瘤（4.8次）、结肠的恶性肿瘤（4.1次）、精神分裂症（3.3次），以及其他呼吸性疾患（3.3次）；在区属三级医院门急诊年人均就诊次数最高的病种是慢性肾衰竭（4.0次）、类风湿性关节炎（3.7次）、其他的一般症状和体征（3.7次）、支气管和肺的恶性肿瘤（3.4次），以及结肠的恶性肿瘤（3.3次）；在区属二级医院门急诊年人均就诊次数最高的病种是乳房的恶性肿瘤（5.2次）、结肠的恶性肿瘤（4.0次）、其他身体结构诊断性影像检查的异常所见（3.8次）、抑郁性障碍（3.7次），以及精神分裂症（3.6次）；在社区卫生服务中心（站）门急诊年人均就诊次数最高的病种是细菌学或组织学未证实之呼吸系统结核病（8.0次）、特发性原发性高血压（3.9次）、慢性缺血性心脏病（3.7次）、乳房的恶性肿瘤（3.4次），以及睡眠障碍（3.3次）。

表3－132　2022年长寿老年人在不同级别医疗机构门急诊年人均就诊次数最高的就诊病种

医疗机构级别	顺　位	病　　种	年人均就诊次数（次）
市级三级医院	1	乳房的恶性肿瘤	4.9
	2	支气管和肺的恶性肿瘤	4.8
	3	结肠的恶性肿瘤	4.1
	4	精神分裂症	3.3
	5	其他呼吸性疾患	3.3

医疗机构级别	顺　位	病　　种	年人均就诊次数(次)
区属三级医院	1	慢性肾衰竭	4.0
	2	类风湿性关节炎	3.7
	3	其他的一般症状和体征	3.7
	4	支气管和肺的恶性肿瘤	3.4
	5	结肠的恶性肿瘤	3.3
区属二级医院	1	乳房的恶性肿瘤	5.2
	2	结肠的恶性肿瘤	4.0
	3	其他身体结构诊断性影像检查的异常所见	3.8
	4	抑郁性障碍	3.7
	5	精神分裂症	3.6
社区卫生服务中心(站)	1	细菌学或组织学未证实之呼吸系统结核病	8.0
	2	特发性原发性高血压	3.9
	3	慢性缺血性心脏病	3.7
	4	乳房的恶性肿瘤	3.4
	5	睡眠障碍	3.3

(二) 在不同类别医疗机构门急诊年人均就诊次数及次数最高的就诊原因

1. 总体概述

2022 年,全市就诊人口中,在西医医院门急诊年人均就诊次数为 5.9 次,中医医院 3.8 次。

如表 3-133,就诊人口在西医医院门急诊年人均就诊次数最高的病种是乳房的恶性肿瘤(5.8 次)、精神分裂症(5.4 次)、结肠的恶性肿瘤(4.9 次)、女性不育症(4.7 次)、主要与妊娠有关的其他情况的孕产妇医疗(4.7 次)、支气管和肺的恶性肿瘤(4.6 次)、帕金森症(4.3 次)、特发性原发性高血压(4.1 次)、未特指的糖尿病(3.8 次),以及未特指的肾衰竭(3.7 次)。

表 3-133　2022 年就诊人口在西医医院门急诊年人均就诊次数最高的就诊病种

顺　位	病　　种	年人均就诊次数(次)
1	乳房的恶性肿瘤	5.8
2	精神分裂症	5.4
3	结肠的恶性肿瘤	4.9
4	女性不育症	4.7
5	主要与妊娠有关的其他情况的孕产妇医疗	4.7
6	支气管和肺的恶性肿瘤	4.6
7	帕金森症	4.3
8	特发性原发性高血压	4.1

续　表

顺　位	病　　　　种	年人均就诊次数(次)
9	未特指的糖尿病	3.8
10	未特指的肾衰竭	3.7

如表3-134,就诊人口在中医医院门急诊年人均就诊次数最高的病种是乳房的恶性肿瘤(6.5次)、结肠的恶性肿瘤(6.3次)、支气管和肺的恶性肿瘤(6.2次)、慢性肾衰竭(4.9次)、类风湿性关节炎(4.6次)、女性不育症(3.8次)、细菌学或组织学未证实之呼吸系统结核病(3.5次)、虚病(3.5次)、慢性肾炎综合征(3.4次),以及非胰岛素依赖型糖尿病(3.3次)。

表3-134　2022年就诊人口在中医医院门急诊年人均就诊次数最高的就诊病种

顺　位	病　　　　种	年人均就诊次数(次)
1	乳房的恶性肿瘤	6.5
2	结肠的恶性肿瘤	6.3
3	支气管和肺的恶性肿瘤	6.2
4	慢性肾衰竭	4.9
5	类风湿性关节炎	4.6
6	女性不育症	3.8
7	细菌学或组织学未证实之呼吸系统结核病	3.5
8	虚病	3.5
9	慢性肾炎综合征	3.4
10	非胰岛素依赖型糖尿病	3.3

2. 不同支付方式人口差异

如图3-21,2022年,全市医保支付人口在西医医院门急诊年人均就诊次数为8.1次,中医医院4.3次;非医保支付人口在西医医院门急诊年人均就诊次数为2.6次,中医医院2.3次。

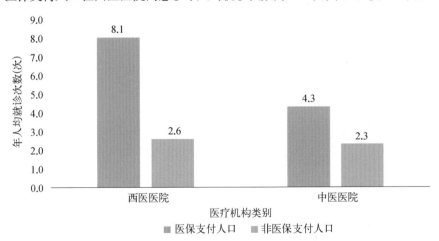

图3-21　2022年不同支付方式人口在不同类别医疗机构门急诊年人均就诊次数

如表 3-135,医保支付人口在西医医院门急诊年人均就诊次数最高的病种是乳房的恶性肿瘤(6.6 次)、结肠的恶性肿瘤(5.7 次)、精神分裂症(5.4 次)、支气管和肺的恶性肿瘤(5.3次),以及女性不育症(4.9 次);在中医医院门急诊年人均就诊次数最高的病种是乳房的恶性肿瘤(7.2 次)、支气管和肺的恶性肿瘤(7.0 次)、结肠的恶性肿瘤(6.9 次)、类风湿性关节炎(5.1 次),以及慢性肾衰竭(5.1 次)。

表 3-135 2022 年医保支付人口在不同类别医疗机构门急诊年人均就诊次数最高的就诊病种

医疗机构类别	顺　位	病　　种	年人均就诊次数(次)
西医医院	1	乳房的恶性肿瘤	6.6
	2	结肠的恶性肿瘤	5.7
	3	精神分裂症	5.4
	4	支气管和肺的恶性肿瘤	5.3
	5	女性不育症	4.9
中医医院	1	乳房的恶性肿瘤	7.2
	2	支气管和肺的恶性肿瘤	7.0
	3	结肠的恶性肿瘤	6.9
	4	类风湿性关节炎	5.1
	5	慢性肾衰竭	5.1

如表 3-136,非医保支付人口在西医医院门急诊年人均就诊次数最高的病种是精神分裂症(4.6 次)、女性不育症(4.2 次)、乳房的恶性肿瘤(4.2 次)、主要与妊娠有关的其他情况的孕产妇医疗(4.0 次),以及结肠的恶性肿瘤(3.5 次);在中医医院门急诊年人均就诊次数最高的病种是女性不育症(4.0 次)、乳房的恶性肿瘤(3.7 次)、结肠的恶性肿瘤(3.6 次)、支气管和肺的恶性肿瘤(3.3 次),以及慢性肾衰竭(3.2 次)。

表 3-136 2022 年非医保支付人口在不同类别医疗机构门急诊年人均就诊次数最高的就诊病种

医疗机构类别	顺　位	病　　种	年人均就诊次数(次)
西医医院	1	精神分裂症	4.6
	2	女性不育症	4.2
	3	乳房的恶性肿瘤	4.2
	4	主要与妊娠有关的其他情况的孕产妇医疗	4.0
	5	结肠的恶性肿瘤	3.5
中医医院	1	女性不育症	4.0
	2	乳房的恶性肿瘤	3.7
	3	结肠的恶性肿瘤	3.6
	4	支气管和肺的恶性肿瘤	3.3
	5	慢性肾衰竭	3.2

3. 不同性别人口差异

如图 3-22,2022 年,全市男性在西医医院门急诊年人均就诊次数为 5.7 次,中医医院

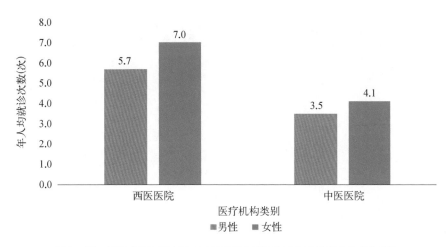

图3-22 2022年不同性别人口在不同类别医疗机构门急诊年人均就诊次数

3.5次;女性在西医医院门急诊年人均就诊次数为7.0次,中医医院4.1次。

如表3-137,男性在西医医院门急诊年人均就诊次数最高的病种是精神分裂症(5.5次)、支气管和肺的恶性肿瘤(5.1次)、结肠的恶性肿瘤(5.1次)、帕金森症(4.5次),以及特发性原发性高血压(4.1次);在中医医院门急诊年人均就诊次数最高的病种是结肠的恶性肿瘤(6.5次)、支气管和肺的恶性肿瘤(6.1次)、慢性肾衰竭(5.0次)、类风湿性关节炎(4.1次),以及细菌学或组织学未证实之呼吸系统结核病(3.6次)。

表3-137 2022年男性在不同类别医疗机构门急诊年人均就诊次数最高的就诊病种

医疗机构类别	顺 位	病 种	年人均就诊次数(次)
西医医院	1	精神分裂症	5.5
	2	支气管和肺的恶性肿瘤	5.1
	3	结肠的恶性肿瘤	5.1
	4	帕金森症	4.5
	5	特发性原发性高血压	4.1
中医医院	1	结肠的恶性肿瘤	6.5
	2	支气管和肺的恶性肿瘤	6.1
	3	慢性肾衰竭	5.0
	4	类风湿性关节炎	4.1
	5	细菌学或组织学未证实之呼吸系统结核病	3.6

如表3-138,女性在西医医院门急诊年人均就诊次数最高的病种是乳房的恶性肿瘤(6.1次)、女性不育症(5.5次)、精神分裂症(5.4次)、结肠的恶性肿瘤(5.2次),以及主要与妊娠有关的其他情况的孕产妇医疗(4.8次);在中医医院门急诊年人均就诊次数最高的病种是乳房的恶性肿瘤(6.6次)、支气管和肺的恶性肿瘤(6.4次)、结肠的恶性肿瘤(6.4次)、慢性肾衰竭(4.9次),以及类风湿性关节炎(4.7次)。

表 3-138 2022 年女性在不同类别医疗机构门急诊年人均就诊次数最高的就诊病种

医疗机构类别	顺 位	病 种	年人均就诊次数(次)
西医医院	1	乳房的恶性肿瘤	6.1
	2	女性不育症	5.5
	3	精神分裂症	5.4
	4	结肠的恶性肿瘤	5.2
	5	主要与妊娠有关的其他情况的孕产妇医疗	4.8
中医医院	1	乳房的恶性肿瘤	6.6
	2	支气管和肺的恶性肿瘤	6.4
	3	结肠的恶性肿瘤	6.4
	4	慢性肾衰竭	4.9
	5	类风湿性关节炎	4.7

4. 不同年龄组人口差异

如图 3-23,2022 年,全市儿童在西医医院门急诊年人均就诊次数为 3.6 次,中医医院 2.8 次;青年在西医医院门急诊年人均就诊次数为 4.0 次,中医医院 3.0 次;中年在西医医院门急诊年人均就诊次数为 5.3 次,中医医院 3.8 次;年轻老年人在西医医院门急诊年人均就诊次数为 11.1 次,中医医院 5.1 次;老年人在西医医院门急诊年人均就诊次数为 16.2 次,中医医院 5.6 次;长寿老年人在西医医院门急诊年人均就诊次数为 15.7 次,中医医院 5.5 次。

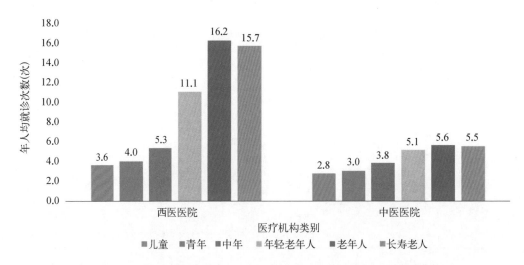

图 3-23 2022 年不同年龄组人口在不同类别医疗机构门急诊年人均就诊次数

如表 3-139,儿童在西医医院门急诊年人均就诊次数最高的病种是病原体未特指的肺炎(3.3 次)、甲状腺毒症甲状腺功能亢进症(3.2 次)、抑郁性障碍(3.0 次)、慢性肾衰竭(2.9 次),以及未特指的糖尿病(2.9 次);在中医医院门急诊年人均就诊次数最高的病种是慢性肾衰竭(3.6 次)、细菌学或组织学未证实之呼吸系统结核病(3.6 次)、甲状腺毒症甲状腺功能亢进症(3.3 次)、癫痫(3.2 次),以及慢性肾炎综合征(3.0 次)。

表 3-139　2022 年儿童在不同类别医疗机构门急诊年人均就诊次数最高的就诊病种

医疗机构类别	顺 位	病 种	年人均就诊次数(次)
西医医院	1	病原体未特指的肺炎	3.3
	2	甲状腺毒症甲状腺功能亢进症	3.2
	3	抑郁性障碍	3.0
	4	慢性肾衰竭	2.9
	5	未特指的糖尿病	2.9
中医医院	1	慢性肾衰竭	3.6
	2	细菌学或组织学未证实之呼吸系统结核病	3.6
	3	甲状腺毒症甲状腺功能亢进症	3.3
	4	癫痫	3.2
	5	慢性肾炎综合征	3.0

如表 3-140,青年在西医医院门急诊年人均就诊次数最高的病种是乳房的恶性肿瘤(7.1次)、精神分裂症(5.5 次)、结肠的恶性肿瘤(5.4 次)、女性不育症(5.3 次),以及主要与妊娠有关的其他情况的孕产妇医疗(4.8 次);在中医医院门急诊年人均就诊次数最高的病种是乳房的恶性肿瘤(6.1 次)、结肠的恶性肿瘤(5.5 次)、支气管和肺的恶性肿瘤(5.2 次)、慢性肾衰竭(4.7 次),以及类风湿性关节炎(4.0 次)。

表 3-140　2022 年青年在不同类别医疗机构门急诊年人均就诊次数最高的就诊病种

医疗机构类别	顺 位	病 种	年人均就诊次数(次)
西医医院	1	乳房的恶性肿瘤	7.1
	2	精神分裂症	5.5
	3	结肠的恶性肿瘤	5.4
	4	女性不育症	5.3
	5	主要与妊娠有关的其他情况的孕产妇医疗	4.8
中医医院	1	乳房的恶性肿瘤	6.1
	2	结肠的恶性肿瘤	5.5
	3	支气管和肺的恶性肿瘤	5.2
	4	慢性肾衰竭	4.7
	5	类风湿性关节炎	4.0

如表 3-141,中年在西医医院门急诊年人均就诊次数最高的病种是精神分裂症(6.0次)、乳房的恶性肿瘤(5.9 次)、女性不育症(5.7 次)、结肠的恶性肿瘤(5.1 次),以及未特指的肾衰竭(4.4 次);在中医医院门急诊年人均就诊次数最高的病种是乳房的恶性肿瘤(6.2次)、结肠的恶性肿瘤(6.1 次)、支气管和肺的恶性肿瘤(5.8 次)、慢性肾衰竭(4.8 次),以及类风湿性关节炎(4.2 次)。

表 3–141　2022 年中年在不同类别医疗机构门急诊年人均就诊次数最高的就诊病种

医疗机构类别	顺　位	病　　　种	年人均就诊次数（次）
西医医院	1	精神分裂症	6.0
	2	乳房的恶性肿瘤	5.9
	3	女性不育症	5.7
	4	结肠的恶性肿瘤	5.1
	5	未特指的肾衰竭	4.4
中医医院	1	乳房的恶性肿瘤	6.2
	2	结肠的恶性肿瘤	6.1
	3	支气管和肺的恶性肿瘤	5.8
	4	慢性肾衰竭	4.8
	5	类风湿性关节炎	4.2

如表 3–142，年轻老年人在西医医院门急诊年人均就诊次数最高的病种是乳房的恶性肿瘤（6.0 次）、结肠的恶性肿瘤（5.4 次）、精神分裂症（5.2 次）、支气管和肺的恶性肿瘤（5.0 次），以及帕金森症（4.8 次）；在中医医院门急诊年人均就诊次数最高的病种是女性不育症（8.0 次）、乳房的恶性肿瘤（7.1 次）、结肠的恶性肿瘤（6.8 次）、支气管和肺的恶性肿瘤（6.7 次），以及慢性肾衰竭（5.3 次）。

表 3–142　2022 年年轻老年人在不同类别医疗机构门急诊年人均就诊次数最高的就诊病种

医疗机构类别	顺　位	病　　　种	年人均就诊次数（次）
西医医院	1	乳房的恶性肿瘤	6.0
	2	结肠的恶性肿瘤	5.4
	3	精神分裂症	5.2
	4	支气管和肺的恶性肿瘤	5.0
	5	帕金森症	4.8
中医医院	1	女性不育症	8.0
	2	乳房的恶性肿瘤	7.1
	3	结肠的恶性肿瘤	6.8
	4	支气管和肺的恶性肿瘤	6.7
	5	慢性肾衰竭	5.3

如表 3–143，老年人在西医医院门急诊年人均就诊次数最高的病种是特发性原发性高血压（4.4 次）、精神分裂症（3.8 次）、非胰岛素依赖型糖尿病（3.6 次）、慢性缺血性心脏病（3.6 次），以及帕金森症（3.6 次）；在中医医院门急诊年人均就诊次数最高的病种是乳房的恶性肿瘤（6.3 次）、结肠的恶性肿瘤（6.0 次）、支气管和肺的恶性肿瘤（5.9 次）、慢性肾衰竭（4.7 次），以及类风湿性关节炎（4.6 次）。

表 3-143　2022 年老年人在不同类别医疗机构门急诊年人均就诊次数最高的就诊病种

医疗机构类别	顺 位	病 种	年人均就诊次数（次）
西医医院	1	特发性原发性高血压	4.4
	2	精神分裂症	3.8
	3	非胰岛素依赖型糖尿病	3.6
	4	慢性缺血性心脏病	3.6
	5	帕金森症	3.6
中医医院	1	乳房的恶性肿瘤	6.3
	2	结肠的恶性肿瘤	6.0
	3	支气管和肺的恶性肿瘤	5.9
	4	慢性肾衰竭	4.7
	5	类风湿性关节炎	4.6

如表 3-144，长寿老年人在西医医院门急诊年人均就诊次数最高的病种是乳房的恶性肿瘤（4.5 次）、特发性原发性高血压（4.2 次）、慢性缺血性心脏病（4.0 次）、支气管和肺的恶性肿瘤（3.9 次），以及慢性肾衰竭（3.6 次）；在中医医院门急诊年人均就诊次数最高的病种是乳房的恶性肿瘤（5.6 次）、痹病（5.6 次）、结肠的恶性肿瘤（5.3 次）、支气管和肺的恶性肿瘤（4.9 次），以及慢性肾衰竭（4.1 次）。

表 3-144　2022 年长寿老年人在不同类别医疗机构门急诊年人均就诊次数最高的就诊病种

医疗机构类别	顺 位	病 种	年人均就诊次数（次）
西医医院	1	乳房的恶性肿瘤	4.5
	2	特发性原发性高血压	4.2
	3	慢性缺血性心脏病	4.0
	4	支气管和肺的恶性肿瘤	3.9
	5	慢性肾衰竭	3.6
中医医院	1	乳房的恶性肿瘤	5.6
	2	痹病	5.6
	3	结肠的恶性肿瘤	5.3
	4	支气管和肺的恶性肿瘤	4.9
	5	慢性肾衰竭	4.1

第三节　门急诊费用 360°视图

一、门急诊费用占比及占比最高的就诊原因

（一）总体概述

如表 3-145，2022 年，全市就诊人口因循环系统疾病（19.6%）、消化系统疾病（13.0%），

以及症状、体征和临床与实验室异常所见(11.5%)就诊产生的门急诊费用最高。因循环系统疾病就诊产生的费用中,占比最高的病种是特发性原发性高血压(10.4%)、慢性缺血性心脏病(4.7%)、脑梗死(1.2%)、其他脑血管病(1.1%),以及脑血管病后遗症(0.8%)。因消化系统疾病就诊产生的费用中,占比最高的病种是胃炎和十二指肠炎(2.8%)、牙面异常(包括咬合不正)(1.5%)、牙和支持结构的疾病(1.4%)、牙髓和根尖周组织疾病(1.0%),以及功能性肠疾患(1.0%)。因症状、体征和临床与实验室异常所见就诊产生的费用中,占比最高的病种是其他的一般症状和体征(3.2%)、腹部和盆腔痛(1.6%)、头晕和眩晕(1.2%)、肺诊断性影像检查的异常所见(0.9%),以及原因不明的发热(0.7%)。

表3-145 2022年门急诊费用占比最高的就诊原因

顺 位	疾病分类	病 种	费用占比(%)
1	循环系统疾病		19.6
		特发性原发性高血压	10.4
		慢性缺血性心脏病	4.7
		脑梗死	1.2
		其他脑血管病	1.1
		脑血管病后遗症	0.8
2	消化系统疾病		13.0
		胃炎和十二指肠炎	2.8
		牙面异常(包括咬合不正)	1.5
		牙和支持结构的疾病	1.4
		牙髓和根尖周组织疾病	1.0
		功能性肠疾患	1.0
3	症状、体征和临床与实验室异常所见		11.5
		其他的一般症状和体征	3.2
		腹部和盆腔痛	1.6
		头晕和眩晕	1.2
		肺诊断性影像检查的异常所见	0.9
		原因不明的发热	0.7

(二) 不同支付方式人口门急诊费用占比及占比最高的就诊原因

2022年,全市门急诊总费用中,医保支付人口门急诊费用占比76.6%,非医保支付人口23.4%。

由表3-146,医保支付人口因循环系统疾病(22.7%)、消化系统疾病(12.3%),以及内分泌、营养和代谢疾病(10.9%)就诊产生的门急诊费用最高。因循环系统疾病就诊产生的费用中,占比最高的病种是特发性原发性高血压(12.2%)、慢性缺血性心脏病(5.5%)、脑梗死(1.3%)、其他脑血管病(1.2%),以及脑血管病后遗症(0.9%)。因消化系统疾病就诊产生的费用中,占比最高的病种是胃炎和十二指肠炎(3.0%)、功能性肠疾患(1.1%)、牙髓和根尖周组织疾病(1.1%)、牙和支持结构的疾病(1.0%),以及肝的其他疾病(1.0%)。因内分泌、营养和代谢疾病就诊产生的费用中,占比最高的病种是未特指的糖尿病(4.0%)、非胰岛素依赖型糖尿病(3.2%)、脂蛋白代谢疾患和其他脂血症(2.2%)、非毒性甲状腺肿(0.7%),以及甲状腺功能减退症(0.3%)。

表3-146 2022年医保支付人口门急诊费用占比最高的就诊原因

顺　位	疾病分类	病　种	费用占比(%)
1	循环系统疾病		22.7
		特发性原发性高血压	12.2
		慢性缺血性心脏病	5.5
		脑梗死	1.3
		其他脑血管病	1.2
		脑血管病后遗症	0.9
2	消化系统疾病		12.3
		胃炎和十二指肠炎	3.0
		功能性肠疾患	1.1
		牙髓和根尖周组织疾病	1.1
		牙和支持结构的疾病	1.0
		肝的其他疾病	1.0
3	内分泌、营养和代谢病		10.9
		未特指的糖尿病	4.0
		非胰岛素依赖型糖尿病	3.2
		脂蛋白代谢疾患和其他脂血症	2.2
		非毒性甲状腺肿	0.7
		甲状腺功能减退症	0.3

由表3-147,非医保支付人口因症状、体征和临床与实验室异常所见(21.4%)、消化系统疾病(15.7%),以及泌尿生殖系统疾病(11.4%)就诊产生的门急诊费用最高。因症状、体征和临床与实验室异常所见就诊产生的费用中,占比最高的病种是其他的一般症状和体征(10.2%)、腹部和盆腔痛(2.3%)、肺诊断性影像检查的异常所见(1.7%)、头晕和眩晕(1.2%),以及原因不明的发热(0.9%)。因消化系统疾病就诊产生的费用中,占比最高的病种是牙面异常(包括咬合不正)(4.8%)、牙和支持结构的疾病(2.9%)、胃炎和十二指肠炎(2.2%)、齿龈炎和牙周疾病(0.8%),以及牙髓和根尖周组织疾病(0.8%)。因泌尿生殖系统疾病就诊产生的费用中,占比最高的病种是女性不育症(5.1%),月经过多、频繁而且不规则(1.1%)、阴道和外阴的其他炎症(0.9%)、未特指的肾衰竭(0.8%),以及慢性肾衰竭(0.6%)。

表3-147 2022年非医保支付人口门急诊费用占比最高的就诊原因

顺　位	疾病分类	病　种	费用占比(%)
1	症状、体征和临床与实验室异常所见		21.4
		其他的一般症状和体征	10.2
		腹部和盆腔痛	2.3

顺　位	疾病分类	病　种	费用占比(%)
		肺诊断性影像检查的异常所见	1.7
		头晕和眩晕	1.2
		原因不明的发热	0.9
2	消化系统疾病		15.7
		牙面异常(包括咬合不正)	4.8
		牙和支持结构的疾病	2.9
		胃炎和十二指肠炎	2.2
		齿龈炎和牙周疾病	0.8
		牙髓和根尖周组织疾病	0.8
3	泌尿生殖系统疾病		11.4
		女性不育症	5.1
		月经过多、频繁而且不规则	1.1
		阴道和外阴的其他炎症	0.9
		未特指的肾衰竭	0.8
		慢性肾衰竭	0.6

(三) 不同性别人口门急诊费用占比及占比最高的就诊原因

2022年,全市门急诊总费用中,男性门急诊费用占比43.2%,女性56.8%,性别比为0.76。

由表3-148,男性因循环系统疾病(21.8%)、消化系统疾病(13.0%),以及症状、体征和临床与实验室异常所见(11.3%)就诊产生的门急诊费用最高。因循环系统疾病就诊产生的门急诊费用中,占比最高的病种是特发性原发性高血压(12.0%)、慢性缺血性心脏病(4.9%)、脑梗死(1.4%)、其他脑血管病(1.1%),以及脑血管病后遗症(0.9%)。因消化系统疾病就诊产生的费用中,占比最高的病种是胃炎和十二指肠炎(2.8%)、牙和支持结构的疾病(1.4%)、牙面异常(包括咬合不正)(1.2%)、肝的其他疾病(1.1%),以及功能性肠疾患(1.0%)。因症状、体征和临床与实验室异常所见就诊产生的费用中,占比最高的病种是其他的一般症状和体征(2.7%)、腹部和盆腔痛(1.7%)、头晕和眩晕(1.1%)、肺诊断性影像检查的异常所见(1.0%),以及原因不明的发热(0.8%)。

表3-148　2022年男性门急诊费用占比最高的就诊原因

顺　位	疾病分类	病　种	费用占比(%)
1	循环系统疾病		21.8
		特发性原发性高血压	12.0
		慢性缺血性心脏病	4.9
		脑梗死	1.4
		其他脑血管病	1.1
		脑血管病后遗症	0.9

顺 位	疾病分类	病 种	费用占比(%)
2	消化系统疾病		13.0
		胃炎和十二指肠炎	2.8
		牙和支持结构的疾病	1.4
		牙面异常(包括咬合不正)	1.2
		肝的其他疾病	1.1
		功能性肠疾患	1.0
3	症状、体征和临床与实验室异常所见		11.3
		其他的一般症状和体征	2.7
		腹部和盆腔痛	1.7
		头晕和眩晕	1.1
		肺诊断性影像检查的异常所见	1.0
		原因不明的发热	0.8

由表3-149,女性因循环系统疾病(18.4%)、消化系统疾病(12.3%),以及症状、体征和临床与实验室异常所见(11.7%)就诊产生的门急诊费用最高。因循环系统疾病就诊产生的费用中,占比最高的病种是特发性原发性高血压(9.5%)、慢性缺血性心脏病(4.7%)、其他脑血管病(1.1%)、脑梗死(1.1%),以及脑血管病后遗症(0.8%)。因消化系统疾病就诊产生的费用中,占比最高的病种是胃炎和十二指肠炎(2.8%)、牙面异常(包括咬合不正)(1.5%)、牙和支持结构的疾病(1.3%)、牙髓和根尖周组织疾病(1.0%),以及功能性肠疾患(1.0%)。因症状、体征和临床与实验室异常所见就诊产生的费用中,占比最高的病种是其他的一般症状和体征(3.7%)、腹部和盆腔痛(1.5%)、头晕和眩晕(1.3%)、肺诊断性影像检查的异常所见(0.8%),以及原因不明的发热(0.6%)。

表3-149 2022年女性门急诊费用占比最高的就诊原因

顺 位	疾病分类	病 种	费用占比(%)
1	循环系统疾病		18.4
		特发性原发性高血压	9.5
		慢性缺血性心脏病	4.7
		其他脑血管病	1.1
		脑梗死	1.1
		脑血管病后遗症	0.8
2	消化系统疾病		12.3
		胃炎和十二指肠炎	2.8
		牙面异常(包括咬合不正)	1.5
		牙和支持结构的疾病	1.3
		牙髓和根尖周组织疾病	1.0
		功能性肠疾患	1.0

顺　位	疾病分类	病　种	费用占比（%）
3	症状、体征和临床与实验室异常所见		11.7
		其他的一般症状和体征	3.7
		腹部和盆腔痛	1.5
		头晕和眩晕	1.3
		肺诊断性影像检查的异常所见	0.8
		原因不明的发热	0.6

（四）不同年龄组人口门急诊费用占比及占比最高的就诊原因

2022 年，全市门急诊总费用中，儿童门急诊费用占比 5.0%，青年 25.9%，中年 18.7%，年轻老年人 33.7%，老年人 14.8%，长寿老年人 1.9%。

由表 3－150，儿童因呼吸系统疾病（47.7%）、消化系统疾病（15.7%），以及眼和附器疾病（9.8%）就诊产生的门急诊费用最高。因呼吸系统疾病就诊产生的费用中，占比最高的病种是其他呼吸性疾患（11.6%）、急性上呼吸道感染（10.7%）、支气管炎（5.6%）、急性支气管炎（4.5%），以及病原体未特指的肺炎（4.2%）。因消化系统疾病就诊产生的费用中，占比最高的病种是牙面异常（包括咬合不正）（6.6%）、龋病（2.3%）、牙髓和根尖周组织疾病（1.8%）、非感染性胃肠炎和结肠炎（1.8%），以及消化不良（0.6%）。因眼和附器疾病就诊产生的费用中，占比最高的病种是屈光和调节疾患（8.4%）、结膜炎（1.2%）、泪器系疾患（0.1%），以及角膜炎（0.1%）。

表 3－150　2022 年儿童门急诊费用占比最高的就诊原因

顺　位	疾病分类	病　种	费用占比（%）
1	呼吸系统疾病		47.7
		其他呼吸性疾患	11.6
		急性上呼吸道感染	10.7
		支气管炎	5.6
		急性支气管炎	4.5
		病原体未特指的肺炎	4.2
2	消化系统疾病		15.7
		牙面异常（包括咬合不正）	6.6
		龋病	2.3
		牙髓和根尖周组织疾病	1.8
		非感染性胃肠炎和结肠炎	1.8
		消化不良	0.6
3	眼和附器疾病		9.8
		屈光和调节疾患	8.4
		结膜炎	1.2
		泪器系疾患	0.1
		角膜炎	0.1

由表 3-151,青年因消化系统疾病(17.8%)、泌尿生殖系统疾病(13.9%),以及症状、体征和临床与实验室异常所见(13.9%)就诊产生的门急诊费用最高。因消化系统疾病就诊产生的费用中,占比最高的病种是牙面异常(包括咬合不正)(3.3%)、胃炎和十二指肠炎(2.6%)、包埋牙及阻生牙(1.8%)、牙髓和根尖周组织疾病(1.8%),以及牙和支持结构的疾病(1.7%)。因泌尿生殖系统疾病就诊产生的费用中,占比最高的病种是女性不育症(4.2%),月经过多、频繁而且不规则(2.3%)、阴道和外阴的其他炎症(1.7%)、未特指的肾衰竭(1.1%),以及泌尿系统的其他疾患(0.8%)。因症状、体征和临床与实验室异常所见就诊产生的费用中,占比最高的病种是其他的一般症状和体征(3.1%)、腹部和盆腔痛(2.5%)、原因不明的发热(1.2%)、头晕和眩晕(0.8%),以及咳嗽(0.8%)。

表 3-151　2022 年青年门急诊费用占比最高的就诊原因

顺 位	疾病分类	病 种	费用占比(%)
1	消化系统疾病		17.8
		牙面异常(包括咬合不正)	3.3
		胃炎和十二指肠炎	2.6
		包埋牙及阻生牙	1.8
		牙髓和根尖周组织疾病	1.8
		牙和支持结构的疾病	1.7
2	泌尿生殖系统疾病		13.9
		女性不育症	4.2
		月经过多、频繁而且不规则	2.3
		阴道和外阴的其他炎症	1.7
		未特指的肾衰竭	1.1
		泌尿系统的其他疾患	0.8
3	症状、体征和临床与实验室异常所见		13.9
		其他的一般症状和体征	3.1
		腹部和盆腔痛	2.5
		原因不明的发热	1.2
		头晕和眩晕	0.8
		咳嗽	0.8

由表 3-152,中年人因症状、体征和临床与实验室异常所见(16.9%)、循环系统疾病(14.1%),以及消化系统疾病(13.9%)就诊产生的门急诊费用最高。因症状、体征和临床与实验室异常所见就诊产生的费用中,占比最高的病种是其他的一般症状和体征(6.9%)、腹部和盆腔痛(1.9%)、肺诊断性影像检查的异常所见(1.4%)、头晕和眩晕(1.3%),以及累及循环和呼吸系统的其他症状和体征(0.6%)。因循环系统疾病就诊产生的费用中,占比最高的病种是特发性原发性高血压(9.8%)、慢性缺血性心脏病(2.0%)、其他脑血管病(0.6%)、脑梗死(0.6%),以及心脏心律失常(0.4%)。因消化系统疾病就诊产生的费用中,占比最高的病种是胃炎和十二指肠炎(3.6%)、牙和支持结构的疾病(1.8%)、肝的其他疾病(1.4%)、牙髓和根尖周组织疾病(1.1%),以及牙面异常(包括咬合不正)(1.0%)。

表 3-152　2022 年中年人门急诊费用占比最高的就诊原因

顺　位	疾病分类	病　种	费用占比(%)
1	症状、体征和临床与实验室异常所见		16.9
		其他的一般症状和体征	6.9
		腹部和盆腔痛	1.9
		肺诊断性影像检查的异常所见	1.4
		头晕和眩晕	1.3
		累及循环和呼吸系统的其他症状和体征	0.6
2	循环系统疾病		14.1
		特发性原发性高血压	9.8
		慢性缺血性心脏病	2.0
		其他脑血管病	0.6
		脑梗死	0.6
		心脏心律失常	0.4
3	消化系统疾病		13.9
		胃炎和十二指肠炎	3.6
		牙和支持结构的疾病	1.8
		肝的其他疾病	1.4
		牙髓和根尖周组织疾病	1.1
		牙面异常(包括咬合不正)	1.0

由表 3-153,年轻老年人因循环系统疾病(26.3%),内分泌、营养和代谢疾病(13.1%),以及消化系统疾病(10.8%)就诊产生的门急诊费用最高。因循环系统疾病就诊产生的费用中,占比最高的病种是特发性原发性高血压(14.3%)、慢性缺血性心脏病(6.4%)、脑梗死(1.6%)、其他脑血管病(1.4%),以及脑血管病后遗症(1.0%)。因内分泌、营养和代谢疾病就诊产生的费用中,占比最高的病种是未特指的糖尿病(5.0%)、非胰岛素依赖型糖尿病(4.0%)、脂蛋白代谢疾患和其他脂血症(2.9%)、非毒性甲状腺肿(0.5%),以及嘌呤和嘧啶代谢紊乱(0.3%)。因消化系统疾病就诊产生的费用中,占比最高的病种是胃炎和十二指肠炎(3.1%)、牙和支持结构的疾病(1.3%)、功能性肠疾患(1.1%)、肝的其他疾病(0.9%),以及牙髓和根尖周组织疾病(0.8%)。

表 3-153　2022 年年轻老年人门急诊费用占比最高的就诊原因

顺　位	疾病分类	病　种	费用占比(%)
1	循环系统疾病		26.3
		特发性原发性高血压	14.3
		慢性缺血性心脏病	6.4
		脑梗死	1.6
		其他脑血管病	1.4
		脑血管病后遗症	1.0

顺　位	疾病分类	病　种	费用占比(%)
2	内分泌、营养和代谢疾病		13.1
		未特指的糖尿病	5.0
		非胰岛素依赖型糖尿病	4.0
		脂蛋白代谢疾患和其他脂血症	2.9
		非毒性甲状腺肿	0.5
		嘌呤和嘧啶代谢紊乱	0.3
3	消化系统疾病		10.8
		胃炎和十二指肠炎	3.1
		牙和支持结构的疾病	1.3
		功能性肠疾患	1.1
		肝的其他疾病	0.9
		牙髓和根尖周组织疾病	0.8

由表 3 - 154,老年人因循环系统疾病(35.6%),内分泌、营养和代谢疾病(10.8%),以及泌尿生殖系统疾病(8.4%)就诊产生的门急诊费用最高。因循环系统疾病就诊产生的费用中,占比最高的病种是特发性原发性高血压(15.9%)、慢性缺血性心脏病(10.2%)、脑梗死(2.5%)、其他脑血管病(2.1%),以及脑血管病后遗症(2.0%)。因内分泌、营养和代谢疾病就诊产生的费用中,占比最高的病种是未特指的糖尿病(4.5%)、非胰岛素依赖型糖尿病(3.5%)、脂蛋白代谢疾患和其他脂血症(2.1%)、嘌呤和嘧啶代谢紊乱(0.3%),以及甲状腺功能减退症(0.2%)。因泌尿生殖系统疾病就诊产生的费用中,占比最高的病种是慢性肾衰竭(2.7%)、未特指的肾衰竭(2.4%)、前列腺增生(1.7%)、泌尿系统的其他疾患(1.0%),以及慢性肾炎综合征(0.3%)。

表 3 - 154　2022 年老年人门急诊费用占比最高的就诊原因

顺　位	疾病分类	病　种	费用占比(%)
1	循环系统疾病		35.6
		特发性原发性高血压	15.9
		慢性缺血性心脏病	10.2
		脑梗死	2.5
		其他脑血管病	2.1
		脑血管病后遗症	2.0
2	内分泌、营养和代谢疾病		10.8
		未特指的糖尿病	4.5
		非胰岛素依赖型糖尿病	3.5
		脂蛋白代谢疾患和其他脂血症	2.1
		嘌呤和嘧啶代谢紊乱	0.3
		甲状腺功能减退症	0.2

顺　位	疾病分类	病　种	费用占比（%）
3	泌尿生殖系统疾病		8.4
		慢性肾衰竭	2.7
		未特指的肾衰竭	2.4
		前列腺增生	1.7
		泌尿系统的其他疾患	1.0
		慢性肾炎综合征	0.3

由表 3－155，长寿老年人因循环系统疾病（38.4%）、呼吸系统疾病（11.6%），以及消化系统疾病（8.7%）就诊产生的门急诊费用最高。因循环系统疾病就诊产生的费用中，占比最高的病种是特发性原发性高血压（14.9%）、慢性缺血性心脏病（12.9%）、脑梗死（2.6%）、其他脑血管病（2.3%），以及脑血管病后遗症（2.1%）。因呼吸系统疾病就诊产生的费用中，占比最高的病种是其他呼吸性疾患（3.1%）、慢性支气管炎（2.4%）、病原体未特指的肺炎（1.2%）、急性上呼吸道感染（1.2%），以及慢性阻塞性肺病（1.1%）。因消化系统疾病就诊产生的费用中，占比最高的病种是功能性肠疾患（2.5%）、胃炎和十二指肠炎（2.1%）、消化系统其他疾病（1.1%）、胆囊炎（0.6%），以及胆石病（0.4%）。

表 3－155　2022 年长寿老年人门急诊费用占比最高的就诊原因

顺　位	疾病分类	病　种	费用占比（%）
1	循环系统疾病		38.4
		特发性原发性高血压	14.9
		慢性缺血性心脏病	12.9
		脑梗死	2.6
		其他脑血管病	2.3
		脑血管病后遗症	2.1
2	呼吸系统疾病		11.6
		其他呼吸性疾患	3.1
		慢性支气管炎	2.4
		病原体未特指的肺炎	1.2
		急性上呼吸道感染	1.2
		慢性阻塞性肺病	1.1
3	消化系统疾病		8.7
		功能性肠疾患	2.5
		胃炎和十二指肠炎	2.1
		消化系统其他疾病	1.1
		胆囊炎	0.6
		胆石病	0.4

（五）在不同级别医疗机构门急诊费用占比及占比最高的就诊原因

1. 总体概述

2022年，全市就诊人口在市级三级医院产生的门急诊费用占比49.3%，区属三级医院16.5%，区属二级医院14.0%，社区卫生服务中心（站）20.2%。

由表3-156，就诊人口在市级三级医院产生的门急诊费用中，占比最高的病种是其他的一般症状和体征（7.6%）、乳房的恶性肿瘤（4.8%）、支气管和肺的恶性肿瘤（4.4%）、屈光和调节疾患（3.4%）、特发性原发性高血压（3.4%）、女性不育症（2.6%）、牙面异常（包括咬合不正）（2.6%）、胃炎和十二指肠炎（2.4%）、未特指的糖尿病（2.1%），以及肺诊断性影像检查的异常所见（1.8%）。

表3-156 2022年就诊人口在市级三级医院门急诊费用占比最高的就诊病种

顺　　位	病　　种	费用占比(%)
1	其他的一般症状和体征	7.6
2	乳房的恶性肿瘤	4.8
3	支气管和肺的恶性肿瘤	4.4
4	屈光和调节疾患	3.4
5	特发性原发性高血压	3.4
6	女性不育症	2.6
7	牙面异常（包括咬合不正）	2.6
8	胃炎和十二指肠炎	2.4
9	未特指的糖尿病	2.1
10	肺诊断性影像检查的异常所见	1.8

由表3-157，就诊人口在区属三级医院产生的门急诊费用中，占比最高的病种是特发性原发性高血压（7.0%）、未特指的肾衰竭（4.2%）、未特指的糖尿病（4.0%）、胃炎和十二指肠炎（3.9%）、非胰岛素依赖型糖尿病（3.7%）、慢性缺血性心脏病（3.2%）、腹部和盆腔痛（3.0%）、急性上呼吸道感染（2.6%）、其他呼吸性疾患（2.5%），以及头晕和眩晕（2.4%）。

表3-157 2022年就诊人口在区属三级医院门急诊费用占比最高的就诊病种

顺　　位	病　　种	费用占比(%)
1	特发性原发性高血压	7.0
2	未特指的肾衰竭	4.2
3	未特指的糖尿病	4.0
4	胃炎和十二指肠炎	3.9
5	非胰岛素依赖型糖尿病	3.7
6	慢性缺血性心脏病	3.2

顺 位	病 种	费用占比(%)
7	腹部和盆腔痛	3.0
8	急性上呼吸道感染	2.6
9	其他呼吸性疾患	2.5
10	头晕和眩晕	2.4

由表3-158,就诊人口在区属二级医院产生的门急诊费用中,占比最高的病种是特发性原发性高血压(6.1%)、未特指的糖尿病(3.6%)、胃炎和十二指肠炎(3.4%)、未特指的肾衰竭(3.0%)、慢性缺血性心脏病(2.8%)、其他呼吸性疾患(2.7%)、牙和支持结构的疾病(2.4%)、牙髓和根尖周组织疾病(2.4%)、慢性肾衰竭(2.2%),以及非胰岛素依赖型糖尿病(2.2%)。

表3-158 2022年就诊人口在区属二级医院门急诊费用占比最高的就诊原因

顺 位	病 种	费用占比(%)
1	特发性原发性高血压	6.1
2	未特指的糖尿病	3.6
3	胃炎和十二指肠炎	3.4
4	未特指的肾衰竭	3.0
5	慢性缺血性心脏病	2.8
6	其他呼吸性疾患	2.7
7	牙和支持结构的疾病	2.4
8	牙髓和根尖周组织疾病	2.4
9	慢性肾衰竭	2.2
10	非胰岛素依赖型糖尿病	2.2

由表3-159,就诊人口在社区卫生服务中心(站)产生的门急诊费用中,占比最高的病种是特发性原发性高血压(26.0%)、慢性缺血性心脏病(12.1%)、未特指的糖尿病(5.5%)、非胰岛素依赖型糖尿病(4.4%)、脂蛋白代谢疾患和其他脂血症(4.2%)、胃炎和十二指肠炎(2.5%)、脑血管病后遗症(2.1%)、睡眠障碍(2.1%)、功能性肠疾患(2.0%),以及骨质疏松(2.0%)。

表3-159 2022年就诊人口在社区卫生服务中心(站)门急诊费用占比最高的就诊原因

顺 位	病 种	费用占比(%)
1	特发性原发性高血压	26.0
2	慢性缺血性心脏病	12.1
3	未特指的糖尿病	5.5
4	非胰岛素依赖型糖尿病	4.4

顺 位	病 种	费用占比(%)
5	脂蛋白代谢疾患和其他脂血症	4.2
6	胃炎和十二指肠炎	2.5
7	脑血管病后遗症	2.1
8	睡眠障碍	2.1
9	功能性肠疾患	2.0
10	骨质疏松	2.0

2. 不同支付方式人口差异

如图 3-24,2022 年,全市医保支付人口产生的门急诊费用中,市级三级医院占比 43.3%,区属三级医院 17.0%,区属二级医院 14.4%,社区卫生服务中心(站)25.3%;非医保支付人口产生的门急诊费用中,市级三级医院占比 68.9%,区属三级医院 15.0%,区属二级医院 12.6%,社区卫生服务中心(站)3.5%。

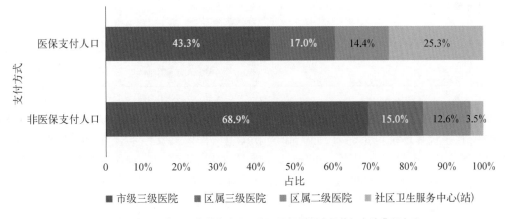

图 3-24 2022 年不同支付方式人口在不同级别医疗机构门急诊费用占比

如表 3-160,医保支付人口在市级三级医院产生的门急诊费用中,占比最高的病种是乳房的恶性肿瘤(5.2%)、支气管和肺的恶性肿瘤(4.7%)、其他的一般症状和体征(4.6%)、特发性原发性高血压(4.2%),以及胃炎和十二指肠炎(2.7%);在区属三级医院产生的门急诊费用中,占比最高的病种是特发性原发性高血压(7.7%)、未特指的肾衰竭(4.7%)、未特指的糖尿病(4.3%)、非胰岛素依赖型糖尿病(4.2%),以及胃炎和十二指肠炎(3.9%);在区属二级医院产生的门急诊费用中,占比最高的病种是特发性原发性高血压(6.7%)、未特指的糖尿病(3.8%)、胃炎和十二指肠炎(3.4%)、未特指的肾衰竭(3.2%),以及慢性缺血性心脏病(3.0%);在社区卫生服务中心(站)产生的门急诊费用中,占比最高的病种是特发性原发性高血压(26.2%)、慢性缺血性心脏病(12.2%)、未特指的糖尿病(5.5%)、非胰岛素依赖型糖尿病(4.4%),以及脂蛋白代谢疾患和其他脂血症(4.2%)。

表 3-160 2022 年医保支付人口在不同级别医疗机构门急诊费用占比最高的就诊病种

医疗机构级别	顺 位	病 种	费用占比(%)
市级三级医院	1	乳房的恶性肿瘤	5.2
	2	支气管和肺的恶性肿瘤	4.7
	3	其他的一般症状和体征	4.6
	4	特发性原发性高血压	4.2
	5	胃炎和十二指肠炎	2.7
区属三级医院	1	特发性原发性高血压	7.7
	2	未特指的肾衰竭	4.7
	3	未特指的糖尿病	4.3
	4	非胰岛素依赖型糖尿病	4.2
	5	胃炎和十二指肠炎	3.9
区属二级医院	1	特发性原发性高血压	6.7
	2	未特指的糖尿病	3.8
	3	胃炎和十二指肠炎	3.4
	4	未特指的肾衰竭	3.2
	5	慢性缺血性心脏病	3.0
社区卫生服务中心(站)	1	特发性原发性高血压	26.2
	2	慢性缺血性心脏病	12.2
	3	未特指的糖尿病	5.5
	4	非胰岛素依赖型糖尿病	4.4
	5	脂蛋白代谢疾患和其他脂血症	4.2

如表 3-161,非医保支付人口在市级三级医院产生的门急诊费用中,占比最高的病种是其他的一般症状和体征(15.0%)、屈光和调节疾患(7.3%)、女性不育症(6.9%)、牙面异常(包括咬合不正)(6.2%),以及乳房的恶性肿瘤(3.8%);在区属三级医院产生的门急诊费用中,占比最高的病种是腹部和盆腔痛(4.9%)、身体损伤(4.7%)、胃炎和十二指肠炎(4.0%)、急性上呼吸道感染(3.7%),以及特发性原发性高血压(3.2%);在区属二级医院产生的门急诊费用中,占比最高的病种是主要与妊娠有关的其他情况的孕产妇医疗(4.8%)、腹部和盆腔痛(3.5%)、急性支气管炎(3.5%)、特发性原发性高血压(3.4%),以及其他呼吸性疾患(3.4%);在社区卫生服务中心(站)产生的门急诊费用中,占比最高的病种是特发性原发性高血压(19.4%)、慢性缺血性心脏病(7.3%)、未特指的糖尿病(5.5%)、急性上呼吸道感染(3.9%),以及脂蛋白代谢疾患和其他脂血症(3.7%)。

表 3-161 2022 年非医保支付人口在不同级别医疗机构门急诊费用占比最高的就诊病种

医疗机构级别	顺 位	病 种	费用占比(%)
市级三级医院	1	其他的一般症状和体征	15.0
	2	屈光和调节疾患	7.3
	3	女性不育症	6.9
	4	牙面异常(包括咬合不正)	6.2
	5	乳房的恶性肿瘤	3.8

续 表

医疗机构级别	顺 位	病 种	费用占比（%）
区属三级医院	1	腹部和盆腔痛	4.9
	2	身体损伤	4.7
	3	胃炎和十二指肠炎	4.0
	4	急性上呼吸道感染	3.7
	5	特发性原发性高血压	3.2
区属二级医院	1	主要与妊娠有关的其他情况的孕产妇医疗	4.8
	2	腹部和盆腔痛	3.5
	3	急性支气管炎	3.5
	4	特发性原发性高血压	3.4
	5	其他呼吸性疾患	3.4
社区卫生服务中心（站）	1	特发性原发性高血压	19.4
	2	慢性缺血性心脏病	7.3
	3	未特指的糖尿病	5.5
	4	急性上呼吸道感染	3.9
	5	脂蛋白代谢疾患和其他脂血症	3.7

3. 不同性别人口差异

如图3-25,2022年,全市男性产生的门急诊费用中,市级三级医院占比47.8%,区属三级医院18.5%,区属二级医院13.6%,社区卫生服务中心（站）20.1%;女性产生的门急诊费用中,市级三级医院占比48.4%,区属三级医院15.7%,区属二级医院14.7%,社区卫生服务中心（站）21.2%。

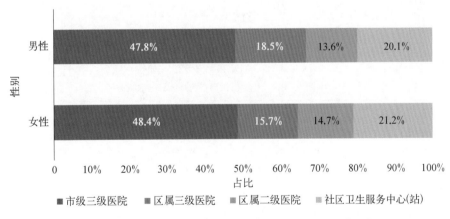

图3-25 2022年不同性别人口在不同级别医疗机构门急诊费用占比

如表3-162,男性在市级三级医院产生的门急诊费用中,占比最高的病种是其他的一般症状和体征（6.8%）、支气管和肺的恶性肿瘤（5.5%）、特发性原发性高血压（4.6%）、屈光和调节疾患（3.4%）,以及未特指的糖尿病（3.0%）;在区属三级医院产生的门急诊费用中,占比最高的病种是特发性原发性高血压（7.8%）、未特指的肾衰竭（5.5%）、未特指的糖尿病

（4.7%）、非胰岛素依赖型糖尿病（4.3%），以及慢性缺血性心脏病（3.7%）；在区属二级医院产生的门急诊费用中，占比最高的病种是特发性原发性高血压（7.2%）、未特指的糖尿病（4.3%）、未特指的肾衰竭（4.1%）、胃炎和十二指肠炎（3.4%），以及慢性肾衰竭（3.1%）；在社区卫生服务中心（站）产生的门急诊费用中，占比最高的病种是特发性原发性高血压（28.5%）、慢性缺血性心脏病（11.1%）、未特指的糖尿病（6.2%）、非胰岛素依赖型糖尿病（4.9%），以及脂蛋白代谢疾患和其他脂血症（3.6%）。

表 3-162　2022 年男性在不同级别医疗机构门急诊费用占比最高的就诊病种

医疗机构级别	顺　位	病　种	费用占比（%）
市级三级医院	1	其他的一般症状和体征	6.8
	2	支气管和肺的恶性肿瘤	5.5
	3	特发性原发性高血压	4.6
	4	屈光和调节疾患	3.4
	5	未特指的糖尿病	3.0
区属三级医院	1	特发性原发性高血压	7.8
	2	未特指的肾衰竭	5.5
	3	未特指的糖尿病	4.7
	4	非胰岛素依赖型糖尿病	4.3
	5	慢性缺血性心脏病	3.7
区属二级医院	1	特发性原发性高血压	7.2
	2	未特指的糖尿病	4.3
	3	未特指的肾衰竭	4.1
	4	胃炎和十二指肠炎	3.4
	5	慢性肾衰竭	3.1
社区卫生服务中心（站）	1	特发性原发性高血压	28.5
	2	慢性缺血性心脏病	11.1
	3	未特指的糖尿病	6.2
	4	非胰岛素依赖型糖尿病	4.9
	5	脂蛋白代谢疾患和其他脂血症	3.6

如表 3-163，女性在市级三级医院产生的门急诊费用中，占比最高的病种是其他的一般症状和体征（8.7%）、乳房的恶性肿瘤（8.3%）、支气管和肺的恶性肿瘤（3.9%）、女性不育症（3.7%），以及屈光和调节疾患（3.6%）；在区属三级医院产生的门急诊费用中，占比最高的病种是特发性原发性高血压（6.2%）、胃炎和十二指肠炎（4.2%）、未特指的糖尿病（3.3%）、非胰岛素依赖型糖尿病（3.2%），以及腹部和盆腔痛（3.0%）；在区属二级医院产生的门急诊费用中，占比最高的病种是特发性原发性高血压（5.2%）、胃炎和十二指肠炎（3.4%）、未特指的糖尿病（2.9%）、慢性缺血性心脏病（2.7%），以及牙髓和根尖周组织疾病（2.6%）；在社区卫生服务中心（站）产生的门急诊费用中，占比最高的病种是特发性原发性高血压（24.1%）、慢性缺血性心脏病（12.9%）、未特指的糖尿病（5.0%）、脂蛋白代谢疾患和其他脂血症（4.7%），以及非胰岛素依赖型糖尿病（4.0%）。

表 3－163　2022 年女性在不同级别医疗机构门急诊费用占比最高的就诊病种

医疗机构级别	顺　位	病　　种	费用占比(%)
市级三级医院	1	其他的一般症状和体征	8.7
	2	乳房的恶性肿瘤	8.3
	3	支气管和肺的恶性肿瘤	3.9
	4	女性不育症	3.7
	5	屈光和调节疾患	3.6
区属三级医院	1	特发性原发性高血压	6.2
	2	胃炎和十二指肠炎	4.2
	3	未特指的糖尿病	3.3
	4	非胰岛素依赖型糖尿病	3.2
	5	腹部和盆腔痛	3.0
区属二级医院	1	特发性原发性高血压	5.2
	2	胃炎和十二指肠炎	3.4
	3	未特指的糖尿病	2.9
	4	慢性缺血性心脏病	2.7
	5	牙髓和根尖周组织疾病	2.6
社区卫生服务中心(站)	1	特发性原发性高血压	24.1
	2	慢性缺血性心脏病	12.9
	3	未特指的糖尿病	5.0
	4	脂蛋白代谢疾患和其他脂血症	4.7
	5	非胰岛素依赖型糖尿病	4.0

4. 不同年龄组人口差异

如图 3－26,2022 年,全市儿童产生的门急诊费用中,市级三级医院占比 68.7%,区属三级医院 14.2%,区属二级医院 12.4%,社区卫生服务中心(站)4.7%;青年产生的门急诊费用中,市级三级医院占比 61.3%,区属三级医院 18.9%,区属二级医院 16.4%,社区卫生服务中心(站)3.4%;中年产生的门急诊费用中,市级三级医院 54.8%,区属三级医院 19.1%,区属二

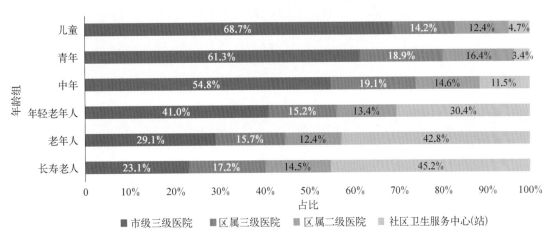

图 3－26　2022 年不同年龄组人口在不同级别医疗机构门急诊费用占比

级医院14.6%,社区卫生服务中心(站)11.5%;年轻老年人产生的门急诊费用中,市级三级医院占比41.0%,区属三级医院15.2%,区属二级医院13.4%,社区卫生服务中心(站)30.4%;老年人产生的门急诊费用中,市级三级医院占比29.1%,区属三级医院15.7%,区属二级医院12.4%,社区卫生服务中心(站)42.8%;长寿老年人产生的门急诊费用中,市级三级医院占比23.1%,区属三级医院17.2%,区属二级医院14.5%,社区卫生服务中心(站)45.2%。

如表3-164,儿童在市级三级医院产生的门急诊费用中,占比最高的病种是屈光和调节疾患(11.9%)、其他呼吸性疾患(9.8%)、急性上呼吸道感染(9.3%)、牙面异常(包括咬合不正)(7.4%),以及支气管炎(5.3%);在区属三级医院产生的门急诊费用中,占比最高的病种是急性上呼吸道感染(16.9%)、其他呼吸性疾患(15.8%)、急性支气管炎(7.4%)、其他传染病(5.3%),以及支气管炎(5.2%);在区属二级医院产生的门急诊费用中,占比最高的病种是其他呼吸性疾患(15.3%)、急性上呼吸道感染(8.9%)、急性支气管炎(8.5%)、牙面异常(包括咬合不正)(7.9%),以及支气管炎(7.0%);在社区卫生服务中心(站)产生的门急诊费用中,占比最高的病种是急性上呼吸道感染(17.5%)、急性支气管炎(16.2%)、其他证(10.7%)、支气管炎(6.8%),以及其他呼吸性疾患(6.1%)。

表3-164　2022年儿童在不同级别医疗机构门急诊费用占比最高的就诊病种

医疗机构级别	顺　位	病　　种	费用占比(%)
市级三级医院	1	屈光和调节疾患	11.9
	2	其他呼吸性疾患	9.8
	3	急性上呼吸道感染	9.3
	4	牙面异常(包括咬合不正)	7.4
	5	支气管炎	5.3
区属三级医院	1	急性上呼吸道感染	16.9
	2	其他呼吸性疾患	15.8
	3	急性支气管炎	7.4
	4	其他传染病	5.3
	5	支气管炎	5.2
区属二级医院	1	其他呼吸性疾患	15.3
	2	急性上呼吸道感染	8.9
	3	急性支气管炎	8.5
	4	牙面异常(包括咬合不正)	7.9
	5	支气管炎	7.0
社区卫生服务中心(站)	1	急性上呼吸道感染	17.5
	2	急性支气管炎	16.2
	3	其他证	10.7
	4	支气管炎	6.8
	5	其他呼吸性疾患	6.1

如表3-165,青年在市级三级医院产生的门急诊费用中,占比最高的病种是屈光和调

节疾患(8.5%)、女性不育症(6.7%)、其他的一般症状和体征(5.2%)、主要与妊娠有关的其他情况的孕产妇医疗(4.0%),以及牙面异常(包括咬合不正)(4.0%);在区属三级医院产生的门急诊费用中,占比最高的病种是腹部和盆腔痛(4.5%)、急性上呼吸道感染(4.0%)、胃炎和十二指肠炎(3.9%)、医疗性流产(2.9%),以及特发性原发性高血压(2.8%);在区属二级医院产生的门急诊费用中,占比最高的病种是牙髓和根尖周组织疾病(3.8%)、牙面异常(包括咬合不正)(3.6%)、医疗性流产(3.5%)、龋病(3.4%),以及包埋牙及阻生牙(3.2%);在社区卫生服务中心(站)产生的门急诊费用中,占比最高的病种是牙髓和根尖周组织疾病(3.8%)、牙面异常(包括咬合不正)(3.6%)、医疗性流产(3.5%)、龋病(3.4%),以及包埋牙及阻生牙(3.2%)。

表3-165 2022年青年在不同级别医疗机构门急诊费用占比最高的就诊病种

医疗机构级别	顺位	病种	费用占比(%)
市级三级医院	1	屈光和调节疾患	8.5
	2	女性不育症	6.7
	3	其他的一般症状和体征	5.2
	4	主要与妊娠有关的其他情况的孕产妇医疗	4.0
	5	牙面异常(包括咬合不正)	4.0
区属三级医院	1	腹部和盆腔痛	4.5
	2	急性上呼吸道感染	4.0
	3	胃炎和十二指肠炎	3.9
	4	医疗性流产	2.9
	5	特发性原发性高血压	2.8
区属二级医院	1	牙髓和根尖周组织疾病	3.8
	2	牙面异常(包括咬合不正)	3.6
	3	医疗性流产	3.5
	4	龋病	3.4
	5	包埋牙及阻生牙	3.2
社区卫生服务中心(站)	1	牙髓和根尖周组织疾病	3.8
	2	牙面异常(包括咬合不正)	3.6
	3	医疗性流产	3.5
	4	龋病	3.4
	5	包埋牙及阻生牙	3.2

如表3-166,中年在市级三级医院产生的门急诊费用中,占比最高的病种是其他的一般症状和体征(13.9%)、乳房的恶性肿瘤(8.5%)、支气管和肺的恶性肿瘤(4.8%)、特发性原发性高血压(3.9%),以及胃炎和十二指肠炎(3.1%);在区属三级医院产生的门急诊费用中,占比最高的病种是特发性原发性高血压(8.5%)、胃炎和十二指肠炎(5.1%)、未特指的肾衰竭(4.8%)、未特指的糖尿病(4.6%),以及非胰岛素依赖型糖尿病(4.2%);在区属二级医院产生的门急诊费用中,占比最高的病种是特发性原发性高血压(7.3%)、胃炎和十二指肠炎(4.5%)、未特指的糖尿病(3.6%)、未特指的肾衰竭(3.1%),以及牙和支持结构的疾病

（3.0%）；在社区卫生服务中心（站）产生的门急诊费用中，占比最高的病种是特发性原发性高血压（32.4%）、未特指的糖尿病（6.4%）、慢性缺血性心脏病（5.5%）、脂蛋白代谢疾患和其他脂血症（4.5%），以及非胰岛素依赖型糖尿病（4.2%）。

表3-166　2022年中年在不同级别医疗机构门急诊费用占比最高的就诊病种

医疗机构级别	顺　位	病　种	费用占比(%)
市级三级医院	1	其他的一般症状和体征	13.9
	2	乳房的恶性肿瘤	8.5
	3	支气管和肺的恶性肿瘤	4.8
	4	特发性原发性高血压	3.9
	5	胃炎和十二指肠炎	3.1
区属三级医院	1	特发性原发性高血压	8.5
	2	胃炎和十二指肠炎	5.1
	3	未特指的肾衰竭	4.8
	4	未特指的糖尿病	4.6
	5	非胰岛素依赖型糖尿病	4.2
区属二级医院	1	特发性原发性高血压	7.3
	2	胃炎和十二指肠炎	4.5
	3	未特指的糖尿病	3.6
	4	未特指的肾衰竭	3.1
	5	牙和支持结构的疾病	3.0
社区卫生服务中心(站)	1	特发性原发性高血压	32.4
	2	未特指的糖尿病	6.4
	3	慢性缺血性心脏病	5.5
	4	脂蛋白代谢疾患和其他脂血症	4.5
	5	非胰岛素依赖型糖尿病	4.2

　　如表3-167，年轻老年人在市级三级医院产生的门急诊费用中，占比最高的病种是其他的一般症状和体征（9.2%）、支气管和肺的恶性肿瘤（8.7%）、乳房的恶性肿瘤（5.9%）、特发性原发性高血压（4.8%），以及未特指的糖尿病（3.3%）；在区属三级医院产生的门急诊费用中，占比最高的病种是特发性原发性高血压（9.1%）、未特指的肾衰竭（5.7%）、未特指的糖尿病（5.6%）、非胰岛素依赖型糖尿病（5.6%），以及慢性缺血性心脏病（4.8%）；在区属二级医院产生的门急诊费用中，占比最高的病种是特发性原发性高血压（8.2%）、未特指的糖尿病（5.1%）、胃炎和十二指肠炎（3.9%）、未特指的肾衰竭（3.9%），以及慢性缺血性心脏病（3.8%）；在社区卫生服务中心（站）产生的门急诊费用中，占比最高的病种是特发性原发性高血压（27.2%）、慢性缺血性心脏病（11.7%）、未特指的糖尿病（6.2%）、脂蛋白代谢疾患和其他脂血症（5.1%），以及非胰岛素依赖型糖尿病（5.0%）。

表 3 - 167　2022 年年轻老年人在不同级别医疗机构门急诊费用占比最高的就诊病种

医疗机构级别	顺　位	病　　种	费用占比(%)
市级三级医院	1	其他的一般症状和体征	9.2
	2	支气管和肺的恶性肿瘤	8.7
	3	乳房的恶性肿瘤	5.9
	4	特发性原发性高血压	4.8
	5	未特指的糖尿病	3.3
区属三级医院	1	特发性原发性高血压	9.1
	2	未特指的肾衰竭	5.7
	3	未特指的糖尿病	5.6
	4	非胰岛素依赖型糖尿病	5.6
	5	慢性缺血性心脏病	4.8
区属二级医院	1	特发性原发性高血压	8.2
	2	未特指的糖尿病	5.1
	3	胃炎和十二指肠炎	3.9
	4	未特指的肾衰竭	3.9
	5	慢性缺血性心脏病	3.8
社区卫生服务中心(站)	1	特发性原发性高血压	27.2
	2	慢性缺血性心脏病	11.7
	3	未特指的糖尿病	6.2
	4	脂蛋白代谢疾患和其他脂血症	5.1
	5	非胰岛素依赖型糖尿病	5.0

　　如表 3 - 168,老年人在市级三级医院产生的门急诊费用中,占比最高的病种是支气管和肺的恶性肿瘤(7.0%)、特发性原发性高血压(6.8%)、其他的一般症状和体征(4.9%)、未特指的糖尿病(3.8%),以及慢性缺血性心脏病(3.5%);在区属三级医院产生的门急诊费用中,占比最高的病种是特发性原发性高血压(9.2%)、慢性缺血性心脏病(6.5%)、未特指的肾衰竭(5.4%)、未特指的糖尿病(4.7%),以及慢性肾衰竭(4.3%);在区属二级医院产生的门急诊费用中,占比最高的病种是特发性原发性高血压(8.5%)、慢性缺血性心脏病(6.6%)、脑梗死(4.9%)、未特指的糖尿病(4.7%),以及慢性肾衰竭(3.8%);在社区卫生服务中心(站)产生的门急诊费用中,占比最高的病种是特发性原发性高血压(23.9%)、慢性缺血性心脏病(15.3%)、未特指的糖尿病(4.7%)、非胰岛素依赖型糖尿病(4.0%),以及脂蛋白代谢疾患和其他脂血症(3.2%)。

表 3 - 168　2022 年老年人在不同级别医疗机构门急诊费用占比最高的就诊病种

医疗机构级别	顺　位	病　　种	费用占比(%)
市级三级医院	1	支气管和肺的恶性肿瘤	7.0
	2	特发性原发性高血压	6.8
	3	其他的一般症状和体征	4.9
	4	未特指的糖尿病	3.8
	5	慢性缺血性心脏病	3.5

医疗机构级别	顺　位	病　　　种	费用占比（%）
区属三级医院	1	特发性原发性高血压	9.2
	2	慢性缺血性心脏病	6.5
	3	未特指的肾衰竭	5.4
	4	未特指的糖尿病	4.7
	5	慢性肾衰竭	4.3
区属二级医院	1	特发性原发性高血压	8.5
	2	慢性缺血性心脏病	6.6
	3	脑梗死	4.9
	4	未特指的糖尿病	4.7
	5	慢性肾衰竭	3.8
社区卫生服务中心（站）	1	特发性原发性高血压	23.9
	2	慢性缺血性心脏病	15.3
	3	未特指的糖尿病	4.7
	4	非胰岛素依赖型糖尿病	4.0
	5	脂蛋白代谢疾患和其他脂血症	3.2

如表 3-169，长寿老年人在市级三级医院产生的门急诊费用中，占比最高的病种是特发性原发性高血压（8.8%）、其他呼吸性疾患（5.8%）、慢性缺血性心脏病（4.6%）、未特指的糖尿病（4.1%），以及原因不明的发热（3.2%）；在区属三级医院产生的门急诊费用中，占比最高的病种是慢性缺血性心脏病（8.3%）、特发性原发性高血压（8.2%）、其他呼吸性疾患（6.6%）、脑梗死（3.6%），以及病原体未特指的肺炎（3.5%）；在区属二级医院产生的门急诊费用中，占比最高的病种是慢性缺血性心脏病（10.7%）、特发性原发性高血压（8.1%）、其他呼吸性疾患（5.5%）、脑梗死（4.7%），以及未特指的糖尿病（3.4%）；在社区卫生服务中心（站）产生的门急诊费用中，占比最高的病种是特发性原发性高血压（21.4%）、慢性缺血性心脏病（18.1%）、功能性肠疾患（3.5%）、慢性支气管炎（3.5%），以及脑血管病后遗症（3.1%）。

表 3-169　2022 年长寿老年人在不同级别医疗机构门急诊费用占比最高的就诊病种

医疗机构级别	顺　位	病　　　种	费用占比（%）
市级三级医院	1	特发性原发性高血压	8.8
	2	其他呼吸性疾患	5.8
	3	慢性缺血性心脏病	4.6
	4	未特指的糖尿病	4.1
	5	原因不明的发热	3.2
区属三级医院	1	慢性缺血性心脏病	8.3
	2	特发性原发性高血压	8.2
	3	其他呼吸性疾患	6.6
	4	脑梗死	3.6
	5	病原体未特指的肺炎	3.5

医疗机构级别	顺 位	病 种	费用占比(%)
区属二级医院	1	慢性缺血性心脏病	10.7
	2	特发性原发性高血压	8.1
	3	其他呼吸性疾患	5.5
	4	脑梗死	4.7
	5	未特指的糖尿病	3.4
社区卫生服务中心(站)	1	特发性原发性高血压	21.4
	2	慢性缺血性心脏病	18.1
	3	功能性肠疾患	3.5
	4	慢性支气管炎	3.5
	5	脑血管病后遗症	3.1

(六) 在不同类别医疗机构门急诊费用占比及占比最高的就诊原因

1. 总体概述

2022 年,全市门急诊费用中,在西医医院产生的费用占比 87.4%,中医医院 12.6%。

由表 3-170,就诊人口在西医医院产生的门急诊费用中,占比最高的病种是特发性原发性高血压(11.2%)、慢性缺血性心脏病(5.1%)、未特指的糖尿病(3.8%)、其他的一般症状和体征(3.7%)、非胰岛素依赖型糖尿病(2.9%)、胃炎和十二指肠炎(2.7%)、未特指的肾衰竭(2.2%)、脂蛋白代谢疾患和其他脂血症(2.1%)、乳房的恶性肿瘤(2.1%),以及急性上呼吸道感染(1.7%)。

表 3-170 2022 年就诊人口在西医医院门急诊费用占比最高的就诊病种

顺 位	病 种	费用占比(%)
1	特发性原发性高血压	11.2
2	慢性缺血性心脏病	5.1
3	未特指的糖尿病	3.8
4	其他的一般症状和体征	3.7
5	非胰岛素依赖型糖尿病	2.9
6	胃炎和十二指肠炎	2.7
7	未特指的肾衰竭	2.2
8	脂蛋白代谢疾患和其他脂血症	2.1
9	乳房的恶性肿瘤	2.1
10	急性上呼吸道感染	1.7

由表 3-171,就诊人口在中医医院产生的门急诊费用中,占比最高的病种是细菌性肠道感染(5.6%)、支气管和肺的恶性肿瘤(5.1%)、特发性原发性高血压(4.7%)、阿米

巴病（3.9%）、胃炎和十二指肠炎（3.7%）、细菌学或组织学未证实之呼吸系统结核病
（3.7%）、乳房的恶性肿瘤（3.5%）、神经系统的结核病（3.2%）、原生动物性肠道疾病
（3.0%），以及慢性肾衰竭（2.6%）。

表 3-171　2022 年就诊人口在中医医院门急诊费用占比最高的就诊病种

顺　位	病　　种	费用占比（%）
1	细菌性肠道感染	5.6
2	支气管和肺的恶性肿瘤	5.1
3	特发性原发性高血压	4.7
4	阿米巴病	3.9
5	胃炎和十二指肠炎	3.7
6	细菌学或组织学未证实之呼吸系统结核病	3.7
7	乳房的恶性肿瘤	3.5
8	神经系统的结核病	3.2
9	原生动物性肠道疾病	3.0
10	慢性肾衰竭	2.6

2. 不同支付方式人口差异

如图 3-27，2022 年，全市医保支付人口产生的门急诊费用中，西医医院占比
86.1%，中医医院 13.9%；非医保支付人口产生的门急诊费用中，西医医院占比 91.7%，
中医医院 8.3%。

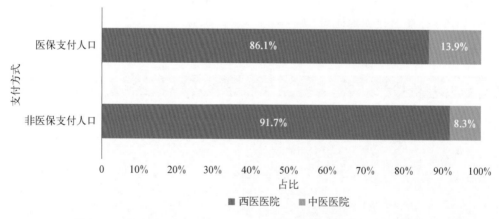

图 3-27　2022 年不同支付方式人口在不同类别医疗机构门急诊费用占比

如表 3-172，医保支付人口在西医医院产生的门急诊费用中，占比最高的病种是特
发性原发性高血压（13.2%）、慢性缺血性心脏病（6.1%）、未特指的糖尿病（4.3%）、非
胰岛素依赖型糖尿病（3.3%），以及胃炎和十二指肠炎（2.9%）；在中医医院产生的门急
诊费用中，占比最高的病种是细菌性肠道感染（5.7%）、支气管和肺的恶性肿瘤
（5.1%）、特发性原发性高血压（4.9%）、细菌学或组织学未证实之呼吸系统结核病
（3.9%），以及胃炎和十二指肠炎（3.7%）。

表 3-172　2022 年医保支付人口在不同类别医疗机构门急诊费用占比最高的就诊病种

医疗机构类别	顺　位	病　　种	费用占比(%)
西医医院	1	特发性原发性高血压	13.2
	2	慢性缺血性心脏病	6.1
	3	未特指的糖尿病	4.3
	4	非胰岛素依赖型糖尿病	3.3
	5	胃炎和十二指肠炎	2.9
中医医院	1	细菌性肠道感染	5.7
	2	支气管和肺的恶性肿瘤	5.1
	3	特发性原发性高血压	4.9
	4	细菌学或组织学未证实之呼吸系统结核病	3.9
	5	胃炎和十二指肠炎	3.7

如表 3-173,非医保支付人口在西医医院产生的门急诊费用中,占比最高的病种是其他的一般症状和体征(11.1%)、屈光和调节疾患(5.4%)、女性不育症(5.3%)、牙面异常(包括咬合不正)(5.1%),以及牙和支持结构的疾病(3.1%);在中医医院产生的门急诊费用中,占比最高的病种是阿米巴病(5.4%)、细菌性肠道感染(5.2%)、支气管和肺的恶性肿瘤(5.0%)、胃炎和十二指肠炎(4.1%),以及神经系统的结核病(3.1%)。

表 3-173　2022 年非医保支付人口在不同类别医疗机构门急诊费用占比最高的就诊病种

医疗机构类别	顺　位	病　　种	费用占比(%)
西医医院	1	其他的一般症状和体征	11.1
	2	屈光和调节疾患	5.4
	3	女性不育症	5.3
	4	牙面异常(包括咬合不正)	5.1
	5	牙和支持结构的疾病	3.1
中医医院	1	阿米巴病	5.4
	2	细菌性肠道感染	5.2
	3	支气管和肺的恶性肿瘤	5.0
	4	胃炎和十二指肠炎	4.1
	5	神经系统的结核病	3.1

3. 不同性别人口差异

如图 3-28,2022 年,全市男性产生的门急诊费用中,西医医院占比 87.7%,中医医院 12.3%;女性产生的门急诊费用中,西医医院占比 86.7%,中医医院 13.3%。

如表 3-174,男性在西医医院产生的门急诊费用中,占比最高的病种是特发性原发性高血压(12.9%)、慢性缺血性心脏病(5.3%)、未特指的糖尿病(4.6%)、非胰岛素依赖型糖尿病(3.5%),以及未特指的肾衰竭(3.1%);在中医医院产生的门急诊费用中,占比最高的病种是细菌性肠道感染(6.0%)、特发性原发性高血压(5.7%)、支气管和肺的恶性肿瘤(5.5%)、慢性肾衰竭(4.0%),以及阿米巴病(3.8%)。

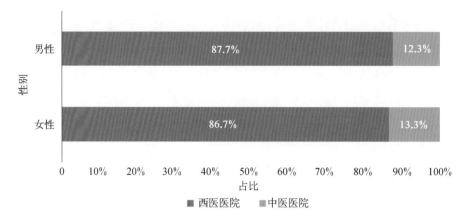

图 3 - 28　2022 年不同性别人口在不同类别医疗机构门急诊费用占比

表 3 - 174　2022 年男性在不同类别医疗机构门急诊费用占比最高的就诊病种

医疗机构类别	顺　位	病　　种	费用占比(%)
西医医院	1	特发性原发性高血压	12.9
	2	慢性缺血性心脏病	5.3
	3	未特指的糖尿病	4.6
	4	非胰岛素依赖型糖尿病	3.5
	5	未特指的肾衰竭	3.1
中医医院	1	细菌性肠道感染	6.0
	2	特发性原发性高血压	5.7
	3	支气管和肺的恶性肿瘤	5.5
	4	慢性肾衰竭	4.0
	5	阿米巴病	3.8

如表 3 - 175,女性在西医医院产生的门急诊费用中,占比最高的病种是特发性原发性高血压(10.3%)、慢性缺血性心脏病(5.2%)、其他的一般症状和体征(4.3%)、乳房的恶性肿瘤(3.7%),以及未特指的糖尿病(3.2%);在中医医院产生的门急诊费用中,占比最高的病种是乳房的恶性肿瘤(5.9%)、细菌性肠道感染(5.4%)、支气管和肺的恶性肿瘤(4.8%)、细菌学或组织学未证实之呼吸系统结核病(4.0%),以及特发性原发性高血压(4.0%)。

表 3 - 175　2022 年女性在不同类别医疗机构门急诊费用占比最高的就诊病种

医疗机构类别	顺　位	病　　种	费用占比(%)
西医医院	1	特发性原发性高血压	10.3
	2	慢性缺血性心脏病	5.2
	3	其他的一般症状和体征	4.3
	4	乳房的恶性肿瘤	3.7
	5	未特指的糖尿病	3.2

续　表

医疗机构类别	顺　位	病　　　种	费用占比(%)
中医医院	1	乳房的恶性肿瘤	5.9
	2	细菌性肠道感染	5.4
	3	支气管和肺的恶性肿瘤	4.8
	4	细菌学或组织学未证实之呼吸系统结核病	4.0
	5	特发性原发性高血压	4.0

4. 不同年龄组人口差异

如图 3-29,2022 年,全市儿童产生的门急诊费用中,西医医院占比 92.9%,中医医院 7.1%;青年产生的门急诊费用中,西医医院占比 86.6%,中医医院 13.4%;中年产生的门急诊费用中,西医医院占比 84.4%,中医医院 15.6%;年轻老年人产生的门急诊费用中,西医医院占比 86.9%,中医医院 13.1%;老年人产生的门急诊费用中,西医医院占比 89.4%,中医医院10.6%;长寿老年人产生的门急诊费用中,西医医院占比 91.3%,中医医院 8.7%。

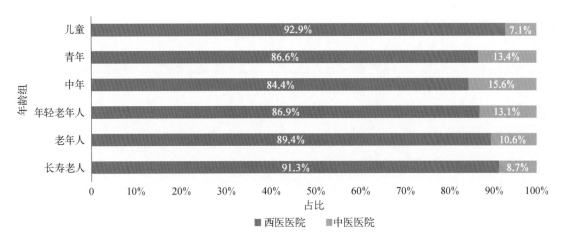

图 3-29　2022 年不同年龄组人口在不同类别医疗机构门急诊费用占比

如表 3-176,儿童在西医医院产生的门急诊费用中,占比最高的病种是其他呼吸性疾患(12.2%)、急性上呼吸道感染(10.8%)、屈光和调节疾患(8.8%)、牙面异常(包括咬合不正)(7.0%),以及支气管炎(5.6%);在中医医院产生的门急诊费用中,占比最高的病种是急性上呼吸道感染(9.3%)、咳嗽(6.2%)、细菌性肠道感染(6.2%)、急性支气管炎(6.1%),以及支气管炎(5.9%)。

表 3-176　2022 年儿童在不同类别医疗机构门急诊费用占比最高的就诊病种

医疗机构类别	顺　位	病　　　种	费用占比(%)
西医医院	1	其他呼吸性疾患	12.2
	2	急性上呼吸道感染	10.8
	3	屈光和调节疾患	8.8

医疗机构类别	顺　位	病　　种	费用占比(%)
	4	牙面异常(包括咬合不正)	7.0
	5	支气管炎	5.6
中医医院	1	急性上呼吸道感染	9.3
	2	咳嗽	6.2
	3	细菌性肠道感染	6.2
	4	急性支气管炎	6.1
	5	支气管炎	5.9

如表3-177,青年在西医医院产生的门急诊费用中,占比最高的病种是屈光和调节疾患(5.9%)、女性不育症(4.8%)、牙面异常(包括咬合不正)(3.8%)、其他的一般症状和体征(3.6%),以及主要与妊娠有关的其他情况的孕产妇医疗(3.4%);在中医医院产生的门急诊费用中,占比最高的病种是假定传染源的腹泻和胃肠炎(6.9%)、细菌性肠道感染(5.3%)、阿米巴病(4.5%),月经过多、频繁而且不规则(4.1%),以及胃炎和十二指肠炎(3.8%)。

表3-177　2022年青年在不同类别医疗机构门急诊费用占比最高的就诊病种

医疗机构类别	顺　位	病　　种	费用占比(%)
西医医院	1	屈光和调节疾患	5.9
	2	女性不育症	4.8
	3	牙面异常(包括咬合不正)	3.8
	4	其他的一般症状和体征	3.6
	5	主要与妊娠有关的其他情况的孕产妇医疗	3.4
中医医院	1	假定传染源的腹泻和胃肠炎	6.9
	2	细菌性肠道感染	5.3
	3	阿米巴病	4.5
	4	月经过多、频繁而且不规则	4.1
	5	胃炎和十二指肠炎	3.8

如表3-178,中年在西医医院产生的门急诊费用中,占比最高的病种是特发性原发性高血压(10.6%)、其他的一般症状和体征(8.1%)、乳房的恶性肿瘤(4.4%)、未特指的糖尿病(3.9%),以及胃炎和十二指肠炎(3.4%);在中医医院产生的门急诊费用中,占比最高的病种是细菌性肠道感染(5.9%)、特发性原发性高血压(5.2%)、乳房的恶性肿瘤(5.0%)、支气管和肺的恶性肿瘤(4.8%),以及胃炎和十二指肠炎(4.7%)。

表3-178　2022年中年在不同类别医疗机构门急诊费用占比最高的就诊病种

医疗机构类别	顺　位	病　　种	费用占比(%)
西医医院	1	特发性原发性高血压	10.6
	2	其他的一般症状和体征	8.1

续 表

医疗机构类别	顺 位	病 种	费用占比（%）
	3	乳房的恶性肿瘤	4.4
	4	未特指的糖尿病	3.9
	5	胃炎和十二指肠炎	3.4
中医医院	1	细菌性肠道感染	5.9
	2	特发性原发性高血压	5.2
	3	乳房的恶性肿瘤	5.0
	4	支气管和肺的恶性肿瘤	4.8
	5	胃炎和十二指肠炎	4.7

如表 3-179，年轻老年人在西医医院产生的门急诊费用中，占比最高的病种是特发性原发性高血压（15.5%）、慢性缺血性心脏病（6.9%）、未特指的糖尿病（5.3%）、非胰岛素依赖型糖尿病（4.1%），以及其他的一般症状和体征（3.5%）；在中医医院产生的门急诊费用中，占比最高的病种是支气管和肺的恶性肿瘤（8.5%）、细菌学或组织学未证实之呼吸系统结核病（5.7%）、特发性原发性高血压（5.6%）、细菌性肠道感染（5.6%），以及乳房的恶性肿瘤（4.7%）。

表 3-179　2022 年年轻老年人在不同类别医疗机构门急诊费用占比最高的就诊病种

医疗机构类别	顺 位	病 种	费用占比（%）
西医医院	1	特发性原发性高血压	15.5
	2	慢性缺血性心脏病	6.9
	3	未特指的糖尿病	5.3
	4	非胰岛素依赖型糖尿病	4.1
	5	其他的一般症状和体征	3.5
中医医院	1	支气管和肺的恶性肿瘤	8.5
	2	细菌学或组织学未证实之呼吸系统结核病	5.7
	3	特发性原发性高血压	5.6
	4	细菌性肠道感染	5.6
	5	乳房的恶性肿瘤	4.7

如表 3-180，老年人在西医医院产生的门急诊费用中，占比最高的病种是特发性原发性高血压（16.8%）、慢性缺血性心脏病（10.8%）、未特指的糖尿病（4.7%）、非胰岛素依赖型糖尿病（3.5%），以及未特指的肾衰竭（2.5%）；在中医医院产生的门急诊费用中，占比最高的病种是特发性原发性高血压（7.2%）、细菌性肠道感染（5.9%）、支气管和肺的恶性肿瘤（5.2%）、慢性缺血性心脏病（4.6%），以及慢性肾衰竭（4.4%）。

表 3-180　2022 年老年人在不同类别医疗机构门急诊费用占比最高的就诊病种

医疗机构类别	顺 位	病 种	费用占比（%）
西医医院	1	特发性原发性高血压	16.8
	2	慢性缺血性心脏病	10.8

医疗机构类别	顺 位	病 种	费用占比(%)
	3	未特指的糖尿病	4.7
	4	非胰岛素依赖型糖尿病	3.5
	5	未特指的肾衰竭	2.5
中医医院	1	特发性原发性高血压	7.2
	2	细菌性肠道感染	5.9
	3	支气管和肺的恶性肿瘤	5.2
	4	慢性缺血性心脏病	4.6
	5	慢性肾衰竭	4.4

如表3-181,长寿老年人在西医医院产生的门急诊费用中,占比最高的病种是特发性原发性高血压(15.5%)、慢性缺血性心脏病(13.4%)、未特指的糖尿病(3.4%)、其他呼吸性疾患(3.1%),以及功能性肠疾患(2.6%);在中医医院产生的门急诊费用中,占比最高的病种是特发性原发性高血压(7.9%)、慢性缺血性心脏病(7.4%)、细菌性肠道感染(5.9%)、神经系统的结核病(3.7%),以及脑梗死(3.7%)。

表3-181 2022年长寿老年人在不同类别医疗机构门急诊费用占比最高的就诊病种

医疗机构类别	顺 位	病 种	费用占比(%)
西医医院	1	特发性原发性高血压	15.5
	2	慢性缺血性心脏病	13.4
	3	未特指的糖尿病	3.4
	4	其他呼吸性疾患	3.1
	5	功能性肠疾患	2.6
中医医院	1	特发性原发性高血压	7.9
	2	慢性缺血性心脏病	7.4
	3	细菌性肠道感染	5.9
	4	神经系统的结核病	3.7
	5	脑梗死	3.7

二、门急诊次均费用及费用最高的就诊原因

(一)总体概述

如表3-182,2022年,全市就诊人口因肿瘤(1439元),妊娠、分娩和产褥期(630元),以及泌尿生殖系统疾病(557元)就诊产生的门急诊次均费用最高。因肿瘤就诊产生的次均费用最高的病种是支气管和肺的恶性肿瘤(1490元)、乳房的恶性肿瘤(1423元),以及结肠的恶性肿瘤(1345元)。因妊娠、分娩和产褥期就诊产生的次均费用最高的病种是医疗性流产(645元),以及主要与妊娠有关的其他情况的孕产妇医疗(621元)。因泌尿生

殖系统疾病就诊产生的次均费用最高的病种是未特指的肾衰竭（1 573 元）、女性不育症（1 345 元）、慢性肾衰竭（979 元）、孤立性蛋白尿（589 元），以及慢性肾炎综合征（538 元）。

表 3 - 182　2022 年门急诊次均费用最高的就诊原因

顺　　位	疾 病 分 类	病　　种	次均费用（元）
1	肿瘤		1 439
		支气管和肺的恶性肿瘤	1 490
		乳房的恶性肿瘤	1 423
		结肠的恶性肿瘤	1 345
2	妊娠、分娩和产褥期		630
		医疗性流产	645
		主要与妊娠有关的其他情况的孕产妇医疗	621
3	泌尿生殖系统疾病		557
		未特指的肾衰竭	1 573
		女性不育症	1 345
		慢性肾衰竭	979
		孤立性蛋白尿	589
		慢性肾炎综合征	538

（二）不同支付方式人口门急诊次均费用及费用最高的就诊原因

2022 年，全市医保支付人口产生的门急诊次均费用为 364 元，非医保支付人口 367 元。

如表 3 - 183，医保支付人口因肿瘤（1 469 元），妊娠、分娩和产褥期（660 元），以及泌尿生殖系统疾病（532 元）就诊产生的门急诊次均费用最高。因肿瘤就诊产生的次均费用最高的病种是支气管和肺的恶性肿瘤（1 540 元）、乳房的恶性肿瘤（1 454 元），以及结肠的恶性肿瘤（1 327 元）。因妊娠、分娩和产褥期就诊产生的次均费用最高的病种是主要与妊娠有关的其他情况的孕产妇医疗（685 元），以及医疗性流产（623 元）。因泌尿生殖系统疾病就诊产生的次均费用最高的病种是未特指的肾衰竭（1 558 元）、慢性肾衰竭（971 元）、女性不育症（958 元）、孤立性蛋白尿（576 元），以及慢性肾炎综合征（528 元）。

表 3 - 183　2022 年医保支付人口门急诊次均费用最高的就诊原因

顺　　位	疾 病 分 类	病　　种	次均费用（元）
1	肿瘤		1 469
		支气管和肺的恶性肿瘤	1 540
		乳房的恶性肿瘤	1 454
		结肠的恶性肿瘤	1 327
2	妊娠、分娩和产褥期		660
		主要与妊娠有关的其他情况的孕产妇医疗	685
		医疗性流产	623

顺 位	疾 病 分 类	病 种	次均费用(元)
3	泌尿生殖系统疾病		532
		未特指的肾衰竭	1 558
		慢性肾衰竭	971
		女性不育症	958
		孤立性蛋白尿	576
		慢性肾炎综合征	528

如表3-184,非医保支付人口因肿瘤(1 341元)、消化系统疾病(718元),以及泌尿生殖系统疾病(667元)就诊产生的门急诊次均费用最高。因肿瘤就诊产生的次均费用最高的病种是结肠的恶性肿瘤(1 407元)、支气管和肺的恶性肿瘤(1 341元),以及乳房的恶性肿瘤(1 320元)。因消化系统疾病就诊产生的次均费用最高的病种是牙和支持结构的疾病(2 428元)、牙面异常(包括咬合不正)(1 375元)、包埋牙及阻生牙(608元)、消化系统其他疾病(594元),以及齿龈炎和牙周疾病(591元)。因泌尿生殖系统疾病就诊产生的次均费用最高的病种是未特指的肾衰竭(1 792元)、女性不育症(1 508元)、慢性肾衰竭(1 108元)、孤立性蛋白尿(669元),以及慢性肾炎综合征(625元)。

表3-184 2022年非医保支付人口门急诊次均费用最高的就诊原因

顺 位	疾 病 分 类	病 种	次均费用(元)
1	肿瘤		1 341
		结肠的恶性肿瘤	1 407
		支气管和肺的恶性肿瘤	1 341
		乳房的恶性肿瘤	1 320
2	消化系统疾病		718
		牙和支持结构的疾病	2 428
		牙面异常(包括咬合不正)	1 375
		包埋牙及阻生牙	608
		消化系统其他疾病	594
		齿龈炎和牙周疾病	591
3	泌尿生殖系统疾病		667
		未特指的肾衰竭	1 792
		女性不育症	1 508
		慢性肾衰竭	1 108
		孤立性蛋白尿	669
		慢性肾炎综合征	625

(三) 不同性别人口门急诊次均费用及费用最高的就诊原因

2022年,全市男性产生的门急诊次均费用为348元,女性378元,性别比为0.92。

如表 3-185，男性因肿瘤（1 396 元）、泌尿生殖系统疾病（573 元），以及症状、体征和临床与实验室异常所见（487 元）就诊产生的门急诊次均费用最高。因肿瘤就诊产生的次均费用最高的病种是支气管和肺的恶性肿瘤（1 399 元），以及结肠的恶性肿瘤（1 387 元）。因泌尿生殖系统疾病就诊产生的次均费用最高的病种是未特指的肾衰竭（1 695 元）、慢性肾衰竭（1 040 元）、孤立性蛋白尿（609 元）、慢性肾炎综合征（566 元），以及前列腺炎性疾病（382 元）。因症状、体征和临床与实验室异常所见就诊产生的次均费用最高的病种是其他身体结构诊断性影像检查的异常所见（799 元）、其他的一般症状和体征（792 元）、累及循环和呼吸系统的其他症状和体征（708 元）、腹部和盆腔痛（608 元），以及咽痛和胸痛（588 元）。

表 3-185　2022 年男性门急诊次均费用最高的就诊原因

顺　位	疾 病 分 类	病　种	次均费用（元）
1	肿瘤		1 396
		支气管和肺的恶性肿瘤	1 399
		结肠的恶性肿瘤	1 387
2	泌尿生殖系统疾病		573
		未特指的肾衰竭	1 695
		慢性肾衰竭	1 040
		孤立性蛋白尿	609
		慢性肾炎综合征	566
		前列腺炎性疾病	382
3	症状、体征和临床与实验室异常所见		487
		其他身体结构诊断性影像检查的异常所见	799
		其他的一般症状和体征	792
		累及循环和呼吸系统的其他症状和体征	708
		腹部和盆腔痛	608
		咽痛和胸痛	588

如表 3-186，女性因肿瘤（1 463 元），妊娠、分娩和产褥期（630 元），以及泌尿生殖系统疾病（536 元）就诊产生的门急诊次均费用最高。因肿瘤就诊产生的次均费用最高的病种是支气管和肺的恶性肿瘤（1 596 元）、乳房的恶性肿瘤（1 430 元），以及结肠的恶性肿瘤（1 299 元）。因妊娠、分娩和产褥期就诊产生的次均费用最高的病种是医疗性流产（647 元），以及主要与妊娠有关的其他情况的孕产妇医疗（620 元）。因泌尿生殖系统疾病就诊产生的次均费用最高的病种是未特指的肾衰竭（1 398 元）、女性不育症（1 342 元）、慢性肾衰竭（906 元）、孤立性蛋白尿（574 元），以及慢性肾炎综合征（517 元）。

表 3-186 2022 年女性门急诊次均费用最高的就诊原因

顺 位	疾病分类	病 种	次均费用(元)
1	肿瘤		1 463
		支气管和肺的恶性肿瘤	1 596
		乳房的恶性肿瘤	1 430
		结肠的恶性肿瘤	1 299
2	妊娠、分娩和产褥期		630
		医疗性流产	647
		主要与妊娠有关的其他情况的孕产妇医疗	620
3	泌尿生殖系统疾病		536
		未特指的肾衰竭	1 398
		女性不育症	1 342
		慢性肾衰竭	906
		孤立性蛋白尿	574
		慢性肾炎综合征	517

(四) 不同年龄组人口门急诊次均费用及费用最高的就诊原因

2022 年,全市儿童产生的门急诊次均费用为 290 元,青年 344 元,中年 380 元,年轻老年人 382 元,老年人 377 元,长寿老年人 375 元。

如表 3-187,儿童因神经系统疾病(664 元)、消化系统疾病(428 元),以及精神和行为疾患(395 元)就诊产生的门急诊次均费用最高。因神经系统疾病就诊产生的次均费用最高的病种是癫痫(757 元),以及睡眠障碍(423 元)。因消化系统疾病就诊产生的次均费用最高的病种是牙面异常(包括咬合不正)(1 066 元)、包埋牙及阻生牙(639 元)、肝的其他疾病(435元)、牙髓和根尖周组织疾病(396 元),以及龋病(321 元)。因精神和行为疾患就诊产生的次均费用最高的病种是焦虑障碍(419 元)、抑郁性障碍(398 元)、精神分裂症(391 元)、未特指的精神障碍(386 元),以及神经症性障碍(297 元)。

表 3-187 2022 年儿童门急诊次均费用最高的就诊原因

顺 位	疾病分类	病 种	次均费用(元)
1	神经系统疾病		664
		癫痫	757
		睡眠障碍	423
2	消化系统疾病		428
		牙面异常(包括咬合不正)	1 066
		包埋牙及阻生牙	639
		肝的其他疾病	435
		牙髓和根尖周组织疾病	396
		龋病	321

顺 位	疾 病 分 类	病 种	次均费用(元)
3	精神和行为疾患		395
		焦虑障碍	419
		抑郁性障碍	398
		精神分裂症	391
		未特指的精神障碍	386
		神经症性障碍	297

如表 3 – 188,青年因肿瘤(1 620 元)、眼和附器疾病(828 元),以及妊娠、分娩和产褥期(630 元)就诊产生的门急诊次均费用最高。因肿瘤就诊产生的次均费用最高的病种是乳房的恶性肿瘤(1 662 元)、支气管和肺的恶性肿瘤(1 539 元),以及结肠的恶性肿瘤(1 433 元)。因眼和附器疾病就诊产生的次均费用最高的病种是屈光和调节疾患(1 771 元)、白内障(1 313 元)、青光眼(365 元)、角膜炎(240 元),以及泪器系疾患(198 元)。因妊娠、分娩和产褥期就诊产生的次均费用最高的病种是医疗性流产(647 元),以及主要与妊娠有关的其他情况的孕产妇医疗(620 元)。

表 3 – 188 2022 年青年门急诊次均费用最高的就诊原因

顺 位	疾 病 分 类	病 种	次均费用(元)
1	肿瘤		1 620
		乳房的恶性肿瘤	1 662
		支气管和肺的恶性肿瘤	1 539
		结肠的恶性肿瘤	1 433
2	眼和附器疾病		828
		屈光和调节疾患	1 771
		白内障	1 313
		青光眼	365
		角膜炎	240
		泪器系疾患	198
3	妊娠、分娩和产褥期		630
		医疗性流产	647
		主要与妊娠有关的其他情况的孕产妇医疗	620

如表 3 – 189,中年因肿瘤(1 457 元),妊娠、分娩和产褥期(647 元),以及泌尿生殖系统疾病(589 元)就诊产生的门急诊次均费用最高。因肿瘤就诊产生的次均费用最高的病种是支气管和肺的恶性肿瘤(1 495 元)、乳房的恶性肿瘤(1 444 元),以及结肠的恶性肿瘤(1 418 元)。因妊娠、分娩和产褥期就诊产生的次均费用最高的病种是主要与妊娠有关的其他情况的孕产妇医疗(759 元),以及医疗性流产(624 元)。因泌尿生殖系统疾病就诊产生的次均费用最高的病种是未特指的肾衰竭(2 255 元)、女性不育症(1 481 元)、慢性肾衰竭(1 339 元)、孤立性蛋白尿(640 元),以及慢性肾炎综合征(596 元)。

表 3－189　2022 年中年门急诊次均费用最高的就诊原因

顺　位	疾病分类	病　种	次均费用(元)
1	肿瘤		1 457
		支气管和肺的恶性肿瘤	1 495
		乳房的恶性肿瘤	1 444
		结肠的恶性肿瘤	1 418
2	妊娠、分娩和产褥期		647
		主要与妊娠有关的其他情况的孕产妇医疗	759
		医疗性流产	624
3	泌尿生殖系统疾病		589
		未特指的肾衰竭	2 255
		女性不育症	1 481
		慢性肾衰竭	1 339
		孤立性蛋白尿	640
		慢性肾炎综合征	596

如表 3－190,年轻老年人因肿瘤(1 400 元),症状、体征和临床与实验室异常所见(609元),以及泌尿生殖系统疾病(572 元)就诊产生的门急诊次均费用最高。因肿瘤就诊产生的次均费用最高的病种是支气管和肺的恶性肿瘤(1 451 元)、结肠的恶性肿瘤(1 354 元),以及乳房的恶性肿瘤(1 353 元)。因症状、体征和临床与实验室异常所见就诊产生的次均费用最高的病种是其他的一般症状和体征(1 097 元)、其他身体结构诊断性影像检查的异常所见(741 元)、累及循环和呼吸系统的其他症状和体征(705 元)、咽痛和胸痛(665 元),以及腹部和盆腔痛(657 元)。因泌尿生殖系统疾病就诊产生的次均费用最高的病种是未特指的肾衰竭(1 560 元)、慢性肾衰竭(1 009 元)、女性不育症(665 元)、孤立性蛋白尿(582 元),以及其他异常的子宫和阴道出血(546 元)。

表 3－190　2022 年年轻老年人门急诊次均费用最高的就诊原因

顺　位	疾病分类	病　种	次均费用(元)
1	肿瘤		1 400
		支气管和肺的恶性肿瘤	1 451
		结肠的恶性肿瘤	1 354
		乳房的恶性肿瘤	1 353
2	症状、体征和临床与实验室异常所见		609
		其他的一般症状和体征	1 097
		其他身体结构诊断性影像检查的异常所见	741
		累及循环和呼吸系统的其他症状和体征	705
		咽痛和胸痛	665
		腹部和盆腔痛	657

顺　位	疾病分类	病　种	次均费用(元)
3	泌尿生殖系统疾病		572
		未特指的肾衰竭	1 560
		慢性肾衰竭	1 009
		女性不育症	665
		孤立性蛋白尿	582
		其他异常的子宫和阴道出血	546

如表3–191,老年人因肿瘤(1 435元),症状、体征和临床与实验室异常所见(635元),以及泌尿生殖系统疾病(499元)就诊产生的门急诊次均费用最高。因肿瘤就诊产生的次均费用最高的病种是支气管和肺的恶性肿瘤(1 640元)、结肠的恶性肿瘤(1 227元),以及乳房的恶性肿瘤(1 217元)。因症状、体征和临床与实验室异常所见就诊产生的次均费用最高的病种是其他的一般症状和体征(1 319元)、累及循环和呼吸系统的其他症状和体征(902元)、咽痛和胸痛(804元)、其他身体结构诊断性影像检查的异常所见(773元),以及原因不明的发热(741元)。因泌尿生殖系统疾病就诊产生的次均费用最高的病种是其他的一般症状和体征(1 319元)、累及循环和呼吸系统的其他症状和体征(902元)、咽痛和胸痛(804元)、其他身体结构诊断性影像检查的异常所见(773元),以及原因不明的发热(741元)。

表3–191　2022年老年人门急诊次均费用最高的就诊原因

顺　位	疾病分类	病　种	次均费用(元)
1	肿瘤		1 435
		支气管和肺的恶性肿瘤	1 640
		结肠的恶性肿瘤	1 227
		乳房的恶性肿瘤	1 217
2	症状、体征和临床与实验室异常所见		635
		其他的一般症状和体征	1 319
		累及循环和呼吸系统的其他症状和体征	902
		咽痛和胸痛	804
		其他身体结构诊断性影像检查的异常所见	773
		原因不明的发热	741
3	泌尿生殖系统疾病		499
		其他的一般症状和体征	1 319
		累及循环和呼吸系统的其他症状和体征	902
		咽痛和胸痛	804
		其他身体结构诊断性影像检查的异常所见	773
		原因不明的发热	741

如表3–192,长寿老年人因肿瘤(1 166元),症状、体征和临床与实验室异常所见(683元),以及损伤、中毒和外因的某些其他后果(524元)就诊产生的门急诊次均费用最高。因肿

瘤就诊产生的次均费用最高的病种是支气管和肺的恶性肿瘤（1 496 元）、结肠的恶性肿瘤（1 035 元），以及乳房的恶性肿瘤（919 元）。因症状、体征和临床与实验室异常所见就诊产生的次均费用最高的病种是累及循环和呼吸系统的其他症状和体征（1 196 元）、咽痛和胸痛（1 002 元）、原因不明的发热（978 元）、其他的一般症状和体征（829 元），以及肺诊断性影像检查的异常所见（746 元）。因损伤、中毒和外因的某些其他后果就诊产生的次均费用最高的病种是头部损伤（581 元），以及身体损伤（483 元）。

表 3－192　2022 年长寿老年人门急诊次均费用最高的就诊原因

顺　位	疾病分类	病　种	次均费用（元）
1	肿瘤		1 166
		支气管和肺的恶性肿瘤	1 496
		结肠的恶性肿瘤	1 035
		乳房的恶性肿瘤	919
2	症状、体征和临床与实验室异常所见		683
		累及循环和呼吸系统的其他症状和体征	1 196
		咽痛和胸痛	1 002
		原因不明的发热	978
		其他的一般症状和体征	829
		肺诊断性影像检查的异常所见	746
3	损伤、中毒和外因的某些其他后果		524
		头部损伤	581
		身体损伤	483

（五）在不同级别医疗机构门急诊次均费用及费用最高的就诊原因

1. 总体概述

2022 年，全市就诊人口在市级三级医院产生的门急诊次均费用为 502 元，区属三级医院 343 元，区属二级医院 340 元，社区卫生服务中心（站）233 元。

如表 3－193，就诊人口在市级三级医院门急诊次均费用最高的病种是未特指的肾衰竭（1 970 元）、支气管和肺的恶性肿瘤（1 593 元）、乳房的恶性肿瘤（1 512 元）、牙和支持结构的疾病（1 504 元）、结肠的恶性肿瘤（1 487 元）、慢性肾衰竭（1 419 元）、女性不育症（1 402 元）、白内障（1 260 元）、牙面异常（包括咬合不正）（1 216 元），以及细菌学或组织学未证实之呼吸系统结核病（1 065 元）。

表 3－193　2022 年就诊人口在市级三级医院门急诊次均费用最高的就诊病种

顺　位	病　种	次均费用（元）
1	未特指的肾衰竭	1 970
2	支气管和肺的恶性肿瘤	1 593
3	乳房的恶性肿瘤	1 512

顺　位	病　种	次均费用(元)
4	牙和支持结构的疾病	1 504
5	结肠的恶性肿瘤	1 487
6	慢性肾衰竭	1 419
7	女性不育症	1 402
8	白内障	1 260
9	牙面异常(包括咬合不正)	1 216
10	细菌学或组织学未证实之呼吸系统结核病	1 065

如表 3－194,就诊人口在区属三级医院门急诊次均费用最高的病种是未特指的肾衰竭(2 666 元)、女性不育症(1 291 元)、支气管和肺的恶性肿瘤(1 105 元)、牙面异常(包括咬合不正)(1 058 元)、牙和支持结构的疾病(1 036 元)、慢性肾衰竭(1 026 元)、乳房的恶性肿瘤(916 元)、结肠的恶性肿瘤(841 元)、细菌学或组织学未证实之呼吸系统结核病(697 元),以及不适和疲劳(697 元)。

表 3－194　2022 年就诊人口在区属三级医院门急诊次均费用最高的就诊病种

顺　位	病　种	次均费用(元)
1	未特指的肾衰竭	2 666
2	女性不育症	1 291
3	支气管和肺的恶性肿瘤	1 105
4	牙面异常(包括咬合不正)	1 058
5	牙和支持结构的疾病	1 036
6	慢性肾衰竭	1 026
7	乳房的恶性肿瘤	916
8	结肠的恶性肿瘤	841
9	细菌学或组织学未证实之呼吸系统结核病	697
10	不适和疲劳	697

如表 3－195,就诊人口在区属二级医院门急诊次均费用最高的病种是未特指的肾衰竭(1 975 元)、慢性肾衰竭(1 297 元)、乳房的恶性肿瘤(1 002 元)、牙面异常(包括咬合不正)(986 元)、细菌学或组织学未证实之呼吸系统结核病(941 元)、支气管和肺的恶性肿瘤(903元)、牙和支持结构的疾病(822 元)、结肠的恶性肿瘤(744 元)、累及循环和呼吸系统的其他症状和体征(710 元),以及虚病(650 元)。

表 3－195　2022 年就诊人口在区属二级医院门急诊次均费用最高的就诊病种

顺　位	病　种	次均费用(元)
1	未特指的肾衰竭	1 975
2	慢性肾衰竭	1 297

顺　位	病　种	次均费用(元)
3	乳房的恶性肿瘤	1 002
4	牙面异常(包括咬合不正)	986
5	细菌学或组织学未证实之呼吸系统结核病	941
6	支气管和肺的恶性肿瘤	903
7	牙和支持结构的疾病	822
8	结肠的恶性肿瘤	744
9	累及循环和呼吸系统的其他症状和体征	710
10	虚病	650

如表 3-196,就诊人口在社区卫生服务中心(站)门急诊次均费用最高的病种是牙面异常(包括咬合不正)(872 元)、慢性肾衰竭(509 元)、未特指的肾衰竭(481 元)、原生动物性肠道疾病(435 元)、心房纤颤和扑动(393 元)、膝关节病(389 元)、椎间盘疾患(386 元)、非毒性甲状腺肿(383 元)、虚病(381 元),以及脊椎病(361 元)。

表 3-196　2022 年就诊人口在社区卫生服务中心(站)门急诊次均费用最高的就诊病种

顺　位	病　种	次均费用(元)
1	牙面异常(包括咬合不正)	872
2	慢性肾衰竭	509
3	未特指的肾衰竭	481
4	原生动物性肠道疾病	435
5	心房纤颤和扑动	393
6	膝关节病	389
7	椎间盘疾患	386
8	非毒性甲状腺肿	383
9	虚病	381
10	脊椎病	361

2. 不同支付方式人口差异

如表 3-197,2022 年,全市医保支付人口在市级三级医院产生的门急诊次均费用为 510 元,区属三级医院 384 元,区属二级医院 370 元,社区卫生服务中心(站)236 元;非医保支付人口在市级三级医院产生的门急诊次均费用为 487 元,区属三级医院 245 元,区属二级医院 260 元,社区卫生服务中心(站)168 元。

表 3-197　2022 年不同支付方式人口在不同级别医疗机构门急诊次均费用　　(单位:元)

支付方式	市级三级医院	区属三级医院	区属二级医院	社区卫生服务中心(站)
医保支付	510	384	370	236
非医保支付	487	245	260	168

如表 3-198,医保支付人口在市级三级医院门急诊次均费用最高的病种是未特指的肾衰竭(2 002 元)、支气管和肺的恶性肿瘤(1 669 元)、乳房的恶性肿瘤(1 555 元)、结肠的恶性肿瘤(1 477 元),以及慢性肾衰竭(1 439 元);在区属三级医院门急诊次均费用最高的病种是未特指的肾衰竭(2 719 元)、支气管和肺的恶性肿瘤(1 159 元)、牙面异常(包括咬合不正)(1 096 元)、慢性肾衰竭(1 033 元),以及乳房的恶性肿瘤(973 元);在区属二级医院门急诊次均费用最高的病种是未特指的肾衰竭(1 955 元)、慢性肾衰竭(1 307 元)、乳房的恶性肿瘤(1 036 元)、牙面异常(包括咬合不正)(971 元)以及细菌学或组织学未证实之呼吸系统结核病(960 元);在社区卫生服务中心(站)门急诊次均费用最高的病种是牙面异常(包括咬合不正)(787 元)、慢性肾衰竭(508 元)、未特指的肾衰竭(480 元)、原生动物性肠道疾病(437 元),以及心房纤颤和扑动(397 元)。

表 3-198 2022 年医保支付人口在不同级别医疗机构门急诊次均费用最高的就诊病种

医疗机构级别	顺 位	病 种	次均费用(元)
市级三级医院	1	未特指的肾衰竭	2 002
	2	支气管和肺的恶性肿瘤	1 669
	3	乳房的恶性肿瘤	1 555
	4	结肠的恶性肿瘤	1 477
	5	慢性肾衰竭	1 439
区属三级医院	1	未特指的肾衰竭	2 719
	2	支气管和肺的恶性肿瘤	1 159
	3	牙面异常(包括咬合不正)	1 096
	4	慢性肾衰竭	1 033
	5	乳房的恶性肿瘤	973
区属二级医院	1	未特指的肾衰竭	1 955
	2	慢性肾衰竭	1 307
	3	乳房的恶性肿瘤	1 036
	4	牙面异常(包括咬合不正)	971
	5	细菌学或组织学未证实之呼吸系统结核病	960
社区卫生服务中心(站)	1	牙面异常(包括咬合不正)	787
	2	慢性肾衰竭	508
	3	未特指的肾衰竭	480
	4	原生动物性肠道疾病	437
	5	心房纤颤和扑动	397

如表 3-199,非医保支付人口在市级三级医院门急诊次均费用最高的病种是牙和支持结构的疾病(3 224 元)、未特指的肾衰竭(1 698 元)、女性不育症(1 558 元)、结肠的恶性肿瘤(1 518 元),以及牙面异常(包括咬合不正)(1 441 元);在区属三级医院门急诊次均费用最高的病种是未特指的肾衰竭(2 037 元)、牙和支持结构的疾病(1 991 元)、女性不育症(1 439 元)、阿米巴病(979 元),以及牙面异常(包括咬合不正)(916 元);在区属二级医院

门急诊次均费用最高的病种是未特指的肾衰竭(2 184 元)、牙和支持结构的疾病(1 293 元)、慢性肾衰竭(1 165 元)、牙面异常(包括咬合不正)(1 031 元),以及乳房的恶性肿瘤(733 元);在社区卫生服务中心(站)门急诊次均费用最高的病种是牙面异常(包括咬合不正)(1 776 元)、牙和支持结构的疾病(560 元)、慢性肾衰竭(556 元)、未特指的肾衰竭(526 元),以及脑血管病后遗症(349 元)。

表 3 - 199 2022 年非医保支付人口在不同级别医疗机构门急诊次均费用最高的就诊病种

医疗机构级别	顺 位	病 种	次均费用(元)
市级三级医院	1	牙和支持结构的疾病	3 224
	2	未特指的肾衰竭	1 698
	3	女性不育症	1 558
	4	结肠的恶性肿瘤	1 518
	5	牙面异常(包括咬合不正)	1 441
区属三级医院	1	未特指的肾衰竭	2 037
	2	牙和支持结构的疾病	1 991
	3	女性不育症	1 439
	4	阿米巴病	979
	5	牙面异常(包括咬合不正)	916
区属二级医院	1	未特指的肾衰竭	2 184
	2	牙和支持结构的疾病	1 293
	3	慢性肾衰竭	1 165
	4	牙面异常(包括咬合不正)	1 031
	5	乳房的恶性肿瘤	733
社区卫生服务中心(站)	1	牙面异常(包括咬合不正)	1 776
	2	牙和支持结构的疾病	560
	3	慢性肾衰竭	556
	4	未特指的肾衰竭	526
	5	脑血管病后遗症	349

3. 不同性别人口差异

如表 3 - 200,2022 年,全市男性在市级三级医院产生的门急诊次均费用为 498 元,区属三级医院 333 元,区属二级医院 318 元,社区卫生服务中心(站)219 元;女性在市级三级医院产生的门急诊次均费用为 521 元,区属三级医院 354 元,区属二级医院 357 元,社区卫生服务中心(站)244 元。

表 3 - 200 2022 年不同性别人口在不同级别医疗机构门急诊次均费用   (单位:元)

性 别	市级三级医院	区属三级医院	区属二级医院	社区卫生服务中心(站)
男性	498	333	318	219
女性	521	354	357	244

如表 3-201,男性在市级三级医院门急诊次均费用最高的病种是未特指的肾衰竭(1 947元)、牙和支持结构的疾病(1 572 元)、结肠的恶性肿瘤(1 544 元)、支气管和肺的恶性肿瘤(1 518 元),以及慢性肾衰竭(1 431 元);在区属三级医院门急诊次均费用最高的病种是未特指的肾衰竭(2 746 元)、慢性肾衰竭(1 058 元)、牙面异常(包括咬合不正)(1 035 元)、牙和支持结构的疾病(1 033 元),以及支气管和肺的恶性肿瘤(965 元);在区属二级医院门急诊次均费用最高的病种是未特指的肾衰竭(2 055 元)、慢性肾衰竭(1 393 元)、牙面异常(包括咬合不正)(974 元)、细菌学或组织学未证实之呼吸系统结核病(938 元),以及牙和支持结构的疾病(854 元);在社区卫生服务中心(站)门急诊次均费用最高的病种是牙面异常(包括咬合不正)(915 元)、慢性肾衰竭(501 元)、未特指的肾衰竭(473 元)、原生动物性肠道疾病(407元),以及心房纤颤和扑动(389 元)。

表 3-201　2022 年男性在不同级别医疗机构门急诊次均费用最高的就诊病种

医疗机构级别	顺　位	病　种	次均费用(元)
市级三级医院	1	未特指的肾衰竭	1 947
	2	牙和支持结构的疾病	1 572
	3	结肠的恶性肿瘤	1 544
	4	支气管和肺的恶性肿瘤	1 518
	5	慢性肾衰竭	1 431
区属三级医院	1	未特指的肾衰竭	2 746
	2	慢性肾衰竭	1 058
	3	牙面异常(包括咬合不正)	1 035
	4	牙和支持结构的疾病	1 033
	5	支气管和肺的恶性肿瘤	965
区属二级医院	1	未特指的肾衰竭	2 055
	2	慢性肾衰竭	1 393
	3	牙面异常(包括咬合不正)	974
	4	细菌学或组织学未证实之呼吸系统结核病	938
	5	牙和支持结构的疾病	854
社区卫生服务中心(站)	1	牙面异常(包括咬合不正)	915
	2	慢性肾衰竭	501
	3	未特指的肾衰竭	473
	4	原生动物性肠道疾病	407
	5	心房纤颤和扑动	389

如表 3-202,女性在市级三级医院门急诊次均费用最高的病种是未特指的肾衰竭(2 025元)、支气管和肺的恶性肿瘤(1 679 元)、乳房的恶性肿瘤(1 519 元)、牙和支持结构的疾病(1 478 元),以及结肠的恶性肿瘤(1 425 元);在区属三级医院门急诊次均费用最高的病种是未特指的肾衰竭(2 543 元)、女性不育症(1 314 元)、支气管和肺的恶性肿瘤(1 290 元)、牙面异常(包括咬合不正)(1 073 元),以及牙和支持结构的疾病(1 039 元);在区属二级医院门急诊次均费用最高的病种是未特指的肾衰竭(1 754 元)、慢性肾衰竭(1 170 元)、支气管和肺的

恶性肿瘤(1 015 元)、乳房的恶性肿瘤(1 008 元),以及牙面异常(包括咬合不正)(993 元);在社区卫生服务中心(站)门急诊次均费用最高的病种是牙面异常(包括咬合不正)(846 元)、慢性肾衰竭(516 元)、未特指的肾衰竭(488 元)、原生动物性肠道疾病(450 元),以及椎间盘疾患(408 元)。

表 3–202 2022 年女性在不同级别医疗机构门急诊次均费用最高的就诊病种

医疗机构级别	顺　位	病　　　种	次均费用(元)
市级三级医院	1	未特指的肾衰竭	2 025
	2	支气管和肺的恶性肿瘤	1 679
	3	乳房的恶性肿瘤	1 519
	4	牙和支持结构的疾病	1 478
	5	结肠的恶性肿瘤	1 425
区属三级医院	1	未特指的肾衰竭	2 543
	2	女性不育症	1 314
	3	支气管和肺的恶性肿瘤	1 290
	4	牙面异常(包括咬合不正)	1 073
	5	牙和支持结构的疾病	1 039
区属二级医院	1	未特指的肾衰竭	1 754
	2	慢性肾衰竭	1 170
	3	支气管和肺的恶性肿瘤	1 015
	4	乳房的恶性肿瘤	1 008
	5	牙面异常(包括咬合不正)	993
社区卫生服务中心(站)	1	牙面异常(包括咬合不正)	846
	2	慢性肾衰竭	516
	3	未特指的肾衰竭	488
	4	原生动物性肠道疾病	450
	5	椎间盘疾患	408

4. 不同年龄组人口差异

如表 3–203,2022 年,全市儿童在市级三级医院产生的门急诊次均费用为 337 元,区属三级医院 252 元,区属二级医院 242 元,社区卫生服务中心(站)145 元;青年在市级三级医院产生的门急诊次均费用为 437 元,区属三级医院 253 元,区属二级医院 294 元,社区卫生服务中心(站)169 元;中年在市级三级医院产生的门急诊次均费用为 546 元,区属三级医院 339 元,区属二级医院 323 元,社区卫生服务中心(站)188 元;年轻老年人在市级三级医院产生的门急诊次均费用为 640 元,区属三级医院 449 元,区属二级医院 398 元,社区卫生服务中心(站)233 元;老年人在市级三级医院产生的门急诊次均费用为 657 元,区属三级医院 498 元,区属二级医院 419 元,社区卫生服务中心(站)267 元;长寿老年人在市级三级医院产生的门急诊次均费用为 618 元,区属三级医院 539 元,区属二级医院 433 元,社区卫生服务中心(站)276 元。

表 3 - 203　2022 年不同年龄组人口在不同级别医疗机构门急诊次均费用　　　　（单位：元）

年　龄　组	市级三级医院	区属三级医院	区属二级医院	社区卫生服务中心（站）
儿童	337	252	242	145
青年	437	253	294	169
中年	546	339	323	188
年轻老年人	640	449	398	233
老年人	657	498	419	267
长寿老年人	618	539	433	276

　　如表 3 - 204，儿童在市级三级医院门急诊次均费用最高的病种是牙面异常（包括咬合不正）（1 135 元）、慢性肾衰竭（1 081 元）、慢性病毒性肝炎（867 元）、脂蛋白代谢疾患和其他脂血症（784 元），以及癫痫（773 元）；在区属三级医院门急诊次均费用最高的病种是牙面异常（包括咬合不正）（945 元）、细菌学或组织学未证实之呼吸系统结核病（666 元）、神经症性障碍（636 元）、包埋牙及阻生牙（519 元），以及抑郁性障碍（505 元）；在区属二级医院门急诊次均费用最高的病种是牙面异常（包括咬合不正）（907 元）、包埋牙及阻生牙（583 元）、痹病（559 元）、阿米巴病（540 元），以及细菌学或组织学未证实之呼吸系统结核病（449 元）；在社区卫生服务中心（站）门急诊次均费用最高的病种是牙面异常（包括咬合不正）（912 元）、癫痫（457 元）、脊椎病（378 元）、急性缺血性心脏病（300 元），以及虚病（265 元）。

表 3 - 204　2022 年门急诊儿童在不同级别医疗机构次均费用最高的就诊病种

医疗机构级别	顺　位	病　　种	次均费用（元）
市级三级医院	1	牙面异常（包括咬合不正）	1 135
	2	慢性肾衰竭	1 081
	3	慢性病毒性肝炎	867
	4	脂蛋白代谢疾患和其他脂血症	784
	5	癫痫	773
区属三级医院	1	牙面异常（包括咬合不正）	945
	2	细菌学或组织学未证实之呼吸系统结核病	666
	3	神经症性障碍	636
	4	包埋牙及阻生牙	519
	5	抑郁性障碍	505
区属二级医院	1	牙面异常（包括咬合不正）	907
	2	包埋牙及阻生牙	583
	3	痹病	559
	4	阿米巴病	540
	5	细菌学或组织学未证实之呼吸系统结核病	449
社区卫生服务中心（站）	1	牙面异常（包括咬合不正）	912
	2	癫痫	457
	3	脊椎病	378
	4	急性缺血性心脏病	300
	5	虚病	265

如表 3-205,青年在市级三级医院门急诊次均费用最高的病种是未特指的肾衰竭(2 301元)、屈光和调节疾患(2 090 元)、牙和支持结构的疾病(1 777 元)、乳房的恶性肿瘤(1 733元),以及慢性肾衰竭(1 661 元);在区属三级医院门急诊次均费用最高的病种是未特指的肾衰竭(3 111 元)、慢性肾衰竭(1 443 元)、女性不育症(1 281 元)、牙和支持结构的疾病(1 168元),以及牙面异常(包括咬合不正)(1 067 元);在区属二级医院门急诊次均费用最高的病种是未特指的肾衰竭(2 529 元)、慢性肾衰竭(1 861 元)、乳房的恶性肿瘤(1 146 元)、牙面异常(包括咬合不正)(1 018 元),以及牙和支持结构的疾病(931 元);在社区卫生服务中心(站)门急诊次均费用最高的病种是牙面异常(包括咬合不正)(847 元)、慢性肾衰竭(438 元)、宫颈炎性疾病(377 元)、未特指的肾衰竭(370 元),以及原生动物性肠道疾病(368 元)。

表 3-205 2022 年青年在不同级别医疗机构门急诊次均费用最高的就诊病种

医疗机构级别	顺 位	病 种	次均费用(元)
市级三级医院	1	未特指的肾衰竭	2 301
	2	屈光和调节疾患	2 090
	3	牙和支持结构的疾病	1 777
	4	乳房的恶性肿瘤	1 733
	5	慢性肾衰竭	1 661
区属三级医院	1	未特指的肾衰竭	3 111
	2	慢性肾衰竭	1 443
	3	女性不育症	1 281
	4	牙和支持结构的疾病	1 168
	5	牙面异常(包括咬合不正)	1 067
区属二级医院	1	未特指的肾衰竭	2 529
	2	慢性肾衰竭	1 861
	3	乳房的恶性肿瘤	1 146
	4	牙面异常(包括咬合不正)	1 018
	5	牙和支持结构的疾病	931
社区卫生服务中心(站)	1	牙面异常(包括咬合不正)	847
	2	慢性肾衰竭	438
	3	宫颈炎性疾病	377
	4	未特指的肾衰竭	370
	5	原生动物性肠道疾病	368

如表 3-206,中年在市级三级医院门急诊次均费用最高的病种是未特指的肾衰竭(2 280 元)、牙和支持结构的疾病(2 094 元)、牙面异常(包括咬合不正)(1 727 元)、慢性肾衰竭(1 619 元),以及白内障(1 600 元);在区属三级医院门急诊次均费用最高的病种是未特指的肾衰竭(3 240 元)、女性不育症(1 604 元)、牙和支持结构的疾病(1 273元)、慢性肾衰竭(1 266 元),以及牙面异常(包括咬合不正)(1 215 元);在区属二级医院门急诊次均费用最高的病种是未特指的肾衰竭(2 319 元)、慢性肾衰竭(1 695 元)、牙面异常(包括咬合不正)(1 133 元)、牙和支持结构的疾病(1 029 元),以及乳房的恶性

肿瘤(1 003 元);在社区卫生服务中心(站)门急诊次均费用最高的病种是牙面异常(包括咬合不正)(951 元)、慢性肾衰竭(458 元)、未特指的肾衰竭(412 元)、原生动物性肠道疾病(382 元),以及虚病(357 元)。

表 3 - 206 2022 年中年在不同级别医疗机构门急诊次均费用最高的就诊病种

医疗机构级别	顺　位	病　　　种	次均费用(元)
市级三级医院	1	未特指的肾衰竭	2 280
	2	牙和支持结构的疾病	2 094
	3	牙面异常(包括咬合不正)	1 727
	4	慢性肾衰竭	1 619
	5	白内障	1 600
区属三级医院	1	未特指的肾衰竭	3 240
	2	女性不育症	1 604
	3	牙和支持结构的疾病	1 273
	4	慢性肾衰竭	1 266
	5	牙面异常(包括咬合不正)	1 215
区属二级医院	1	未特指的肾衰竭	2 319
	2	慢性肾衰竭	1 695
	3	牙面异常(包括咬合不正)	1 133
	4	牙和支持结构的疾病	1 029
	5	乳房的恶性肿瘤	1 003
社区卫生服务中心(站)	1	牙面异常(包括咬合不正)	951
	2	慢性肾衰竭	458
	3	未特指的肾衰竭	412
	4	原生动物性肠道疾病	382
	5	虚病	357

如表 3 - 207,年轻老年人在市级三级医院门急诊次均费用最高的病种是未特指的肾衰竭(1 349 元)、慢性肾衰竭(1 265 元)、支气管和肺的恶性肿瘤(1 185 元)、女性不育症(1 154 元),以及结肠的恶性肿瘤(1 081 元);在区属三级医院门急诊次均费用最高的病种是未特指的肾衰竭(2 791 元)、支气管和肺的恶性肿瘤(1 094 元)、慢性肾衰竭(1 084 元)、牙面异常(包括咬合不正)(1 036 元),以及乳房的恶性肿瘤(1 013 元);在区属二级医院门急诊次均费用最高的病种是主要与妊娠有关的其他情况的孕产妇医疗(2 078 元)、未特指的肾衰竭(2 002 元)、慢性肾衰竭(1 483 元)、细菌学或组织学未证实之呼吸系统结核病(1 017 元),以及乳房的恶性肿瘤(989 元);在社区卫生服务中心(站)门急诊次均费用最高的病种是主要与妊娠有关的其他情况的孕产妇医疗(2 078 元)、未特指的肾衰竭(2 002 元)、慢性肾衰竭(1 483 元)、细菌学或组织学未证实之呼吸系统结核病(1 017 元),以及乳房的恶性肿瘤(989 元)。

表3-207　2022年年轻老年人在不同级别医疗机构门急诊次均费用最高的就诊病种

医疗机构级别	顺　位	病　　种	次均费用(元)
市级三级医院	1	未特指的肾衰竭	1 349
	2	慢性肾衰竭	1 265
	3	支气管和肺的恶性肿瘤	1 185
	4	女性不育症	1 154
	5	结肠的恶性肿瘤	1 081
区属三级医院	1	未特指的肾衰竭	2 791
	2	支气管和肺的恶性肿瘤	1 094
	3	慢性肾衰竭	1 084
	4	牙面异常(包括咬合不正)	1 036
	5	乳房的恶性肿瘤	1 013
区属二级医院	1	主要与妊娠有关的其他情况的孕产妇医疗	2 078
	2	未特指的肾衰竭	2 002
	3	慢性肾衰竭	1 483
	4	细菌学或组织学未证实之呼吸系统结核病	1 017
	5	乳房的恶性肿瘤	989
社区卫生服务中心(站)	1	主要与妊娠有关的其他情况的孕产妇医疗	2 078
	2	未特指的肾衰竭	2 002
	3	慢性肾衰竭	1 483
	4	细菌学或组织学未证实之呼吸系统结核病	1 017
	5	乳房的恶性肿瘤	989

如表3-208,老年人在市级三级医院门急诊次均费用最高的病种是支气管和肺的恶性肿瘤(1 834元)、未特指的肾衰竭(1 492元)、其他的一般症状和体征(1 409元)、结肠的恶性肿瘤(1 348元),以及乳房的恶性肿瘤(1 314元);在区属三级医院门急诊次均费用最高的病种是未特指的肾衰竭(2 025元)、支气管和肺的恶性肿瘤(1 267元)、不适和疲劳(988元)、结肠的恶性肿瘤(960元),以及累及循环和呼吸系统的其他症状和体征(925元);在区属二级医院门急诊次均费用最高的病种是未特指的肾衰竭(1 491元)、乳房的恶性肿瘤(1 001元)、细菌学或组织学未证实之呼吸系统结核病(993元)、累及循环和呼吸系统的其他症状和体征(964元),以及慢性肾衰竭(953元);在社区卫生服务中心(站)门急诊次均费用最高的病种是牙面异常(包括咬合不正)(928元)、慢性肾衰竭(522元)、未特指的肾衰竭(502元)、乳房的恶性肿瘤(475元),以及原生动物性肠道疾病(467元)。

表3-208　2022年老年人在不同级别医疗机构门急诊次均费用最高的就诊病种

医疗机构级别	顺　位	病　　种	次均费用(元)
市级三级医院	1	支气管和肺的恶性肿瘤	1 834
	2	未特指的肾衰竭	1 492
	3	其他的一般症状和体征	1 409
	4	结肠的恶性肿瘤	1 348
	5	乳房的恶性肿瘤	1 314

医疗机构级别	顺 位	病 种	次均费用(元)
区属三级医院	1	未特指的肾衰竭	2 025
	2	支气管和肺的恶性肿瘤	1 267
	3	不适和疲劳	988
	4	结肠的恶性肿瘤	960
	5	累及循环和呼吸系统的其他症状和体征	925
区属二级医院	1	未特指的肾衰竭	1 491
	2	乳房的恶性肿瘤	1 001
	3	细菌学或组织学未证实之呼吸系统结核病	993
	4	累及循环和呼吸系统的其他症状和体征	964
	5	慢性肾衰竭	953
社区卫生服务中心(站)	1	牙面异常(包括咬合不正)	928
	2	慢性肾衰竭	522
	3	未特指的肾衰竭	502
	4	乳房的恶性肿瘤	475
	5	原生动物性肠道疾病	467

如表3-209,长寿老年人在市级三级医院门急诊次均费用最高的病种是支气管和肺的恶性肿瘤(1 853元)、累及循环和呼吸系统的其他症状和体征(1 245元)、消化系统其他疾病(1 218元)、腹部和盆腔痛(1 207元),以及原因不明的发热(1 134元);在区属三级医院门急诊次均费用最高的病种是腰痛病(1 372元)、原因不知和原因未特指的发病(1 236元)、累及循环和呼吸系统的其他症状和体征(1 148元)、咽痛和胸痛(1 133元),以及未特指的肾衰竭(1 114元);在区属二级医院门急诊次均费用最高的病种是累及循环和呼吸系统的其他症状和体征(1 215元)、细菌学或组织学未证实之呼吸系统结核病(1 082元)、咽痛和胸痛(1 063元)、不适和疲劳(1 041元),以及结肠的恶性肿瘤(1 011元);在社区卫生服务中心(站)门急诊次均费用最高的病种是牙面异常(包括咬合不正)(824元)、银屑病(692元)、慢性肾衰竭(555元)、未特指的肾衰竭(553元),以及非毒性甲状腺肿(523元)。

表3-209 2022年长寿老年人在不同级别医疗机构门急诊次均费用最高的就诊病种

医疗机构级别	顺 位	病 种	次均费用(元)
市级三级医院	1	支气管和肺的恶性肿瘤	1 853
	2	累及循环和呼吸系统的其他症状和体征	1 245
	3	消化系统其他疾病	1 218
	4	腹部和盆腔痛	1 207
	5	原因不明的发热	1 134
区属三级医院	1	腰痛病	1 372
	2	原因不知和原因未特指的发病	1 236
	3	累及循环和呼吸系统的其他症状和体征	1 148
	4	咽痛和胸痛	1 133
	5	未特指的肾衰竭	1 114

医疗机构级别	顺　位	病　　种	次均费用(元)
区属二级医院	1	累及循环和呼吸系统的其他症状和体征	1 215
	2	细菌学或组织学未证实之呼吸系统结核病	1 082
	3	咽痛和胸痛	1 063
	4	不适和疲劳	1 041
	5	结肠的恶性肿瘤	1 011
社区卫生服务中心(站)	1	牙面异常(包括咬合不正)	824
	2	银屑病	692
	3	慢性肾衰竭	555
	4	未特指的肾衰竭	553
	5	非毒性甲状腺肿	523

(六) 在不同类别医疗机构门急诊次均费用及费用最高的就诊原因

1. 总体概述

2022 年,全市就诊人口在西医医院产生的门急诊次均费用为 357 元,中医医院 427 元。

如表 3 – 210,就诊人口在西医医院门急诊次均费用最高的病种是支气管和肺的恶性肿瘤(1 665 元)、未特指的肾衰竭(1 596 元)、乳房的恶性肿瘤(1 573 元)、结肠的恶性肿瘤(1 446 元)、女性不育症(1 353 元)、牙面异常(包括咬合不正)(1 149 元)、牙和支持结构的疾病(1 013 元)、慢性肾衰竭(933 元)、其他的一般症状和体征(872 元),以及银屑病(702 元)。

表 3 – 210　2022 年就诊人口在西医医院门急诊次均费用最高的就诊病种

顺　位	病　　种	次均费用(元)
1	支气管和肺的恶性肿瘤	1 665
2	未特指的肾衰竭	1 596
3	乳房的恶性肿瘤	1 573
4	结肠的恶性肿瘤	1 446
5	女性不育症	1 353
6	牙面异常(包括咬合不正)	1 149
7	牙和支持结构的疾病	1 013
8	慢性肾衰竭	933
9	其他的一般症状和体征	872
10	银屑病	702

如表 3 – 211,就诊人口在中医医院门急诊次均费用最高的病种是慢性肾衰竭(1 247 元)、支气管和肺的恶性肿瘤(1 194 元)、女性不育症(1 124 元)、结肠的恶性肿瘤(1 117 元)、未特指的肾衰竭(1 114 元)、细菌学或组织学未证实之呼吸系统结核病(1 036 元)、乳房的恶性肿

瘤(1 008 元)、慢性肾炎综合征(869 元)、原因不明确和未特指原因的死亡(736 元),以及阿米巴病(735 元)。

表 3-211 2022 年就诊人口在中医医院门急诊次均费用最高的就诊原因

顺　位	病　　种	次均费用(元)
1	慢性肾衰竭	1 247
2	支气管和肺的恶性肿瘤	1 194
3	女性不育症	1 124
4	结肠的恶性肿瘤	1 117
5	未特指的肾衰竭	1 114
6	细菌学或组织学未证实之呼吸系统结核病	1 036
7	乳房的恶性肿瘤	1 008
8	慢性肾炎综合征	869
9	原因不明确和未特指原因的死亡	736
10	阿米巴病	735

2. 不同支付方式人口差异

如表 3-212,2022 年,全市医保支付人口在西医医院产生的门急诊次均费用为 352 元,中医医院为 462 元;非医保支付人口在西医医院产生的门急诊次均费用为 375 元,中医医院为 304 元。

表 3-212 2022 年不同支付方式人口在不同类别医疗机构门急诊次均费用　　　(单位:元)

支　付　方　式	西医医院	中医医院
医保支付	352	462
非医保支付	375	304

如表 3-213,医保支付人口在西医医院门急诊次均费用最高的病种是支气管和肺的恶性肿瘤(1 816 元)、乳房的恶性肿瘤(1 645 元)、未特指的肾衰竭(1 579 元)、结肠的恶性肿瘤(1 446 元),以及其他的一般症状和体征(1 142 元);在中医医院门急诊次均费用最高的病种是慢性肾衰竭(1 253 元)、支气管和肺的恶性肿瘤(1 189 元)、未特指的肾衰竭(1 134 元)、结肠的恶性肿瘤(1 117 元),以及细菌学或组织学未证实之呼吸系统结核病(1 032 元)。

表 3-213 2022 年医保支付人口在不同类别医疗机构门急诊次均费用最高的就诊原因

医疗机构类别	顺　位	病　　种	次均费用(元)
西医医院	1	支气管和肺的恶性肿瘤	1 816
	2	乳房的恶性肿瘤	1 645
	3	未特指的肾衰竭	1 579
	4	结肠的恶性肿瘤	1 446
	5	其他的一般症状和体征	1 142

续 表

医疗机构类别	顺 位	病 种	次均费用(元)
中医医院	1	慢性肾衰竭	1 253
	2	支气管和肺的恶性肿瘤	1 189
	3	未特指的肾衰竭	1 134
	4	结肠的恶性肿瘤	1 117
	5	细菌学或组织学未证实之呼吸系统结核病	1 032

如表3-214,非医保支付人口在西医医院门急诊次均费用最高的病种是牙和支持结构的疾病(2 507 元)、未特指的肾衰竭(1 852 元)、女性不育症(1 511 元)、结肠的恶性肿瘤(1 444 元),以及乳房的恶性肿瘤(1 381 元);在中医医院门急诊次均费用最高的病种是女性不育症(1 389 元)、支气管和肺的恶性肿瘤(1 236 元)、慢性肾衰竭(1 187 元)、虚病(1 174 元),以及结肠的恶性肿瘤(1 122 元)。

表3-214 2022年非医保支付人口在不同类别医疗机构门急诊次均费用最高的就诊病种

医疗机构类别	顺 位	病 种	次均费用(元)
西医医院	1	牙和支持结构的疾病	2 507
	2	未特指的肾衰竭	1 852
	3	女性不育症	1 511
	4	结肠的恶性肿瘤	1 444
	5	乳房的恶性肿瘤	1 381
中医医院	1	女性不育症	1 389
	2	支气管和肺的恶性肿瘤	1 236
	3	慢性肾衰竭	1 187
	4	虚病	1 174
	5	结肠的恶性肿瘤	1 122

3. 不同性别人口差异

如表3-215,2022年,全市男性在西医医院产生的门急诊次均费用为342元,中医医院为404元;女性在西医医院产生的门急诊次均费用为369元,中医医院为447元。

表3-215 2022年不同性别人口在不同类别医疗机构门急诊次均费用　　　(单位:元)

性 别	西医医院	中医医院
男性	342	404
女性	369	447

如表3-216,男性在西医医院门急诊次均费用最高的病种是未特指的肾衰竭(1 722 元)、结肠的恶性肿瘤(1 505 元)、支气管和肺的恶性肿瘤(1 484 元)、牙面异常(包括咬合不正)(1 204 元),以及牙和支持结构的疾病(1 040 元);在中医医院门急诊次均费用最高的病种是

慢性肾衰竭(1 280 元)、支气管和肺的恶性肿瘤(1 209 元)、未特指的肾衰竭(1 168 元)、结肠的恶性肿瘤(1 112 元),以及细菌学或组织学未证实之呼吸系统结核病(1 048 元)。

表 3-216 2022 年男性在不同类别医疗机构门急诊次均费用最高的就诊病种

医疗机构类别	顺 位	病 种	次均费用(元)
西医医院	1	未特指的肾衰竭	1 722
	2	结肠的恶性肿瘤	1 505
	3	支气管和肺的恶性肿瘤	1 484
	4	牙面异常(包括咬合不正)	1 204
	5	牙和支持结构的疾病	1 040
中医医院	1	慢性肾衰竭	1 280
	2	支气管和肺的恶性肿瘤	1 209
	3	未特指的肾衰竭	1 168
	4	结肠的恶性肿瘤	1 112
	5	细菌学或组织学未证实之呼吸系统结核病	1 048

如表 3-217,女性在西医医院门急诊次均费用最高的病种是支气管和肺的恶性肿瘤(1 928 元)、乳房的恶性肿瘤(1 586 元)、未特指的肾衰竭(1 416 元)、结肠的恶性肿瘤(1 382 元),以及女性不育症(1 351 元);在中医医院门急诊次均费用最高的病种是慢性肾衰竭(1 202 元)、支气管和肺的恶性肿瘤(1 182 元)、女性不育症(1 127 元)、结肠的恶性肿瘤(1 125 元),以及未特指的肾衰竭(1 044 元)。

表 3-217 2022 年女性在不同类别医疗机构门急诊次均费用最高的就诊病种

医疗机构类别	顺 位	病 种	次均费用(元)
西医医院	1	支气管和肺的恶性肿瘤	1 928
	2	乳房的恶性肿瘤	1 586
	3	未特指的肾衰竭	1 416
	4	结肠的恶性肿瘤	1 382
	5	女性不育症	1 351
中医医院	1	慢性肾衰竭	1 202
	2	支气管和肺的恶性肿瘤	1 182
	3	女性不育症	1 127
	4	结肠的恶性肿瘤	1 125
	5	未特指的肾衰竭	1 044

4. 不同年龄组人口差异

如表 3-218,2022 年,全市儿童在西医医院产生的门急诊次均费用为 291 元,中医医院为 281 元;青年在西医医院产生的门急诊次均费用为 347 元,中医医院为 327 元;中年在西医医院产生的门急诊次均费用为 372 元,中医医院为 432 元;年轻老年人在西医医院产生的门急诊次均费用为 366 元,中医医院为 537 元;老年人在西医医院产生的门急诊次均费用为 364 元,中医医院为 530 元;长寿老年人在西医医院产生的门急诊次均费用为 367 元,中医医院为 489 元。

表 3-218　2022 年不同年龄组人口在不同类别医疗机构门急诊次均费用　　　　（单位:元）

年 龄 组	西医医院	中医医院
儿童	291	281
青年	347	327
中年	372	432
年轻老年人	366	537
老年人	364	530
长寿老年人	367	489

如表 3-219,儿童在西医医院门急诊次均费用最高的病种是慢性肾衰竭(1 092 元)、牙面异常(包括咬合不正)(1 073 元)、慢性病毒性肝炎(843 元)、癫痫(751 元),以及包埋牙及阻生牙(648 元);在中医医院门急诊次均费用最高的病种是心房纤颤和扑动(2 001 元)、癫痫(1 117 元)、未特指的肾衰竭(886 元)、甲状腺毒症甲状腺功能亢进症(758 元),以及慢性病毒性肝炎(734 元)。

表 3-219　2022 年儿童在不同类别医疗机构门急诊次均费用最高的就诊病种

医疗机构类别	顺 位	病 种	次均费用(元)
西医医院	1	慢性肾衰竭	1 092
	2	牙面异常(包括咬合不正)	1 073
	3	慢性病毒性肝炎	843
	4	癫痫	751
	5	包埋牙及阻生牙	648
中医医院	1	心房纤颤和扑动	2 001
	2	癫痫	1 117
	3	未特指的肾衰竭	886
	4	甲状腺毒症甲状腺功能亢进症	758
	5	慢性病毒性肝炎	734

如表 3-220,青年在西医医院门急诊次均费用最高的病种是未特指的肾衰竭(2 508 元)、支气管和肺的恶性肿瘤(1 864 元)、乳房的恶性肿瘤(1 842 元)、屈光和调节疾患(1 829 元),以及慢性肾衰竭(1 637 元);在中医医院门急诊次均费用最高的病种是慢性肾衰竭(1 289 元)、未特指的肾衰竭(1 130 元)、女性不育症(1 124 元)、支气管和肺的恶性肿瘤(1 091 元),以及原因不明确和未特指原因的死亡(1 066 元)。

表 3 - 220　2022 年青年在不同类别医疗机构门急诊次均费用最高的就诊病种

医疗机构类别	顺 位	病 种	次均费用(元)
西医医院	1	未特指的肾衰竭	2 508
	2	支气管和肺的恶性肿瘤	1 864
	3	乳房的恶性肿瘤	1 842
	4	屈光和调节疾患	1 829
	5	慢性肾衰竭	1 637
中医医院	1	慢性肾衰竭	1 289
	2	未特指的肾衰竭	1 130
	3	女性不育症	1 124
	4	支气管和肺的恶性肿瘤	1 091
	5	原因不明确和未特指原因的死亡	1 066

如表 3 - 221,中年在西医医院次均费用最高的门急诊病种是未特指的肾衰竭(2 315 元)、支气管和肺的恶性肿瘤(1 680 元)、乳房的恶性肿瘤(1 603 元)、结肠的恶性肿瘤(1 527 元),以及女性不育症(1 498 元);在中医医院门急诊次均费用最高的病种是未特指的肾衰竭(1 349 元)、慢性肾衰竭(1 265 元)、支气管和肺的恶性肿瘤(1 185 元)、女性不育症(1 154 元),以及结肠的恶性肿瘤(1 081 元)。

表 3 - 221　2022 年中年在不同类别医疗机构门急诊次均费用最高的就诊病种

医疗机构类别	顺 位	病 种	次均费用(元)
西医医院	1	未特指的肾衰竭	2 315
	2	支气管和肺的恶性肿瘤	1 680
	3	乳房的恶性肿瘤	1 603
	4	结肠的恶性肿瘤	1 527
	5	女性不育症	1 498
中医医院	1	未特指的肾衰竭	1 349
	2	慢性肾衰竭	1 265
	3	支气管和肺的恶性肿瘤	1 185
	4	女性不育症	1 154
	5	结肠的恶性肿瘤	1 081

如表 3 - 222,年轻老年人在西医医院门急诊次均费用最高的病种是主要与妊娠有关的其他情况的孕产妇医疗(2 078 元)、未特指的肾衰竭(2 002 元)、慢性肾衰竭(1 483 元)、细菌学或组织学未证实之呼吸系统结核病(1 017 元),以及乳房的恶性肿瘤(989 元);在中医医院门急诊次均费用最高的病种是慢性肾衰竭(1 323 元)、支气管和肺的恶性肿瘤(1 198 元)、未特指的肾衰竭(1 188 元)、结肠的恶性肿瘤(1 133 元),以及细菌学或组织学未证实之呼吸系统结核病(1 088 元)。

表 3-222 2022 年年轻老年人在不同类别医疗机构门急诊次均费用最高的就诊病种

医疗机构类别	顺位	病种	次均费用(元)
西医医院	1	主要与妊娠有关的其他情况的孕产妇医疗	2 078
	2	未特指的肾衰竭	2 002
	3	慢性肾衰竭	1 483
	4	细菌学或组织学未证实之呼吸系统结核病	1 017
	5	乳房的恶性肿瘤	989
中医医院	1	慢性肾衰竭	1 323
	2	支气管和肺的恶性肿瘤	1 198
	3	未特指的肾衰竭	1 188
	4	结肠的恶性肿瘤	1 133
	5	细菌学或组织学未证实之呼吸系统结核病	1 088

如表 3-223，老年人在西医医院门急诊次均费用最高的病种是支气管和肺的恶性肿瘤（1 852 元）、其他的一般症状和体征（1 322 元）、乳房的恶性肿瘤（1 301 元）、结肠的恶性肿瘤（1 283 元），以及未特指的肾衰竭（1 099 元）；在中医医院门急诊次均费用最高的病种是支气管和肺的恶性肿瘤（1 233 元）、慢性肾衰竭（1 128 元）、结肠的恶性肿瘤（1 125 元）、细菌学或组织学未证实之呼吸系统结核病（1 044 元），以及乳房的恶性肿瘤（1 004 元）。

表 3-223 2022 年老年人在不同类别医疗机构门急诊次均费用最高的就诊病种

医疗机构类别	顺位	病种	次均费用(元)
西医医院	1	支气管和肺的恶性肿瘤	1 852
	2	其他的一般症状和体征	1 322
	3	乳房的恶性肿瘤	1 301
	4	结肠的恶性肿瘤	1 283
	5	未特指的肾衰竭	1 099
中医医院	1	支气管和肺的恶性肿瘤	1 233
	2	慢性肾衰竭	1 128
	3	结肠的恶性肿瘤	1 125
	4	细菌学或组织学未证实之呼吸系统结核病	1 044
	5	乳房的恶性肿瘤	1 004

如表 3-224，长寿老年人在西医医院门急诊次均费用最高的病种是支气管和肺的恶性肿瘤（1 651 元）、累及循环和呼吸系统的其他症状和体征（1 216 元）、结肠的恶性肿瘤（1 057 元）、咽痛和胸痛（1 014 元），以及原因不明的发热（972 元）；在中医医院门急诊次均费用最高的病种是乳房肿块（1 318 元）、肺诊断性影像检查的异常所见（1 180 元）、支气管和肺的恶性肿瘤（1 177 元）、原因不明的发热（1 026 元），以及结肠的恶性肿瘤（1 003 元）。

表 3 - 224　2022 年长寿老年人在不同类别医疗机构门急诊次均费用最高的就诊病种

医疗机构类别	顺　位	病　　种	次均费用(元)
西医医院	1	支气管和肺的恶性肿瘤	1 651
	2	累及循环和呼吸系统的其他症状和体征	1 216
	3	结肠的恶性肿瘤	1 057
	4	咽痛和胸痛	1 014
	5	原因不明的发热	972
中医医院	1	乳房肿块	1 318
	2	肺诊断性影像检查的异常所见	1 180
	3	支气管和肺的恶性肿瘤	1 177
	4	原因不明的发热	1 026
	5	结肠的恶性肿瘤	1 003

三、门急诊年人均费用及费用最高的就诊原因

(一) 总体概述

如表 3 - 225,2022 年,全市就诊人口因肿瘤(8 771 元),妊娠、分娩和产褥期(2 117 元),以及循环系统疾病(1 577 元)就诊产生的门急诊年人均费用最高。因肿瘤就诊产生的年人均费用中,年人均费用最高的病种是乳房的恶性肿瘤(9 674 元)、支气管和肺的恶性肿瘤(8 140 元),以及结肠的恶性肿瘤(7 833 元)。因妊娠、分娩和产褥期就诊产生的年人均费用中,年人均费用最高的病种是主要与妊娠有关的其他情况的孕产妇医疗(2 854 元),以及医疗性流产(1 442 元)。因循环系统疾病就诊产生的年人均费用中,年人均费用最高的病种是心房纤颤和扑动(1 307 元)、脑梗死(1 247 元)、心力衰竭(1 226 元)、特发性原发性高血压(1 060 元),以及慢性缺血性心脏病(1 058 元)。

表 3 - 225　2022 年就诊人口门急诊年人均费用最高的就诊原因

顺　位	疾病分类	病　　种	年人均费用(元)
1	肿瘤		8 771
		乳房的恶性肿瘤	9 674
		支气管和肺的恶性肿瘤	8 140
		结肠的恶性肿瘤	7 833
2	妊娠、分娩和产褥期		2 117
		主要与妊娠有关的其他情况的孕产妇医疗	2 854
		医疗性流产	1 442
3	循环系统疾病		1 577
		心房纤颤和扑动	1 307
		脑梗死	1 247
		心力衰竭	1 226
		特发性原发性高血压	1 060
		慢性缺血性心脏病	1 058

（二）不同支付方式人口门急诊年人均费用及费用最高的就诊原因

2022年,全市医保支付人口产生的门急诊年人均费用为3 031元,非医保支付人口为964元。

如表3-226,医保支付人口因肿瘤(10 426元),妊娠、分娩和产褥期(2 052元),以及循环系统疾病(1 635元)就诊产生的门急诊年人均费用最高。因肿瘤就诊产生的年人均费用中,年人均费用最高的病种是乳房的恶性肿瘤(11 226元)、支气管和肺的恶性肿瘤(10 022元),以及结肠的恶性肿瘤(8 837元)。因妊娠、分娩和产褥期就诊产生的年人均费用中,年人均费用最高的病种是主要与妊娠有关的其他情况的孕产妇医疗(2 740元),以及医疗性流产(1 426元)。因循环系统疾病就诊产生的年人均费用中,年人均费用最高的病种是心房纤颤和扑动(1 380元)、脑梗死(1 251元)、心力衰竭(1 224元)、特发性原发性高血压(1 088元),以及慢性缺血性心脏病(1 064元)。

表3-226 2022年医保支付人口门急诊年人均费用最高的就诊原因

顺　位	疾病分类	病　种	年人均费用(元)
1	肿瘤		10 426
		乳房的恶性肿瘤	11 226
		支气管和肺的恶性肿瘤	10 022
		结肠的恶性肿瘤	8 837
2	妊娠、分娩和产褥期		2 052
		主要与妊娠有关的其他情况的孕产妇医疗	2 740
		医疗性流产	1 426
3	循环系统疾病		1 635
		心房纤颤和扑动	1 380
		脑梗死	1 251
		心力衰竭	1 224
		特发性原发性高血压	1 088
		慢性缺血性心脏病	1 064

如表3-227,非医保支付人口因肿瘤(5 256元),妊娠、分娩和产褥期(1 834元),以及泌尿生殖系统疾病(1 274元)就诊产生的门急诊年人均费用最高。因肿瘤就诊产生的年人均费用中,年人均费用最高的病种是乳房的恶性肿瘤(5 910元)、结肠的恶性肿瘤(5 351元),以及支气管和肺的恶性肿瘤(4 671元)。因妊娠、分娩和产褥期就诊产生的年人均费用中,年人均费用最高的病种是主要与妊娠有关的其他情况的孕产妇医疗(2 332元),以及医疗性流产(1 334元)。因泌尿生殖系统疾病就诊产生的年人均费用中,年人均费用最高的病种是女性不育症(6 260元)、未特指的肾衰竭(4 320元)、慢性肾衰竭(2 805元)、孤立性蛋白尿(1 344元),以及慢性肾炎综合征(1 286元)。

表3-227 2022年非医保支付人口门急诊年人均费用最高的就诊原因

顺　位	疾病分类	病　种	年人均费用(元)
1	肿瘤		5 256
		乳房的恶性肿瘤	5 910
		结肠的恶性肿瘤	5 351
		支气管和肺的恶性肿瘤	4 671

续　表

顺　　位	疾病分类	病　　种	年人均费用(元)
2	妊娠、分娩和产褥期		1 834
		主要与妊娠有关的其他情况的孕产妇医疗	2 332
		医疗性流产	1 334
3	泌尿生殖系统疾病		1 274
		女性不育症	6 260
		未特指的肾衰竭	4 320
		慢性肾衰竭	2 805
		孤立性蛋白尿	1 344
		慢性肾炎综合征	1 286

(三) 不同性别人口门急诊年人均费用及费用最高的就诊原因

2022 年,全市男性产生的门急诊年人均费用为 2 003 元,女性 2 722 元,性别比为 0.74。

如表 3－228,男性因肿瘤(8 062 元)、泌尿生殖系统疾病(1 823 元),以及循环系统疾病(1 495 元)就诊产生的门急诊年人均费用最高。因肿瘤就诊产生的年人均费用中,年人均费用最高的病种是结肠的恶性肿瘤(8 097 元),以及支气管和肺的恶性肿瘤(8 007 元)。因泌尿生殖系统疾病就诊产生的年人均费用中,年人均费用最高的病种是未特指的肾衰竭(6 504元)、慢性肾衰竭(4 217 元)、慢性肾炎综合征(1 394 元)、孤立性蛋白尿(1 201 元),以及前列腺增生(867 元)。因循环系统疾病就诊产生的年人均费用中,年人均费用最高的病种是脑梗死(1 311 元)、心力衰竭(1 291 元)、心房纤颤和扑动(1 290 元)、脑血管病后遗症(1 063 元),以及慢性缺血性心脏病(1 039 元)。

表 3－228　2022 年男性门急诊年人均费用最高的就诊原因

顺　　位	疾病分类	病　　种	年人均费用(元)
1	肿瘤		8 062
		结肠的恶性肿瘤	8 097
		支气管和肺的恶性肿瘤	8 007
2	泌尿生殖系统疾病		1 823
		未特指的肾衰竭	6 504
		慢性肾衰竭	4 217
		慢性肾炎综合征	1 394
		孤立性蛋白尿	1 201
		前列腺增生	867
3	循环系统疾病		1 495
		脑梗死	1 311
		心力衰竭	1 291
		心房纤颤和扑动	1 290
		脑血管病后遗症	1 063
		慢性缺血性心脏病	1 039

如表3-229,2022年女性因肿瘤（9 302元）,妊娠、分娩和产褥期（2 139元）,以及循环系统疾病（1 681元）就诊产生的门急诊年人均费用最高。因肿瘤就诊产生的年人均费用中,年人均费用最高的病种是乳房的恶性肿瘤（9 886元）、支气管和肺的恶性肿瘤（8 467元）,以及结肠的恶性肿瘤（7 799元）。因妊娠、分娩和产褥期就诊产生的年人均费用中,年人均费用最高的病种是主要与妊娠有关的其他情况的孕产妇医疗（2 902元）,以及医疗性流产（1 436元）。因循环系统疾病就诊产生的年人均费用中,年人均费用最高的病种是心房纤颤和扑动（1 353元）、脑梗死（1 201元）、心力衰竭（1 158元）、特发性原发性高血压（1 111元）,以及慢性缺血性心脏病（1 078元）。

表3-229 2022年女性门急诊年人均费用最高的就诊原因

顺　位	疾病分类	病　种	年人均费用(元)
1	肿瘤		9 302
		乳房的恶性肿瘤	9 886
		支气管和肺的恶性肿瘤	8 467
		结肠的恶性肿瘤	7 799
2	妊娠、分娩和产褥期		2 139
		主要与妊娠有关的其他情况的孕产妇医疗	2 902
		医疗性流产	1 436
3	循环系统疾病		1 681
		心房纤颤和扑动	1 353
		脑梗死	1 201
		心力衰竭	1 158
		特发性原发性高血压	1 111
		慢性缺血性心脏病	1 078

（四）不同年龄组人口门急诊年人均费用及费用最高的就诊原因

2022年,全市儿童产生的门急诊年人均费用为1 043元,青年1 418元,中年2 112元,年轻老年人4 353元,老年人6 284元,长寿老年人5 996元。

如表3-230,儿童因神经系统疾病（1 432元）、精神和行为疾患（1 129元）,以及内分泌、营养和代谢疾病（832元）就诊产生的门急诊年人均费用最高。因神经系统疾病就诊产生的年人均费用中,年人均费用最高的病种是癫痫（2 094元）,以及睡眠障碍（576元）。因精神和行为疾患就诊产生的年人均费用中,年人均费用最高的病种是抑郁性障碍（1 175元）、精神分裂症（961元）、焦虑障碍（920元）、未特指的精神障碍（843元）,以及神经症性障碍（571元）。因内分泌、营养和代谢疾病就诊产生的年人均费用中,年人均费用最高的病种是甲状腺毒症甲状腺功能亢进症（1 402元）、未特指的糖尿病（1 328元）、脂蛋白代谢疾患和其他脂血症（766元）、非毒性甲状腺肿（633元）,以及非胰岛素依赖型糖尿病（607元）。

表 3 - 230　2022 年儿童门急诊年人均费用最高的就诊原因

顺　位	疾 病 分 类	病　种	年人均费用(元)
1	神经系统疾病		1 432
		癫痫	2 094
		睡眠障碍	576
2	精神和行为疾患		1 129
		抑郁性障碍	1 175
		精神分裂症	961
		焦虑障碍	920
		未特指的精神障碍	843
		神经症性障碍	571
3	内分泌、营养和代谢疾病		832
		甲状腺毒症甲状腺功能亢进症	1 402
		未特指的糖尿病	1 328
		脂蛋白代谢疾患和其他脂血症	766
		非毒性甲状腺肿	633
		非胰岛素依赖型糖尿病	607

如表 3 - 231,青年因肿瘤(10 693 元),妊娠、分娩和产褥期(2 145 元),以及精神和行为疾患(1 335 元)就诊产生的门急诊年人均费用最高。因肿瘤就诊产生的年人均费用中,年人均费用最高的病种是乳房的恶性肿瘤(12 941 元)、结肠的恶性肿瘤(8 613 元),以及支气管和肺的恶性肿瘤(6 331 元)。因妊娠、分娩和产褥期就诊产生的年人均费用中,年人均费用最高的病种是主要与妊娠有关的其他情况的孕产妇医疗(2 903 元),以及医疗性流产(1 439 元)。因精神和行为疾患就诊产生的年人均费用中,年人均费用最高的病种是精神分裂症(2 752 元)、抑郁性障碍(1 150 元)、焦虑障碍(859 元)、神经症性障碍(771 元),以及未特指的精神障碍(710 元)。

表 3 - 231　2022 年青年门急诊年人均费用最高的就诊原因

顺　位	疾 病 分 类	病　种	年人均费用(元)
1	肿瘤		10 693
		乳房的恶性肿瘤	12 941
		结肠的恶性肿瘤	8 613
		支气管和肺的恶性肿瘤	6 331
2	妊娠、分娩和产褥期		2 145
		主要与妊娠有关的其他情况的孕产妇医疗	2 903
		医疗性流产	1 439
3	精神和行为疾患		1 335
		精神分裂症	2 752
		抑郁性障碍	1 150
		焦虑障碍	859
		神经症性障碍	771
		未特指的精神障碍	710

如表 3-232,中年因肿瘤(8 647 元),妊娠、分娩和产褥期(1 351 元),以及泌尿生殖系统疾病(1 254 元)就诊产生的门急诊年人均费用最高。因肿瘤就诊产生的年人均费用中,年人均费用最高的病种是乳房的恶性肿瘤(9 647 元)、结肠的恶性肿瘤(8 193 元),以及支气管和肺的恶性肿瘤(7 332 元)。因妊娠、分娩和产褥期就诊产生的年人均费用中,年人均费用最高的病种是主要与妊娠有关的其他情况的孕产妇医疗(2 397 元),以及医疗性流产(1 205 元)。因泌尿生殖系统疾病就诊产生的年人均费用中,年人均费用最高的病种是未特指的肾衰竭(9 419 元)、女性不育症(8 162 元)、慢性肾衰竭(4 987 元)、慢性肾炎综合征(1 595 元),以及孤立性蛋白尿(1 334 元)。

表 3-232 2022 年中年门急诊年人均费用最高的就诊原因

顺　位	疾病分类	病　种	年人均费用(元)
1	肿瘤		8 647
		乳房的恶性肿瘤	9 647
		结肠的恶性肿瘤	8 193
		支气管和肺的恶性肿瘤	7 332
2	妊娠、分娩和产褥期		1 351
		主要与妊娠有关的其他情况的孕产妇医疗	2 397
		医疗性流产	1 205
3	泌尿生殖系统疾病		1 254
		未特指的肾衰竭	9 419
		女性不育症	8 162
		慢性肾衰竭	4 987
		慢性肾炎综合征	1 595
		孤立性蛋白尿	1 334

如表 3-233,年轻老年人因肿瘤(8 980 元)、泌尿生殖系统疾病(1 783 元),以及循环系统疾病(1 565 元)就诊产生的门急诊年人均费用最高。因肿瘤就诊产生的年人均费用中,年人均费用最高的病种是乳房的恶性肿瘤(9 488 元)、支气管和肺的恶性肿瘤(8 680 元),以及结肠的恶性肿瘤(8 467 元)。因泌尿生殖系统疾病就诊产生的年人均费用中,年人均费用最高的病种是未特指的肾衰竭(5 850 元)、慢性肾衰竭(3 974 元)、女性不育症(1 539 元)、慢性肾炎综合征(1 283 元),以及孤立性蛋白尿(1 046 元)。因循环系统疾病就诊产生的年人均费用中,年人均费用最高的病种是心房纤颤和扑动(1 303 元)、脑梗死(1 240 元)、心力衰竭(1 159 元)、特发性原发性高血压(1 073 元),以及脑血管病后遗症(1 000 元)。

表 3-233 2022 年年轻老年人门急诊年人均费用最高的就诊原因

顺　位	疾病分类	病　种	年人均费用(元)
1	肿瘤		8 980
		乳房的恶性肿瘤	9 488
		支气管和肺的恶性肿瘤	8 680
		结肠的恶性肿瘤	8 467

续　表

顺　位	疾病分类	病　种	年人均费用(元)
2	泌尿生殖系统疾病		1 783
		未特指的肾衰竭	5 850
		慢性肾衰竭	3 974
		女性不育症	1 539
		慢性肾炎综合征	1 283
		孤立性蛋白尿	1 046
3	循环系统疾病		1 565
		心房纤颤和扑动	1 303
		脑梗死	1 240
		心力衰竭	1 159
		特发性原发性高血压	1 073
		脑血管病后遗症	1 000

如表 3－234,老年人因肿瘤(7 946 元)、循环系统疾病(2 305 元),以及泌尿生殖系统疾病(1 907 元)就诊产生的门急诊年人均费用最高。因肿瘤就诊产生的年人均费用中,年人均费用最高的病种是支气管和肺的恶性肿瘤(8 990 元)、乳房的恶性肿瘤(6 981 元),以及结肠的恶性肿瘤(6 383 元)。因循环系统疾病就诊产生的年人均费用中,年人均费用最高的病种是心房纤颤和扑动(1 423 元)、特发性原发性高血压(1 295 元)、脑梗死(1 292 元)、慢性缺血性心脏病(1 268 元),以及心力衰竭(1 218 元)。因泌尿生殖系统疾病就诊产生的年人均费用中,年人均费用最高的病种是未特指的肾衰竭(3 544 元)、慢性肾衰竭(3 051 元)、女性不育症(1 094 元)、慢性肾炎综合征(1 088 元),以及孤立性蛋白尿(1 028 元)。

表 3－234　2022 年老年人门急诊年人均费用最高的就诊原因

顺　位	疾病分类	病　种	年人均费用(元)
1	肿瘤		7 946
		支气管和肺的恶性肿瘤	8 990
		乳房的恶性肿瘤	6 981
		结肠的恶性肿瘤	6 383
2	循环系统疾病		2 305
		心房纤颤和扑动	1 423
		特发性原发性高血压	1 295
		脑梗死	1 292
		慢性缺血性心脏病	1 268
		心力衰竭	1 218
3	泌尿生殖系统疾病		1 907
		未特指的肾衰竭	3 544
		慢性肾衰竭	3 051
		女性不育症	1 094
		慢性肾炎综合征	1 088
		孤立性蛋白尿	1 028

如表3-235,长寿老年人因肿瘤(5210元)、循环系统疾病(2404元),以及泌尿生殖系统疾病(1676元)就诊产生的门急诊年人均费用最高。因肿瘤就诊产生的年人均费用中,年人均费用最高的病种是支气管和肺的恶性肿瘤(6455元)、乳房的恶性肿瘤(4536元),以及结肠的恶性肿瘤(4153元)。因循环系统疾病就诊产生的年人均费用中,年人均费用最高的病种是心房纤颤和扑动(1437元)、慢性缺血性心脏病(1390元)、脑梗死(1333元)、心力衰竭(1313元),以及特发性原发性高血压(1238元)。因泌尿生殖系统疾病就诊产生的年人均费用中,年人均费用最高的病种是慢性肾衰竭(2381元)、未特指的肾衰竭(2220元)、乳房肿块(1275元)、前列腺增生(993元),以及慢性肾炎综合征(969元)。

表3-235 2022年长寿老年人门急诊年人均费用最高的就诊原因

顺 位	疾病分类	病 种	年人均费用(元)
1	肿瘤		5 210
		支气管和肺的恶性肿瘤	6 455
		乳房的恶性肿瘤	4 536
		结肠的恶性肿瘤	4 153
2	循环系统疾病		2 404
		心房纤颤和扑动	1 437
		慢性缺血性心脏病	1 390
		脑梗死	1 333
		心力衰竭	1 313
		特发性原发性高血压	1 238
3	泌尿生殖系统疾病		1 676
		慢性肾衰竭	2 381
		未特指的肾衰竭	2 220
		乳房肿块	1 275
		前列腺增生	993
		慢性肾炎综合征	969

(五)在不同级别医疗机构门急诊年人均费用及费用最高的就诊原因

1. 总体概述

2022年,全市就诊人口在市级三级医院产生的门急诊年人均费用为2061元,区属三级医院1092元,区属二级医院1096元,社区卫生服务中心(站)1609元。

如表3-236,就诊人口在市级三级医院门急诊年人均费用最高的病种是乳房的恶性肿瘤(10161元)、结肠的恶性肿瘤(8635元)、支气管和肺的恶性肿瘤(8372元)、未特指的肾衰竭(7758元)、女性不育症(6465元)、慢性肾衰竭(5375元)、其他的一般症状和体征(3566元)、细菌学或组织学未证实之呼吸系统结核病(3270元)、主要与妊娠有关的其他情况的孕产妇医疗(2958元),以及牙和支持结构的疾病(2441元)。

表 3 - 236　2022 年就诊人口在市级三级医院门急诊年人均费用最高的就诊病种

顺　位	病　种	年人均费用(元)
1	乳房的恶性肿瘤	10 161
2	结肠的恶性肿瘤	8 635
3	支气管和肺的恶性肿瘤	8 372
4	未特指的肾衰竭	7 758
5	女性不育症	6 465
6	慢性肾衰竭	5 375
7	其他的一般症状和体征	3 566
8	细菌学或组织学未证实之呼吸系统结核病	3 270
9	主要与妊娠有关的其他情况的孕产妇医疗	2 958
10	牙和支持结构的疾病	2 441

如表 3 - 237,就诊人口在区属三级医院门急诊年人均费用最高的病种是未特指的肾衰竭(10 375 元)、女性不育症(5 397 元)、支气管和肺的恶性肿瘤(4 528 元)、慢性肾衰竭(3 993 元)、乳房的恶性肿瘤(3 823 元)、结肠的恶性肿瘤(3 574 元)、类风湿性关节炎(2 217 元)、细菌学或组织学未证实之呼吸系统结核病(1 848 元)、牙面异常(包括咬合不正)(1 757 元),以及非胰岛素依赖型糖尿病(1 582 元)。

表 3 - 237　2022 年就诊人口在区属三级医院门急诊年人均费用最高的就诊病种

顺　位	病　种	年人均费用(元)
1	未特指的肾衰竭	10 375
2	女性不育症	5 397
3	支气管和肺的恶性肿瘤	4 528
4	慢性肾衰竭	3 993
5	乳房的恶性肿瘤	3 823
6	结肠的恶性肿瘤	3 574
7	类风湿性关节炎	2 217
8	细菌学或组织学未证实之呼吸系统结核病	1 848
9	牙面异常(包括咬合不正)	1 757
10	非胰岛素依赖型糖尿病	1 582

如表 3 - 238,就诊人口在区属二级医院门急诊年人均费用最高的病种是未特指的肾衰竭(9 685 元)、慢性肾衰竭(4 851 元)、乳房的恶性肿瘤(4 740 元)、细菌学或组织学未证实之呼吸系统结核病(4 337 元)、支气管和肺的恶性肿瘤(3 768 元)、结肠的恶性肿瘤(3 071 元)、主要与妊娠有关的其他情况的孕产妇医疗(2 957 元)、精神分裂症(2 157 元)、牙面异常(包括咬合不正)(1 820 元),以及阿米巴病(1 426 元)。

表 3-238 2022 年就诊人口在区属二级医院门急诊年人均费用最高的就诊病种

顺 位	病 种	年人均费用(元)
1	未特指的肾衰竭	9 685
2	慢性肾衰竭	4 851
3	乳房的恶性肿瘤	4 740
4	细菌学或组织学未证实之呼吸系统结核病	4 337
5	支气管和肺的恶性肿瘤	3 768
6	结肠的恶性肿瘤	3 071
7	主要与妊娠有关的其他情况的孕产妇医疗	2 957
8	精神分裂症	2 157
9	牙面异常(包括咬合不正)	1 820
10	阿米巴病	1 426

如表 3-239,就诊人口在社区卫生服务中心(站)门急诊年人均费用最高的病种是慢性肾衰竭(1 471 元)、未特指的肾衰竭(1 210 元)、牙面异常(包括咬合不正)(1 154 元)、帕金森症(1 153 元)、心房纤颤和扑动(1 087 元)、非胰岛素依赖型糖尿病(994 元)、脑血管病后遗症(966 元)、特发性原发性高血压(905 元)、未特指的糖尿病(884 元),以及慢性缺血性心脏病(881 元)。

表 3-239 2022 年就诊人口在社区卫生服务中心(站)门急诊年人均费用最高的就诊病种

顺 位	病 种	年人均费用(元)
1	慢性肾衰竭	1 471
2	未特指的肾衰竭	1 210
3	牙面异常(包括咬合不正)	1 154
4	帕金森症	1 153
5	心房纤颤和扑动	1 087
6	非胰岛素依赖型糖尿病	994
7	脑血管病后遗症	966
8	特发性原发性高血压	905
9	未特指的糖尿病	884
10	慢性缺血性心脏病	881

2. 不同支付方式人口差异

如表 3-240,2022 年,全市医保支付人口在市级三级医院产生的门急诊年人均费用为 2 464 元,区属三级医院 1 468 元,区属二级医院 1 385 元,社区卫生服务中心(站)1 871 元;非医保支付人口在市级三级医院产生的门急诊年人均费用为 1 295 元,区属三级医院 495 元,区属二级医院 537 元,社区卫生服务中心(站)333 元。

表 3 - 240　2022 年不同支付人口在不同级别医疗机构门急诊年人均费用　　　　（单位：元）

支付方式	市级三级医院	区属三级医院	区属二级医院	社区卫生服务中心（站）
医保支付	2 464	1 468	1 385	1 871
非医保支付	1 295	495	537	333

如表 3 - 241，医保支付人口在市级三级医院门急诊年人均费用最高的病种是乳房的恶性肿瘤（11 983 元）、支气管和肺的恶性肿瘤（10 566 元）、结肠的恶性肿瘤（10 039 元）、未特指的肾衰竭（8 659 元），以及慢性肾衰竭（5 801 元）；在区属三级医院门急诊年人均费用最高的病种是未特指的肾衰竭（11 005 元）、支气管和肺的恶性肿瘤（5 137 元）、乳房的恶性肿瘤（4 342元）、慢性肾衰竭（4 096 元），以及结肠的恶性肿瘤（4 064 元）；在区属二级医院门急诊年人均费用最高的病种是未特指的肾衰竭（10 024 元）、乳房的恶性肿瘤（5 201 元）、慢性肾衰竭（5 074 元）、细菌学或组织学未证实之呼吸系统结核病（4 748 元），以及支气管和肺的恶性肿瘤（4 157 元）；在社区卫生服务中心（站）门急诊年人均费用最高的病种是慢性肾衰竭（1 475元）、未特指的肾衰竭（1 212 元）、帕金森症（1 165 元）、心房纤颤和扑动（1 114 元），以及牙面异常（包括咬合不正）（1 029 元）。

表 3 - 241　2022 年医保支付人口在不同级别医疗机构门急诊年人均费用最高的就诊病种

医疗机构级别	顺　位	病　种	年人均费用（元）
市级三级医院	1	乳房的恶性肿瘤	11 983
	2	支气管和肺的恶性肿瘤	10 566
	3	结肠的恶性肿瘤	10 039
	4	未特指的肾衰竭	8 659
	5	慢性肾衰竭	5 801
区属三级医院	1	未特指的肾衰竭	11 005
	2	支气管和肺的恶性肿瘤	5 137
	3	乳房的恶性肿瘤	4 342
	4	慢性肾衰竭	4 096
	5	结肠的恶性肿瘤	4 064
区属二级医院	1	未特指的肾衰竭	10 024
	2	乳房的恶性肿瘤	5 201
	3	慢性肾衰竭	5 074
	4	细菌学或组织学未证实之呼吸系统结核病	4 748
	5	支气管和肺的恶性肿瘤	4 157
社区卫生服务中心（站）	1	慢性肾衰竭	1 475
	2	未特指的肾衰竭	1 212
	3	帕金森症	1 165
	4	心房纤颤和扑动	1 114
	5	牙面异常（包括咬合不正）	1 029

如表 3-242,非医保支付人口在市级三级医院门急诊年人均费用最高的病种是女性不育症(6 434 元)、乳房的恶性肿瘤(6 283 元)、结肠的恶性肿瘤(5 820 元)、支气管和肺的恶性肿瘤(4 838 元),以及牙和支持结构的疾病(4 781 元);在区属三级医院门急诊年人均费用最高的病种是女性不育症(6 820 元)、未特指的肾衰竭(4 791 元)、牙和支持结构的疾病(2 739 元)、慢性肾衰竭(2 412 元),以及类风湿性关节炎(2 003 元);在区属二级医院门急诊年人均费用最高的病种是未特指的肾衰竭(6 872 元)、主要与妊娠有关的其他情况的孕产妇医疗(3 077 元)、慢性肾衰竭(2 815 元)、牙面异常(包括咬合不正)(2 193 元),以及乳房的恶性肿瘤(2 073 元);在社区卫生服务中心(站)门急诊年人均费用最高的病种是牙面异常(包括咬合不正)(2 163 元)、慢性肾衰竭(1 173 元)、未特指的肾衰竭(995 元)、牙和支持结构的疾病(696 元),以及精神分裂症(628 元)。

表 3-242 2022 年非医保支付人口在不同级别医疗机构门急诊年人均费用最高的就诊病种

医疗机构级别	顺　位	病　种	年人均费用(元)
市级三级医院	1	女性不育症	6 434
	2	乳房的恶性肿瘤	6 283
	3	结肠的恶性肿瘤	5 820
	4	支气管和肺的恶性肿瘤	4 838
	5	牙和支持结构的疾病	4 781
区属三级医院	1	女性不育症	6 820
	2	未特指的肾衰竭	4 791
	3	牙和支持结构的疾病	2 739
	4	慢性肾衰竭	2 412
	5	类风湿性关节炎	2 003
区属二级医院	1	未特指的肾衰竭	6 872
	2	主要与妊娠有关的其他情况的孕产妇医疗	3 077
	3	慢性肾衰竭	2 815
	4	牙面异常(包括咬合不正)	2 193
	5	乳房的恶性肿瘤	2 073
社区卫生服务中心(站)	1	牙面异常(包括咬合不正)	2 163
	2	慢性肾衰竭	1 173
	3	未特指的肾衰竭	995
	4	牙和支持结构的疾病	696
	5	精神分裂症	628

3. 不同性别人口差异

如表 3-243,2022 年,全市男性在市级三级医院产生的门急诊年人均费用为 2 009 元,区属三级医院 990 元,区属二级医院 931 元,社区卫生服务中心(站)1 428 元;女性在市级三级医院产生的门急诊年人均费用为 2 451 元,区属三级医院 1 211 元,区属二级医院 1 267 元,社区卫生服务中心(站)1 782 元。

表 3 - 243　2022 年不同性别人口在不同级别医疗机构门急诊年人均费用　　　（单位：元）

性　别	市级三级医院	区属三级医院	区属二级医院	社区卫生服务中心(站)
男性	2 009	990	931	1 428
女性	2 451	1 211	1 267	1 782

　　如表 3 - 244,男性在市级三级医院门急诊年人均费用最高的病种是结肠的恶性肿瘤(8 926 元)、支气管和肺的恶性肿瘤(8 291 元)、未特指的肾衰竭(7 967 元)、慢性肾衰竭(5 489 元),以及细菌学或组织学未证实之呼吸系统结核病(3 128 元);在区属三级医院门急诊年人均费用最高的病种是未特指的肾衰竭(10 848 元)、慢性肾衰竭(4 214 元)、支气管和肺的恶性肿瘤(3 945 元)、结肠的恶性肿瘤(3 648 元),以及类风湿性关节炎(1 894 元);在区属二级医院门急诊年人均费用最高的病种是未特指的肾衰竭(10 622 元)、慢性肾衰竭(5 487 元)、细菌学或组织学未证实之呼吸系统结核病(4 509 元)、支气管和肺的恶性肿瘤(3 449 元),以及结肠的恶性肿瘤(3 149 元);在社区卫生服务中心(站)门急诊年人均费用最高的病种是慢性肾衰竭(1 472 元)、未特指的肾衰竭(1 197 元)、牙面异常(包括咬合不正)(1 189 元)、帕金森症(1 169 元),以及心房纤颤和扑动(1 064 元)。

表 3 - 244　2022 年男性在不同级别医疗机构门急诊年人均费用最高的就诊病种

医疗机构级别	顺　位	病　　　　种	年人均费用(元)
市级三级医院	1	结肠的恶性肿瘤	8 926
	2	支气管和肺的恶性肿瘤	8 291
	3	未特指的肾衰竭	7 967
	4	慢性肾衰竭	5 489
	5	细菌学或组织学未证实之呼吸系统结核病	3 128
区属三级医院	1	未特指的肾衰竭	10 848
	2	慢性肾衰竭	4 214
	3	支气管和肺的恶性肿瘤	3 945
	4	结肠的恶性肿瘤	3 648
	5	类风湿性关节炎	1 894
区属二级医院	1	未特指的肾衰竭	10 622
	2	慢性肾衰竭	5 487
	3	细菌学或组织学未证实之呼吸系统结核病	4 509
	4	支气管和肺的恶性肿瘤	3 449
	5	结肠的恶性肿瘤	3 149
社区卫生服务中心(站)	1	慢性肾衰竭	1 472
	2	未特指的肾衰竭	1 197
	3	牙面异常(包括咬合不正)	1 189
	4	帕金森症	1 169
	5	心房纤颤和扑动	1 064

　　如表 3 - 245,女性在市级三级医院门急诊年人均费用最高的病种是乳房的恶性肿瘤(10 367

元)、支气管和肺的恶性肿瘤(8 649 元)、结肠的恶性肿瘤(8 599 元)、未特指的肾衰竭(7 987 元),以及女性不育症(7 524 元);在区属三级医院门急诊年人均费用最高的病种是未特指的肾衰竭(9 679 元)、女性不育症(5 858 元)、支气管和肺的恶性肿瘤(5 301 元)、乳房的恶性肿瘤(3 824 元),以及慢性肾衰竭(3 704 元);在区属二级医院门急诊年人均费用最高的病种是未特指的肾衰竭(8 179 元)、乳房的恶性肿瘤(4 865 元)、支气管和肺的恶性肿瘤(4 296 元)、慢性肾衰竭(4 283 元),以及细菌学或组织学未证实之呼吸系统结核病(4 221 元);在社区卫生服务中心(站)门急诊年人均费用最高的病种是慢性肾衰竭(1 471 元)、未特指的肾衰竭(1 222 元)、帕金森症(1 140 元)、牙面异常(包括咬合不正)(1 134 元),以及心房纤颤和扑动(1 113 元)。

表 3-245　2022 年女性在不同级别医疗机构门急诊年人均费用最高的就诊病种

医疗机构级别	顺位	病种	年人均费用(元)
市级三级医院	1	乳房的恶性肿瘤	10 367
	2	支气管和肺的恶性肿瘤	8 649
	3	结肠的恶性肿瘤	8 599
	4	未特指的肾衰竭	7 987
	5	女性不育症	7 524
区属三级医院	1	未特指的肾衰竭	9 679
	2	女性不育症	5 858
	3	支气管和肺的恶性肿瘤	5 301
	4	乳房的恶性肿瘤	3 824
	5	慢性肾衰竭	3 704
区属二级医院	1	未特指的肾衰竭	8 179
	2	乳房的恶性肿瘤	4 865
	3	支气管和肺的恶性肿瘤	4 296
	4	慢性肾衰竭	4 283
	5	细菌学或组织学未证实之呼吸系统结核病	4 221
社区卫生服务中心(站)	1	慢性肾衰竭	1 471
	2	未特指的肾衰竭	1 222
	3	帕金森症	1 140
	4	牙面异常(包括咬合不正)	1 134
	5	心房纤颤和扑动	1 113

4. 不同年龄组人口差异

如表 3-246,儿童在市级三级医院产生的门急诊年人均费用为 1 172 元,区属三级医院590 元,区属二级医院 561 元,社区卫生服务中心(站)287 元;青年在市级三级医院产生的门急诊年人均费用为 1 686 元,区属三级医院 649 元,区属二级医院 763 元,社区卫生服务中心(站)390 元;中年在市级三级医院产生的门急诊年人均费用为 2 395 元,区属三级医院 1 083元,区属二级医院 992 元,社区卫生服务中心(站)840 元;年轻老年人在市级三级医院产生的门急诊年人均费用为 3 707 元,区属三级医院 2 076 元,区属二级医院 1 766 元,社区卫生服务中心(站)2 036 元;老年人在市级三级医院产生的门急诊年人均费用为 4 226 元,区属三级医院 2 914 元,区属二级医院 2 267 元,社区卫生服务中心(站)3 403 元;长寿老年人在市级三级医院产生的门急诊年人均费用为 4 073 元,区属三级医院 3 318 元,区属二级医院 2 490 元,社区卫生服务中心(站)3 273 元。

表 3 - 246　2022 年不同年龄组人口在不同级别医疗机构门急诊年人均费用　　(单位:元)

年 龄 组	市级三级医院	区属三级医院	区属二级医院	社区卫生服务中心(站)
儿童	1 172	590	561	287
青年	1 686	649	763	390
中年	2 395	1 083	992	840
年轻老年人	3 707	2 076	1 766	2 036
老年人	4 226	2 914	2 267	3 403
长寿老年人	4 073	3 318	2 490	3 273

如表 3 - 247,儿童在市级三级医院门急诊年人均费用最高的病种是慢性肾衰竭(3 313元)、牙面异常(包括咬合不正)(2 465 元)、慢性病毒性肝炎(2 238 元)、癫痫(2 110 元),以及原生动物性肠道疾病(2 015 元);在区属三级医院门急诊年人均费用最高的病种是牙面异常(包括咬合不正)(2 260 元)、抑郁性障碍(1 392 元)、未特指的糖尿病(1 080 元)、甲状腺毒症甲状腺功能亢进症(1 053 元),以及非胰岛素依赖型糖尿病(923 元);在区属二级医院门急诊年人均费用最高的病种是牙面异常(包括咬合不正)(2 388 元)、痹病(1 505 元)、阿米巴病(951 元)、抑郁性障碍(888 元),以及包埋牙及阻生牙(787 元);在社区卫生服务中心(站)门急诊年人均费用最高的病种是癫痫(1 538 元)、牙面异常(包括咬合不正)(1 401 元)、脊椎病(674 元)、精神分裂症(632 元),以及虚病(483 元)。

表 3 - 247　2022 年儿童在不同级别医疗机构门急诊年人均费用最高的就诊病种

医疗机构级别	顺　位	病　　种	年人均费用(元)
市级三级医院	1	慢性肾衰竭	3 313
	2	牙面异常(包括咬合不正)	2 465
	3	慢性病毒性肝炎	2 238
	4	癫痫	2 110
	5	原生动物性肠道疾病	2 015
区属三级医院	1	牙面异常(包括咬合不正)	2 260
	2	抑郁性障碍	1 392
	3	未特指的糖尿病	1 080
	4	甲状腺毒症甲状腺功能亢进症	1 053
	5	非胰岛素依赖型糖尿病	923
区属二级医院	1	牙面异常(包括咬合不正)	2 388
	2	痹病	1 505
	3	阿米巴病	951
	4	抑郁性障碍	888
	5	包埋牙及阻生牙	787

续　表

医疗机构级别	顺　位	病　种	年人均费用(元)
社区卫生服务中心(站)	1	癫痫	1 538
	2	牙面异常(包括咬合不正)	1 401
	3	脊椎病	674
	4	精神分裂症	632
	5	虚病	483

如表3-248,青年在市级三级医院门急诊年人均费用最高的病种是乳房的恶性肿瘤(13 182元)、未特指的肾衰竭(10 352元)、结肠的恶性肿瘤(9 229元)、女性不育症(7 230元),以及支气管和肺的恶性肿瘤(6 449元);在区属三级医院门急诊年人均费用最高的病种是未特指的肾衰竭(11 639元)、女性不育症(5 345元)、慢性肾衰竭(4 798元)、乳房的恶性肿瘤(3 459元),以及支气管和肺的恶性肿瘤(3 457元);在区属二级医院门急诊年人均费用最高的病种是未特指的肾衰竭(14 958元)、慢性肾衰竭(6 526元)、乳房的恶性肿瘤(5 509元)、支气管和肺的恶性肿瘤(3 358元),以及精神分裂症(3 215元);在社区卫生服务中心(站)门急诊年人均费用最高的病种是牙面异常(包括咬合不正)(1 084元)、慢性肾衰竭(956元)、帕金森症(807元)、癫痫(757元),以及脑血管病后遗症(675元)。

表3-248　2022年青年在不同级别医疗机构门急诊年人均费用最高的就诊病种

医疗机构级别	顺　位	病　种	年人均费用(元)
市级三级医院	1	乳房的恶性肿瘤	13 182
	2	未特指的肾衰竭	10 352
	3	结肠的恶性肿瘤	9 229
	4	女性不育症	7 230
	5	支气管和肺的恶性肿瘤	6 449
区属三级医院	1	未特指的肾衰竭	11 639
	2	女性不育症	5 345
	3	慢性肾衰竭	4 798
	4	乳房的恶性肿瘤	3 459
	5	支气管和肺的恶性肿瘤	3 457
区属二级医院	1	未特指的肾衰竭	14 958
	2	慢性肾衰竭	6 526
	3	乳房的恶性肿瘤	5 509
	4	支气管和肺的恶性肿瘤	3 358
	5	精神分裂症	3 215
社区卫生服务中心(站)	1	牙面异常(包括咬合不正)	1 084
	2	慢性肾衰竭	956
	3	帕金森症	807
	4	癫痫	757
	5	脑血管病后遗症	675

如表 3–249,中年在市级三级医院门急诊年人均费用最高的病种是乳房的恶性肿瘤(9 996 元)、未特指的肾衰竭(9 920 元)、结肠的恶性肿瘤(8 870 元)、女性不育症(8 487 元),以及支气管和肺的恶性肿瘤(7 479 元);在区属三级医院门急诊年人均费用最高的病种是未特指的肾衰竭(13 896 元)、女性不育症(7 259 元)、慢性肾衰竭(4 581 元)、支气管和肺的恶性肿瘤(3 496 元),以及乳房的恶性肿瘤(3 229 元);在区属二级医院门急诊年人均费用最高的病种是未特指的肾衰竭(13 359 元)、慢性肾衰竭(6 153 元)、乳房的恶性肿瘤(4 473 元)、支气管和肺的恶性肿瘤(3 845 元),以及细菌学或组织学未证实之呼吸系统结核病(3 530 元);在社区卫生服务中心(站)门急诊年人均费用最高的病种是牙面异常(包括咬合不正)(1 203 元)、慢性肾衰竭(1 065 元)、帕金森症(891 元)、未特指的肾衰竭(873 元),以及虚病(806 元)。

表 3–249　2022 年中年在不同级别医疗机构门急诊年人均费用最高的就诊病种

医疗机构级别	顺　　位	病　　种	年人均费用(元)
市级三级医院	1	乳房的恶性肿瘤	9 996
	2	未特指的肾衰竭	9 920
	3	结肠的恶性肿瘤	8 870
	4	女性不育症	8 487
	5	支气管和肺的恶性肿瘤	7 479
区属三级医院	1	未特指的肾衰竭	13 896
	2	女性不育症	7 259
	3	慢性肾衰竭	4 581
	4	支气管和肺的恶性肿瘤	3 496
	5	乳房的恶性肿瘤	3 229
区属二级医院	1	未特指的肾衰竭	13 359
	2	慢性肾衰竭	6 153
	3	乳房的恶性肿瘤	4 473
	4	支气管和肺的恶性肿瘤	3 845
	5	细菌学或组织学未证实之呼吸系统结核病	3 530
社区卫生服务中心(站)	1	牙面异常(包括咬合不正)	1 203
	2	慢性肾衰竭	1 065
	3	帕金森症	891
	4	未特指的肾衰竭	873
	5	虚病	806

如表 3–250,年轻老年人在市级三级医院门急诊年人均费用最高的病种是乳房的恶性肿瘤(10 028 元)、结肠的恶性肿瘤(9 315 元)、支气管和肺的恶性肿瘤(8 907 元)、未特指的肾衰竭(8 663 元),以及慢性肾衰竭(5 986 元);在区属三级医院门急诊年人均费用最高的病种是未特指的肾衰竭(11 897 元)、支气管和肺的恶性肿瘤(4 669 元)、乳房的恶性肿瘤(4 415 元)、慢性肾衰竭(4 349 元),以及结肠的恶性肿瘤(3 883 元);在区属二级医院门

急诊年人均费用最高的病种是未特指的肾衰竭(11 066 元)、细菌学或组织学未证实之呼吸系统结核病(5 831 元)、慢性肾衰竭(5 758 元)、乳房的恶性肿瘤(4 992 元),以及支气管和肺的恶性肿瘤(3 810 元);在社区卫生服务中心(站)门急诊年人均费用最高的病种是牙面异常(包括咬合不正)(1 203 元)、慢性肾衰竭(1 065 元)、帕金森症(891 元)、未特指的肾衰竭(873 元),以及虚病(806 元)。

表 3‒250 2022 年年轻老年人在不同级别医疗机构门急诊年人均费用最高的就诊病种

医疗机构级别	顺 位	病 种	年人均费用(元)
市级三级医院	1	乳房的恶性肿瘤	10 028
	2	结肠的恶性肿瘤	9 315
	3	支气管和肺的恶性肿瘤	8 907
	4	未特指的肾衰竭	8 663
	5	慢性肾衰竭	5 986
区属三级医院	1	未特指的肾衰竭	11 897
	2	支气管和肺的恶性肿瘤	4 669
	3	乳房的恶性肿瘤	4 415
	4	慢性肾衰竭	4 349
	5	结肠的恶性肿瘤	3 883
区属二级医院	1	未特指的肾衰竭	11 066
	2	细菌学或组织学未证实之呼吸系统结核病	5 831
	3	慢性肾衰竭	5 758
	4	乳房的恶性肿瘤	4 992
	5	支气管和肺的恶性肿瘤	3 810
社区卫生服务中心(站)	1	牙面异常(包括咬合不正)	1 203
	2	慢性肾衰竭	1 065
	3	帕金森症	891
	4	未特指的肾衰竭	873
	5	虚病	806

如表 3‒251,老年人在市级三级医院门急诊年人均费用最高的病种是支气管和肺的恶性肿瘤(9 650 元)、乳房的恶性肿瘤(7 407 元)、结肠的恶性肿瘤(7 123 元)、其他的一般症状和体征(4 991 元),以及未特指的肾衰竭(4 802 元);在区属三级医院门急诊年人均费用最高的病种是未特指的肾衰竭(6 910 元)、支气管和肺的恶性肿瘤(5 195 元)、结肠的恶性肿瘤(3 874 元)、乳房的恶性肿瘤(3 581 元),以及慢性肾衰竭(3 358 元);在区属二级医院门急诊年人均费用最高的病种是未特指的肾衰竭(5 865 元)、细菌学或组织学未证实之呼吸系统结核病(5 408 元)、乳房的恶性肿瘤(4 666 元)、支气管和肺的恶性肿瘤(3 968 元),以及慢性肾衰竭(3 696 元);在社区卫生服务中心(站)门急诊年人均费用最高的病种是慢性肾衰竭(1 586 元)、未特指的肾衰竭(1 327 元)、牙面异常(包括咬合不正)(1 274 元)、心房纤颤和扑动(1 224 元),以及帕金森症(1 141 元)。

表 3 - 251　2022 年老年人在不同级别医疗机构门急诊年人均费用最高的就诊病种

医疗机构级别	顺　位	病　　种	年人均费用(元)
市级三级医院	1	支气管和肺的恶性肿瘤	9 650
	2	乳房的恶性肿瘤	7 407
	3	结肠的恶性肿瘤	7 123
	4	其他的一般症状和体征	4 991
	5	未特指的肾衰竭	4 802
区属三级医院	1	未特指的肾衰竭	6 910
	2	支气管和肺的恶性肿瘤	5 195
	3	结肠的恶性肿瘤	3 874
	4	乳房的恶性肿瘤	3 581
	5	慢性肾衰竭	3 358
区属二级医院	1	未特指的肾衰竭	5 865
	2	细菌学或组织学未证实之呼吸系统结核病	5 408
	3	乳房的恶性肿瘤	4 666
	4	支气管和肺的恶性肿瘤	3 968
	5	慢性肾衰竭	3 696
社区卫生服务中心(站)	1	慢性肾衰竭	1 586
	2	未特指的肾衰竭	1 327
	3	牙面异常(包括咬合不正)	1 274
	4	心房纤颤和扑动	1 224
	5	帕金森症	1 141

如表 3 - 252,长寿老年人在市级三级医院门急诊年人均费用最高的病种是支气管和肺的恶性肿瘤(8 844 元)、乳房的恶性肿瘤(4 542 元)、结肠的恶性肿瘤(4 493 元)、消化系统其他疾病(3 261 元),以及细菌学或组织学未证实之呼吸系统结核病(3 089 元);在区属三级医院门急诊年人均费用最高的病种是支气管和肺的恶性肿瘤(3 511 元)、乳房的恶性肿瘤(2 868元)、未特指的肾衰竭(2 862 元)、结肠的恶性肿瘤(2 855 元),以及其他的一般症状和体征(2 753 元);在区属二级医院门急诊年人均费用最高的病种是支气管和肺的恶性肿瘤(3 511元)、乳房的恶性肿瘤(2 868 元)、未特指的肾衰竭(2 862 元)、结肠的恶性肿瘤(2 855 元),以及其他的一般症状和体征(2 753 元);在社区卫生服务中心(站)门急诊年人均费用最高的病种是慢性肾衰竭(1 617 元)、银屑病(1 573 元)、细菌学或组织学未证实之呼吸系统结核病(1 411 元)、未特指的肾衰竭(1 355 元),以及乳房的恶性肿瘤(1 336 元)。

表 3 - 252　2022 年长寿老年人在不同级别医疗机构门急诊年人均费用最高的就诊病种

医疗机构级别	顺　位	病　　种	年人均费用(元)
市级三级医院	1	支气管和肺的恶性肿瘤	8 844
	2	乳房的恶性肿瘤	4 542
	3	结肠的恶性肿瘤	4 493
	4	消化系统其他疾病	3 261
	5	细菌学或组织学未证实之呼吸系统结核病	3 089

医疗机构级别	顺　位	病　　种	年人均费用(元)
区属三级医院	1	支气管和肺的恶性肿瘤	3 511
	2	乳房的恶性肿瘤	2 868
	3	未特指的肾衰竭	2 862
	4	结肠的恶性肿瘤	2 855
	5	其他的一般症状和体征	2 753
区属二级医院	1	支气管和肺的恶性肿瘤	3 511
	2	乳房的恶性肿瘤	2 868
	3	未特指的肾衰竭	2 862
	4	结肠的恶性肿瘤	2 855
	5	其他的一般症状和体征	2 753
社区卫生服务中心(站)	1	慢性肾衰竭	1 617
	2	银屑病	1 573
	3	细菌学或组织学未证实之呼吸系统结核病	1 411
	4	未特指的肾衰竭	1 355
	5	乳房的恶性肿瘤	1 336

(六) 在不同类别医疗机构门急诊年人均费用及费用最高的就诊原因

1. 总体概述

2022 年,全市就诊人口在西医医院产生的门急诊年人均费用为 2 078 元,中医医院为 1 616 元。

如表 3 - 253,就诊人口在西医医院门急诊年人均费用最高的病种是乳房的恶性肿瘤(9 138 元)、支气管和肺的恶性肿瘤(7 337 元)、结肠的恶性肿瘤(7 224 元)、女性不育症(6 222 元)、未特指的肾衰竭(5 752 元)、慢性肾衰竭(3 344 元)、其他的一般症状和体征(2 863 元)、主要与妊娠有关的其他情况的孕产妇医疗(2 858 元)、牙面异常(包括咬合不正)(2 086 元),以及精神分裂症(2 015 元)。

表 3 - 253　2022 年就诊人口在西医医院门急诊年人均费用最高的就诊病种

顺　位	病　　种	年人均费用(元)
1	乳房的恶性肿瘤	9 138
2	支气管和肺的恶性肿瘤	7 337
3	结肠的恶性肿瘤	7 224
4	女性不育症	6 222
5	未特指的肾衰竭	5 752
6	慢性肾衰竭	3 344
7	其他的一般症状和体征	2 863
8	主要与妊娠有关的其他情况的孕产妇医疗	2 858
9	牙面异常(包括咬合不正)	2 086
10	精神分裂症	2 015

如表3-254,就诊人口在中医医院门急诊年人均费用最高的病种是支气管和肺的恶性肿瘤(7 508元)、结肠的恶性肿瘤(7 185元)、乳房的恶性肿瘤(6 618元)、慢性肾衰竭(6 160元)、女性不育症(4 315元)、细菌学或组织学未证实之呼吸系统结核病(3 696元)、未特指的肾衰竭(3 275元)、慢性肾炎综合征(2 931元)、类风湿性关节炎(2 749元),以及慢性病毒性肝炎(2 256元)。

表3-254 2022年就诊人口在中医医院门急诊年人均费用最高的就诊病种

顺　位	病　　种	年人均费用(元)
1	支气管和肺的恶性肿瘤	7 508
2	结肠的恶性肿瘤	7 185
3	乳房的恶性肿瘤	6 618
4	慢性肾衰竭	6 160
5	女性不育症	4 315
6	细菌学或组织学未证实之呼吸系统结核病	3 696
7	未特指的肾衰竭	3 275
8	慢性肾炎综合征	2 931
9	类风湿性关节炎	2 749
10	慢性病毒性肝炎	2 256

2. 不同支付方式人口差异

如表3-255,2022年,全市医保支付人口在西医医院产生的门急诊年人均费用为2 751元,中医医院为1 988元;非医保支付人口在西医医院产生的门急诊年人均费用为958元,中医医院为686元。

表3-255 2022年不同支付人口在不同类别医疗机构门急诊年人均费用　　　　(单位:元)

支付方式	西医医院	中医医院
医保支付	2 751	1 988
非医保支付	958	686

如表3-256,医保支付人口在西医医院门急诊年人均费用最高的病种是乳房的恶性肿瘤(10 536元)、支气管和肺的恶性肿瘤(9 156元)、结肠的恶性肿瘤(8 150元)、未特指的肾衰竭(5 821元),以及女性不育症(4 525元);在中医医院年人均费用最高的病种是支气管和肺的恶性肿瘤(8 331元)、结肠的恶性肿瘤(7 700元)、乳房的恶性肿瘤(7 359元)、慢性肾衰竭(6 374元),以及细菌学或组织学未证实之呼吸系统结核病(3 871元)。

表3-256 2022年医保支付人口在不同类别医疗机构门急诊年人均费用最高的就诊病种

医疗机构类别	顺　位	病　　种	年人均费用(元)
西医医院	1	乳房的恶性肿瘤	10 536
	2	支气管和肺的恶性肿瘤	9 156

医疗机构类别	顺 位	病 种	年人均费用(元)
	3	结肠的恶性肿瘤	8 150
	4	未特指的肾衰竭	5 821
	5	女性不育症	4 525
中医医院	1	支气管和肺的恶性肿瘤	8 331
	2	结肠的恶性肿瘤	7 700
	3	乳房的恶性肿瘤	7 359
	4	慢性肾衰竭	6 374
	5	细菌学或组织学未证实之呼吸系统结核病	3 871

如表 3-257,非医保支付人口在西医医院门急诊年人均费用最高的病种是女性不育症(6 255 元)、乳房的恶性肿瘤(5 984 元)、结肠的恶性肿瘤(5 315 元)、支气管和肺的恶性肿瘤(4 553 元),以及未特指的肾衰竭(4 499 元);在中医医院门急诊年人均费用最高的病种是女性不育症(5 594 元)、支气管和肺的恶性肿瘤(4 059 元)、慢性肾衰竭(3 946 元)、结肠的恶性肿瘤(3 890 元),以及乳房的恶性肿瘤(3 198 元)。

表 3-257　2022 年非医保支付人口在不同类别医疗机构门急诊年人均费用最高的就诊病种

医疗机构类别	顺 位	病 种	年人均费用(元)
西医医院	1	女性不育症	6 255
	2	乳房的恶性肿瘤	5 984
	3	结肠的恶性肿瘤	5 315
	4	支气管和肺的恶性肿瘤	4 553
	5	未特指的肾衰竭	4 499
中医医院	1	女性不育症	5 594
	2	支气管和肺的恶性肿瘤	4 059
	3	慢性肾衰竭	3 946
	4	结肠的恶性肿瘤	3 890
	5	乳房的恶性肿瘤	3 198

3. 不同性别人口差异

如表 3-258,2022 年,全市男性在西医医院产生的门急诊年人均费用为 1 880 元,中医医院为 1 404 元;女性在西医医院产生的门急诊年人均费用为 2 500 元,中医医院为 1 824 元。

表 3-258　2022 年不同性别人口在不同类别医疗机构门急诊年人均费用　　　　(单位:元)

性 别	西医医院	中医医院
男性	1 880	1 404
女性	2 500	1 824

如表 3-259,男性在西医医院门急诊年人均费用最高的病种是结肠的恶性肿瘤(7 570 元)、支气管和肺的恶性肿瘤(7 184 元)、未特指的肾衰竭(6 591 元)、慢性肾衰竭(3 712 元),以及其他的一般症状和体征(2 304 元);在中医医院门急诊年人均费用最高的病种是支气管和肺的恶性肿瘤(7 391 元)、结肠的恶性肿瘤(7 186 元)、慢性肾衰竭(6 408 元)、细菌学或组织学未证实之呼吸系统结核病(3 802 元),以及未特指的肾衰竭(3 495 元)。

表 3-259　2022 年男性在不同类别医疗机构门急诊年人均费用最高的就诊病种

医疗机构类别	顺　位	病　　种	年人均费用(元)
西医医院	1	结肠的恶性肿瘤	7 570
	2	支气管和肺的恶性肿瘤	7 184
	3	未特指的肾衰竭	6 591
	4	慢性肾衰竭	3 712
	5	其他的一般症状和体征	2 304
中医医院	1	支气管和肺的恶性肿瘤	7 391
	2	结肠的恶性肿瘤	7 186
	3	慢性肾衰竭	6 408
	4	细菌学或组织学未证实之呼吸系统结核病	3 802
	5	未特指的肾衰竭	3 495

如表 3-260,女性在西医医院门急诊年人均费用最高的病种是乳房的恶性肿瘤(9 356 元)、支气管和肺的恶性肿瘤(7 726 元)、女性不育症(7 132 元)、结肠的恶性肿瘤(7 104 元),以及未特指的肾衰竭(4 804 元);在中医医院门急诊年人均费用最高的病种是支气管和肺的恶性肿瘤(7 617 元)、结肠的恶性肿瘤(7 196 元)、乳房的恶性肿瘤(6 633 元)、慢性肾衰竭(5 833 元),以及女性不育症(4 429 元)。

表 3-260　2022 年女性在不同类别医疗机构门急诊年人均费用最高的就诊病种

医疗机构类别	顺　位	病　　种	年人均费用(元)
西医医院	1	乳房的恶性肿瘤	9 356
	2	支气管和肺的恶性肿瘤	7 726
	3	女性不育症	7 132
	4	结肠的恶性肿瘤	7 104
	5	未特指的肾衰竭	4 804
中医医院	1	支气管和肺的恶性肿瘤	7 617
	2	结肠的恶性肿瘤	7 196
	3	乳房的恶性肿瘤	6 633
	4	慢性肾衰竭	5 833
	5	女性不育症	4 429

4. 不同年龄组人口差异

如表 3-261,2022 年,全市儿童在西医医院产生的门急诊年人均费用为 1 011 元,中医医院为 776 元;青年在西医医院产生的门急诊年人均费用为 1 335 元,中医医院为 988 元;中年在西医医院产生的门急诊年人均费用为 1 917 元,中医医院为 1 645 元;年轻老年人在西医医院产生的门急诊年人均费用为 3 908 元,中医医院为 2 739 元;老年人在西医医院产生的门急诊年人均费用为 5 746 元,中医医院为 2 970 元;长寿老年人在西医医院产生的门急诊年人均费用为 5 581 元,中医医院为 2 687 元。

表 3 - 261　2022 年不同年龄组人口在不同类别医疗机构门急诊年人均费用　　　（单位：元）

年 龄 组	西 医 医 院	中 医 医 院
儿童	1 011	776
青年	1 335	988
中年	1 917	1 645
年轻老年人	3 908	2 739
老年人	5 746	2 970
长寿老年人	5 581	2 687

如表 3 - 262,儿童在西医医院门急诊年人均费用最高的病种是支气管和肺的恶性肿瘤(6 411 元)、慢性肾衰竭(3 180 元)、牙面异常(包括咬合不正)(2 471 元)、慢性病毒性肝炎(2 112 元),以及癫痫(2 058 元);在中医医院门急诊年人均费用最高的病种是癫痫(3 588元)、细菌学或组织学未证实之呼吸系统结核病(2 647 元)、甲状腺毒症甲状腺功能亢进症(2 467 元)、类风湿性关节炎(2 293 元),以及慢性肾衰竭(2 091 元)。

表 3 - 262　2022 年儿童在不同类别医疗机构门急诊年人均费用最高的就诊病种

医疗机构类别	顺 位	病 种	年人均费用(元)
西医医院	1	支气管和肺的恶性肿瘤	6 411
	2	慢性肾衰竭	3 180
	3	牙面异常(包括咬合不正)	2 471
	4	慢性病毒性肝炎	2 112
	5	癫痫	2 058
中医医院	1	癫痫	3 588
	2	细菌学或组织学未证实之呼吸系统结核病	2 647
	3	甲状腺毒症甲状腺功能亢进症	2 467
	4	类风湿性关节炎	2 293
	5	慢性肾衰竭	2 091

如表 3 - 263,青年在西医医院门急诊年人均费用最高的病种是乳房的恶性肿瘤(12 826元)、未特指的肾衰竭(11 075 元)、结肠的恶性肿瘤(8 376 元)、女性不育症(6 825 元),以及支气管和肺的恶性肿瘤(5 992 元);在中医医院门急诊年人均费用最高的病种是慢性肾衰竭(6 110 元)、结肠的恶性肿瘤(5 722 元)、支气管和肺的恶性肿瘤(5 703 元)、乳房的恶性肿瘤(5 605 元),以及女性不育症(4 303 元)。

表 3 - 263　2022 年青年在不同类别医疗机构门急诊年人均费用最高的就诊病种

医疗机构类别	顺　位	病　　种	年人均费用(元)
西医医院	1	乳房的恶性肿瘤	12 826
	2	未特指的肾衰竭	11 075
	3	结肠的恶性肿瘤	8 376
	4	女性不育症	6 825
	5	支气管和肺的恶性肿瘤	5 992
中医医院	1	慢性肾衰竭	6 110
	2	结肠的恶性肿瘤	5 722
	3	支气管和肺的恶性肿瘤	5 703
	4	乳房的恶性肿瘤	5 605
	5	女性不育症	4 303

如表 3 - 264,中年在西医医院门急诊年人均费用最高的病种是未特指的肾衰竭(9 740元)、乳房的恶性肿瘤(9 222 元)、女性不育症(8 210 元)、结肠的恶性肿瘤(7 766 元),以及支气管和肺的恶性肿瘤(6 670 元);在中医医院门急诊年人均费用最高的病种是支气管和肺的恶性肿瘤(6 892 元)、结肠的恶性肿瘤(6 568 元)、乳房的恶性肿瘤(6 068 元)、慢性肾衰竭(6 015 元),以及女性不育症(4 741 元)。

表 3 - 264　2022 年中年在不同类别医疗机构门急诊年人均费用最高的就诊病种

医疗机构类别	顺　位	病　　种	年人均费用(元)
西医医院	1	未特指的肾衰竭	9 740
	2	乳房的恶性肿瘤	9 222
	3	女性不育症	8 210
	4	结肠的恶性肿瘤	7 766
	5	支气管和肺的恶性肿瘤	6 670
中医医院	1	支气管和肺的恶性肿瘤	6 892
	2	结肠的恶性肿瘤	6 568
	3	乳房的恶性肿瘤	6 068
	4	慢性肾衰竭	6 015
	5	女性不育症	4 741

如表 3 - 265,年轻老年人在西医医院门急诊年人均费用最高的病种是乳房的恶性肿瘤(8 603 元)、结肠的恶性肿瘤(7 768 元)、支气管和肺的恶性肿瘤(7 672 元)、未特指的肾衰竭(5 885 元),以及其他的一般症状和体征(4 261 元);在中医医院门急诊年人均费用最高的病种是支气管和肺的恶性肿瘤(8 051 元)、结肠的恶性肿瘤(7 701 元)、乳房的恶性肿瘤(7 482 元)、慢性肾衰竭(7 040 元),以及细菌学或组织学未证实之呼吸系统结核病(4 581 元)。

表 3－265　2022 年年轻老年人在不同类别医疗机构门急诊年人均费用最高的就诊病种

医疗机构类别	顺　位	病　　　种	年人均费用(元)
西医医院	1	乳房的恶性肿瘤	8 603
	2	结肠的恶性肿瘤	7 768
	3	支气管和肺的恶性肿瘤	7 672
	4	未特指的肾衰竭	5 885
	5	其他的一般症状和体征	4 261
中医医院	1	支气管和肺的恶性肿瘤	8 051
	2	结肠的恶性肿瘤	7 701
	3	乳房的恶性肿瘤	7 482
	4	慢性肾衰竭	7 040
	5	细菌学或组织学未证实之呼吸系统结核病	4 581

如表 3－266，老年人在西医医院门急诊年人均费用最高的病种是慢性肾衰竭(1 586 元)、未特指的肾衰竭(1 327 元)、牙面异常(包括咬合不正)(1 274 元)、心房纤颤和扑动(1 224 元)，以及帕金森症(1 141 元)；在中医医院门急诊年人均费用最高的病种是支气管和肺的恶性肿瘤(7 310 元)、结肠的恶性肿瘤(6 750 元)、乳房的恶性肿瘤(6 301 元)、慢性肾衰竭(5 256 元)，以及细菌学或组织学未证实之呼吸系统结核病(4 133 元)。

表 3－266　2022 年老年人在不同类别医疗机构门急诊年人均费用最高的就诊病种

医疗机构类别	顺　位	病　　　种	年人均费用(元)
西医医院	1	慢性肾衰竭	1 586
	2	未特指的肾衰竭	1 327
	3	牙面异常(包括咬合不正)	1 274
	4	心房纤颤和扑动	1 224
	5	帕金森症	1 141
中医医院	1	支气管和肺的恶性肿瘤	7 310
	2	结肠的恶性肿瘤	6 750
	3	乳房的恶性肿瘤	6 301
	4	慢性肾衰竭	5 256
	5	细菌学或组织学未证实之呼吸系统结核病	4 133

如表 3－267，长寿老年人在西医医院门急诊年人均费用最高的病种是支气管和肺的恶性肿瘤(6 274 元)、乳房的恶性肿瘤(3 909 元)、结肠的恶性肿瘤(3 486 元)、慢性肾衰竭(2 241 元)，以及未特指的肾衰竭(2 191 元)；在中医医院门急诊年人均费用最高的病种是支气管和肺的恶性肿瘤(5 795 元)、结肠的恶性肿瘤(5 436 元)、乳房的恶性肿瘤(5 429 元)、肺诊断性影像检查的异常所见(4 467 元)，以及乳房肿块(3 295 元)。

表 3-267　2022 年长寿老年人在不同类别医疗机构门急诊年人均费用最高的就诊病种

医疗机构类别	顺　位	病　　种	年人均费用(元)
西医医院	1	支气管和肺的恶性肿瘤	6 274
	2	乳房的恶性肿瘤	3 909
	3	结肠的恶性肿瘤	3 486
	4	慢性肾衰竭	2 241
	5	未特指的肾衰竭	2 191
中医医院	1	支气管和肺的恶性肿瘤	5 795
	2	结肠的恶性肿瘤	5 436
	3	乳房的恶性肿瘤	5 429
	4	肺诊断性影像检查的异常所见	4 467
	5	乳房肿块	3 295

四、门急诊药费占比

(一)不同支付方式人口门急诊药费占比

2022 年,全市医保支付人口门急诊药费占比 59.3%,高于非医保支付人口(31.1%)。

(二)不同性别人口门急诊药费占比

2022 年,全市男性门急诊药费占比 55.7%,高于女性(51.7%)。

(三)不同年龄组人口门急诊药费占比

2022 年,全市儿童门急诊药费占比 39.0%,青年 32.9%,中年 49.5%,年轻老年人 63.7%,老年人 72.8%,长寿老年人 76.2%。

(四)就诊人口在不同级别医疗机构门急诊药费占比

1. 总体概述

2022 年,全市就诊人口在市级三级医院门急诊药费占比 43.5%,区属三级医院 45.9%,区属二级医院 47.8%,社区卫生服务中心(站)84.3%。

2. 不同支付方式人口差异

如图 3-30,2022 年,全市医保支付人口在不同医疗机构门急诊药费占比均高于非医保支付人口。医保支付人口在市级三级医院门急诊药费占比 50.2%,区属三级医院 49.5%,区属二级医院 52.4%,社区卫生服务中心(站)85.6%;非医保支付人口在市级三级医院门急诊药费占比 29.7%,区属三级医院 32.5%,区属二级医院 30.7%,社区卫生服务中心(站)54.4%。

3. 不同性别人口差异

如图 3-31,2022 年,全市男性在不同医疗机构门急诊药费占比均高于女性。男性在市级三级医院门急诊药费占比 47.6%,区属三级医院 47.3%,区属二级医院 50.4%,社区卫生服

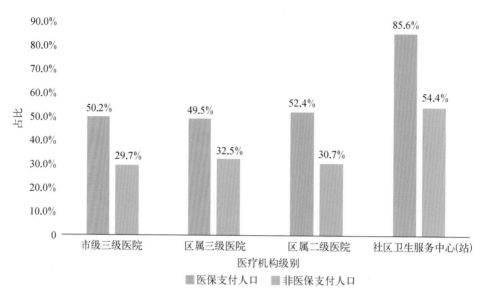

图3-30　2022年不同支付人口在不同级别医疗机构门急诊药费占比

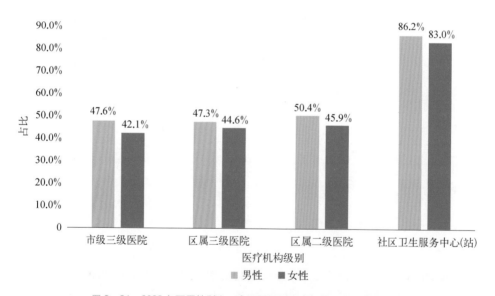

图3-31　2022年不同性别人口在不同级别医疗机构门急诊药费占比

务中心(站)86.2%;女性在市级三级医院门急诊药费占比42.1%,区属三级医院44.6%,区属二级医院45.9%,社区卫生服务中心(站)83.0%。

4. 不同年龄组人口差异

如表3-268,儿童在市级三级医院门急诊药费占比38.1%,区属三级医院42.8%,区属二级医院40.2%,社区卫生服务中心(站)38.3%;青年在市级三级医院门急诊药费占比31.5%,区属三级医院32.7%,区属二级医院32.1%,社区卫生服务中心(站)64.4%;中年在市级三级医院门急诊药费占比45.8%,区属三级医院43.4%,区属二级医院47.1%,社区卫生服务中心(站)80.4%;年轻老年人在市级三级医院门急诊药费占比54.3%,区属三级医院53.4%,区属二级医院 56.5%,社区卫生服务中心(站)84.8%;老年人在市级三级医院门急诊药费占比 60.4%,区属三级医院 59.6%,区属二级医院 63.6%,社区卫生服务中心(站)88.8%;长寿老年人在市级三级医院门急诊药费占比 65.5%,区属三级医院 62.5%,区属二级医院 66.4%,社区卫生服务中心(站)90.0%。

表 3－268 2022 年不同年龄组人口在不同级别医疗机构门急诊药费占比 （单位：%）

年 龄 组	市级三级医院	区属三级医院	区属二级医院	社区卫生服务中心(站)
儿童	38.1	42.8	40.2	38.3
青年	31.5	32.7	32.1	64.4
中年	45.8	43.4	47.1	80.4
年轻老年人	54.3	53.4	56.5	84.8
老年人	60.4	59.6	63.6	88.8
长寿老年人	65.5	62.5	66.4	90.0

（五）就诊人口在不同类别医疗机构门急诊药费占比

1. 总体概述

2022 年,全市就诊人口在西医医院门急诊药费占比 50.9%,中医医院 65.1%。

2. 不同支付方式人口差异

如图 3－32,2022 年,全市医保支付人口在不同类别医疗机构门急诊药费占比均高于非医保支付人口。医保支付人口在西医医院门急诊药费占比 58.1%,中医医院 28.9%;非医保支付人口在门急诊西医医院药费占比 66.8%,中医医院 56.0%。

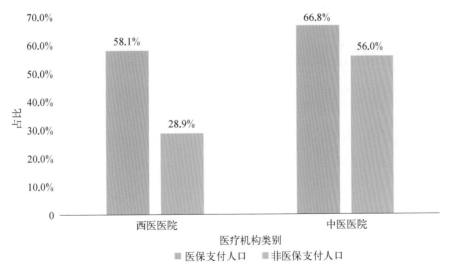

图 3－32 2022 年不同支付人口在不同类别医疗机构门急诊药费占比

3. 不同性别人口差异

如图 3－33,2022 年,全市男性在不同类别医疗机构门急诊药费占比均高于女性。男性在西医医院门急诊药费占比 54.3%,中医医院 65.5%;女性在西医医院门急诊药费占比 49.7%,中医医院 64.9%。

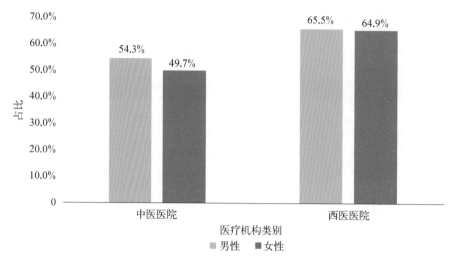

图 3–33　2022 年不同性别人口在不同类别医疗机构门急诊药费占比

4. 不同年龄组人口差异

如表 3–269,2022 年,全市儿童在西医医院门急诊药费占比 37.7%,中医医院 57.0%;青年在西医医院门急诊药费占比 29.8%,中医医院 53.5%;中年在西医医院门急诊药费占比 46.7%,中医医院 64.4%;年轻老年人在西医医院门急诊药费占比 62.5%,中医医院 72.1%;老年人在西医医院门急诊药费占比 72.7%,中医医院 73.9%;长寿老年人在西医医院门急诊药费占比 76.6%,中医医院 72.5%。

表 3–269　2022 年不同年龄组人口在不同类别医疗机构门急诊药费占比　　　　　(单位:%)

年龄组	西医医院	中医医院
儿童	37.7	57.0
青年	29.8	53.5
中年	46.7	64.4
年轻老年人	62.5	72.1
老年人	72.7	73.9
长寿老年人	76.6	72.5

五、门急诊检验费占比

(一)不同支付方式人口门急诊检验费占比

2022 年,全市医保支付人口门急诊检验费占比 22.0%,非医保支付人口 35.6%。

（二）不同性别人口门急诊检验费占比

2022 年,全市男性门急诊检验费占比 23.0%,女性 26.4%。

（三）不同年龄组人口门急诊检验费占比

2022 年,全市儿童门急诊检验费占比 33.4%,青年 36.5%,中年 27.2%,年轻老年人 18.9%,老年人 14.1%,长寿老年人 13.1%。

（四）就诊人口在不同级别医疗机构门急诊检验费占比

1. 总体概述

2022 年,全市就诊人口在市级三级医院门急诊检验费占比 29.0%,区属三级医院 33.4%,区属二级医院 29.0%,社区卫生服务中心(站)6.5%。

2. 不同支付方式人口差异

如图 3-34,2022 年,全市医保支付人口在不同级别医疗机构门急诊检验费占比均低于非医保支付人口。医保支付人口在市级三级医院门急诊检验费占比 27.1%,区属三级医院为 30.3%,区属二级医院为 24.3%,社区卫生服务中心(站)为 6.2%;非医保支付人口在市级三级医院门急诊检验费占比 32.7%,区属三级医院为 44.9%,区属二级医院为 46.3%,社区卫生服务中心(站)为 14.7%。

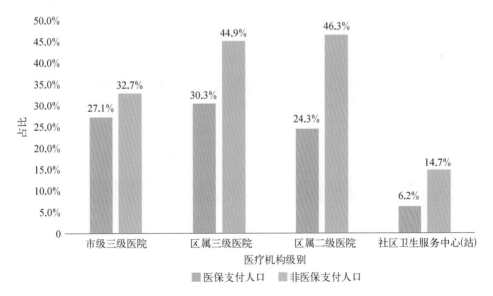

图 3-34　2022 年不同支付人口在不同级别医疗机构门急诊检验费占比

3. 不同性别人口差异

如图 3-35,2022 年,全市男性在不同级别医疗机构门急诊检验费占比均低于女性。男性在市级三级医院门急诊检验费占比 26.8%,区属三级医院 30.8%,区属二级医院 25.1%,社区卫生服务中心(站)5.6%;女性在市级三级医院门急诊检验费占比 30.1%,区属三级医院 35.8%,区属二级医院 31.8%,社区卫生服务中心(站)7.2%。

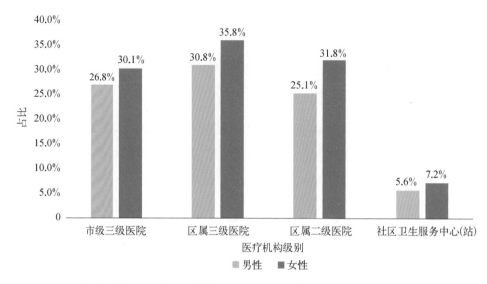

图3-35　2022年不同性别人口在不同级别医疗机构门急诊检验费占比

4. 不同年龄组人口差异

如表3-270,2022年,全市儿童在市级三级医院门急诊检验费占比35.6%,区属三级医院30.1%,区属二级医院32.5%,社区卫生服务中心(站)13.0%;青年在市级三级医院门急诊检验费占比33.8%,区属三级医院44.6%,区属二级医院42.1%,社区卫生服务中心(站)13.3%;中年在市级三级医院门急诊检验费占比28.0%,区属三级医院34.8%,区属二级医院28.8%,社区卫生服务中心(站)9.1%;年轻老年人在市级三级医院门急诊检验费占比24.1%,区属三级医院26.9%,区属二级医院21.1%,社区卫生服务中心(站)6.8%;老年人在市级三级医院门急诊检验费占比21.4%,区属三级医院24.0%,区属二级医院18.5%,社区卫生服务中心(站)4.3%;长寿老年人在市级三级医院门急诊检验费占比19.9%,区属三级医院24.8%,区属二级医院20.6%,社区卫生服务中心(站)2.8%。

表3-270　2022年不同年龄组人口在不同级别医疗机构门急诊检验费占比　　　（单位：%）

年 龄 组	市级三级医院	区属三级医院	区属二级医院	社区卫生服务中心(站)
儿童	35.6	30.1	32.5	13.0
青年	33.8	44.6	42.1	13.3
中年	28.0	34.8	28.8	9.1
年轻老年人	24.1	26.9	21.1	6.8
老年人	21.4	24.0	18.5	4.3
长寿老年人	19.9	24.8	20.6	2.8

（五）就诊人口在不同类别医疗机构门急诊检验费占比

1. 总体概述

2022年,全市就诊人口在西医医院门急诊检验费占比26.4%,中医医院16.4%。

2. 不同支付方式人口差异

如图 3－36,2022 年,全市医保支付人口在不同类别医疗机构门急诊检验费占比均低于非医保支付人口。医保支付人口在西医医院门急诊检验费占比 23.1%,中医医院 15.2%;非医保支付人口在西医医院门急诊检验费占比 36.8%,中医医院 22.7%。

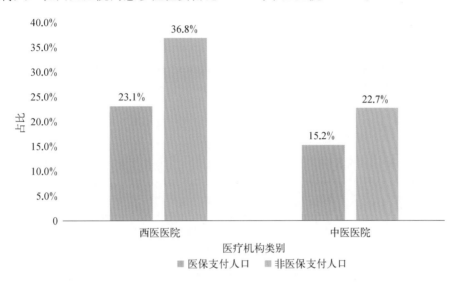

图 3－36　2022 年不同支付人口在不同类别医疗机构门急诊检验费占比

3. 不同性别人口差异

如图 3－37,2022 年,全市男性在不同类别医疗机构门急诊检验费占比均低于女性。男性在西医医院门急诊检验费占比 24.0%,中医医院 16.0%;女性在西医医院门急诊检验费占比 27.9%,中医医院 16.6%。

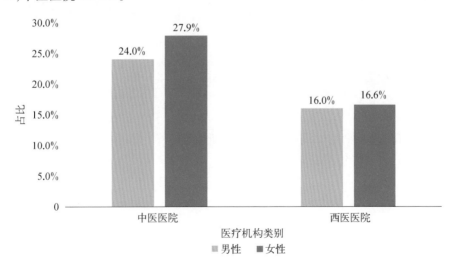

图 3－37　2022 年不同性别人口在不同类别医疗机构门急诊检验费占比

4. 不同年龄组人口差异

如表 3－271,2022 年,全市儿童在西医医院门急诊检验费占比 34.5%,中医医院

18.3%;青年在西医医院门急诊检验费占比 38.5%,中医医院 23.3%;中年在西医医院门急诊检验费占比 29.1%,中医医院 17.0%;年轻老年人在西医医院门急诊检验费占比 19.9%,中医医院 12.2%;老年人在西医医院门急诊检验费占比 14.4%,中医医院 11.4%;长寿老年人在西医医院门急诊检验费占比 13.0%,中医医院 13.7%。

表 3-271　2022 年不同年龄组人口在不同类别医疗机构门急诊检验费占比　　（单位:%）

年龄组	西医医院	中医医院
儿童	34.5	18.3
青年	38.5	23.3
中年	29.1	17.0
年轻老年人	19.9	12.2
老年人	14.4	11.4
长寿老年人	13.0	13.7

第四节　门急诊处方 360°视图

一、门急诊次均处方数

（一）不同支付方式人口门急诊次均处方数

2022 年,全市医保支付人口门急诊次均处方数为 2.0 张,非医保支付人口 2.3 张。

（二）不同性别人口门急诊次均处方数

2022 年,全市男性门急诊次均处方数为 2.0 张,女性 2.1 张。

（三）不同年龄组人口门急诊次均处方数

2022 年,全市儿童门急诊次均处方数为 2.2 张,青年 2.3 张,中年 2.1 张,年轻老年人 1.9 张,老年人 1.9 张,长寿老年人 1.9 张。

（四）就诊人口在不同级别医疗机构门急诊次均处方数

1. 总体概述

2022 年,全市就诊人口在市级三级医院门急诊次均处方数为 2.1 张,区属三级医院 2.5 张,区属二级医院 2.8 张,社区卫生服务中心(站)1.5 张。

2. 不同支付方式人口差异

如表 3-272,2022 年,全市医保支付人口在市级三级医院门急诊次均处方数为 2.1 张,区属三级医院 2.5 张,区属二级医院 2.8 张,社区卫生服务中心(站)1.5 张;非医保支付人口在市级三级医院门急诊次均处方数为 2.2 张,区属三级医院 2.3 张,区属二级医院 2.8 张,社区卫生服务中心(站)1.6 张。

表 3-272　2022 年不同支付方式人口在不同级别医疗机构门急诊次均处方数　　(单位:张)

支付方式	市级三级医院	区属三级医院	区属二级医院	社区卫生服务中心(站)
医保支付	2.1	2.5	2.8	1.5
非医保支付	2.2	2.3	2.8	1.6

3. 不同性别人口差异

如表 3-273,2022 年,全市男性在市级三级医院门急诊次均处方数为 2.0 张,区属三级医院 2.3 张,区属二级医院 2.6 张,社区卫生服务中心(站)1.4 张;女性在市级三级医院门急诊次均处方数为 2.2 张,区属三级医院 2.6 张,区属二级医院 3.0 张,社区卫生服务中心(站)1.5 张。

表 3-273　2022 年不同性别人口在不同级别医疗机构门急诊次均处方数　　(单位:张)

性　别	市级三级医院	区属三级医院	区属二级医院	社区卫生服务中心(站)
男性	2.0	2.3	2.6	1.4
女性	2.2	2.6	3.0	1.5

4. 不同年龄组人口差异

如表 3-274,2022 年,全市儿童在市级三级医院门急诊次均处方数为 2.0 张,区属三级医院 2.4 张,区属二级医院 2.7 张,社区卫生服务中心(站)1.5 张;青年在市级三级医院门急诊次均处方数为 2.1 张,区属三级医院 2.3 张,区属二级医院 2.8 张,社区卫生服务中心(站)1.5 张;中年在市级三级医院门急诊次均处方数为 2.1 张,区属三级医院 2.4 张,区属二级医院 2.8 张,社区卫生服务中心(站)1.5 张;年轻老年人在市级三级医院门急诊次均处方数为 2.2 张,区属三级医院 2.6 张,区属二级医院 2.8 张,社区卫生服务中心(站)1.5 张;老年人在市级三级医院门急诊次均处方数为 2.2 张,区属三级医院 2.8 张,区属二级医院 2.9 张,社区卫生服务中心(站)1.4 张;长寿老年人在市级三级医院门急诊次均处方数为 2.5 张,区属三级医院 3.3 张,区属二级医院 3.2 张,社区卫生服务中心(站)1.4 张。

表 3-274　2022 年不同年龄组人口在不同级别医疗机构门急诊次均处方数　　(单位:张)

年　龄　组	市级三级医院	区属三级医院	区属二级医院	社区卫生服务中心(站)
儿童	2.0	2.4	2.7	1.5
青年	2.1	2.3	2.8	1.5
中年	2.1	2.4	2.8	1.5
年轻老年人	2.2	2.6	2.8	1.5
老年人	2.2	2.8	2.9	1.4
长寿老年人	2.5	3.3	3.2	1.4

（五）就诊人口在不同类别医疗机构门急诊次均处方数

1. 总体概述

2022 年，全市就诊人口在西医医院门急诊次均处方数为 2.0 张，中医医院 2.5 张。

2. 不同支付方式人口差异

如表 3-275，2022 年，全市医保支付人口在西医医院门急诊次均处方数为 1.9 张，中医医院 2.6 张；非医保支付人口在西医医院门急诊次均处方数为 2.3 张，中医医院 2.4 张。

表 3-275　2022 年不同支付方式人口在不同类别医疗机构门急诊次均处方数　　（单位：张）

支 付 方 式	西 医 医 院	中 医 医 院
医保支付	1.9	2.6
非医保支付	2.3	2.4

3. 不同性别人口差异

如表 3-276，2022 年，全市男性在西医医院门急诊次均处方数为 1.9 张，中医医院 2.4 张；女性在西医医院门急诊次均处方数为 2.0 张，中医医院 2.6 张。

表 3-276　2022 年不同性别人口在不同类别医疗机构门急诊次均处方数　　（单位：张）

性　　别	西 医 医 院	中 医 医 院
男性	1.9	2.4
女性	2.0	2.6

4. 不同年龄组人口差异

如表 3-277，2022 年，全市儿童在西医医院门急诊次均处方数为 2.1 张，中医医院 2.5 张；青年在西医医院门急诊次均处方数为 2.2 张，中医医院 2.5 张；中年在西医医院门急诊次均处方数为 2.0 张，中医医院 2.5 张；年轻老年人在西医医院门急诊次均处方数为 1.9 张，中医医院 2.5 张；老年人在西医医院门急诊次均处方数为 1.8 张，中医医院 2.5 张；长寿老年人在西医医院门急诊次均处方数为 1.9 张，中医医院 2.5 张。

表 3-277　2022 年不同年龄组人口在不同类别医疗机构门急诊次均处方数　　（单位：张）

年 龄 组	西 医 医 院	中 医 医 院
儿童	2.1	2.5
青年	2.2	2.5
中年	2.0	2.5
年轻老年人	1.9	2.5
老年人	1.8	2.5
长寿老年人	1.9	2.5

二、门急诊单张处方明细项目数

（一）不同支付方式人口门急诊单张处方明细项目数

2022 年,全市医保支付人口门急诊单张处方明细项目数为 3.0 项,非医保支付人口 2.9 项。

（二）不同性别人口门急诊单张处方明细项目数

2022 年,全市男性门急诊单张处方明细项目数为 2.9 项,女性 3.1 项。

（三）不同年龄组人口门急诊单张处方明细项目数

2022 年,全市儿童门急诊单张处方明细项目数为 2.8 项,青年 3.1 项,中年 3.1 项,年轻老年人 3.1 项,老年人 2.9 项,长寿老年人 2.8 项。

（四）就诊人口在不同级别医疗机构门急诊单张处方明细项目数

1. 总体概述

2022 年,全市就诊人口在市级三级医院门急诊单张处方明细项目数为 3.9 项,区属三级医院 2.7 项,区属二级医院 2.6 项,社区卫生服务中心(站)2.6 项。

2. 不同支付方式人口差异

如表 3-278,2022 年,全市医保支付人口在市级三级医院门急诊单张处方明细项目数为 3.9 项,区属三级医院 2.8 项,区属二级医院 2.6 项,社区卫生服务中心(站)2.6 项;非医保支付人口在市级三级医院门急诊单张处方明细项目数为 3.9 项,区属三级医院 2.4 项,区属二级医院 2.4 项,社区卫生服务中心(站)2.3 项。

表 3-278　2022 年不同支付人口在不同级别医疗机构门急诊单张处方明细项目数　（单位：项）

支付方式	市级三级医院	区属三级医院	区属二级医院	社区卫生服务中心(站)
医保支付	3.9	2.8	2.6	2.6
非医保支付	3.9	2.4	2.4	2.3

3. 不同性别人口差异

如表 3-279,2022 年,全市男性在市级三级医院门急诊单张处方明细项目数为 4.0 项,区属三级医院 2.7 项,区属二级医院 2.5 项,社区卫生服务中心(站)2.5 项;女性在市级三级医院门急诊单张处方明细项目数为 4.2 项,区属三级医院 2.8 项,区属二级医院 2.7 项,社区卫生服务中心(站)2.7 项。

表 3-279　2022 年不同性别人口在不同级别医疗机构门急诊单张处方明细项目数　（单位：项）

性别	市级三级医院	区属三级医院	区属二级医院	社区卫生服务中心(站)
男性	4.0	2.7	2.5	2.5
女性	4.2	2.8	2.7	2.7

4. 不同年龄组人口差异

如表3－280,2022年,全市儿童在市级三级医院门急诊单张处方明细项目数为3.3项,区属三级医院2.3项,区属二级医院2.3项,社区卫生服务中心(站)1.9项;青年在市级三级医院门急诊单张处方明细项目数为4.0项,区属三级医院2.5项,区属二级医院2.6项,社区卫生服务中心(站)2.7项;中年在市级三级医院门急诊单张处方明细项目数为4.2项,区属三级医院2.8项,区属二级医院2.6项,社区卫生服务中心(站)2.6项;年轻老年人在市级三级医院门急诊单张处方明细项目数为4.4项,区属三级医院3.0项,区属二级医院2.6项,社区卫生服务中心(站)2.6项;在市级三级医院门急诊老年人单张处方明细项目数为4.2项,区属三级医院3.0项,区属二级医院2.6项,社区卫生服务中心(站)2.7项;在市级三级医院门急诊长寿老年人单张处方明细项目数为3.9项,区属三级医院2.9项,区属二级医院2.4项,社区卫生服务中心(站)2.5项。

表3－280 2022年不同年龄组人口在不同级别医疗机构门急诊单张处方明细项目数 （单位：项）

年 龄 组	市级三级医院	区属三级医院	区属二级医院	社区卫生服务中心(站)
儿童	3.3	2.3	2.3	1.9
青年	4.0	2.5	2.6	2.7
中年	4.2	2.8	2.6	2.6
年轻老年人	4.4	3.0	2.6	2.6
老年人	4.2	3.0	2.6	2.7
长寿老年人	3.9	2.9	2.4	2.5

（五）就诊人口在不同类别医疗机构门急诊单张处方明细项目数

1. 总体概述

2022年,全市就诊人口在西医医院门急诊单张处方明细项目数为2.8项,中医医院4.6项。

2. 不同支付方式人口差异

如表3－281,2022年,全市医保支付人口在西医医院门急诊单张处方明细项目数为2.8项,中医医院4.6项;非医保支付人口在西医医院门急诊单张处方明细项目数为2.8项,中医医院3.6项。

表3－281 2022年不同支付人口在不同类别医疗机构门急诊单张处方明细项目数 （单位：项）

支 付 方 式	西医医院	中医医院
医保支付	2.8	4.6
非医保支付	2.8	3.6

3. 不同性别人口差异

如表3－282,2022年,全市男性在西医医院门急诊单张处方明细项目数为2.7项,中医医院4.3项;女性在西医医院门急诊单张处方明细项目数为2.9项,中医医院4.5项。

表 3-282 2022 年不同性别人口在不同类别医疗机构门急诊单张处方明细项目数 （单位：项）

性　　别	西医医院	中医医院
男性	2.7	4.3
女性	2.9	4.5

4. 不同年龄组人口差异

如表 3-283，2022 年，全市儿童在西医医院门急诊单张处方明细项目数为 2.6 项，中医医院 3.7 项；青年在西医医院门急诊单张处方明细项目数为 2.9 项，中医医院 3.9 项；中年在西医医院门急诊单张处方明细项目数为 2.8 项，中医医院 4.5 项；年轻老年人在西医医院门急诊单张处方明细项目数为 2.8 项，中医医院 5.1 项；老年人在西医医院门急诊单张处方明细项目数为 2.8 项，中医医院 4.6 项；长寿老年人在西医医院门急诊单张处方明细项目数为 2.7 项，中医医院 3.6 项。

表 3-283 2022 年不同年龄组人口在不同类别医疗机构门急诊单张处方明细项目数 （单位：项）

年 龄 组	西医医院	中医医院
儿童	2.6	3.7
青年	2.9	3.9
中年	2.8	4.5
年轻老年人	2.8	5.1
老年人	2.8	4.6
长寿老年人	2.7	3.6

三、门急诊药品类处方占比

（一）不同支付方式人口门急诊药品类处方占比

2022 年，全市医保支付人口门急诊药品类处方占比 51.5%，非医保支付人口 27.0%。

（二）不同性别人口门急诊药品类处方占比

2022 年，全市男性门急诊药品类处方占比 48.8%，女性 46.3%。

（三）不同年龄组人口门急诊药品类处方占比

2022 年，全市儿童门急诊年药品类处方占比 42.9%，青年 29.8%，中年 42.2%，年轻老年人 56.6%，老年人 63.7%，长寿老年人 64.5%。

（四）就诊人口在不同级别医疗机构门急诊药品类处方占比

1. 总体概述

2022 年，全市就诊人口在市级三级医院门急诊药品类处方占比 40.2%，区属三级医院

35.5%,区属二级医院31.2%,社区卫生服务中心(站)74.9%。

2. 不同支付方式人口差异

如图3-38,2022年,全市医保支付人口在不同级别医疗机构门急诊药品类处方占比均高于非医保支付人口。医保支付人口在市级三级医院门急诊药品类处方占比43.5%,区属三级医院39.1%,区属二级医院35.2%,社区卫生服务中心(站)76.6%;非医保支付人口在市级三级医院门急诊药品类处方占比30.6%,区属三级医院25.6%,区属二级医院19.0%,社区卫生服务中心(站)45.5%。

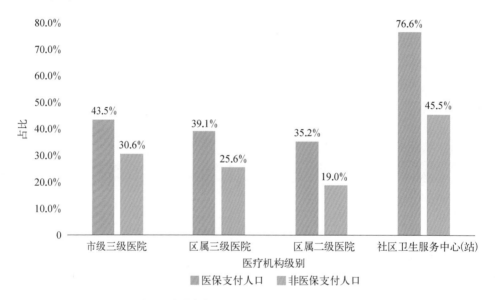

图3-38 2022年不同支付方式人口在不同级别医疗机构门急诊药品类处方占比

3. 不同性别人口差异

如图3-39,2022年,全市男性在市级三级医院门急诊药品类处方占比44.2%,区属三级

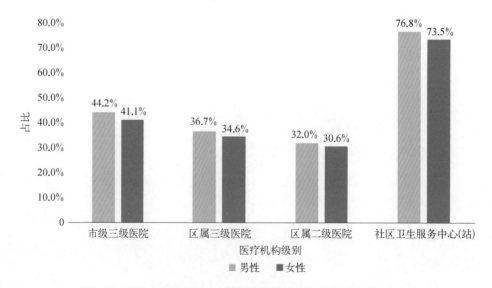

图3-39 2022年不同性别人口在不同级别医疗机构门急诊药品类处方占比

医院 36.7%,区属二级医院 32.0%,社区卫生服务中心(站)76.8%;女性在市级三级医院门急诊药品类处方占比 41.4%,区属三级医院 34.6%,区属二级医院 30.6%,社区卫生服务中心(站)73.5%。

4. 不同年龄组人口差异

如表 3-284,2022 年,全市儿童在市级三级医院门急诊药品类处方占比 55.2%,区属三级医院 37.5%,区属二级医院 26.9%,社区卫生服务中心(站)30.2%;青年在市级三级医院门急诊药品类处方占比 34.5%,区属三级医院 27.3%,区属二级医院 21.6%,社区卫生服务中心(站)56.5%;中年在市级三级医院门急诊药品类处方占比 39.6%,区属三级医院 35.1%,区属二级医院 30.9%,社区卫生服务中心(站)69.3%;年轻老年人在市级三级医院门急诊药品类处方占比 45.9%,区属三级医院 42.2%,区属二级医院 38.8%,社区卫生服务中心(站)75.9%;老年人在市级三级医院门急诊药品类处方占比 51.9%,区属三级医院 45.0%,区属二级医院 42.8%,社区卫生服务中心(站)80.9%;长寿老年人在市级三级医院门急诊药品类处方占比 54.7%,区属三级医院 43.9%,区属二级医院 41.7%,社区卫生服务中心(站)85.8%。

表 3-284 2022 年不同年龄组人口在不同级别医疗机构门急诊药品类处方占比 (单位:%)

年 龄 组	市级三级医院	区属三级医院	区属二级医院	社区卫生服务中心(站)
儿童	55.2	37.5	26.9	30.2
青年	34.5	27.3	21.6	56.5
中年	39.6	35.1	30.9	69.3
年轻老年人	45.9	42.2	38.8	75.9
老年人	51.9	45.0	42.8	80.9
长寿老年人	54.7	43.9	41.7	85.8

(五)就诊人口在不同类别医疗机构门急诊药品类处方占比

1. 总体概述

2022 年,全市就诊人口在西医医院门急诊药品类处方占比 47.9%,中医医院 38.6%。

2. 不同支付方式人口差异

如图 3-40,2022 年,全市医保支付人口在不同类别医疗机构门急诊药品类处方占比均高于非医保支付人口。医保支付人口在西医医院门急诊药品类处方占比 53.3%,中医医院 40.9%;非医保支付人口在西医医院门急诊药品类处方占比 26.8%,中医医院 28.3%。

3. 不同性别人口差异

如图 3-41,2022 年,全市男性在西医医院门急诊药品类处方占比 50.2%,中医医院 39.6%;女性在西医医院门急诊药品类处方占比 47.8%,中医医院 37.9%。

4. 不同年龄组人口差异

如表 3-285,2022 年,全市儿童在西医医院门急诊药品类处方占比 43.6%,中医医院 36.4%;青年在西医医院门急诊药品类处方占比 29.6%,中医医院 30.7%;中年在西医医院门

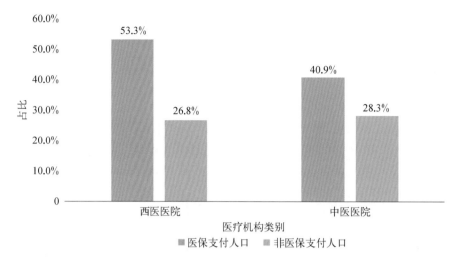

图 3-40　2022 年不同支付方式人口在不同类别医疗机构门急诊药品类处方占比

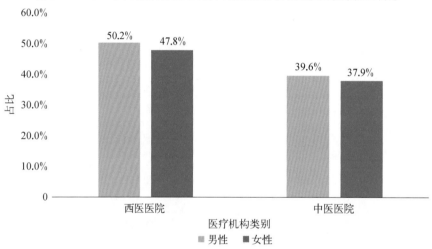

图 3-41　2022 年不同性别人口在不同类别医疗机构门急诊药品类处方占比

急诊药品类处方占比 43.3%,中医医院 37.3%;年轻老年人在西医医院门急诊药品类处方占比 58.1%,中医医院 45.4%;老年人在西医医院门急诊药品类处方占比 65.2%,中医医院 48.9%;长寿老年人在西医医院门急诊药品类处方占比 65.6%,中医医院 52.7%。

表 3-285　2022 年不同年龄组人口在不同类别医疗机构门急诊药品类处方占比　　（单位：%）

年龄组	西医医院	中医医院
儿童	43.6	36.4
青年	29.6	30.7
中年	43.3	37.3
年轻老年人	58.1	45.4
老年人	65.2	48.9
长寿老年人	65.6	52.7

四、门急诊检验类处方占比

（一）不同支付方式人口门急诊检验类处方占比

2022 年,全市医保支付人口门急诊检验类处方占比 32.4%,非医保支付人口 56.8%。

（二）不同性别人口门急诊检验类处方占比

2022 年,全市男性门急诊检验类处方占比 35.3%,女性 37.7%。

（三）不同年龄组人口门急诊检验类处方占比

2022 年,全市儿童门急诊年检验类处方占比 39.2%,青年 52.3%,中年 40.6%,年轻老年人 28.9%,老年人 22.6%,长寿老年人 21.0%。

（四）就诊人口在不同级别医疗机构门急诊检验类处方占比

1. 总体概述

2022 年,全市就诊人口在市级三级医院门急诊检验类处方占比 40.9%,区属三级医院 49.7%,区属二级医院 50.1%,社区卫生服务中心(站)13.3%。

2. 不同支付方式人口差异

如图 3-42,2022 年,全市医保支付人口在不同级别医疗机构门急诊检验类处方占比均低于非医保支付人口。医保支付人口在市级三级医院门急诊检验类处方占比 36.0%,区属三级医院 45.6%,区属二级医院 46.1%,社区卫生服务中心(站)12.5%;非医保支付人口在市级三级医院门急诊检验类处方占比 55.2%,区属三级医院 61.2%,区属二级医院 62.1%,社区卫生服务中心(站)27.6%。

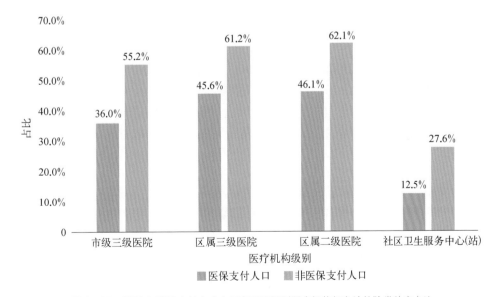

图 3-42　2022 年不同支付方式人口在不同级别医疗机构门急诊检验类处方占比

3. 不同性别人口差异

如图3-43,2022年,全市男性在市级三级医院门急诊检验类处方占比37.6%,区属三级医院48.5%,区属二级医院48.0%,社区卫生服务中心(站)11.9%;女性在市级三级医院门急诊检验类处方占比39.5%,区属三级医院50.8%,区属二级医院51.6%,社区卫生服务中心(站)14.3%。

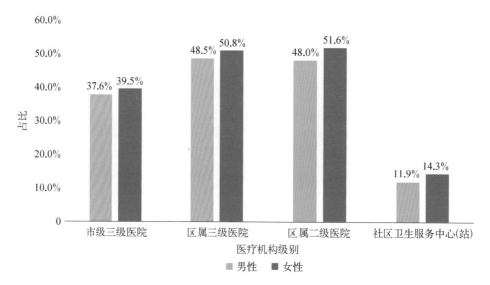

图3-43 2022年不同性别人口在不同级别医疗机构门急诊检验类处方占比

4. 不同年龄组人口差异

如表3-286,2022年,全市儿童在市级三级医院门急诊检验类处方占比32.9%,区属三级医院47.9%,区属二级医院46.3%,社区卫生服务中心(站)31.0%;青年在市级三级医院门急诊检验类处方占比46.1%,区属三级医院58.9%,区属二级医院58.8%,社区卫生服务中心(站)22.5%;中年在市级三级医院门急诊检验类处方占比40.2%,区属三级医院50.6%,区属二级医院50.3%,社区卫生服务中心(站)16.2%;年轻老年人在市级三级医院门急诊检验类处方占比34.3%,区属三级医院42.3%,区属二级医院44.8%,社区卫生服务中心(站)13.7%;老年人在市级三级门急诊医院检验类处方占比28.9%,区属三级医院38.8%,区属二级医院40.1%,社区卫生服务中心(站)9.2%;长寿老年人在市级三级医院门急诊检验类处方占比23.7%,区属三级医院36.1%,区属二级医院40.6%,社区卫生服务中心(站)5.6%。

表3-286 2022年不同年龄组人口在不同级别医疗机构门急诊检验类处方占比 (单位:%)

年 龄 组	市级三级医院	区属三级医院	区属二级医院	社区卫生服务中心(站)
儿童	32.9	47.9	46.3	31.0
青年	46.1	58.9	58.8	22.5
中年	40.2	50.6	50.3	16.2
年轻老年人	34.3	42.3	44.8	13.7

年 龄 组	市级三级医院	区属三级医院	区属二级医院	社区卫生服务中心(站)
老年人	28.9	38.8	40.1	9.2
长寿老年人	23.7	36.1	40.6	5.6

(五) 就诊人口在不同类别医疗机构门急诊检验类处方占比

1. 总体概述

2022 年,全市就诊人口在西医医院门急诊检验类处方占比 37.9%,中医医院 33.9%。

2. 不同支付方式人口差异

如图 3-44,2022 年,全市医保支付人口在不同类别医疗机构门急诊检验类处方占比均低于非医保支付人口。医保支付人口在西医医院门急诊检验类处方占比 32.8%,中医医院 30.6%;非医保支付人口在西医医院门急诊检验类处方占比 58.0%,中医医院 48.8%。

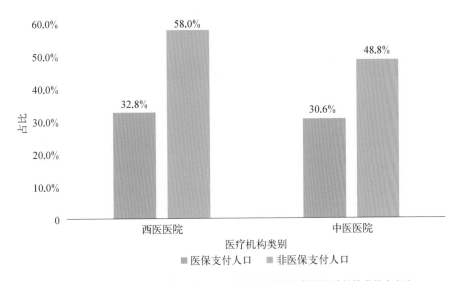

图 3-44　2022 年不同支付方式人口在不同类别医疗机构门急诊检验类处方占比

3. 不同性别人口差异

如图 3-45,2022 年,全市男性在西医医院门急诊检验类处方占比 35.5%,中医医院 34.2%;女性在西医医院门急诊检验类处方占比 38.4%,中医医院 33.8%。

4. 不同年龄组人口差异

如表 3-287,2022 年,全市儿童在西医医院门急诊检验类处方占比 40.1%,中医医院 31.7%;青年在西医医院门急诊检验类处方占比 54.9%,中医医院 40.6%;中年在西医医院门急诊检验类处方占比 41.8%,中医医院 35.1%;年轻老年人在西医医院门急诊检验类处方占比 29.0%,中医医院 28.3%;老年人在西医医院门急诊检验类处方占比 22.2%,中医医院 26.7%;长寿老年人在西医医院门急诊检验类处方占比 20.5%,中医医院 26.3%。

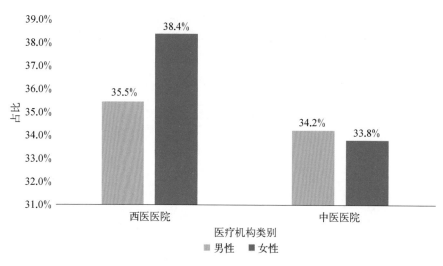

图 3-45 2022 年不同性别人口在不同类别医疗机构门急诊检验类处方占比

表 3-287 2022 年不同年龄组人口在不同类别医疗机构门急诊检验类处方占比 （单位：%）

年 龄 组	西医医院	中医医院
儿童	40.1	31.7
青年	54.9	40.6
中年	41.8	35.1
年轻老年人	29.0	28.3
老年人	22.2	26.7
长寿老年人	20.5	26.3

第三章 住院 360°视图

第一节 住院服务利用 360°视图

一、住院人次占比及占比最高的住院原因

（一）总体概述

如表 3-288，2022 年，全市住院人口产生的住院人次中，因肿瘤（16.8%）、循环系统疾病（16.1%），以及消化系统疾病（12.2%）住院产生的住院人次最高。因肿瘤住院人次中，占比最高的病种是支气管和肺的恶性肿瘤（2.2%），结肠、直肠、肛门和肛管良性肿瘤（1.1%）、甲状腺的恶性肿瘤（0.9%）、乳腺良性肿瘤（0.8%），以及子宫平滑肌瘤（0.8%）。因循环系统疾病住院人次中，占比最高的病种是脑梗死（3.2%）、慢性缺血性心脏病（2.7%）、心绞痛（1.8%）、脑血管病后遗症（1.1%），以及特发性原发性高血压（1.0%）。因消化系统疾病住院人次中，占比最高的病种是胆石病（1.8%）、肠的其他疾病（1.2%）、混合痔（0.9%）、腹股沟疝（0.7%），以及胃炎和十二指肠炎（0.7%）。

表 3-288 2022 年住院人次占比最高的住院原因

顺 位	疾病分类	病 种	占比（%）
1	肿瘤		16.8
		支气管和肺的恶性肿瘤	2.2
		结肠、直肠、肛门和肛管良性肿瘤	1.1
		甲状腺的恶性肿瘤	0.9
		乳腺良性肿瘤	0.8
		子宫平滑肌瘤	0.8
2	循环系统疾病		16.1
		脑梗死	3.2
		慢性缺血性心脏病	2.7
		心绞痛	1.8
		脑血管病后遗症	1.1
		特发性原发性高血压	1.0
3	消化系统疾病		12.2
		胆石病	1.8
		肠的其他疾病	1.2
		混合痔	0.9
		腹股沟疝	0.7
		胃炎和十二指肠炎	0.7

（二）不同支付方式人口住院人次占比及占比最高的住院原因

2022 年，全市住院人次中，医保支付人口占比 66.0%，非医保支付人口 4.0%。

如表 3–289，医保支付人口住院人次中，因循环系统疾病(18.0%)、肿瘤(14.7%)，以及消化系统疾病(13.5%)住院产生的住院人次最高。因循环系统疾病住院人次中，占比最高的病种是脑梗死(3.9%)、慢性缺血性心脏病(3.0%)、心绞痛(2.1%)脑血管病后遗症(1.2%)，以及特发性原发性高血压(1.1%)。因肿瘤住院人次中，占比最高的病种是支气管和肺的恶性肿瘤(1.5%)，结肠、直肠、肛门和肛管良性肿瘤(1.3%)、乳腺良性肿瘤(0.9%)、子宫平滑肌瘤(0.9%)，以及甲状腺的恶性肿瘤(0.9%)。因消化系统疾病住院人次中，占比最高的病种是胆石病(2.1%)、肠的其他疾病(1.4%)、混合痔(1.1%)、腹股沟疝(0.8%)，以及胃炎和十二指肠炎(0.7%)。

表 3–289　2022 年医保支付人口住院人次占比最高的住院原因

顺　位	疾病分类	病　种	占比(%)
1	循环系统疾病		18.0
		脑梗死	3.9
		慢性缺血性心脏病	3.0
		心绞痛	2.1
		脑血管病后遗症	1.2
		特发性原发性高血压	1.1
2	肿瘤		14.7
		支气管和肺的恶性肿瘤	1.5
		结肠、直肠、肛门和肛管良性肿瘤	1.3
		乳腺良性肿瘤	0.9
		子宫平滑肌瘤	0.9
		甲状腺的恶性肿瘤	0.9
3	消化系统疾病		13.5
		胆石病	2.1
		肠的其他疾病	1.4
		混合痔	1.1
		腹股沟疝	0.8
		胃炎和十二指肠炎	0.7

如表 3–290，非医保支付人口住院人次中，因肿瘤(21.4%)、循环系统疾病(11.8%)，以及消化系统疾病(9.3%)住院产生的住院人次最高。因肿瘤住院人次中，占比最高的病种是支气管和肺的恶性肿瘤（3.8%）、肝和肝内胆管的恶性肿瘤(1.4%)、甲状腺的恶性肿瘤(1.1%)、胃的恶性肿瘤(0.9%)，以及乳房的恶性肿瘤(0.9%)。因循环系统疾病住院人次中，占比最高的病种是慢性缺血性心脏病(2.0%)、脑梗死(1.6%)、心绞痛(1.2%)、特发性原发性高血压(0.9%)，以及脑血管病后遗症(0.8%)。因消化系统疾病住院人次中，占比最高的病种是胆石病(1.1%)、肠的其他疾病(0.6%)、胃炎和十二指肠炎(0.6%)、急性阑尾炎(0.5%)，以及腹股沟疝(0.5%)。

表 3-290　2022 年非医保支付人口住院人次占比最高的住院原因

顺　位	疾病分类	病　种	占比（%）
1	肿瘤		21.4
		支气管和肺的恶性肿瘤	3.8
		肝和肝内胆管的恶性肿瘤	1.4
		甲状腺的恶性肿瘤	1.1
		胃的恶性肿瘤	0.9
		乳房的恶性肿瘤	0.9
2	循环系统疾病		11.8
		慢性缺血性心脏病	2.0
		脑梗死	1.6
		心绞痛	1.2
		特发性原发性高血压	0.9
		脑血管病后遗症	0.8
3	消化系统疾病		9.3
		胆石病	1.1
		肠的其他疾病	0.6
		胃炎和十二指肠炎	0.6
		急性阑尾炎	0.5
		腹股沟疝	0.5

（三）不同性别人口住院人次占比及占比最高的住院原因

2022 年，全市住院人次中，男性占比 49.4%，女性 50.6%，性别比为 0.98。

如表 3-291，男性住院人次中，因循环系统疾病（19.1%）、肿瘤（16.1%），以及消化系统疾病（14.5%）住院产生的住院人次最高。因循环系统疾病住院人次中，占比最高的病种是脑梗死（3.8%）、慢性缺血性心脏病（3.1%）、心绞痛（2.4%）、脑血管病后遗症（1.2%），以及急性心肌梗死（1.1%）。因肿瘤住院人次中，占比最高的病种是支气管和肺的恶性肿瘤（2.5%），结肠、直肠、肛门和肛管良性肿瘤（1.4%）、肝和肝内胆管的恶性肿瘤（1.1%）、胃的恶性肿瘤（1.0%），以及前列腺的恶性肿瘤（0.9%）。因消化系统疾病住院人次中，占比最高的病种是胆石病（1.8%）、肠的其他疾病（1.5%）、腹股沟疝（1.3%）、混合痔（0.9%），以及肛门及直肠区的裂瘘（0.8%）。

表 3-291　2022 年男性住院人次占比最高的住院原因

顺　位	疾病分类	病　种	占比（%）
1	循环系统疾病		19.1
		脑梗死	3.8
		慢性缺血性心脏病	3.1
		心绞痛	2.4
		脑血管病后遗症	1.2
		急性心肌梗死	1.1

顺　　位	疾病分类	病　　种	占比(%)
2	肿瘤		16.1
		支气管和肺的恶性肿瘤	2.5
		结肠、直肠、肛门和肛管良性肿瘤	1.4
		肝和肝内胆管的恶性肿瘤	1.1
		胃的恶性肿瘤	1.0
		前列腺的恶性肿瘤	0.9
3	消化系统疾病		14.5
		胆石病	1.8
		肠的其他疾病	1.5
		腹股沟疝	1.3
		混合痔	0.9
		肛门及直肠区的裂瘘	0.8

　　如表3-292,女性住院人次中,因肿瘤(17.4%),妊娠、分娩和产褥期(13.8%),以及循环系统疾病(13.2%)住院产生的住院人次最高。因肿瘤住院人次中,占比最高的病种是支气管和肺的恶性肿瘤(1.9%)、乳腺良性肿瘤(1.5%)、子宫平滑肌瘤(1.5%)、乳房的恶性肿瘤(1.5%),以及甲状腺的恶性肿瘤(1.3%)。因妊娠、分娩和产褥期住院人次中,占比最高的病种是医疗性流产(2.2%)、为已知或可疑盆腔器官异常给予的孕产妇医疗(1.2%)、为其他已知或可疑胎儿问题给予的孕产妇医疗(0.9%)、早期羊膜囊破裂(0.8%),以及归类在他处的孕产妇的其他疾病(0.7%)。因循环系统疾病住院人次中,占比最高的病种是脑梗死(2.6%)、慢性缺血性心脏病(2.3%)、心绞痛(1.3%)、特发性原发性高血压(1.1%),以及脑血管病后遗症(1.0%)。

表3-292　2022年女性住院人次占比最高的住院原因

顺　　位	疾病分类	病　　种	占比(%)
1	肿瘤		17.4
		支气管和肺的恶性肿瘤	1.9
		乳腺良性肿瘤	1.5
		子宫平滑肌瘤	1.5
		乳房的恶性肿瘤	1.5
		甲状腺的恶性肿瘤	1.3
2	妊娠、分娩和产褥期		13.8
		医疗性流产	2.2
		为已知或可疑盆腔器官异常给予的孕产妇医疗	1.2
		为其他已知或可疑胎儿问题给予的孕产妇医疗	0.9
		早期羊膜囊破裂	0.8
		归类在他处的孕产妇的其他疾病	0.7

顺　位	疾病分类	病　种	占比(%)
3	循环系统疾病		13.2
		脑梗死	2.6
		慢性缺血性心脏病	2.3
		心绞痛	1.3
		特发性原发性高血压	1.1
		脑血管病后遗症	1.0

（四）不同年龄组人口住院人次占比及占比最高的住院原因

2022 年,全市住院人次中,儿童占比 5.7%,青年 23.0%,中年 21.6%,年轻老年人 33.9%,老年人 13.5%,长寿老年人 2.3%。

如表 3－293,儿童住院人次中,因呼吸系统疾病(14.2%)、起源于围产期的某些情况 (14.1%),以及先天畸形、变形和染色体异常(11.4%)住院产生的住院人次最高。因呼吸系统疾病住院人次中,占比最高的病种是病原体未特指的肺炎(4.2%)、细菌性肺炎(3.2%)、扁桃体和腺样体慢性疾病(2.0%)、急性支气管炎(0.8%),以及急性上呼吸道感染(0.8%)。因起源于围产期的某些情况住院人次中,占比最高的病种是新生儿黄疸(4.3%)、与孕期短和低出生体重有关的疾患(2.0%)、新生儿呼吸窘迫(1.5%)、先天性肺炎(1.3%),以及特发于围生期的其他感染(0.9%)。因先天畸形、变形和染色体异常住院人次中,占比最高的病种是男性生殖器官的先天性畸形(1.7%)、心间隔先天性畸形(1.5%)、周围循环系统的其他先天性畸形(0.6%)、大动脉先天性畸形(0.5%),以及尿道下裂(0.4%)。

表 3－293　2022 年儿童住院人次占比最高的住院原因

顺　位	疾病分类	病　种	占比(%)
1	呼吸系统疾病		14.2
		病原体未特指的肺炎	4.2
		细菌性肺炎	3.2
		扁桃体和腺样体慢性疾病	2.0
		急性支气管炎	0.8
		急性上呼吸道感染	0.8
2	起源于围产期的某些情况		14.1
		新生儿黄疸	4.3
		与孕期短和低出生体重有关的疾患	2.0
		新生儿呼吸窘迫	1.5
		先天性肺炎	1.3
		特发于围生期的其他感染	0.9
3	先天畸形、变形和染色体异常		11.4
		男性生殖器官的先天性畸形	1.7
		心间隔先天性畸形	1.5

顺　位	疾病分类	病　种	占比(%)
		周围循环系统的其他先天性畸形	0.6
		大动脉先天性畸形	0.5
		尿道下裂	0.4

如表3－294,青年住院人次中,因妊娠、分娩和产褥期(28.1%)、肿瘤(14.3%),以及消化系统疾病(12.6%)住院产生的住院人次最高。因妊娠、分娩和产褥期住院人次中,占比最高的病种是医疗性流产(4.5%)、为已知或可疑盆腔器官异常给予的孕产妇医疗(2.4%)、为其他已知或可疑胎儿问题给予的孕产妇医疗(1.8%)、早期羊膜囊破裂(1.6%),以及归类在他处的孕产妇的其他疾病(1.5%)。因肿瘤住院人次中,占比最高的病种是乳腺良性肿瘤(2.1%)、甲状腺的恶性肿瘤(2.0%)、子宫平滑肌瘤(1.6%)、支气管和肺的恶性肿瘤(0.8%),以及乳房的恶性肿瘤(0.7%)。因消化系统疾病住院人次中,占比最高的病种是混合痔(1.6%)、胆石病(1.4%)、肛门及直肠区的裂瘘(1.2%)、克罗恩病(节段性肠炎)(1.2%),以及急性阑尾炎(1.1%)。

表3－294　2022年青年住院人次占比最高的住院原因

顺　位	疾病分类	病　种	占比(%)
1	妊娠、分娩和产褥期		28.1
		医疗性流产	4.5
		为已知或可疑盆腔器官异常给予的孕产妇医疗	2.4
		为其他已知或可疑胎儿问题给予的孕产妇医疗	1.8
		早期羊膜囊破裂	1.6
		归类在他处的孕产妇的其他疾病	1.5
2	肿瘤		14.3
		乳腺良性肿瘤	2.1
		甲状腺的恶性肿瘤	2.0
		子宫平滑肌瘤	1.6
		支气管和肺的恶性肿瘤	0.8
		乳房的恶性肿瘤	0.7
3	消化系统疾病		12.6
		混合痔	1.6
		胆石病	1.4
		肛门及直肠区的裂瘘	1.2
		克罗恩病(节段性肠炎)	1.2
		急性阑尾炎	1.1

如表3－295,中年住院人次中,因肿瘤(24.5%)、消化系统疾病(14.5%),以及循环系统疾病(12.1%)住院产生的住院人次最高。因肿瘤住院人次中,占比最高的病种是支气管和肺的恶性肿瘤(3.2%)、子宫平滑肌瘤(1.7%)、甲状腺的恶性肿瘤(1.6%),结肠、直肠、肛门和

肛管良性肿瘤(1.5%),以及乳房的恶性肿瘤(1.5%)。因消化系统疾病住院人次中,占比最高的病种是胆石病(2.2%)、肠的其他疾病(1.7%)、混合痔(1.2%)、胃炎和十二指肠炎(1.1%),以及肝纤维化和硬变(0.7%)。因循环系统疾病住院人次中,占比最高的病种是脑梗死(1.9%)、慢性缺血性心脏病(1.8%)、心绞痛(1.5%)、急性心肌梗死(0.8%),以及特发性原发性高血压(0.7%)。

表 3‑295　2022 年中年住院人次占比最高的住院原因

顺　位	疾病分类	病　种	占比(%)
1	肿瘤		24.5
		支气管和肺的恶性肿瘤	3.2
		子宫平滑肌瘤	1.7
		甲状腺的恶性肿瘤	1.6
		结肠、直肠、肛门和肛管良性肿瘤	1.5
		乳房的恶性肿瘤	1.5
2	消化系统疾病		14.5
		胆石病	2.2
		肠的其他疾病	1.7
		混合痔	1.2
		胃炎和十二指肠炎	1.1
		肝纤维化和硬变	0.7
3	循环系统疾病		12.1
		脑梗死	1.9
		慢性缺血性心脏病	1.8
		心绞痛	1.5
		急性心肌梗死	0.8
		特发性原发性高血压	0.7

如表 3‑296,年轻老年人住院人次中,因循环系统疾病(21.4%)、肿瘤(19.9%),以及消化系统疾病(12.8%)住院产生的住院人次最高。因循环系统疾病住院人次中,占比最高的病种是脑梗死(4.5%)、慢性缺血性心脏病(3.6%)、心绞痛(3.0%)、特发性原发性高血压(1.2%),以及脑血管病后遗症(1.2%)。因肿瘤住院人次中,占比最高的病种是支气管和肺的恶性肿瘤(3.6%),结肠、直肠、肛门和肛管良性肿瘤(1.9%)、胃的恶性肿瘤(1.1%)、肝和肝内胆管的恶性肿瘤(0.9%),以及结肠的恶性肿瘤(0.9%)。因消化系统疾病住院人次中,占比最高的病种是胆石病(2.1%)、肠的其他疾病(1.9%)、腹股沟疝(0.9%)、胃炎和十二指肠炎(0.8%),以及混合痔(0.7%)。

表 3‑296　2022 年年轻老年人住院人次占比最高的住院原因

顺　位	疾病分类	病　种	占比(%)
1	循环系统疾病		21.4
		脑梗死	4.5

顺 位	疾病分类	病 种	占比(%)
		慢性缺血性心脏病	3.6
		心绞痛	3.0
		特发性原发性高血压	1.2
		脑血管病后遗症	1.2
2	肿瘤		19.9
		支气管和肺的恶性肿瘤	3.6
		结肠、直肠、肛门和肛管良性肿瘤	1.9
		胃的恶性肿瘤	1.1
		肝和肝内胆管的恶性肿瘤	0.9
		结肠的恶性肿瘤	0.9
3	消化系统疾病		12.8
		胆石病	2.1
		肠的其他疾病	1.9
		腹股沟疝	0.9
		胃炎和十二指肠炎	0.8
		混合痔	0.7

如表 3‑297,老年人住院人次中,因循环系统疾病(21.4%)、肿瘤(19.9%),以及消化系统疾病(12.8%)住院产生的住院人次最高。因循环系统疾病住院人次中,占比最高的病种是脑梗死(7.7%)、慢性缺血性心脏病(5.5%)、心绞痛(3.0%)、脑血管病后遗症(3.0%),以及心力衰竭(2.5%)。因肿瘤住院人次中,占比最高的病种是支气管和肺的恶性肿瘤(1.7%)、结肠的恶性肿瘤(0.9%)、前列腺的恶性肿瘤(0.9%)、胃的恶性肿瘤(0.8%),以及结肠、直肠、肛门和肛管良性肿瘤(0.7%)。因消化系统疾病住院人次中,占比最高的病种是胆石病(2.0%)、腹股沟疝(1.0%)、消化系统其他疾病(0.7%)、肠的其他疾病(0.6%),以及无力性肠梗阻和肠梗阻(不伴有疝)(0.6%)。

表 3‑297 2022 年老年人住院人次占比最高的住院原因

顺 位	疾病分类	病 种	占比(%)
1	循环系统疾病		21.4
		脑梗死	7.7
		慢性缺血性心脏病	5.5
		心绞痛	3.0
		脑血管病后遗症	3.0
		心力衰竭	2.5
2	肿瘤		19.9
		支气管和肺的恶性肿瘤	1.7
		结肠的恶性肿瘤	0.9
		前列腺的恶性肿瘤	0.9
		胃的恶性肿瘤	0.8
		结肠、直肠、肛门和肛管良性肿瘤	0.7

顺　位	疾病分类	病　种	占比(%)
3	消化系统疾病		12.8
		胆石病	2.0
		腹股沟疝	1.0
		消化系统其他疾病	0.7
		肠的其他疾病	0.6
		无力性肠梗阻和肠梗阻(不伴有疝)	0.6

如表 3 - 298,长寿老年人住院人次中,因循环系统疾病(47.4%)、呼吸系统疾病(18.5%),以及消化系统疾病(6.6%)住院产生的住院人次最高。因循环系统疾病住院人次中,占比最高的病种是胆石病(2.0%)、腹股沟疝(1.0%)、消化系统其他疾病(0.7%)、肠的其他疾病(0.6%),以及无力性肠梗阻和肠梗阻(不伴有疝)(0.6%)。因呼吸系统疾病住院人次中,占比最高的病种是其他呼吸性疾患(3.5%)、慢性阻塞性肺病(3.4%)、细菌性肺炎(3.4%)、病原体未特指的肺炎(3.2%),以及慢性支气管炎(2.3%)。因消化系统疾病住院人次中,占比最高的病种是胆石病(1.6%)、消化系统其他疾病(1.1%)、无力性肠梗阻和肠梗阻(不伴有疝)(0.4%)、胃炎和十二指肠炎(0.4%),以及胆道的其他疾病(0.3%)。

表 3 - 298　2022 年长寿老年人住院人次占比最高的住院原因

顺　位	疾病分类	病　种	占比(%)
1	循环系统疾病		47.4
		胆石病	2.0
		腹股沟疝	1.0
		消化系统其他疾病	0.7
		肠的其他疾病	0.6
		无力性肠梗阻和肠梗阻(不伴有疝)	0.6
2	呼吸系统疾病		18.5
		其他呼吸性疾患	3.5
		慢性阻塞性肺病	3.4
		细菌性肺炎	3.4
		病原体未特指的肺炎	3.2
		慢性支气管炎	2.3
3	消化系统疾病		6.6
		胆石病	1.6
		消化系统其他疾病	1.1
		无力性肠梗阻和肠梗阻(不伴有疝)	0.4
		胃炎和十二指肠炎	0.4
		胆道的其他疾病	0.3

二、住院人次流向及主要住院原因

（一）流向不同级别医疗机构住院人次及占比最高的住院原因

1. 总体概述

2022年，全市59.1%的住院人次流向市级三级医院，22.2%流向区属三级医院，17.9%流向区属二级医院，0.8%流向社区卫生服务中心（站）。由于流向社区卫生服务中心（站）住院人次占比较低，因此重点关注流向市级三级医院、区属三级医院和区属二级医院的住院原因，下同。

如表3-299，流向市级三级医院住院人次中，占比最高的病种是支气管和肺的恶性肿瘤（3.5%）、慢性缺血性心脏病（2.1%）、心绞痛（1.7%）、非胰岛素依赖型糖尿病（1.6%）、脑梗死（1.4%）、胆石病（1.4%）、甲状腺的恶性肿瘤（1.3%）、老年性白内障（1.2%）、慢性肾衰竭（1.1%），以及肝和肝内胆管的恶性肿瘤（1.1%）。

表3-299 2022年流向市级三级医院住院人次占比最高的病种

顺 位	病 种	占比（%）
1	支气管和肺的恶性肿瘤	3.5
2	慢性缺血性心脏病	2.1
3	心绞痛	1.7
4	非胰岛素依赖型糖尿病	1.6
5	脑梗死	1.4
6	胆石病	1.4
7	甲状腺的恶性肿瘤	1.3
8	老年性白内障	1.2
9	慢性肾衰竭	1.1
10	肝和肝内胆管的恶性肿瘤	1.1

如表3-300，流向区属三级医院住院人次中，占比最高的病种是脑梗死（4.5%）、非胰岛素依赖型糖尿病（4.1%）、胆石病（3.1%）、慢性缺血性心脏病（3.1%）、心绞痛（2.4%）、阻塞性和反流性尿路病（2.1%）、细菌性肺炎（1.8%），结肠、直肠、肛门和肛管良性肿瘤（1.5%）、类风湿性关节炎（1.4%），以及特发性原发性高血压（1.3%）。

表3-300 2022年流向区属三级医院住院人次占比最高的病种

顺 位	病 种	占比（%）
1	脑梗死	4.5
2	非胰岛素依赖型糖尿病	4.1
3	胆石病	3.1
4	慢性缺血性心脏病	3.1

续 表

顺 位	病 种	占比(%)
5	心绞痛	2.4
6	阻塞性和反流性尿路病	2.1
7	细菌性肺炎	1.8
8	结肠、直肠、肛门和肛管良性肿瘤	1.5
9	类风湿性关节炎	1.4
10	特发性原发性高血压	1.3

如表3-301,流向区属二级医院住院人次中,占比最高的病种是脑梗死(6.5%)、慢性缺血性心脏病(3.3%)、非胰岛素依赖型糖尿病(3.2%)、脑血管病后遗症(2.7%)、医疗性流产(2.4%)、细菌性肺炎(2.0%)、混合痔(1.7%)、特发性原发性高血压(1.7%)、慢性肾衰竭(1.7%),以及短暂性大脑缺血性发作及相关综合征(1.7%)。

表3-301 2022年流向区属二级医院住院人次占比最高的病种

顺 位	病 种	占比(%)
1	脑梗死	6.5
2	慢性缺血性心脏病	3.3
3	非胰岛素依赖型糖尿病	3.2
4	脑血管病后遗症	2.7
5	医疗性流产	2.4
6	细菌性肺炎	2.0
7	混合痔	1.7
8	特发性原发性高血压	1.7
9	慢性肾衰竭	1.7
10	短暂性大脑缺血性发作及相关综合征	1.7

2. 不同支付方式人口差异

如图3-46,2022年,全市医保支付人口流向市级三级医院住院人次占比54.0%,流向区属三级医院25.0%,流向区属二级医院19.9%,流向社区卫生服务中心(站)1.1%;非医保支付人口流向市级三级医院住院人次占比69.1%,流向区属三级医院16.7%,流向区属二级医院14.0%,流向社区卫生服务中心(站)0.2%。

如表3-302,医保支付人口流向市级三级医院住院人次中,占比最高的病种是慢性缺血性心脏病(2.4%)、支气管和肺的恶性肿瘤(2.3%)、非胰岛素依赖型糖尿病(2.0%)、心绞痛(2.0%),以及脑梗死(1.8%);流向区属三级医院住院人次中,占比最高的病种是脑梗死(4.9%)、非胰岛素依赖型糖尿病(4.6%)、胆石病(3.3%)、慢性缺血性心脏病(3.2%),以及心绞痛(2.7%);流向区属二级医院住院人次中,占比最高的病种是脑梗死(4.9%)、非胰岛素依赖型糖尿病(4.6%)、胆石病(3.3%)、慢性缺血性心脏病(3.2%),以及心绞痛(2.7%)。

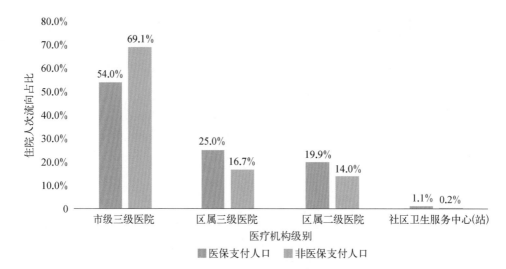

图3–46 2022年不同支付方式人口在不同级别医疗机构住院人次流向

表3–302 2022年医保支付人口流向不同级别医疗机构住院人次占比最高的病种

医 院 级 别	顺 位	病 种	占比(%)
市级三级医院	1	慢性缺血性心脏病	2.4
	2	支气管和肺的恶性肿瘤	2.3
	3	非胰岛素依赖型糖尿病	2.0
	4	心绞痛	2.0
	5	脑梗死	1.8
区属三级医院	1	脑梗死	4.9
	2	非胰岛素依赖型糖尿病	4.6
	3	胆石病	3.3
	4	慢性缺血性心脏病	3.2
	5	心绞痛	2.7
区属二级医院	1	脑梗死	4.9
	2	非胰岛素依赖型糖尿病	4.6
	3	胆石病	3.3
	4	慢性缺血性心脏病	3.2
	5	心绞痛	2.7

如表3–303,非医保支付人口流向市级三级医院住院人次中,占比最高的病种是支气管和肺的恶性肿瘤(5.5%)、肝和肝内胆管的恶性肿瘤(1.9%)、慢性缺血性心脏病(1.6%)、甲状腺的恶性肿瘤(1.4%),以及乳房的恶性肿瘤(1.2%);流向区属三级医院住院人次中,占比最高的病种是脑梗死(3.0%)、医疗性流产(3.0%)、胆石病(2.7%)、慢性缺血性心脏病(2.6%),以及非胰岛素依赖型糖尿病(2.6%);流向区属二级医院住院人次中,占比最高的病种是医疗性流产(6.1%)、脑梗死(3.4%)、脑血管病后遗症(3.0%)、慢性缺血性心脏病(2.9%),以及特发性原发性高血压(2.6%)。

表 3-303　2022 年非医保支付人口流向不同级别医疗机构住院人次占比最高的病种

医疗机构级别	顺　位	病　　种	占比(%)
市级三级医院	1	支气管和肺的恶性肿瘤	5.5
	2	肝和肝内胆管的恶性肿瘤	1.9
	3	慢性缺血性心脏病	1.6
	4	甲状腺的恶性肿瘤	1.4
	5	乳房的恶性肿瘤	1.2
区属三级医院	1	脑梗死	3.0
	2	医疗性流产	3.0
	3	胆石病	2.7
	4	慢性缺血性心脏病	2.6
	5	非胰岛素依赖型糖尿病	2.6
区属二级医院	1	医疗性流产	6.1
	2	脑梗死	3.4
	3	脑血管病后遗症	3.0
	4	慢性缺血性心脏病	2.9
	5	特发性原发性高血压	2.6

3. 不同性别人口差异

如图 3-47,2022 年,全市男性流向市级三级医院住院人次占比 59.6%,流向区属三级医院 23.2%,流向区属二级医院 16.6%,流向社区卫生服务中心(站)0.6%;女性流向市级三级医院住院人次占比 58.7%,流向区属三级医院 21.3%,流向区属二级医院 19.1%,流向社区卫生服务中心(站)0.9%。

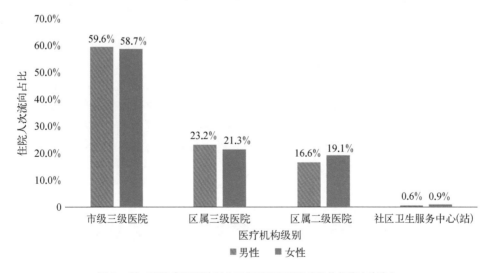

图 3-47　2022 年不同性别人口在不同级别医疗机构住院人次流向

如表 3-304,男性流向市级三级医院住院人次中,占比最高的病种是支气管和肺的恶性肿瘤(3.8%)、慢性缺血性心脏病(2.9%)、心绞痛(2.4%)、非胰岛素依赖型糖尿病(2.0%),

以及脑梗死(1.9%);流向区属三级医院住院人次中,占比最高的病种是脑梗死(5.3%)、非胰岛素依赖型糖尿病(4.8%)、慢性缺血性心脏病(3.3%)、心绞痛(2.9%),以及胆石病(2.9%);流向区属二级医院住院人次中,占比最高的病种是脑梗死(7.6%)、非胰岛素依赖型糖尿病(4.0%)、慢性缺血性心脏病(3.3%)、脑血管病后遗症(3.2%),以及慢性阻塞性肺病(2.5%)。

表 3 - 304　2022 年男性流向不同级别医疗机构住院人次占比最高的病种

医疗机构级别	顺　位	病　种	占比(%)
市级三级医院	1	支气管和肺的恶性肿瘤	3.8
	2	慢性缺血性心脏病	2.9
	3	心绞痛	2.4
	4	非胰岛素依赖型糖尿病	2.0
	5	脑梗死	1.9
区属三级医院	1	脑梗死	5.3
	2	非胰岛素依赖型糖尿病	4.8
	3	慢性缺血性心脏病	3.3
	4	心绞痛	2.9
	5	胆石病	2.9
区属二级医院	1	脑梗死	7.6
	2	非胰岛素依赖型糖尿病	4.0
	3	慢性缺血性心脏病	3.3
	4	脑血管病后遗症	3.2
	5	慢性阻塞性肺病	2.5

　　如表 3 - 305,女性流向市级三级医院住院人次中,占比最高的病种是支气管和肺的恶性肿瘤(3.1%)、乳腺良性肿瘤(2.1%)、乳房的恶性肿瘤(2.1%)、子宫平滑肌瘤(1.9%),以及甲状腺的恶性肿瘤(1.8%);流向区属三级医院住院人次中,占比最高的病种是脑梗死(3.6%)、胆石病(3.4%)、非胰岛素依赖型糖尿病(3.4%)、慢性缺血性心脏病(2.8%),以及医疗性流产(2.6%);流向区属二级医院住院人次中,占比最高的病种是脑梗死(5.6%)、医疗性流产(4.5%)、慢性缺血性心脏病(3.4%)、非胰岛素依赖型糖尿病(2.5%),以及脑血管病后遗症(2.3%)。

表 3 - 305　2022 年女性流向不同级别医疗机构住院人次占比最高的病种

医疗机构级别	顺　位	病　种	占比(%)
市级三级医院	1	支气管和肺的恶性肿瘤	3.1
	2	乳腺良性肿瘤	2.1
	3	乳房的恶性肿瘤	2.1
	4	子宫平滑肌瘤	1.9
	5	甲状腺的恶性肿瘤	1.8

续　表

医疗机构级别	顺　位	病　　种	占比（%）
区属三级医院	1	脑梗死	3.6
	2	胆石病	3.4
	3	非胰岛素依赖型糖尿病	3.4
	4	慢性缺血性心脏病	2.8
	5	医疗性流产	2.6
区属二级医院	1	脑梗死	5.6
	2	医疗性流产	4.5
	3	慢性缺血性心脏病	3.4
	4	非胰岛素依赖型糖尿病	2.5
	5	脑血管病后遗症	2.3

4. 不同年龄组人口差异

如图 3-48,2022 年,全市儿童流向市级三级医院住院人次占比 88.0%,流向区属三级医院 6.5%,流向区属二级医院 5.5%,流向社区卫生服务中心(站)0.003%;青年流向市级三级医院住院人次占比 61.8%,流向区属三级医院 20.2%,流向区属二级医院 18.0%,流向社区卫生服务中心(站)0.027%;中年流向市级三级医院住院人次占比 64.6%,流向区属三级医院 21.1%,流向区属二级医院 14.2%,流向社区卫生服务中心(站)0.1%;年轻老年人流向市级三级医院住院人次占比 59.1%,流向区属三级医院 23.4%,流向区属二级医院 17.1%,流向社区卫生服务中心(站)0.4%;老年人流向市级三级医院住院人次占比 40.3%,流向区属三级医院 29.7%,流向区属二级医院 26.9%,流向社区卫生服务中心(站)3.1%;长寿老年人流向市级三级医院住院人次占比 19.9%,流向区属三级医院 30.1%,流向区属二级医院 41.9%,流向社区卫生服务中心(站)8.1%。

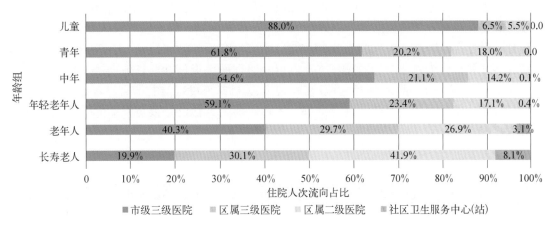

图 3-48　2022 年不同年龄组人口在不同级别医疗机构住院人次流向

如表 3-306,儿童流向市级三级医院住院人次中,占比最高的病种是睡眠障碍(6.6%)、癫痫(3.2%),包皮过长、包茎和包茎嵌顿(3.2%),新生儿黄疸(3.1%),以及细菌性肺炎(2.7%);流向区属三级医院住院人次中,占比最高的病种是病原体未特指的肺炎(13.8%)、新生儿黄疸(9.9%)、细菌性肺炎(8.2%)、急性支气管炎(5.0%),以及包皮过长、包茎和包茎嵌顿(4.9%);流向区属二级医院住院人次中,占比最高的病种是病原体未特指的肺炎(18.6%)、新生儿黄疸(14.6%)、与孕期短和低出生体重有关的疾患(6.7%)、细菌性肺炎(5.1%),以及急性支气管炎(3.6%)。

表 3-306　2022 年儿童流向不同级别医疗机构住院人次占比最高的病种

医疗机构级别	顺　位	病　　种	占比(%)
市级三级医院	1	睡眠障碍	6.6
	2	癫痫	3.2
	3	包皮过长、包茎和包茎嵌顿	3.2
	4	新生儿黄疸	3.1
	5	细菌性肺炎	2.7
区属三级医院	1	病原体未特指的肺炎	13.8
	2	新生儿黄疸	9.9
	3	细菌性肺炎	8.2
	4	急性支气管炎	5.0
	5	包皮过长、包茎和包茎嵌顿	4.9
区属二级医院	1	病原体未特指的肺炎	18.6
	2	新生儿黄疸	14.6
	3	与孕期短和低出生体重有关的疾患	6.7
	4	细菌性肺炎	5.1
	5	急性支气管炎	3.6

如表 3-307,青年流向市级三级医院住院人次中,占比最高的病种是乳腺良性肿瘤(2.7%)、甲状腺的恶性肿瘤(2.6%)、医疗性流产(2.4%)、子宫平滑肌瘤(2.0%),以及为已知或可疑盆腔器官异常给予的孕产妇医疗(2.0%);流向区属三级医院住院人次中,占比最高的病种是医疗性流产(5.7%)、胆石病(3.2%)、阻塞性和反流性尿路病(3.0%)、为已知或可疑盆腔器官异常给予的孕产妇医疗(2.6%),以及急性阑尾炎(2.6%);流向区属二级医院住院人次中,占比最高的病种是医疗性流产(9.9%)、为已知或可疑盆腔器官异常给予的孕产妇医疗(3.7%)、单胎顺产(3.5%)、混合痔(2.7%),以及为其他已知或可疑胎儿问题给予的孕产妇医疗(2.7%)。

表 3-307　2022 年青年流向不同级别医疗机构住院人次占比最高的病种

医疗机构级别	顺　位	病　　种	占比(%)
市级三级医院	1	乳腺良性肿瘤	2.7
	2	甲状腺的恶性肿瘤	2.6
	3	医疗性流产	2.4
	4	子宫平滑肌瘤	2.0
	5	为已知或可疑盆腔器官异常给予的孕产妇医疗	2.0

医疗机构级别	顺　位	病　种	占比（%）
区属三级医院	1	医疗性流产	5.7
	2	胆石病	3.2
	3	阻塞性和反流性尿路病	3.0
	4	为已知或可疑盆腔器官异常给予的孕产妇医疗	2.6
	5	急性阑尾炎	2.6
区属二级医院	1	医疗性流产	9.9
	2	为已知或可疑盆腔器官异常给予的孕产妇医疗	3.7
	3	单胎顺产	3.5
	4	混合痔	2.7
	5	为其他已知或可疑胎儿问题给予的孕产妇医疗	2.7

如表3-308，中年流向市级三级医院住院人次中，占比最高的病种是支气管和肺的恶性肿瘤（4.9%）、乳房的恶性肿瘤（2.0%）、甲状腺的恶性肿瘤（2.0%）、子宫平滑肌瘤（1.9%），以及慢性缺血性心脏病（1.9%）；流向区属三级医院住院人次中，占比最高的病种是非胰岛素依赖型糖尿病（4.5%）、胆石病（4.0%）、阻塞性和反流性尿路病（3.6%）、脑梗死（3.3%），以及结肠、直肠、肛门和肛管良性肿瘤（2.2%）；流向区属二级医院住院人次中，占比最高的病种是非胰岛素依赖型糖尿病（3.7%）、脑梗死（3.4%）、混合痔（3.2%）、阻塞性和反流性尿路病（2.9%），以及精神分裂症（2.8%）。

表3-308　2022年中年流向不同级别医疗机构住院人次占比最高的病种

医疗机构级别	顺　位	病　种	占比（%）
市级三级医院	1	支气管和肺的恶性肿瘤	4.9
	2	乳房的恶性肿瘤	2.0
	3	甲状腺的恶性肿瘤	2.0
	4	子宫平滑肌瘤	1.9
	5	慢性缺血性心脏病	1.9
区属三级医院	1	非胰岛素依赖型糖尿病	4.5
	2	胆石病	4.0
	3	阻塞性和反流性尿路病	3.6
	4	脑梗死	3.3
	5	结肠、直肠、肛门和肛管良性肿瘤	2.2
区属二级医院	1	非胰岛素依赖型糖尿病	3.7
	2	脑梗死	3.4
	3	混合痔	3.2
	4	阻塞性和反流性尿路病	2.9
	5	精神分裂症	2.8

如表3-309，年轻老年人流向市级三级医院住院人次中，占比最高的病种是混合痔

（5.9%）、非胰岛素依赖型糖尿病（5.0%）、类风湿性关节炎（4.4%）、慢性肾衰竭（2.7%），以及肠的其他疾病（2.7%）；流向区属三级医院住院人次中，占比最高的病种是脑梗死（5.6%）、非胰岛素依赖型糖尿病（5.5%）、慢性缺血性心脏病（3.7%）、心绞痛（3.6%），以及胆石病（3.1%）；流向区属二级医院住院人次中，占比最高的病种是脑梗死（8.9%）、非胰岛素依赖型糖尿病（4.8%）、脑血管病后遗症（3.1%）、慢性缺血性心脏病（2.9%），以及肠的其他疾病（2.8%）。

表3-309　2022年年轻老年人流向不同级别医疗机构住院人次占比最高的病种

医疗机构级别	顺　　位	病　　　种	占比（%）
市级三级医院	1	混合痔	5.9
	2	非胰岛素依赖型糖尿病	5.0
	3	类风湿性关节炎	4.4
	4	慢性肾衰竭	2.7
	5	肠的其他疾病	2.7
区属三级医院	1	脑梗死	5.6
	2	非胰岛素依赖型糖尿病	5.5
	3	慢性缺血性心脏病	3.7
	4	心绞痛	3.6
	5	胆石病	3.1
区属二级医院	1	脑梗死	8.9
	2	非胰岛素依赖型糖尿病	4.8
	3	脑血管病后遗症	3.1
	4	慢性缺血性心脏病	2.9
	5	肠的其他疾病	2.8

如表3-310，老年人流向市级三级医院住院人次中，占比最高的病种是慢性缺血性心脏病（4.4%）、老年性白内障（4.0%）、脑梗死（3.9%）、支气管和肺的恶性肿瘤（3.4%），以及心绞痛（3.1%）；流向区属三级医院住院人次中，占比最高的病种是脑梗死（8.1%）、慢性缺血性心脏病（5.1%）、非胰岛素依赖型糖尿病（4.2%）、慢性阻塞性肺病（3.4%），以及心绞痛（3.3%）；流向区属二级医院住院人次中，占比最高的病种是脑梗死（12.1%）、慢性缺血性心脏病（6.5%）、脑血管病后遗症（4.8%）、心力衰竭（4.0%），以及慢性阻塞性肺病（3.4%）。

表3-310　2022年老年人流向不同级别医疗机构住院人次占比最高的病种

医疗机构级别	顺　　位	病　　　种	占比（%）
市级三级医院	1	慢性缺血性心脏病	4.4
	2	老年性白内障	4.0
	3	脑梗死	3.9
	4	支气管和肺的恶性肿瘤	3.4
	5	心绞痛	3.1

续　表

医疗机构级别	顺　位	病　　　种	占比（%）
区属三级医院	1	脑梗死	8.1
	2	慢性缺血性心脏病	5.1
	3	非胰岛素依赖型糖尿病	4.2
	4	慢性阻塞性肺病	3.4
	5	心绞痛	3.3
区属二级医院	1	脑梗死	12.1
	2	慢性缺血性心脏病	6.5
	3	脑血管病后遗症	4.8
	4	心力衰竭	4.0
	5	慢性阻塞性肺病	3.4

如表3-311，长寿老年人流向市级三级医院住院人次中，占比最高的病种是股骨骨折（5.6%）、脑梗死（5.5%）、慢性缺血性心脏病（4.6%）、其他呼吸性疾患（4.5%），以及特发性原发性高血压（4.0%）；流向区属三级医院住院人次中，占比最高的病种是慢性缺血性心脏病（10.7%）、脑梗死（6.7%）、心力衰竭（6.2%）、细菌性肺炎（4.6%），以及慢性阻塞性肺病（4.4%）；流向区属二级医院住院人次中，占比最高的病种是慢性缺血性心脏病（14.0%）、脑梗死（8.7%）、脑血管病后遗症（7.5%）、特发性原发性高血压（6.2%），以及心绞痛（4.7%）。

表3-311　2022年长寿老年人流向不同级别医疗机构住院人次占比最高的病种

医疗机构级别	顺　位	病　　　种	占比（%）
市级三级医院	1	股骨骨折	5.6
	2	脑梗死	5.5
	3	慢性缺血性心脏病	4.6
	4	其他呼吸性疾患	4.5
	5	特发性原发性高血压	4.0
区属三级医院	1	慢性缺血性心脏病	10.7
	2	脑梗死	6.7
	3	心力衰竭	6.2
	4	细菌性肺炎	4.6
	5	慢性阻塞性肺病	4.4
区属二级医院	1	慢性缺血性心脏病	14.0
	2	脑梗死	8.7
	3	脑血管病后遗症	7.5
	4	特发性原发性高血压	6.2
	5	心绞痛	4.7

（二）流向不同类别医疗机构住院人次及占比最高的住院原因

1. 总体概述

2022年，全市89.5%的住院人次流向西医医院，10.5%流向中医医院。

如表 3-312,流向西医医院住院人次中,占比最高的病种是脑梗死(2.9%)、慢性缺血性心脏病(2.6%)、支气管和肺的恶性肿瘤(2.5%)、非胰岛素依赖型糖尿病(2.2%)、心绞痛(1.9%)、胆石病(1.8%)、阻塞性和反流性尿路病(1.4%)、医疗性流产(1.2%)、老年性白内障(1.2%),以及结肠,直肠,肛门和肛管良性肿瘤(1.2%)。

表 3-312　2022 年流向西医医院住院人次占比最高的病种

顺　位	病　种	占比(%)
1	脑梗死	2.9
2	慢性缺血性心脏病	2.6
3	支气管和肺的恶性肿瘤	2.5
4	非胰岛素依赖型糖尿病	2.2
5	心绞痛	1.9
6	胆石病	1.8
7	阻塞性和反流性尿路病	1.4
8	医疗性流产	1.2
9	老年性白内障	1.2
10	结肠,直肠,肛门和肛管良性肿瘤	1.2

如表 3-313,流向中医医院住院人次中,占比最高的病种是非胰岛素依赖型糖尿病(4.8%)、混合痔(4.7%)、脑梗死(4.7%)、类风湿性关节炎(3.1%)、慢性缺血性心脏病(2.7%)、慢性肾衰竭(2.7%)、肛门及直肠区的裂瘘(2.3%)、关节强硬性脊椎炎(2.0%)、特发性原发性高血压(2.0%),以及椎间盘疾患(1.9%)。

表 3-313　2022 年流向中医医院住院人次占比最高的病种

顺　位	病　种	占比(%)
1	非胰岛素依赖型糖尿病	4.8
2	混合痔	4.7
3	脑梗死	4.7
4	类风湿性关节炎	3.1
5	慢性缺血性心脏病	2.7
6	慢性肾衰竭	2.7
7	肛门及直肠区的裂瘘	2.3
8	关节强硬性脊椎炎	2.0
9	特发性原发性高血压	2.0
10	椎间盘疾患	1.9

2. 不同支付方式人口差异

如图 3-49,2022 年,全市医保支付人口流向西医医院住院人次占比 87.4%,流向中医医

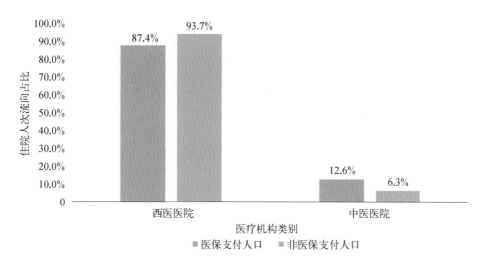

图 3－49　2022 年不同支付方式人口在不同类别医疗机构住院人次流向

院 12.6%;非医保支付人口流向西医医院住院人次占比 93.7%,流向中医医院 6.3%。

如表 3－314,医保支付人口流向西医医院住院人次中,占比最高的病种是脑梗死(3.6%)、慢性缺血性心脏病(2.8%)、非胰岛素依赖型糖尿病(2.7%)、心绞痛(2.2%),以及胆石病(2.2%);流向中医医院住院人次中,占比最高的病种是混合痔(5.2%)、非胰岛素依赖型糖尿病(5.1%)、脑梗死(5%)、类风湿性关节炎(3.4%),以及慢性缺血性心脏病(2.9%)。

表 3－314　2022 年医保支付人口流向不同类别医疗机构住院人次占比最高的病种

医疗机构类别	顺　位	病　　种	占比(%)
西医医院	1	脑梗死	3.6
	2	慢性缺血性心脏病	2.8
	3	非胰岛素依赖型糖尿病	2.7
	4	心绞痛	2.2
	5	胆石病	2.2
中医医院	1	混合痔	5.2
	2	非胰岛素依赖型糖尿病	5.1
	3	脑梗死	5.0
	4	类风湿性关节炎	3.4
	5	慢性缺血性心脏病	2.9

如表 3－315,非医保支付人口流向西医医院住院人次中,占比最高的病种是支气管和肺的恶性肿瘤(4.1%)、慢性缺血性心脏病(2.0%)、医疗性流产(1.9%)、脑梗死(1.5%),以及肝和肝内胆管的恶性肿瘤(1.4%);流向中医医院住院人次中,占比最高的病种是非胰岛素依赖型糖尿病(3.4%)、脑梗死(3.2%)、混合痔(2.7%)、医疗性流产(2.7%),以及慢性肾衰竭(2.5%)。

表 3－315　2022 年非医保支付人口流向不同类别医疗机构住院人次占比最高的病种

医疗机构类别	顺　位	病　　　种	占比（%）
西医医院	1	支气管和肺的恶性肿瘤	4.1
	2	慢性缺血性心脏病	2.0
	3	医疗性流产	1.9
	4	脑梗死	1.5
	5	肝和肝内胆管的恶性肿瘤	1.4
中医医院	1	非胰岛素依赖型糖尿病	3.4
	2	脑梗死	3.2
	3	混合痔	2.7
	4	医疗性流产	2.7
	5	慢性肾衰竭	2.5

3. 不同性别人口差异

如图 3－50，2022 年，全市男性流向西医医院住院人次占比 89.7%，流向中医医院 10.3%；女性流向西医医院住院人次占比 89.4%，流向中医医院 10.6%。

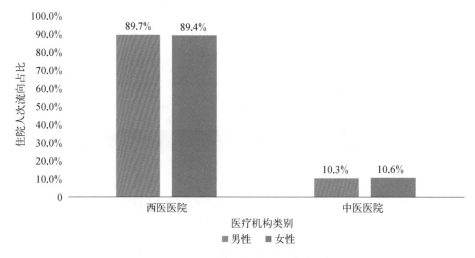

图 3－50　2022 年不同性别人口在不同类别医疗机构住院人次流向

如表 3－316，男性流向西医医院住院人次中，占比最高的病种是脑梗死（3.6%）、慢性缺血性心脏病（3.1%）、支气管和肺的恶性肿瘤（2.8%）、非胰岛素依赖型糖尿病（2.7%），以及心绞痛（2.5%）；流向中医医院住院人次中，占比最高的病种是非胰岛素依赖型糖尿病（5.9%）、脑梗死（5.2%）、混合痔（4.3%）、肛门及直肠区的裂瘘（4.0%），以及慢性肾衰竭（3.2%）。

如表 3－317，女性流向西医医院住院人次中，占比最高的病种是脑梗死（2.3%）、医疗性流产（2.3%）、支气管和肺的恶性肿瘤（2.2%）、慢性缺血性心脏病（2%），以及胆石病（1.8%）；流向中医医院住院人次中，占比最高的病种是混合痔（5.1%）、类风湿性关节炎（5%）、脑梗死（4.2%）、非胰岛素依赖型糖尿病（3.7%），以及慢性缺血性心脏病（2.7%）。

表 3-316 2022 年男性流向不同类别医疗机构住院人次占比最高的病种

医疗机构类别	顺　位	病　种	占比(%)
西医医院	1	脑梗死	3.6
	2	慢性缺血性心脏病	3.1
	3	支气管和肺的恶性肿瘤	2.8
	4	非胰岛素依赖型糖尿病	2.7
	5	心绞痛	2.5
中医医院	1	非胰岛素依赖型糖尿病	5.9
	2	脑梗死	5.2
	3	混合痔	4.3
	4	肛门及直肠区的裂瘘	4.0
	5	慢性肾衰竭	3.2

表 3-317 2022 年女性流向不同类别医疗机构住院人次占比最高的病种

医疗机构类别	顺　位	病　种	占比(%)
西医医院	1	脑梗死	2.3
	2	医疗性流产	2.3
	3	支气管和肺的恶性肿瘤	2.2
	4	慢性缺血性心脏病	2.0
	5	胆石病	1.8
中医医院	1	混合痔	5.1
	2	类风湿性关节炎	5.0
	3	脑梗死	4.2
	4	非胰岛素依赖型糖尿病	3.7
	5	慢性缺血性心脏病	2.7

4. 不同年龄组人口差异

如图 3-51,2022 年,全市儿童流向西医医院住院人次占比 98.3%,流向中医医院 1.7%;

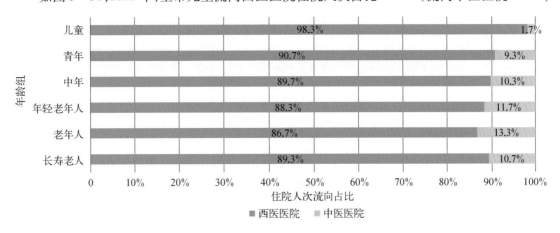

图 3-51 2022 年不同年龄组人口在不同类别医疗机构住院人次流向

青年流向西医医院住院人次占比 90.7%,流向中医医院 9.3%;中年流向西医医院住院人次占比 89.7%,流向中医医院 10.3%;年轻老年人住院人次中,流向西医医院占比 88.3%,流向中医医院 11.7%;老年人住院人次中,流向西医医院占比 86.7%,流向中医医院 13.3%;长寿老年人住院人次中,流向西医医院占比 89.3%,流向中医医院 10.7%。

如表 3-318,儿童流向西医医院住院人次中,占比最高的病种是睡眠障碍(5.9%)、新生儿黄疸(4.2%)、病原体未特指的肺炎(4.0%),包皮过长、包茎和包茎嵌顿(3.2%),以及细菌性肺炎(3.0%);流向中医医院住院人次中,占比最高的病种是病原体未特指的肺炎(13.4%)、细菌性肺炎(13.0%)、急性支气管炎(9.7%)、急性扁桃体炎(9.5%),以及多发性和未特指部位的急性上呼吸道感染(8.0%)。

表 3-318　2022 年儿童流向不同类别医疗机构住院人次占比最高的病种

医疗机构类别	顺 位	病 种	占比(%)
西医医院	1	睡眠障碍	5.9
	2	新生儿黄疸	4.2
	3	病原体未特指的肺炎	4.0
	4	包皮过长、包茎和包茎嵌顿	3.2
	5	细菌性肺炎	3.0
中医医院	1	病原体未特指的肺炎	13.4
	2	细菌性肺炎	13.0
	3	急性支气管炎	9.7
	4	急性扁桃体炎	9.5
	5	多发性和未特指部位的急性上呼吸道感染	8.0

如表 3-319,青年流向西医医院住院人次中,占比最高的病种是医疗性流产(4.6%)、为已知或可疑盆腔器官异常给予的孕产妇医疗(2.6%)、甲状腺的恶性肿瘤(2.1%)、乳腺良性肿瘤(2.1%),以及为其他已知或可疑胎儿问题给予的孕产妇医疗(2.0%);流向中医医院住院人次中,占比最高的病种是混合痔(9.3%)、肛门及直肠区的裂瘘(6.9%)、关节强硬性脊椎炎(4.9%)、慢性病毒性肝炎(4.5%),以及医疗性流产(3.7%)。

表 3-319　2022 年青年流向不同类别医疗机构住院人次占比最高的病种

医疗机构类别	顺 位	病 种	占比(%)
西医医院	1	医疗性流产	4.6
	2	为已知或可疑盆腔器官异常给予的孕产妇医疗	2.6
	3	甲状腺的恶性肿瘤	2.1
	4	乳腺良性肿瘤	2.1
	5	为其他已知或可疑胎儿问题给予的孕产妇医疗	2.0
中医医院	1	混合痔	9.3
	2	肛门及直肠区的裂瘘	6.9
	3	关节强硬性脊椎炎	4.9
	4	慢性病毒性肝炎	4.5
	5	医疗性流产	3.7

如表3-320,中年流向西医医院住院人次中,占比最高的病种是支气管和肺的恶性肿瘤(3.6%)、非胰岛素依赖型糖尿病(2.3%)、胆石病(2.2%)、阻塞性和反流性尿路病(2.2%),以及慢性缺血性心脏病(1.9%);流向中医医院住院人次中,占比最高的病种是混合痔(5.9%)、非胰岛素依赖型糖尿病(5.0%)、类风湿性关节炎(4.4%)、慢性肾衰竭(2.7%),以及肠的其他疾病(2.7%)。

表3-320 2022年中年流向不同类别医疗机构住院人次占比最高的病种

医疗机构类别	顺 位	病 种	占比(%)
西医医院	1	支气管和肺的恶性肿瘤	3.6
	2	非胰岛素依赖型糖尿病	2.3
	3	胆石病	2.2
	4	阻塞性和反流性尿路病	2.2
	5	慢性缺血性心脏病	1.9
中医医院	1	混合痔	5.9
	2	非胰岛素依赖型糖尿病	5.0
	3	类风湿性关节炎	4.4
	4	慢性肾衰竭	2.7
	5	肠的其他疾病	2.7

如表3-321,年轻老年人流向西医医院住院人次中,占比最高的病种是脑梗死(4.2%)、支气管和肺的恶性肿瘤(4.0%)、慢性缺血性心脏病(3.7%)、非胰岛素依赖型糖尿病(3.3%),以及心绞痛(3.3%);流向中医医院住院人次中,占比最高的病种是非胰岛素依赖型糖尿病(6.5%)、脑梗死(6.0%)、类风湿性关节炎(4.1%)、慢性肾衰竭(3.5%),以及混合痔(3.3%)。

表3-321 2022年年轻老年人流向不同类别医疗机构住院人次占比最高的病种

医疗机构类别	顺 位	病 种	占比(%)
西医医院	1	脑梗死	4.2
	2	支气管和肺的恶性肿瘤	4.0
	3	慢性缺血性心脏病	3.7
	4	非胰岛素依赖型糖尿病	3.3
	5	心绞痛	3.3
中医医院	1	非胰岛素依赖型糖尿病	6.5
	2	脑梗死	6.0
	3	类风湿性关节炎	4.1
	4	慢性肾衰竭	3.5
	5	混合痔	3.3

如表3-322,老年人流向西医医院住院人次中,占比最高的病种是脑梗死(7.3%)、慢性缺血性心脏病(5.1%)、心绞痛(3.2%)、非胰岛素依赖型糖尿病(2.9%),以及老年性白内障

（2.9%）；流向中医医院住院人次中，占比最高的病种是脑梗死（9.8%）、慢性缺血性心脏病（6%）、非胰岛素依赖型糖尿病（5%）、慢性肾衰竭（3.5%），以及特发性原发性高血压（3.3%）。

表 3 - 322　2022 年老年人流向不同类别医疗机构住院人次占比最高的病种

医疗机构类别	顺　位	病　　种	占比（%）
西医医院	1	脑梗死	7.3
	2	慢性缺血性心脏病	5.1
	3	心绞痛	3.2
	4	非胰岛素依赖型糖尿病	2.9
	5	老年性白内障	2.9
中医医院	1	脑梗死	9.8
	2	慢性缺血性心脏病	6.0
	3	非胰岛素依赖型糖尿病	5.0
	4	慢性肾衰竭	3.5
	5	特发性原发性高血压	3.3

如表 3 - 323，长寿老年人流向西医医院住院人次中，占比最高的病种是慢性缺血性心脏病（10.9%）、脑梗死（7.1%）、特发性原发性高血压（5.1%）、心力衰竭（4.9%），以及脑血管病后遗症（4.7%）；流向中医医院住院人次中，占比最高的病种是慢性缺血性心脏病（11.2%）、脑梗死（9.6%）、脑血管病后遗症（6.7%）、心力衰竭（5.7%），以及特发性原发性高血压（4.4%）。

表 3 - 323　2022 年长寿老年人流向不同类别医疗机构住院人次占比最高的病种

医疗机构类别	顺　位	病　　种	占比（%）
西医医院	1	慢性缺血性心脏病	10.9
	2	脑梗死	7.1
	3	特发性原发性高血压	5.1
	4	心力衰竭	4.9
	5	脑血管病后遗症	4.7
中医医院	1	慢性缺血性心脏病	11.2
	2	脑梗死	9.6
	3	脑血管病后遗症	6.7
	4	心力衰竭	5.7
	5	特发性原发性高血压	4.4

三、住院人口平均住院天数及天数最长的住院原因

（一）总体概述

如表 3 - 324，2022 年，全市住院人口因精神和行为疾患（31.6 天①）、循环系统疾病（9.7

---

① 说明：剔除住院天数大于 60 天的住院人次，且仅展示按住院人次占比排序，累计前 80% 的病种。

天),以及呼吸系统疾病(9.2天)住院产生的平均住院天数最长。精神和行为疾患平均住院天数中,天数最长的病种是精神分裂症(31.6天)。循环系统疾病平均住院天数中,天数最长的病种是脑血管病后遗症(18.7天)、颅内出血(16.1天)、脑梗死(11.7天)、主动脉动脉瘤和动脉壁夹层形成(11.5天),以及心力衰竭(11.1天)。呼吸系统疾病平均住院天数中,天数最长的病种是慢性支气管炎(12.2天)、慢性阻塞性肺病(11.3天)、病原体未特指的肺炎(10.9天)、其他呼吸性疾患(10.3天),以及细菌性肺炎(9.5天)。

表 3 - 324   2022 年平均住院天数最长的住院原因

顺　位	疾病分类	病　种	平均住院天数(天)
1	精神和行为疾患		31.6
		精神分裂症	31.6
2	循环系统疾病		9.7
		脑血管病后遗症	18.7
		颅内出血	16.1
		脑梗死	11.7
		主动脉动脉瘤和动脉壁夹层形成	11.5
		心力衰竭	11.1
3	呼吸系统疾病		9.2
		慢性支气管炎	12.2
		慢性阻塞性肺病	11.3
		病原体未特指的肺炎	10.9
		其他呼吸性疾患	10.3
		细菌性肺炎	9.5

(二) 不同支付方式人口平均住院天数及天数最长的住院原因

2022 年,全市医保支付住院人口的平均住院天数为 6.7 天,非医保支付住院人口 6.6 天。

如表 3 - 325,医保支付人口因精神和行为疾患(33.2 天)、起源于围产期的某些情况(15.0 天),以及循环系统疾病(9.7 天)住院产生的平均住院天数最长。精神和行为疾患平均住院天数中,天数最长的病种是精神分裂症(33.2 天)。起源于围产期的某些情况平均住院天数中,天数最长的病种是与孕期短和低出生体重有关的疾病(31.4 天),以及新生儿黄疸(4.9 天)。循环系统疾病平均住院天数中,天数最长的病种是脑血管病后遗症(20.2 天)、颅内出血(16.5 天)、脑梗死(11.8 天)、主动脉动脉瘤和动脉壁夹层形成(11.6 天),以及心力衰竭(11.1 天)。

表 3 - 325   2022 年医保支付人口平均住院天数最长的住院原因

顺　位	疾病分类	病　种	平均住院天数(天)
1	精神和行为疾患		33.2
		精神分裂症	33.2

顺　位	疾病分类	病　种	平均住院天数(天)
2	起源于围产期的某些情况		15.0
		与孕期短和低出生体重有关的疾患	31.4
		新生儿黄疸	4.9
3	循环系统疾病		9.7
		脑血管病后遗症	20.2
		颅内出血	16.5
		脑梗死	11.8
		主动脉动脉瘤和动脉壁夹层形成	11.6
		心力衰竭	11.1

如表3－326,非医保支付人口因精神和行为疾患(29.8天)、循环系统疾病(9.5天),以及损伤、中毒和外因的某些其他后果(8.9天)住院产生的平均住院天数最长。精神和行为疾患平均住院天数中,天数最长的病种是精神分裂症(29.8天)。循环系统疾病平均住院天数中,天数最长的病种是颅内出血(15.3天)、脑血管病后遗症(14.4天)、特发性原发性高血压(11.7天)、脑梗死(11.4天),以及主动脉动脉瘤和动脉壁夹层形成(11.3天)。损伤、中毒和外因的某些其他后果平均住院天数中,天数最长的病种是颅内损伤(12.2天)、股骨骨折(11.1天)、小腿骨折(10.4天),以及腰部脊柱和骨盆骨折(9.9天)。

表3－326　2022年非医保支付人口平均住院天数最长的住院原因

顺　位	疾病分类	病　种	平均住院天数(天)
1	精神和行为疾患		29.8
		精神分裂症	29.8
2	循环系统疾病		9.5
		颅内出血	15.3
		脑血管病后遗症	14.4
		特发性原发性高血压	11.7
		脑梗死	11.4
		主动脉动脉瘤和动脉壁夹层形成	11.3
3	损伤、中毒和外因的某些其他后果		8.9
		颅内损伤	12.2
		股骨骨折	11.1
		小腿骨折	10.4
		腰部脊柱和骨盆骨折	9.9

(三) 不同性别人口平均住院天数及天数最长的住院原因

2022年,全市男性平均住院天数为7.0天,女性6.3天。

如表 3-327，男性因精神和行为疾患(30.7 天)、呼吸系统疾病(9.4 天)，以及循环系统疾病(9.4 天)住院产生的平均住院天数最长。精神和行为疾患平均住院天数中，天数最长的病种是精神分裂症(30.7 天)。呼吸系统疾病平均住院天数中，天数最长的病种是慢性支气管炎(12.0 天)、病原体未特指的肺炎(11.2 天)、慢性阻塞性肺病(11.2 天)、其他呼吸性疾患(10.6 天)，以及细菌性肺炎(9.8 天)。循环系统疾病平均住院天数中，天数最长的病种是脑血管病后遗症(18.7 天)、颅内出血(16.1 天)、脑梗死(11.6 天)、主动脉动脉瘤和动脉壁夹层形成(11.3 天)，以及心力衰竭(10.8 天)。

表 3-327　2022 年男性平均住院天数最长的住院原因

顺　位	疾 病 分 类	病　种	平均住院天数(天)
1	精神和行为疾患		30.7
		精神分裂症	30.7
2	呼吸系统疾病		9.4
		慢性支气管炎	12.0
		病原体未特指的肺炎	11.2
		慢性阻塞性肺病	11.2
		其他呼吸性疾患	10.6
		细菌性肺炎	9.8
3	循环系统疾病		9.4
		脑血管病后遗症	18.7
		颅内出血	16.1
		脑梗死	11.6
		主动脉动脉瘤和动脉壁夹层形成	11.3
		心力衰竭	10.8

如表 3-328，女性因精神和行为疾患(32.3 天)、循环系统疾病(10.1 天)，以及呼吸系统疾病(8.8 天)住院产生的平均住院天数最长。精神和行为疾患平均住院天数中，天数最长的病种是精神分裂症(32.3 天)。循环系统疾病平均住院天数中，天数最长的病种是脑血管病后遗症(18.7 天)、颅内出血(16.1 天)、主动脉动脉瘤和动脉壁夹层形成(12.3 天)、脑梗死(11.9 天)，以及心力衰竭(11.4 天)。呼吸系统疾病平均住院天数中，天数最长的病种是慢性支气管炎(12.4 天)、慢性阻塞性肺病(11.6 天)、病原体未特指的肺炎(10.5 天)、其他呼吸性疾患(9.9 天)，以及细菌性肺炎(9.3 天)。

表 3-328　2022 年女性平均住院天数最长的住院原因

顺　位	疾 病 分 类	病　种	平均住院天数(天)
1	精神和行为疾患		32.3
		精神分裂症	32.3
2	循环系统疾病		10.1
		脑血管病后遗症	18.7

顺　位	疾病分类	病　种	平均住院天数（天）
		颅内出血	16.1
		主动脉动脉瘤和动脉壁夹层形成	12.3
		脑梗死	11.9
		心力衰竭	11.4
3	呼吸系统疾病		8.8
		慢性支气管炎	12.4
		慢性阻塞性肺病	11.6
		病原体未特指的肺炎	10.5
		其他呼吸性疾患	9.9
		细菌性肺炎	9.3

（四）不同年龄组人口平均住院天数及天数最长的住院原因

2022 年，全市儿童平均住院天数为 5.5 天，青年 5.2 天，中年 5.9 天，年轻老年人 6.7 天，老年人 9.4 天，长寿老年人 14.5 天。

如表 3–329，儿童因精神和行为疾患（32.1 天）、循环系统疾病（9.4 天），以及肿瘤（9.2 天）住院产生的平均住院天数最长。精神和行为疾患平均住院天数中，天数最长的病种是精神分裂症（32.1 天）。循环系统疾病平均住院天数中，天数最长的病种是急性心肌梗死（51.0 天）、肺栓塞（24.0 天）、主动脉动脉瘤和动脉壁夹层形成（17.0 天）、慢性缺血性心脏病（15.0 天），以及静脉的其他疾患（14.9 天）。肿瘤平均住院天数中，天数最长的病种是髓样白血病（30.1 天）、弥漫性非霍奇金淋巴瘤（25.1 天）、胃的恶性肿瘤（23.0 天）、结肠的恶性肿瘤（22.3 天），以及脑的恶性肿瘤（19.6 天）。

表 3–329　2022 年儿童平均住院天数最长的住院原因

顺　位	疾病分类	病　种	平均住院天数（天）
1	精神和行为疾患		32.1
		精神分裂症	32.1
2	循环系统疾病		9.4
		急性心肌梗死	51.0
		肺栓塞	24.0
		主动脉动脉瘤和动脉壁夹层形成	17.0
		慢性缺血性心脏病	15.0
		静脉的其他疾患	14.9
3	肿瘤		9.2
		髓样白血病	30.1
		弥漫性非霍奇金淋巴瘤	25.1
		胃的恶性肿瘤	23.0
		结肠的恶性肿瘤	22.3
		脑的恶性肿瘤	19.6

如表 3‐330,青年因精神和行为疾患(32.5 天)、循环系统疾病(7.5 天),以及损伤、中毒和外因的某些其他后果(7.5 天)住院产生的平均住院天数最长。精神和行为疾患平均住院天数中,天数最长的病种是精神分裂症(32.5 天)。循环系统疾病平均住院天数中,天数最长的病种是脑血管病后遗症(21.4 天)、颅内出血(16.5 天)、主动脉动脉瘤和动脉壁夹层形成(13.0 天)、脑梗死(10.3 天),以及肺栓塞(9.2 天)。损伤、中毒和外因的某些其他后果平均住院天数中,天数最长的病种是腰部脊柱和骨盆骨折(11.7 天)、操作并发症(11.2 天)、颅内损伤(11.1 天)、股骨骨折(11.1 天),以及小腿骨折(9.1 天)。

表 3‐330 2022 年青年平均住院天数最长的住院原因

顺　位	疾病分类	病　种	平均住院天数(天)
1	精神和行为疾患		32.5
		精神分裂症	32.5
2	循环系统疾病		7.5
		脑血管病后遗症	21.4
		颅内出血	16.5
		主动脉动脉瘤和动脉壁夹层形成	13.0
		脑梗死	10.3
		肺栓塞	9.2
3	损伤、中毒和外因的某些其他后果		7.5
		腰部脊柱和骨盆骨折	11.7
		操作并发症	11.2
		颅内损伤	11.1
		股骨骨折	11.1
		小腿骨折	9.1

如表 3‐331,中年因精神和行为疾患(31.8 天)、神经系统疾病(9.1 天),以及损伤、中毒和外因的某些其他后果(8.6 天)住院产生的平均住院天数最长。精神和行为疾患平均住院天数中,天数最长的病种是精神分裂症(31.8 天)。神经系统疾病平均住院天数中,天数最长的病种是偏瘫(18.8 天)、肌张力障碍(15.8 天)、帕金森症(8.3 天)、癫痫(8.0 天),以及短暂性大脑缺血性发作及相关综合征(7.1 天)。损伤、中毒和外因的某些其他后果平均住院天数中,天数最长的病种是操作并发症(13.6 天)、颅内损伤(12.7 天)、小腿骨折(10.2 天)、股骨骨折(10.1 天),以及腰部脊柱和骨盆骨折(10.1 天)。

表 3‐331 2022 年中年平均住院天数最长的住院原因

顺　位	疾病分类	病　种	平均住院天数(天)
1	精神和行为疾患		31.8
		精神分裂症	31.8

顺 位	疾病分类	病 种	平均住院天数(天)
2	神经系统疾病		9.1
		偏瘫	18.8
		肌张力障碍	15.8
		帕金森症	8.3
		癫痫	8.0
		短暂性大脑缺血性发作及相关综合征	7.1
3	损伤、中毒和外因的某些其他后果		8.6
		操作并发症	13.6
		颅内损伤	12.7
		小腿骨折	10.2
		股骨骨折	10.1
		腰部脊柱和骨盆骨折	10.1

如表3-332,年轻老年人因精神和行为疾患(28.0天)、神经系统疾病(10.9天),以及呼吸系统疾病(9.2天)住院产生的平均住院天数最长。精神和行为疾患平均住院天数中,天数最长的病种是精神分裂症(28.0天)。神经系统疾病平均住院天数中,天数最长的病种是偏瘫(20.0天)、肌张力障碍(17.6天)、癫痫(9.9天)、帕金森症(9.8天),以及短暂性大脑缺血性发作及相关综合征(8.3天)。呼吸系统疾病平均住院天数中,天数最长的病种是偏瘫(20.0天)、肌张力障碍(17.6天)、癫痫(9.9天)、帕金森症(9.8天),以及短暂性大脑缺血性发作及相关综合征(8.3天)。

表3-332 2022年年轻老年人平均住院天数最长的住院原因

顺 位	疾病分类	病 种	平均住院天数(天)
1	精神和行为疾患		28.0
		精神分裂症	28.0
2	神经系统疾病		10.9
		偏瘫	20.0
		肌张力障碍	17.6
		癫痫	9.9
		帕金森症	9.8
		短暂性大脑缺血性发作及相关综合征	8.3
3	呼吸系统疾病		9.2
		偏瘫	20.0
		肌张力障碍	17.6
		癫痫	9.9
		帕金森症	9.8
		短暂性大脑缺血性发作及相关综合征	8.3

如表 3-333,老年人因精神和行为疾患(26.6 天)、神经系统疾病(12.7 天),以及呼吸系统疾病(11.8 天)住院产生的平均住院天数最长。精神和行为疾患平均住院天数中,天数最长的病种是精神分裂症(26.6 天)。神经系统疾病平均住院天数中,天数最长的病种是肌张力障碍(21.0 天)、偏瘫(20.9 天)、帕金森症(13.2 天)、癫痫(11.5 天),以及短暂性大脑缺血性发作及相关综合征(9.9 天)。呼吸系统疾病平均住院天数中,天数最长的病种是病原体未特指的肺炎(13.7 天)、其他呼吸性疾患(12.6 天)、慢性支气管炎(11.8 天)、细菌性肺炎(11.6 天),以及慢性阻塞性肺病(11.3 天)。

表 3-333　2022 年老年人平均住院天数最长的住院原因

顺　位	疾病分类	病　种	平均住院天数(天)
1	精神和行为疾患		26.6
		精神分裂症	26.6
2	神经系统疾病		12.7
		肌张力障碍	21.0
		偏瘫	20.9
		帕金森症	13.2
		癫痫	11.5
		短暂性大脑缺血性发作及相关综合征	9.9
3	呼吸系统疾病		11.8
		病原体未特指的肺炎	13.7
		其他呼吸性疾患	12.6
		慢性支气管炎	11.8
		细菌性肺炎	11.6
		慢性阻塞性肺病	11.3

如表 3-334,长寿老年人因精神和行为疾患(18.0 天)、循环系统疾病(16.4 天),以及内分泌、营养和代谢疾病(16.0 天)住院产生的平均住院天数最长。精神和行为疾患平均住院天数中,天数最长的病种是精神分裂症(18.0 天)。循环系统疾病平均住院天数中,天数最长的病种是脑血管病后遗症(20.0 天)、其他脑血管病(18.8 天)、慢性缺血性心脏病(17.6 天)、特发性原发性高血压(17.4 天),以及心绞痛(16.1 天)。内分泌、营养和代谢疾病平均住院天数中,天数最长的病种是非胰岛素依赖型糖尿病(16.1 天)、未特指的糖尿病(13.9 天)、甲状腺毒症甲状腺功能亢进症(9.4 天),以及非毒性甲状腺肿(6.0 天)。

表 3-334　2022 年长寿老年人平均住院天数最长的住院原因

顺　位	疾病分类	病　种	平均住院天数(天)
1	精神和行为疾患		18.0
		精神分裂症	18.0

续　表

顺　位	疾病分类	病　种	平均住院天数（天）
2	循环系统疾病		16.4
		脑血管病后遗症	20.0
		其他脑血管病	18.8
		慢性缺血性心脏病	17.6
		特发性原发性高血压	17.4
		心绞痛	16.1
3	内分泌、营养和代谢疾病		16.0
		非胰岛素依赖型糖尿病	16.1
		未特指的糖尿病	13.9
		甲状腺毒症甲状腺功能亢进症	9.4
		非毒性甲状腺肿	6.0

（五）住院人口在不同级别医疗机构平均住院天数及天数最长的住院原因

1. 总体概述

2022 年，全市住院人口在市级三级医院平均住院天数为 5.6 天，区属三级医院 7.2 天，区属二级医院 9.2 天，社区卫生服务中心（站）19.5 天。

如表 3-335，住院人口在市级三级医院平均住院天数最长的病种是精神分裂症（35.3 天）、髓样白血病（19.0 天）、偏瘫（17.9 天）、脑的恶性肿瘤（17.5 天）、良性脑膜肿瘤（16.2 天）、与孕期短和低出生体重有关的疾患（15.5 天）、颅内出血（14.7 天）、脑血管病后遗症（14.6 天）、胰脏的恶性肿瘤（13.1 天），以及颅内损伤（12.9 天）。

表 3-335　2022 年住院人口在市级三级医院平均住院天数最长的病种

顺　位	病　种	平均住院天数（天）
1	精神分裂症	35.3
2	髓样白血病	19.0
3	偏瘫	17.9
4	脑的恶性肿瘤	17.5
5	良性脑膜肿瘤	16.2
6	与孕期短和低出生体重有关的疾患	15.5
7	颅内出血	14.7
8	脑血管病后遗症	14.6
9	胰脏的恶性肿瘤	13.1
10	颅内损伤	12.9

如表 3-336，住院人口在区属三级医院平均住院天数最长的病种是脑的恶性肿瘤（21.1 天）、髓样白血病（18.8 天）、偏瘫（17.8 天）、良性脑膜肿瘤（17.0 天）、精神分裂症（16.2 天）、

颅内出血(15.6天)、直肠的恶性肿瘤(15.0天)、结肠的恶性肿瘤(14.9天)、胃的恶性肿瘤(14.8天),以及胰脏的恶性肿瘤(14.8天)。

表 3 - 336 2022 年住院人口在区属三级医院平均住院天数最长的病种

顺 位	病 种	平均住院天数(天)
1	脑的恶性肿瘤	21.1
2	髓样白血病	18.8
3	偏瘫	17.8
4	良性脑膜肿瘤	17.0
5	精神分裂症	16.2
6	颅内出血	15.6
7	直肠的恶性肿瘤	15.0
8	结肠的恶性肿瘤	14.9
9	胃的恶性肿瘤	14.8
10	胰脏的恶性肿瘤	14.8

如表 3 - 337,住院人口在区属二级医院平均住院天数最长的病种是精神分裂症(31.3天)、肌张力障碍(22.5天)、良性脑膜肿瘤(21.5天)、偏瘫(21.1天)、脑血管病后遗症(21.1天)、脑的恶性肿瘤(20.5天)、颅内出血(19.4天)、细菌学和组织学证实之呼吸系统结核病(16.5天)、直肠的恶性肿瘤(16.0天),以及股骨骨折(15.9天)。

表 3 - 337 2022 年住院人口在区属二级医院平均住院天数最长的病种

顺 位	病 种	平均住院天数(天)
1	精神分裂症	31.3
2	肌张力障碍	22.5
3	良性脑膜肿瘤	21.5
4	偏瘫	21.1
5	脑血管病后遗症	21.1
6	脑的恶性肿瘤	20.5
7	颅内出血	19.4
8	细菌学和组织学证实之呼吸系统结核病	16.5
9	直肠的恶性肿瘤	16.0
10	股骨骨折	15.9

2. 不同支付方式人口差异

如图 3 - 52,2022 年,全市医保支付住院人口在市级三级医院平均住院天数为 5.4 天,区属三级医院 7.1 天,区属二级医院 9.4 天,社区卫生服务中心(站)20.1 天;非医保支付住院人口在市级三级医院平均住院天数为 5.8 天,区属三级医院 7.7 天,区属二级医院 8.6 天,社区

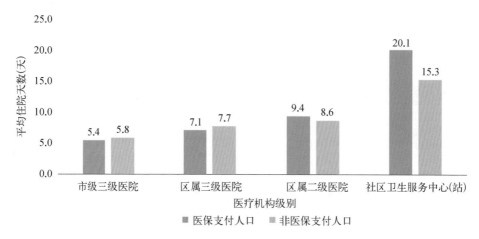

图 3 - 52　2022 年不同支付方式人口在不同级别医疗机构平均住院天数

卫生服务中心(站)15.3 天。

如表 3 - 338,医保支付人口在市级三级医院平均住院天数最长的病种是精神分裂症(36.2 天)、与孕期短和低出生体重有关的疾患(32.8 天)、髓样白血病(20.0 天)、偏瘫(18.8天),以及脑的恶性肿瘤(17.3 天);在区属三级医院平均住院天数最长的病种是脑的恶性肿瘤(20.6 天)、偏瘫(19.3 天)、髓样白血病(18.8 天)、良性脑膜肿瘤(16.2 天),以及颅内出血(15.7 天);在区属二级医院平均住院天数最长的病种是精神分裂症(31.5 天)、脑血管病后遗症(24.0 天)、肌张力障碍(23.9 天)、偏瘫(21.1 天),以及良性脑膜肿瘤(20.7 天)。

表 3 - 338　2022 年医保支付人口在不同级别医疗机构平均住院天数最长的病种

医疗机构级别	顺　位	病　　种	平均住院天数(天)
市级三级医院	1	精神分裂症	36.2
	2	与孕期短和低出生体重有关的疾患	32.8
	3	髓样白血病	20.0
	4	偏瘫	18.8
	5	脑的恶性肿瘤	17.3
区属三级医院	1	脑的恶性肿瘤	20.6
	2	偏瘫	19.3
	3	髓样白血病	18.8
	4	良性脑膜肿瘤	16.2
	5	颅内出血	15.7
区属二级医院	1	精神分裂症	31.5
	2	脑血管病后遗症	24.0
	3	肌张力障碍	23.9
	4	偏瘫	21.1
	5	良性脑膜肿瘤	20.7

如表 3 - 339,非医保支付人口在市级三级医院平均住院天数最长的病种是精神分裂症

(34.5 天)、脑的恶性肿瘤(17.6 天)、偏瘫(17.5 天)、良性脑膜肿瘤(16.5 天),以及慢性支气管炎(15.9 天);在区属三级医院平均住院天数最长的病种是脑的恶性肿瘤(21.6 天)、良性脑膜肿瘤(18.4 天)、髓样白血病(18.4 天)、慢性支气管炎(16.6 天),以及精神分裂症(16.3 天);在区属二级医院平均住院天数最长的病种是精神分裂症(30.8 天)、良性脑膜肿瘤(22.5 天)、脑的恶性肿瘤(22.2 天)、偏瘫(21.1 天),以及肌张力障碍(18.4 天)。

表 3 – 339　2022 年非医保支付人口在不同级别医疗机构平均住院天数最长的病种

医疗机构级别	顺　位	病　种	平均住院天数(天)
市级三级医院	1	精神分裂症	34.5
	2	脑的恶性肿瘤	17.6
	3	偏瘫	17.5
	4	良性脑膜肿瘤	16.5
	5	慢性支气管炎	15.9
区属三级医院	1	脑的恶性肿瘤	21.6
	2	良性脑膜肿瘤	18.4
	3	髓样白血病	18.4
	4	慢性支气管炎	16.6
	5	精神分裂症	16.3
区属二级医院	1	精神分裂症	30.8
	2	良性脑膜肿瘤	22.5
	3	脑的恶性肿瘤	22.2
	4	偏瘫	21.1
	5	肌张力障碍	18.4

3. 不同性别人口差异

如图 3 – 53,2022 年,全市男性在市级三级医院平均住院天数为 5.9 天,区属三级医院

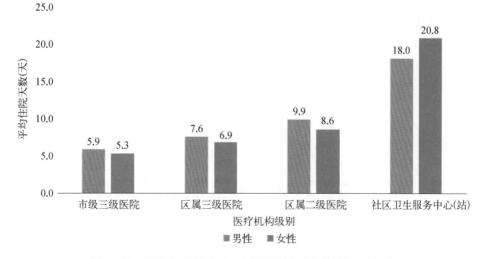

图 3 – 53　2022 年不同性别人口在不同级别医疗机构平均住院天数

7.6 天,区属二级医院 9.9 天,社区卫生服务中心(站)18.0 天;女性在市级三级医院平均住院天数为 5.3 天,区属三级医院 6.9 天,区属二级医院 8.6 天,社区卫生服务中心(站)20.8 天。

如表 3-340,男性在市级三级医院平均住院天数最长的病种是精神分裂症(34.8 天)、髓样白血病(18.7 天)、偏瘫(17.9 天)、脑的恶性肿瘤(17.6 天),以及良性脑膜肿瘤(17.0 天);在区属三级医院平均住院天数最长的病种是脑的恶性肿瘤(20.7 天)、髓样白血病(18.8 天)、良性脑膜肿瘤(18.4 天)、偏瘫(17.8 天),以及精神分裂症(15.9 天);在区属二级医院平均住院天数最长的病种是精神分裂症(31.0 天)、肌张力障碍(23.2 天)、良性脑膜肿瘤(22.5 天)、脑血管病后遗症(21.9 天),以及偏瘫(21.3 天)。

表 3-340 2022 年男性在不同级别医疗机构平均住院天数最长的病种

医疗机构级别	顺 位	病 种	平均住院天数(天)
市级三级医院	1	精神分裂症	34.8
	2	髓样白血病	18.7
	3	偏瘫	17.9
	4	脑的恶性肿瘤	17.6
	5	良性脑膜肿瘤	17.0
区属三级医院	1	脑的恶性肿瘤	20.7
	2	髓样白血病	18.8
	3	良性脑膜肿瘤	18.4
	4	偏瘫	17.8
	5	精神分裂症	15.9
区属二级医院	1	精神分裂症	31.0
	2	肌张力障碍	23.2
	3	良性脑膜肿瘤	22.5
	4	脑血管病后遗症	21.9
	5	偏瘫	21.3

如表 3-341,女性在市级三级医院平均住院天数最长的病种是精神分裂症(35.7 天)、髓样白血病(19.4 天)、偏瘫(18.0 天)、脑的恶性肿瘤(17.4 天),以及良性脑膜肿瘤(15.9 天);在区属三级医院平均住院天数最长的病种是脑的恶性肿瘤(21.4 天)、髓样白血病(18.8 天)、偏瘫(17.8 天)、精神分裂症(16.5 天),以及良性脑膜肿瘤(16.3 天);在区属二级医院平均住院天数最长的病种是精神分裂症(31.6 天)、肌张力障碍(21.9 天)、脑的恶性肿瘤(21.1 天)、良性脑膜肿瘤(21.0 天),以及偏瘫(20.7 天)。

表 3-341 2022 年女性在不同级别医疗机构平均住院天数最长的病种

医疗机构级别	顺 位	病 种	平均住院天数(天)
市级三级医院	1	精神分裂症	35.7
	2	髓样白血病	19.4
	3	偏瘫	18.0

续　表

医疗机构级别	顺　位	病　种	平均住院天数(天)
	4	脑的恶性肿瘤	17.4
	5	良性脑膜肿瘤	15.9
区属三级医院	1	脑的恶性肿瘤	21.4
	2	髓样白血病	18.8
	3	偏瘫	17.8
	4	精神分裂症	16.5
	5	良性脑膜肿瘤	16.3
区属二级医院	1	精神分裂症	31.6
	2	肌张力障碍	21.9
	3	脑的恶性肿瘤	21.1
	4	良性脑膜肿瘤	21.0
	5	偏瘫	20.7

4. 不同年龄组人口差异

如图 3-54,2022 年,全市儿童在市级三级医院平均住院天数为 5.5 天,区属三级医院 5.5 天,区属二级医院 5.7 天,社区卫生服务中心(站)7.0 天;青年在市级三级医院平均住院天数为 4.9 天,区属三级医院 5.2 天,区属二级医院为 5.9 天,社区卫生服务中心(站)14.0 天;中年在市级三级医院平均住院天数为 5.3 天,区属三级医院 6.4 天,区属二级医院 7.8 天,社区卫生服务中心(站)15.7 天;年轻老年人在市级三级医院平均住院天数为 5.7 天,区属三级医院 7.4 天,区属二级医院 9.5 天,社区卫生服务中心(站)17.4 天;老年人在市级三级医院平均住院天数为 7.2 天,区属三级医院 9.4 天,区属二级医院 12.4 天,社区卫生服务中心(站)19.7 天;长寿老年人在市级三级医院平均住院天数为 12.9 天,区属三级医院 13.5 天,区属二级医院 15.5 天,社区卫生服务中心(站)23.2 天。

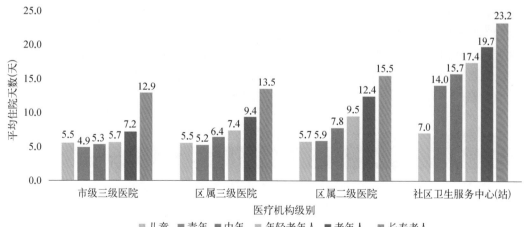

图 3-54　2022 年不同年龄组人口在不同级别医疗机构平均住院天数

如表 3-342,儿童在市级三级医院平均住院天数最长的病种是精神分裂症(34.1 天)、髓样白血病(30.1 天)、弥漫性非霍奇金淋巴瘤(25.2 天)、肺栓塞(24.0 天),以及胃的恶性肿瘤(23.0 天);在区属三级医院平均住院天数最长的病种是脑血管病后遗症(30.0 天)、直肠的恶性肿瘤(23.0 天)、精神分裂症(22.5 天)、肾变病综合征(22.0 天),以及脑的恶性肿瘤(20.4 天);在区属二级医院平均住院天数最长的病种是关节疾患(40.7 天)、颅内出血(29.0 天)、脑的恶性肿瘤(27.5 天)、腰部脊柱和骨盆骨折(26.4 天),以及偏瘫(23.3 天)。

表 3-342　2022 年儿童在不同级别医疗机构平均住院天数最长的病种

医疗机构级别	顺　位	病　　种	平均住院天数(天)
市级三级医院	1	精神分裂症	34.1
	2	髓样白血病	30.1
	3	弥漫性非霍奇金淋巴瘤	25.2
	4	肺栓塞	24.0
	5	胃的恶性肿瘤	23.0
区属三级医院	1	脑血管病后遗症	30.0
	2	直肠的恶性肿瘤	23.0
	3	精神分裂症	22.5
	4	肾变病综合征	22.0
	5	脑的恶性肿瘤	20.4
区属二级医院	1	关节疾患	40.7
	2	颅内出血	29.0
	3	脑的恶性肿瘤	27.5
	4	腰部脊柱和骨盆骨折	26.4
	5	偏瘫	23.3

如表 3-343,青年在市级三级医院平均住院天数最长的病种是精神分裂症(36.7 天)、髓样白血病(22.1 天)、脑的恶性肿瘤(17.2 天)、良性脑膜肿瘤(16.6 天),以及偏瘫(15.5 天);在区属三级医院平均住院天数最长的病种是精神分裂症(36.7 天)、髓样白血病(22.1 天)、脑的恶性肿瘤(17.2 天)、良性脑膜肿瘤(16.6 天),以及偏瘫(15.5 天);在区属二级医院平均住院天数最长的病种是精神分裂症(32.7 天)、脑血管病后遗症(30.0 天)、帕金森症(28.0 天)、良性脑膜肿瘤(23.0 天),以及颅内出血(22.7 天)。

表 3-343　2022 年青年在不同级别医疗机构平均住院天数最长的病种

医疗机构级别	顺　位	病　　种	平均住院天数(天)
市级三级医院	1	精神分裂症	36.7
	2	髓样白血病	22.1
	3	脑的恶性肿瘤	17.2
	4	良性脑膜肿瘤	16.6
	5	偏瘫	15.5

续 表

医疗机构级别	顺 位	病 种	平均住院天数（天）
区属三级医院	1	精神分裂症	36.7
	2	髓样白血病	22.1
	3	脑的恶性肿瘤	17.2
	4	良性脑膜肿瘤	16.6
	5	偏瘫	15.5
区属二级医院	1	精神分裂症	32.7
	2	脑血管病后遗症	30.0
	3	帕金森症	28.0
	4	良性脑膜肿瘤	23.0
	5	颅内出血	22.7

如表 3－344，中年在市级三级医院平均住院天数最长的病种是精神分裂症（32.2 天）、髓样白血病（20.8 天）、偏瘫（17.8 天）、脑的恶性肿瘤（17.0 天），以及良性脑膜肿瘤（15.3 天）；在区属三级医院平均住院天数最长的病种是脑的恶性肿瘤（22.0 天）、髓样白血病（21.3 天）、良性脑膜肿瘤（17.6 天）、偏瘫（17.4 天），以及颅内出血（16.2 天）；在区属二级医院平均住院天数最长的病种是精神分裂症（32.3 天）、脑血管病后遗症（23.9 天）、肌张力障碍（23.9 天）、脑的恶性肿瘤（22.2 天），以及良性脑膜肿瘤（21.7 天）。

表 3－344　2022 年中年在不同级别医疗机构平均住院天数最长的病种

医疗机构级别	顺 位	病 种	平均住院天数（天）
市级三级医院	1	精神分裂症	32.2
	2	髓样白血病	20.8
	3	偏瘫	17.8
	4	脑的恶性肿瘤	17.0
	5	良性脑膜肿瘤	15.3
区属三级医院	1	脑的恶性肿瘤	22.0
	2	髓样白血病	21.3
	3	良性脑膜肿瘤	17.6
	4	偏瘫	17.4
	5	颅内出血	16.2
区属二级医院	1	精神分裂症	32.3
	2	脑血管病后遗症	23.9
	3	肌张力障碍	23.9
	4	脑的恶性肿瘤	22.2
	5	良性脑膜肿瘤	21.7

如表 3－345，年轻老年人在市级三级医院平均住院天数最长的病种是精神分裂症（31.7 天）、偏瘫（18.8 天）、脑的恶性肿瘤（17.3 天）、良性脑膜肿瘤（16.9 天），以及髓样白血病（15.7 天）；在区属三级医院平均住院天数最长的病种是脑的恶性肿瘤（19.8 天）、髓样白血

病(19.0天)、偏瘫(18.3天)、良性脑膜肿瘤(17.5天),以及颅内出血(15.6天);在区属二级医院平均住院天数最长的病种是脑的恶性肿瘤(19.8天)、髓样白血病(19.0天)、偏瘫(18.3天)、良性脑膜肿瘤(17.5天),以及颅内出血(15.6天)。

表3-345 2022年年轻老年人在不同级别医疗机构平均住院天数最长的病种

医疗机构级别	顺 位	病 种	平均住院天数(天)
市级三级医院	1	精神分裂症	31.7
	2	偏瘫	18.8
	3	脑的恶性肿瘤	17.3
	4	良性脑膜肿瘤	16.9
	5	髓样白血病	15.7
区属三级医院	1	脑的恶性肿瘤	19.8
	2	髓样白血病	19.0
	3	偏瘫	18.3
	4	良性脑膜肿瘤	17.5
	5	颅内出血	15.6
区属二级医院	1	脑的恶性肿瘤	19.8
	2	髓样白血病	19.0
	3	偏瘫	18.3
	4	良性脑膜肿瘤	17.5
	5	颅内出血	15.6

如表3-346,老年人在市级三级医院平均住院天数最长的病种是精神分裂症(28.3天)、偏瘫(20.6天)、良性脑膜肿瘤(17.4天)、脑的恶性肿瘤(17.0天),以及脑血管病后遗症(14.9天);在区属三级医院平均住院天数最长的病种是精神分裂症(24.3天)、脑的恶性肿瘤(21.1天)、偏瘫(19.4天)、髓样白血病(18.4天),以及其他炎性肝脏疾病(16.7天);在区属二级医院平均住院天数最长的病种是精神分裂症(26.4天)、肌张力障碍(23.8天)、偏瘫(21.4天)、脑血管病后遗症(20.0天),以及脊椎病(18.2天)。

表3-346 2022年老年人在不同级别医疗机构平均住院天数最长的病种

医疗机构级别	顺 位	病 种	平均住院天数(天)
市级三级医院	1	精神分裂症	28.3
	2	偏瘫	20.6
	3	良性脑膜肿瘤	17.4
	4	脑的恶性肿瘤	17.0
	5	脑血管病后遗症	14.9
区属三级医院	1	精神分裂症	24.3
	2	脑的恶性肿瘤	21.1
	3	偏瘫	19.4
	4	髓样白血病	18.4
	5	其他炎性肝脏疾病	16.7

续　表

医疗机构级别	顺　位	病　　种	平均住院天数(天)
区属二级医院	1	精神分裂症	26.4
	2	肌张力障碍	23.8
	3	偏瘫	21.4
	4	脑血管病后遗症	20.0
	5	脊椎病	18.2

如表3-347,长寿老年人在市级三级医院平均住院天数最长的病种是慢性病毒性肝炎(31.0天)、溃疡性结肠炎(28.0天)、其他炎性肝脏疾病(24.4天)、帕金森症(24.3天),以及肾和输尿管结石(24.0天);在区属三级医院平均住院天数最长的病种是慢性病毒性肝炎(31.0天)、溃疡性结肠炎(28.0天)、其他炎性肝脏疾病(24.4天)、帕金森症(24.3天),以及肾和输尿管结石(24.0天);在区属二级医院平均住院天数最长的病种是精神分裂症(23.0天)、偏瘫(22.4天)、关节疾患(21.3天)、帕金森症(21.2天),以及泌尿系统的其他疾患(20.0天)。

表3-347　2022年长寿老年人在不同级别医疗机构平均住院天数最长的病种

医疗机构级别	顺　位	病　　种	平均住院天数(天)
市级三级医院	1	慢性病毒性肝炎	31.0
	2	溃疡性结肠炎	28.0
	3	其他炎性肝脏疾病	24.4
	4	帕金森症	24.3
	5	肾和输尿管结石	24.0
区属三级医院	1	慢性病毒性肝炎	31.0
	2	溃疡性结肠炎	28.0
	3	其他炎性肝脏疾病	24.4
	4	帕金森症	24.3
	5	肾和输尿管结石	24.0
区属二级医院	1	精神分裂症	23.0
	2	偏瘫	22.4
	3	关节疾患	21.3
	4	帕金森症	21.2
	5	泌尿系统的其他疾患	20.0

(六) 住院人口在不同类别医疗机构平均住院天数及天数最长的住院原因

1. 总体概述

2022年,全市住院人口在西医医院平均住院天数为6.6天,中医医院7.2天。

如表3-348,住院人口在西医医院平均住院天数最长的病种是精神分裂症(31.6天)、髓样白血病(20.0天)、脑血管病后遗症(19.6天)、偏瘫(19.5天)、肌张力障碍(18.1天)、脑的恶性肿瘤(17.9 天)、良性脑膜肿瘤(16.6 天)、颅内出血(16.2 天)、操作并发症(13.6 天),以及胰腺的恶性肿瘤(13.3 天)。

表 3-348　2022 年住院人口在西医医院平均住院天数最长的病种

顺　位	病　　种	平均住院天数(天)
1	精神分裂症	31.6
2	髓样白血病	20.0
3	脑血管病后遗症	19.6
4	偏瘫	19.5
5	肌张力障碍	18.1
6	脑的恶性肿瘤	17.9
7	良性脑膜肿瘤	16.6
8	颅内出血	16.2
9	操作并发症	13.6
10	胰腺的恶性肿瘤	13.3

如表 3-349,住院人口在中医医院平均住院天数最长的病种是偏瘫(24.1 天)、股骨骨折(15.7 天)、败血症(15.7 天)、直肠的恶性肿瘤(14.9 天)、颅内出血(14.8 天)、结肠的恶性肿瘤(14.7 天)、脑的恶性肿瘤(14.4 天)、卵巢的恶性肿瘤(14.1 天)、良性脑膜肿瘤(14.0 天),以及脑血管病后遗症(13.9 天)。

表 3-349　2022 年住院人口在中医医院平均住院天数最长的病种

顺　位	病　　种	平均住院天数(天)
1	偏瘫	24.1
2	股骨骨折	15.7
3	败血症	15.7
4	直肠的恶性肿瘤	14.9
5	颅内出血	14.8
6	结肠的恶性肿瘤	14.7
7	脑的恶性肿瘤	14.4
8	卵巢的恶性肿瘤	14.1
9	良性脑膜肿瘤	14.0
10	脑血管病后遗症	13.9

2. 不同支付方式人口差异

如图 3-55,2022 年,全市医保支付住院人口在西医医院平均住院天数为 6.6 天,中医医院 7.2 天;非医保支付住院人口在西医医院平均住院天数为 6.5 天,中医医院 7.4 天。

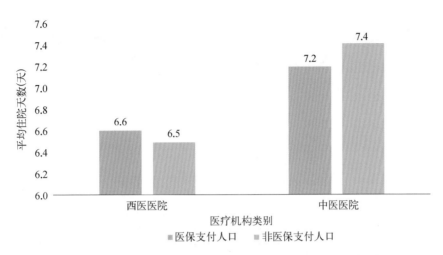

图 3-55　2022 年不同支付方式人口在不同类别医疗机构平均住院天数

　　如表 3-350，医保支付人口在西医医院平均住院天数最长的病种是精神分裂症（33.2 天）、与孕期短和低出生体重有关的疾患（31.4 天）、脑血管病后遗症（21.4 天）、髓样白血病（20.4 天），以及偏瘫（20.3 天）；在中医医院平均住院天数最长的病种是偏瘫（24.2 天）、股骨骨折（16.2 天）、败血症（15.8 天）、颅内出血（15.1 天），以及直肠的恶性肿瘤（15.0 天）。

表 3-350　2022 年医保支付人口在不同类别医疗机构平均住院天数最长的病种

医疗机构类别	顺　位	病　种	平均住院天数（天）
西医医院	1	精神分裂症	33.2
	2	与孕期短和低出生体重有关的疾患	31.4
	3	脑血管病后遗症	21.4
	4	髓样白血病	20.4
	5	偏瘫	20.3
中医医院	1	偏瘫	24.2
	2	股骨骨折	16.2
	3	败血症	15.8
	4	颅内出血	15.1
	5	直肠的恶性肿瘤	15.0

　　如表 3-351，非医保支付人口在西医医院平均住院天数最长的病种是精神分裂症（29.8 天）、脑的恶性肿瘤（18.0 天）、偏瘫（17.4 天）、良性脑膜肿瘤（17.0 天），以及髓样白血病（16.8 天）；在中医医院平均住院天数最长的病种是偏瘫（23.7 天）、子宫颈的恶性肿瘤（17.4 天）、卵巢的恶性肿瘤（15.3 天）、呼吸和消化器官的继发性恶性肿瘤（15.1 天），以及败血症（15.1 天）。

表3-351 2022年非医保支付人口在不同类别医疗机构平均住院天数最长的病种

医疗机构类别	顺　位	病　　　种	平均住院天数（天）
西医医院	1	精神分裂症	29.8
	2	脑的恶性肿瘤	18.0
	3	偏瘫	17.4
	4	良性脑膜肿瘤	17.0
	5	髓样白血病	16.8
中医医院	1	偏瘫	23.7
	2	子宫颈的恶性肿瘤	17.4
	3	卵巢的恶性肿瘤	15.3
	4	呼吸和消化器官的继发性恶性肿瘤	15.1
	5	败血症	15.1

3. 不同性别人口差异

如图3-56,2022年,全市男性在西医医院平均住院天数为6.9天,中医医院7.4天;女性在西医医院平均住院天数为6.2天,中医医院7.1天。

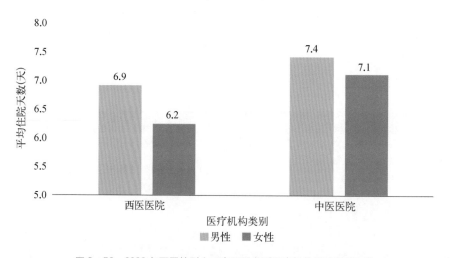

图3-56 2022年不同性别人口在不同类别医疗机构平均住院天数

如表3-352,男性在西医医院平均住院天数最长的病种是精神分裂症(30.8天)、脑血管病后遗症(19.9天)、偏瘫(19.6天)、髓样白血病(19.5天),以及肌张力障碍(18.4天);在中医医院平均住院天数最长的病种是偏瘫(24.0天)、败血症(16.4天)、直肠的恶性肿瘤(15.2天)、股骨骨折(14.8天),以及结肠的恶性肿瘤(14.4天)。

表3-352 2022年男性在不同类别医疗机构平均住院天数最长的住院原因

医疗机构类别	顺　位	病　　　种	平均住院天数（天）
西医医院	1	精神分裂症	30.8
	2	脑血管病后遗症	19.9

续 表

医疗机构类别	顺 位	病 种	平均住院天数(天)
	3	偏瘫	19.6
	4	髓样白血病	19.5
	5	肌张力障碍	18.4
中医医院	1	偏瘫	24.0
	2	败血症	16.4
	3	直肠的恶性肿瘤	15.2
	4	股骨骨折	14.8
	5	结肠的恶性肿瘤	14.4

如表 3-353,女性在西医医院平均住院天数最长的病种是精神分裂症(32.4 天)、髓样白血病(20.5 天)、偏瘫(19.4 天)、脑血管病后遗症(19.1 天),以及脑的恶性肿瘤(17.9 天);在中医医院平均住院天数最长的病种是偏瘫(24.3 天)、脑的恶性肿瘤(17.8 天)、股骨骨折(16.3 天)、颅内出血(15.6 天),以及结肠的恶性肿瘤(15.1 天)。

表 3-353 2022 年女性在不同类别医疗机构平均住院天数最长的病种

医疗机构类别	顺 位	病 种	平均住院天数(天)
西医医院	1	精神分裂症	32.4
	2	髓样白血病	20.5
	3	偏瘫	19.4
	4	脑血管病后遗症	19.1
	5	脑的恶性肿瘤	17.9
中医医院	1	偏瘫	24.3
	2	脑的恶性肿瘤	17.8
	3	股骨骨折	16.3
	4	颅内出血	15.6
	5	结肠的恶性肿瘤	15.1

4. 不同年龄组人口差异

如图 3-57,2022 年,全市儿童在西医医院平均住院天数为 5.6 天,中医医院 4.8 天;青年在西医医院平均住院天数为 5.2 天,中医医院 4.9 天;中年在西医医院平均住院天数为 5.9 天,中医医院 6.1 天;年轻老年人在西医医院平均住院天数为 6.6 天,中医医院 7.6 天;老年人在西医医院平均住院天数为 9.3 天,中医医院 10.1 天;长寿老年人在西医医院平均住院天数为 14.6 天,中医医院 13.6 天。

如表 3-354,儿童在西医医院平均住院天数最长的病种是急性心肌梗死(51.0 天)、精神分裂症(32.1 天)、髓样白血病(30.1 天)、弥漫性非霍奇金淋巴瘤(25.1 天),以及肺栓塞(24.0 天);在中医医院平均住院天数最长的病种是脑血管病后遗症(30.0 天)、复发性和持续性血尿(27.0 天)、肌张力障碍(14.0 天)、非胰岛素依赖型糖尿病(12.6 天),以及小腿骨折(11.0 天)。

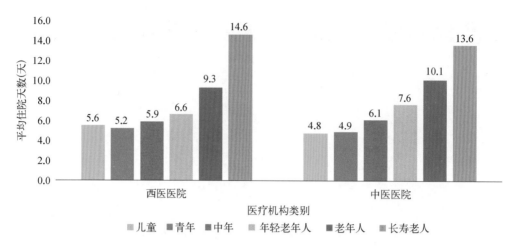

图 3-57 2022 年不同年龄组人口在不同类别医疗机构平均住院天数

表 3-354 2022 年儿童在不同类别医疗机构平均住院天数最长的病种

医疗机构类别	顺 位	病 种	平均住院天数(天)
西医医院	1	急性心肌梗死	51.0
	2	精神分裂症	32.1
	3	髓样白血病	30.1
	4	弥漫性非霍奇金淋巴瘤	25.1
	5	肺栓塞	24.0
中医医院	1	脑血管病后遗症	30.0
	2	复发性和持续性血尿	27.0
	3	肌张力障碍	14.0
	4	非胰岛素依赖型糖尿病	12.6
	5	小腿骨折	11.0

如表 3-355,青年在西医医院平均住院天数最长的病种是精神分裂症(32.5 天)、脑血管病后遗症(23.3 天)、髓样白血病(21.5 天)、脑的恶性肿瘤(17.6 天),以及良性脑膜肿瘤(17.0 天);在中医医院平均住院天数最长的病种是偏瘫(21.8 天)、败血症(19.1 天)、子宫颈的恶性肿瘤(19.1 天)、股骨骨折(15.1 天),以及颅内出血(14.1 天)。

表 3-355 2022 年青年在不同类别医疗机构平均住院天数最长的病种

医疗机构类别	顺 位	病 种	平均住院天数(天)
西医医院	1	精神分裂症	32.5
	2	脑血管病后遗症	23.3
	3	髓样白血病	21.5
	4	脑的恶性肿瘤	17.6
	5	良性脑膜肿瘤	17.0

医疗机构类别	顺　位	病　种	平均住院天数（天）
中医医院	1	偏瘫	21.8
	2	败血症	19.1
	3	子宫颈的恶性肿瘤	19.1
	4	股骨骨折	15.1
	5	颅内出血	14.1

如表 3-356，中年在西医医院平均住院天数最长的病种是精神分裂症（31.8 天）、髓样白血病（22.5 天）、脑血管病后遗症（20.3 天）、偏瘫（18.5 天），以及脑的恶性肿瘤（17.5天）；在中医医院平均住院天数最长的病种是脑的恶性肿瘤（24.9 天）、偏瘫（23.9 天）、颅内出血（14.9 天）、呼吸和消化器官的继发性恶性肿瘤（14.1 天），以及卵巢的恶性肿瘤（13.9 天）。

表 3-356　2022 年中年在不同类别医疗机构平均住院天数最长的病种

医疗机构类别	顺　位	病　种	平均住院天数（天）
西医医院	1	精神分裂症	31.8
	2	髓样白血病	22.5
	3	脑血管病后遗症	20.3
	4	偏瘫	18.5
	5	脑的恶性肿瘤	17.5
中医医院	1	脑的恶性肿瘤	24.9
	2	偏瘫	23.9
	3	颅内出血	14.9
	4	呼吸和消化器官的继发性恶性肿瘤	14.1
	5	卵巢的恶性肿瘤	13.9

如表 3-357，年轻老年人在西医医院平均住院天数最长的病种是精神分裂症（28.1 天）、偏瘫（19.9 天）、脑血管病后遗症（19.5 天）、脑的恶性肿瘤（17.9 天），以及肌张力障碍（17.7天）；在中医医院平均住院天数最长的病种是偏瘫（25.3 天）、直肠的恶性肿瘤（15.9 天）、卵巢的恶性肿瘤（15.6 天）、败血症（15.6 天），以及颅内出血（15.4 天）。

表 3-357　2022 年年轻老年人在不同类别医疗机构平均住院天数最长的病种

医疗机构类别	顺　位	病　种	平均住院天数（天）
西医医院	1	精神分裂症	28.1
	2	偏瘫	19.9
	3	脑血管病后遗症	19.5
	4	脑的恶性肿瘤	17.9
	5	肌张力障碍	17.7

医疗机构类别	顺　位	病　　种	平均住院天数(天)
中医医院	1	偏瘫	25.3
	2	直肠的恶性肿瘤	15.9
	3	卵巢的恶性肿瘤	15.6
	4	败血症	15.6
	5	颅内出血	15.4

如表3-358，老年人在西医医院平均住院天数最长的病种是精神分裂症(26.6天)、肌张力障碍(21.1天)、偏瘫(20.9天)、脑血管病后遗症(19.6天)，以及脑的恶性肿瘤(17.3天)；在中医医院平均住院天数最长的病种是子宫体的恶性肿瘤(23.4天)、偏瘫(23.1天)、良性脑膜肿瘤(19.1天)、足骨折(17.5天)，以及结肠的恶性肿瘤(16.8天)。

表3-358　2022年老年人在不同类别医疗机构平均住院天数最长的病种

医疗机构类别	顺　位	病　　种	平均住院天数(天)
西医医院	1	精神分裂症	26.6
	2	肌张力障碍	21.1
	3	偏瘫	20.9
	4	脑血管病后遗症	19.6
	5	脑的恶性肿瘤	17.3
中医医院	1	子宫体的恶性肿瘤	23.4
	2	偏瘫	23.1
	3	良性脑膜肿瘤	19.1
	4	足骨折	17.5
	5	结肠的恶性肿瘤	16.8

如表3-359，长寿老年人在西医医院平均住院天数最长的病种是慢性病毒性肝炎(38.5天)、脑的恶性肿瘤(33.0天)、足骨折(32.0天)、溃疡性结肠炎(28.0天)，以及偏瘫(22.0天)；在中医医院平均住院天数最长的病种是肾和输尿管结石(48.0天)、偏瘫(28.0天)、口腔和消化器官不确定或未知行为的肿瘤(25.0天)、混合痔(21.6天)，以及急性阑尾炎(18.8天)。

表3-359　2022年长寿老年人在不同类别医疗机构平均住院天数最长的病种

医疗机构类别	顺　位	病　　种	平均住院天数(天)
西医医院	1	慢性病毒性肝炎	38.5
	2	脑的恶性肿瘤	33.0
	3	足骨折	32.0
	4	溃疡性结肠炎	28.0
	5	偏瘫	22.0

医疗机构类别	顺 位	病 种	平均住院天数(天)
中医医院	1	肾和输尿管结石	48.0
	2	偏瘫	28.0
	3	口腔和消化器官不确定或未知行为的肿瘤	25.0
	4	混合痔	21.6
	5	急性阑尾炎	18.8

四、住院人口手术率及手术量最多的手术名称

(一) 总体概述

如表 3-360,住院人口手术量排名前十的手术名称是腹腔镜下结肠肿瘤电灼术、宫腔镜下子宫肌瘤电灼术、阴道产科裂伤修补术、腹腔镜下腹腔粘连松解术、肺叶部分切除术、玻璃体血置换术、完全可植入型血管通路装置置入术、腹腔镜下卵巢部分切除术、后入路玻璃体切割术,以及腹膜粘连松解术。

表 3-360 2022 年住院人口手术量排名前十的手术名称

顺 位	手 术 名 称
1	腹腔镜下结肠肿瘤电灼术
2	宫腔镜下子宫肌瘤电灼术
3	阴道产科裂伤修补术
4	腹腔镜下腹腔粘连松解术
5	肺叶部分切除术
6	玻璃体血置换术
7	完全可植入型血管通路装置置入术
8	腹腔镜下卵巢部分切除术
9	后入路玻璃体切割术
10	腹膜粘连松解术

(二) 不同支付方式人口手术率及手术量排名前十的手术名称

2022 年,全市医保支付住院人口手术率为 19.26%,非医保支付住院人口 18.7%。

如表 3-361,医保支付人口手术量排名前十的手术名称是腹腔镜下结肠肿瘤电灼术、宫腔镜下子宫肌瘤电灼术、阴道产科裂伤修补术、腹腔镜下腹腔粘连松解术、玻璃体血置换术、腹腔镜下卵巢部分切除术、肛窦凝烧灼术、肢体伤口清创术、宫腔镜下子宫病灶切除术,以及完全可植入型血管通路装置置入术。

表 3-361 2022 年医保支付人口手术量排名前十的手术名称

顺　位	手　术　名　称
1	腹腔镜下结肠肿瘤电灼术
2	宫腔镜下子宫肌瘤电灼术
3	阴道产科裂伤修补术
4	腹腔镜下腹腔粘连松解术
5	玻璃体血置换术
6	腹腔镜下卵巢部分切除术
7	肛窦凝烧灼术
8	肢体伤口清创术
9	宫腔镜下子宫病灶切除术
10	完全可植入型血管通路装置置入术

如表 3-362,非医保支付人口手术量排名前十的手术名称是肺叶部分切除术、腹腔镜下腹腔粘连松解术、阴道产科裂伤修补术、完全可植入型血管通路装置置入术、腹膜粘连松解术、腹腔镜下结肠肿瘤电灼术、宫腔镜下子宫肌瘤电灼术、后入路玻璃体切割术、玻璃体血置换术,以及腹腔镜下卵巢部分切除术。

表 3-362 2022 年非医保支付人口手术量排名前十的手术名称

顺　位	手　术　名　称
1	肺叶部分切除术
2	腹腔镜下腹腔粘连松解术
3	阴道产科裂伤修补术
4	完全可植入型血管通路装置置入术
5	腹膜粘连松解术
6	腹腔镜下结肠肿瘤电灼术
7	宫腔镜下子宫肌瘤电灼术
8	后入路玻璃体切割术
9	玻璃体血置换术
10	腹腔镜下卵巢部分切除术

(三) 不同性别人口手术率及手术量排名前十的手术名称

2022 年,全市男性手术率为 16.4%,女性 21.6%。

如表 3-363,男性手术量排名前十的手术名称是腹腔镜下结肠肿瘤电灼术、玻璃体血置换术、腹腔镜下腹腔粘连松解术、完全可植入型血管通路装置置入术、后入路玻璃体切割术、肢体伤口清创术、肺叶部分切除术、心脏其他病损或组织的切除术或破坏术,其他入路、腹膜粘连松解术,以及肛窦凝烧灼术。

表 3-363　2022 年男性手术量排名前十的手术名称

顺　位	手　术　名　称
1	腹腔镜下结肠肿瘤电灼术
2	玻璃体血置换术
3	腹腔镜下腹腔粘连松解术
4	完全可植入型血管通路装置置入术
5	后入路玻璃体切割术
6	肢体伤口清创术
7	肺叶部分切除术
8	心脏其他病损或组织的切除术或破坏术,其他入路
9	腹膜粘连松解术
10	肛窦凝烧灼术

如表 3-364,女性手术量排名前十的手术名称是宫腔镜下子宫肌瘤电灼术、阴道产科裂伤修补术、腹腔镜下结肠肿瘤电灼术、腹腔镜下卵巢部分切除术、腹腔镜下腹腔粘连松解术、宫腔镜下子宫病灶切除术、乳房病损切除术、肺叶部分切除术、完全可植入型血管通路装置置入术,以及玻璃体血置换术。

表 3-364　2022 年女性手术量排名前十的手术名称

顺　位	手　术　名　称
1	宫腔镜下子宫肌瘤电灼术
2	阴道产科裂伤修补术
3	腹腔镜下结肠肿瘤电灼术
4	腹腔镜下卵巢部分切除术
5	腹腔镜下腹腔粘连松解术
6	宫腔镜下子宫病灶切除术
7	乳房病损切除术
8	肺叶部分切除术
9	完全可植入型血管通路装置置入术
10	玻璃体血置换术

(四) 不同年龄组人口手术率及手术量排名前十的手术名称

2022 年,全市儿童手术率为 18.4%,青年 25.7%,中年 22.6%,年轻老年人 16.8%,老年人 10.3%,长寿老年人 2.8%。

如表 3-365,儿童手术量排名前十的手术名称是带蒂皮瓣或皮瓣移植物附着于其他部位、腭瓣修复术、皮瓣舒平术、阴茎修补术、睑内翻矫正术、脉络膜病损冷冻术、玻璃体血置换术、后入路玻璃体切割术、室间隔补片修补术,以及鼓膜通气管安装术。

表 3 - 365　2022 年儿童手术量排名前十的手术名称

顺　位	手　术　名　称
1	带蒂皮瓣或皮瓣移植物附着于其他部位
2	腭瓣修复术
3	皮瓣舒平术
4	阴茎修补术
5	睑内翻矫正术
6	脉络膜病损冷冻术
7	玻璃体血置换术
8	后入路玻璃体切割术
9	室间隔补片修补术
10	鼓膜通气管安装术

如表 3 - 366,青年手术量排名前十的手术名称是阴道产科裂伤修补术、宫腔镜下子宫肌瘤电灼术、腹腔镜下卵巢部分切除术、宫腔镜下子宫病灶切除术、乳房病损切除术、肢体伤口清创术、肛窦凝烧灼术、腹腔镜下腹腔粘连松解术、子宫内膜粘连切断术,以及子宫内膜癌根治术。

表 3 - 366　2022 年青年手术量排名前十的手术名称

顺　位	手　术　名　称
1	阴道产科裂伤修补术
2	宫腔镜下子宫肌瘤电灼术
3	腹腔镜下卵巢部分切除术
4	宫腔镜下子宫病灶切除术
5	乳房病损切除术
6	肢体伤口清创术
7	肛窦凝烧灼术
8	腹腔镜下腹腔粘连松解术
9	子宫内膜粘连切断术
10	子宫内膜癌根治术

如表 3 - 367,中年手术量排名前十的手术名称是腹腔镜下结肠肿瘤电灼术、宫腔镜下子宫肌瘤电灼术、肺叶部分切除术、腹腔镜下腹腔粘连松解术、完全可植入型血管通路装置置入术、后入路玻璃体切割术、玻璃体血置换术、输卵管根治性切除术、腹膜粘连松解术,以及宫腔镜下子宫病灶切除术。

表 3-367 2022 年中年手术量排名前十的手术名称

顺 位	手 术 名 称
1	腹腔镜下结肠肿瘤电灼术
2	宫腔镜下子宫肌瘤电灼术
3	肺叶部分切除术
4	腹腔镜下腹腔粘连松解术
5	完全可植入型血管通路装置置入术
6	后入路玻璃体切割术
7	玻璃体血置换术
8	输卵管根治性切除术
9	腹膜粘连松解术
10	宫腔镜下子宫病灶切除术

如表 3-368,年轻老年人手术量排名前十的手术名称是腹腔镜下结肠肿瘤电灼术、玻璃体血置换术、完全可植入型血管通路装置置入术、腹腔镜下腹腔粘连松解术、肺叶部分切除术、心脏其他病损或组织的切除术或破坏术,其他入路、后入路玻璃体切割术、腹膜粘连松解术、腹腔镜下右半结肠肿瘤根治术,以及腰椎人工髓核植入术。

表 3-368 2022 年年轻老年人手术量排名前十的手术名称

顺 位	手 术 名 称
1	腹腔镜下结肠肿瘤电灼术
2	玻璃体血置换术
3	完全可植入型血管通路装置置入术
4	腹腔镜下腹腔粘连松解术
5	肺叶部分切除术
6	心脏其他病损或组织的切除术或破坏术,其他入路
7	后入路玻璃体切割术
8	腹膜粘连松解术
9	腹腔镜下右半结肠肿瘤根治术
10	腰椎人工髓核植入术

如表 3-369,老年人手术量排名前十的手术名称是腹腔镜下结肠肿瘤电灼术、玻璃体血置换术、腹腔镜下腹腔粘连松解术、心脏其他病损或组织的切除术或破坏术,其他入路、腹膜粘连松解术、髋关节双杯置换术、完全可植入型血管通路装置置入术、泌尿系统其他手术、后入路玻璃体切割术,以及肺叶部分切除术。

表 3‒369 2022 年老年人手术量排名前十的手术名称

顺　位	手　术　名　称
1	腹腔镜下结肠肿瘤电灼术
2	玻璃体血置换术
3	腹腔镜下腹腔粘连松解术
4	心脏其他病损或组织的切除术或破坏术,其他入路
5	腹膜粘连松解术
6	髋关节双杯置换术
7	完全可植入型血管通路装置置入术
8	泌尿系统其他手术
9	后入路玻璃体切割术
10	肺叶部分切除术

如表 3‒370,长寿老年人手术量排名前十的手术名称是髋关节双杯置换术、玻璃体血置换术、腹膜粘连松解术、趾筋膜切断术、脊柱后凸成形术、髋关节松解术、腹股沟疝补片修补术、泌尿系统其他手术、腹腔镜下腹腔粘连松解术,以及肢体伤口清创术。

表 3‒370 2022 年长寿老年人手术量排名前十的手术名称

顺　位	手　术　名　称
1	髋关节双杯置换术
2	玻璃体血置换术
3	腹膜粘连松解术
4	趾筋膜切断术
5	脊柱后凸成形术
6	髋关节松解术
7	腹股沟疝补片修补术
8	泌尿系统其他手术
9	腹腔镜下腹腔粘连松解术
10	肢体伤口清创术

(五) 住院人口在不同级别医疗机构手术率及手术量排名前十的手术名称

1. 总体概述

2022 年,全市住院人口在市级三级医院手术率为 22.6%,区属三级医院 14.8%,区属二级医院 12.9%,社区卫生服务中心(站)0.01%。

如表 3‒371,住院人口在市级三级医院手术量排名前十的手术名称是腹腔镜下结肠肿瘤电灼术、肺叶部分切除术、腹腔镜下腹腔粘连松解术、宫腔镜下子宫肌瘤电灼术、完全可植入型血管通路装置置入术、后入路玻璃体切割术、玻璃体血置换术、肢体伤口清创术、腹腔镜下卵巢部分切除术,以及乳房病损切除术。

表 3-371 2022 年住院人口在市级三级医院手术量排名前十的手术名称

顺 位	手 术 名 称
1	腹腔镜下结肠肿瘤电灼术
2	肺叶部分切除术
3	腹腔镜下腹腔粘连松解术
4	宫腔镜下子宫肌瘤电灼术
5	完全可植入型血管通路装置置入术
6	后入路玻璃体切割术
7	玻璃体血置换术
8	肢体伤口清创术
9	腹腔镜下卵巢部分切除术
10	乳房病损切除术

如表 3-372,住院人口在区属三级医院手术量排名前十的手术名称是腹腔镜下结肠肿瘤电灼术、玻璃体血置换术、宫腔镜下子宫肌瘤电灼术、阴道产科裂伤修补术、腹腔镜下腹腔粘连松解术、腹膜粘连松解术、泌尿系统其他手术、完全可植入型血管通路装置置入术、腹腔镜下卵巢部分切除术,以及肛窦凝烧灼术。

表 3-372 2022 年住院人口在区属三级医院手术量排名前十的手术名称

顺 位	手 术 名 称
1	腹腔镜下结肠肿瘤电灼术
2	玻璃体血置换术
3	宫腔镜下子宫肌瘤电灼术
4	阴道产科裂伤修补术
5	腹腔镜下腹腔粘连松解术
6	腹膜粘连松解术
7	泌尿系统其他手术
8	完全可植入型血管通路装置置入术
9	腹腔镜下卵巢部分切除术
10	肛窦凝烧灼术

如表 3-373,住院人口在区属二级医院手术量排名前十的手术名称是阴道产科裂伤修补术、腹腔镜下结肠肿瘤电灼术、宫腔镜下子宫肌瘤电灼术、肛窦凝烧灼术、腹腔镜下右半结肠肿瘤根治术、宫腔镜下子宫病灶切除术、腹腔镜下卵巢部分切除术、腹腔镜下腹腔粘连松解术、宫腔镜下宫腔粘连切除术,以及肛门括约肌切除术。

表 3-373   2022 年住院人口在区属二级医院手术量排名前十的手术名称

顺 位	手 术 名 称
1	阴道产科裂伤修补术
2	腹腔镜下结肠肿瘤电灼术
3	宫腔镜下子宫肌瘤电灼术
4	肛窦凝烧灼术
5	腹腔镜下右半结肠肿瘤根治术
6	宫腔镜下子宫病灶切除术
7	腹腔镜下卵巢部分切除术
8	腹腔镜下腹腔粘连松解术
9	宫腔镜下宫腔粘连切除术
10	肛门括约肌切除术

2. 不同支付方式人口差异

如图 3-58,2022 年,全市医保支付住院人口在市级三级医院手术率为 22.9%,区属三级医院 14.8%,区属二级医院 13.3%,社区卫生服务中心(站)0.01%;非医保支付住院人口在市级三级医院手术率为 22.2%,区属三级医院 14.9%,区属二级医院 11.9%,没有在社区卫生服务中心(站)进行手术。

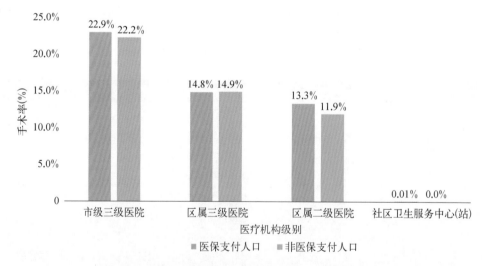

图 3-58   2022 年不同支付方式人口在不同级别医疗机构手术率

如表 3-374,医保支付人口在市级三级医院手术量排名前五的手术名称是腹腔镜下结肠肿瘤电灼术、宫腔镜下子宫肌瘤电灼术、腹腔镜下腹腔粘连松解术、肢体伤口清创术,以及肺叶部分切除术;在区属三级医院手术量排名前五的手术名称是腹腔镜下结肠肿瘤电灼术、玻璃体血置换术、宫腔镜下子宫肌瘤电灼术、腹腔镜下腹腔粘连松解术,以及阴道产科裂伤修补术;在区属二级医院手术量排名前五的手术名称是阴道产科裂伤修补术、腹腔镜下结肠肿瘤电灼术、宫腔镜下子宫肌瘤电灼术、肛窦凝烧灼术,以及腹腔镜下右半结肠肿瘤根治术。

表 3－374　医保支付人口在不同级别医疗机构手术量排名前五的手术名称

医疗机构级别	顺 位	手 术 名 称
市级三级医院	1	腹腔镜下结肠肿瘤电灼术
	2	宫腔镜下子宫肌瘤电灼术
	3	腹腔镜下腹腔粘连松解术
	4	肢体伤口清创术
	5	肺叶部分切除术
区属三级医院	1	腹腔镜下结肠肿瘤电灼术
	2	玻璃体血置换术
	3	宫腔镜下子宫肌瘤电灼术
	4	腹腔镜下腹腔粘连松解术
	5	阴道产科裂伤修补术
区属二级医院	1	阴道产科裂伤修补术
	2	腹腔镜下结肠肿瘤电灼术
	3	宫腔镜下子宫肌瘤电灼术
	4	肛窦凝烧灼术
	5	腹腔镜下右半结肠肿瘤根治术

如表 3－375,非医保支付人口在市级三级医院手术量排名前五的手术名称是肺叶部分切除术、腹腔镜下腹腔粘连松解术、完全可植入型血管通路装置置入术、腹膜粘连松解术,以及后入路玻璃体切割术;在区属三级医院手术量排名前五的手术名称是腹腔镜下结肠肿瘤电灼术、阴道产科裂伤修补术、宫腔镜下子宫肌瘤电灼术、玻璃体血置换术,以及胫腓骨内固定取出术;在区属二级医院手术量排名前五的手术名称是阴道产科裂伤修补术、宫腔镜下子宫肌瘤电灼术、皮肤和皮下组织切开引流术、腹腔镜下结肠肿瘤电灼术,以及头、面、颈伤口清创术。

表 3－375　2022 年非医保支付人口在不同级别医疗机构手术量排名前五的手术名称

医疗机构级别	顺 位	手 术 名 称
市级三级医院	1	肺叶部分切除术
	2	腹腔镜下腹腔粘连松解术
	3	完全可植入型血管通路装置置入术
	4	腹膜粘连松解术
	5	后入路玻璃体切割术
区属三级医院	1	腹腔镜下结肠肿瘤电灼术
	2	阴道产科裂伤修补术
	3	宫腔镜下子宫肌瘤电灼术
	4	玻璃体血置换术
	5	胫腓骨内固定取出术
区属二级医院	1	阴道产科裂伤修补术
	2	宫腔镜下子宫肌瘤电灼术
	3	皮肤和皮下组织切开引流术
	4	腹腔镜下结肠肿瘤电灼术
	5	头、面、颈伤口清创术

3. 不同性别人口差异

如图3-59,2022年,全市男性在市级三级医院手术率为19.6%,区属三级医院13.1%,区属二级医院10.1%,社区卫生服务中心(站)0.01%;女性在市级三级医院手术率为25.7%,区属三级医院16.6%,区属二级医院15.4%,社区卫生服务中心(站)0.01%。

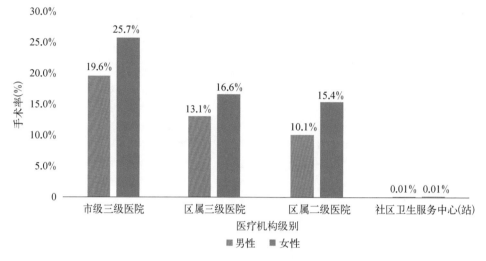

图3-59 2022年不同性别人口在不同级别医疗机构手术率

如表3-376,男性在市级三级医院手术量排名前五的手术名称是腹腔镜下结肠肿瘤电灼术、肢体伤口清创术、玻璃体血置换术、后入路玻璃体切割术,以及肺叶部分切除术;在区属三级医院手术量排名前五的手术名称是腹腔镜下结肠肿瘤电灼术、玻璃体血置换术、泌尿系统其他手术、腹腔镜下腹腔粘连松解术,以及腹膜粘连松解术;在区属二级医院手术量排名前五的手术名称是腹腔镜下结肠肿瘤电灼术、腹腔镜下右半结肠肿瘤根治术、肛窦凝烧灼术、皮肤和皮下组织切开引流术,以及腹腔镜下腹腔粘连松解术。

表3-376 2022年男性在不同级别医疗机构手术量排名前五的手术名称

医疗机构级别	顺 位	手 术 名 称
市级三级医院	1	腹腔镜下结肠肿瘤电灼术
	2	肢体伤口清创术
	3	玻璃体血置换术
	4	后入路玻璃体切割术
	5	肺叶部分切除术
区属三级医院	1	腹腔镜下结肠肿瘤电灼术
	2	玻璃体血置换术
	3	泌尿系统其他手术
	4	腹腔镜下腹腔粘连松解术
	5	腹膜粘连松解术
区属二级医院	1	腹腔镜下结肠肿瘤电灼术
	2	腹腔镜下右半结肠肿瘤根治术

医疗机构级别	顺　位	手 术 名 称
	3	肛窦凝烧灼术
	4	皮肤和皮下组织切开引流术
	5	腹腔镜下腹腔粘连松解术

如表 3 - 377,女性在市级三级医院手术量排名前五的手术名称是宫腔镜下子宫肌瘤电灼术、腹腔镜下腹腔粘连松解术、肺叶部分切除术、腹腔镜下卵巢部分切除术,以及乳房病损切除术;在区属三级医院手术量排名前五的手术名称是宫腔镜下子宫肌瘤电灼术、腹腔镜下结肠肿瘤电灼术、阴道产科裂伤修补术、玻璃体血置换术,以及腹腔镜下卵巢部分切除术;在区属二级医院手术量排名前五的手术名称是阴道产科裂伤修补术、宫腔镜下子宫肌瘤电灼术、腹腔镜下结肠肿瘤电灼术、肛窦凝烧灼术,以及宫腔镜下子宫病灶切除术。

表 3 - 377　2022 年女性在不同级别医疗机构手术量排名前五的手术名称

医疗机构级别	顺　位	手 术 名 称
市级三级医院	1	宫腔镜下子宫肌瘤电灼术
	2	腹腔镜下腹腔粘连松解术
	3	肺叶部分切除术
	4	腹腔镜下卵巢部分切除术
	5	乳房病损切除术
区属三级医院	1	宫腔镜下子宫肌瘤电灼术
	2	腹腔镜下结肠肿瘤电灼术
	3	阴道产科裂伤修补术
	4	玻璃体血置换术
	5	腹腔镜下卵巢部分切除术
区属二级医院	1	阴道产科裂伤修补术
	2	宫腔镜下子宫肌瘤电灼术
	3	腹腔镜下结肠肿瘤电灼术
	4	肛窦凝烧灼术
	5	宫腔镜下子宫病灶切除术

4. 不同年龄组人口差异

如图 3 - 60,2022 年,全市儿童在市级三级医院手术率为 20.2%,区属三级医院 5.1%,区属二级医院 3.6%,没有在社区卫生服务中心(站)进行手术;青年在市级三级医院手术率为 28.8%,区属三级医院 19.8%,区属二级医院为 21.5%,没有在社区卫生服务中心(站)进行手术;中年在市级三级医院手术率为 24.9%,区属三级医院 18.9%,区属二级医院 17.7%,社区卫生服务中心(站)0.1%;年轻老年人在市级三级医院手术率为 19.4%,区属三级医院 14.1%,区属二级医院 11.9%,社区卫生服务中心(站)0.04%;老年人在市级三级医院手术率为 15.9%,区属三级医院 8.8%,区属二级医院 4.8%,没有在社区卫生服务中心(站)进行手术;长寿老年人在市级三级医院手术率为 7.6%,区属三级医院 3.0%,区属二级医院 1.0%,没有在社区卫生服务中心(站)进行手术。

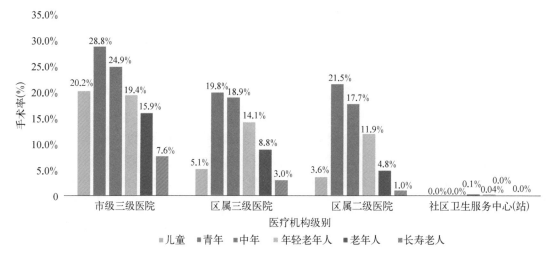

图 3-60　2022 年不同年龄组人口在不同级别医疗机构手术率

如表 3-378,儿童在市级三级医院手术量排名前五的手术名称是带蒂皮瓣或皮瓣移植物附着于其他部位、腭瓣修复术、皮瓣舒平术、阴茎修补术,以及脉络膜病损冷冻术;在区属三级医院手术量排名前五的手术名称是阴茎修补术、阴茎矫直术、全耳再造术、腭瓣修复术,以及睑内翻矫正术;在区属二级医院手术量排名前五的手术名称是皮管成形术、髂骨均衡术、瘢痕切除术、腮腺病损切除术,以及唇畸形矫正术。

表 3-378　2022 年儿童在不同级别医疗机构手术量排名前五的手术名称

医疗机构级别	顺　位	手　术　名　称
市级三级医院	1	带蒂皮瓣或皮瓣移植物附着于其他部位
	2	腭瓣修复术
	3	皮瓣舒平术
	4	阴茎修补术
	5	脉络膜病损冷冻术
区属三级医院	1	阴茎修补术
	2	阴茎矫直术
	3	全耳再造术
	4	腭瓣修复术
	5	睑内翻矫正术
区属二级医院	1	皮管成形术
	2	髂骨均衡术
	3	瘢痕切除术
	4	腮腺病损切除术
	5	唇畸形矫正术

如表 3–379,青年在市级三级医院手术量排名前五的手术名称是阴道产科裂伤修补术、腹腔镜下卵巢部分切除术、宫腔镜下子宫肌瘤电灼术、乳房病损切除术,以及宫腔镜下子宫病灶切除术;在区属三级医院手术量排名前五的手术名称是阴道产科裂伤修补术、宫腔镜下子宫肌瘤电灼术、腹腔镜下卵巢部分切除术、腹腔镜下结肠肿瘤电灼术,以及输卵管妊娠时行输卵管切除术;在区属二级医院手术量排名前五的手术名称是阴道产科裂伤修补术、宫腔镜下子宫肌瘤电灼术、腹腔镜下卵巢部分切除术、肛窦凝烧灼术,以及宫腔镜下子宫病灶切除术。

表 3–379　2022 年青年在不同级别医疗机构手术量排名前五的手术名称

医疗机构级别	顺　位	手　术　名　称
市级三级医院	1	阴道产科裂伤修补术
	2	腹腔镜下卵巢部分切除术
	3	宫腔镜下子宫肌瘤电灼术
	4	乳房病损切除术
	5	宫腔镜下子宫病灶切除术
区属三级医院	1	阴道产科裂伤修补术
	2	宫腔镜下子宫肌瘤电灼术
	3	腹腔镜下卵巢部分切除术
	4	腹腔镜下结肠肿瘤电灼术
	5	输卵管妊娠时行输卵管切除术
区属二级医院	1	阴道产科裂伤修补术
	2	宫腔镜下子宫肌瘤电灼术
	3	腹腔镜下卵巢部分切除术
	4	肛窦凝烧灼术
	5	宫腔镜下子宫病灶切除术

如表 3–380,中年在市级三级医院手术量排名前五的手术名称是肺叶部分切除术、腹腔镜下结肠肿瘤电灼术、腹腔镜下腹腔粘连松解术、宫腔镜下子宫肌瘤电灼术,以及完全可植入型血管通路装置置入术;在区属三级医院手术量排名前五的手术名称是腹腔镜下结肠肿瘤电灼术、宫腔镜下子宫肌瘤电灼术、玻璃体血置换术、腹腔镜下腹腔粘连松解术,以及输卵管根治性切除术;在区属二级医院手术量排名前五的手术名称是宫腔镜下子宫肌瘤电灼术、腹腔镜下结肠肿瘤电灼术、肛窦凝烧灼术、宫腔镜下子宫病灶切除术,以及腹腔镜下右半结肠肿瘤根治术。

表 3–380　2022 年中年在不同级别医疗机构手术量排名前五的手术名称

医疗机构级别	顺　位	手　术　名　称
市级三级医院	1	肺叶部分切除术
	2	腹腔镜下结肠肿瘤电灼术
	3	腹腔镜下腹腔粘连松解术
	4	宫腔镜下子宫肌瘤电灼术
	5	完全可植入型血管通路装置置入术

医疗机构级别	顺 位	手 术 名 称
区属三级医院	1	腹腔镜下结肠肿瘤电灼术
	2	宫腔镜下子宫肌瘤电灼术
	3	玻璃体血置换术
	4	腹腔镜下腹腔粘连松解术
	5	输卵管根治性切除术
区属二级医院	1	宫腔镜下子宫肌瘤电灼术
	2	腹腔镜下结肠肿瘤电灼术
	3	肛窦凝烧灼术
	4	宫腔镜下子宫病灶切除术
	5	腹腔镜下右半结肠肿瘤根治术

如表3－381,2022年年轻老年人在市级三级医院手术量排名前五的手术名称是腹腔镜下结肠肿瘤电灼术、肺叶部分切除术、完全可植入型血管通路装置置入术、腹腔镜下腹腔粘连松解术,以及玻璃体血置换术;在区属三级医院手术量排名前五的手术名称是腹腔镜下结肠肿瘤电灼术、玻璃体血置换术、腹腔镜下腹腔粘连松解术、完全可植入型血管通路装置置入术,以及心脏其他病损或组织的切除术或破坏术,其他入路;在区属二级医院手术量排名前五的手术名称是腹腔镜下结肠肿瘤电灼术、腹腔镜下右半结肠肿瘤根治术、肛窦凝烧灼术、宫腔镜下子宫肌瘤电灼术,以及腹腔镜下腹腔粘连松解术。

表3－381　2022年年轻老年人在不同级别医疗机构手术量排名前五的手术名称

医疗机构级别	顺 位	手 术 名 称
市级三级医院	1	腹腔镜下结肠肿瘤电灼术
	2	肺叶部分切除术
	3	完全可植入型血管通路装置置入术
	4	腹腔镜下腹腔粘连松解术
	5	玻璃体血置换术
区属三级医院	1	腹腔镜下结肠肿瘤电灼术
	2	玻璃体血置换术
	3	腹腔镜下腹腔粘连松解术
	4	完全可植入型血管通路装置置入术
	5	心脏其他病损或组织的切除术或破坏术,其他入路
区属二级医院	1	腹腔镜下结肠肿瘤电灼术
	2	腹腔镜下右半结肠肿瘤根治术
	3	肛窦凝烧灼术
	4	宫腔镜下子宫肌瘤电灼术
	5	腹腔镜下腹腔粘连松解术

如表3－382,老年人在市级三级医院手术量排名前五的手术名称是玻璃体血置换术、腹腔镜下结肠肿瘤电灼术、心脏其他病损或组织的切除术或破坏术,其他入路、腹腔镜下腹腔粘

连松解术,以及腹膜粘连松解术;在区属三级医院手术量排名前五的手术名称是腹腔镜下结肠肿瘤电灼术、玻璃体血置换术、髋关节双杯置换术、泌尿系统其他手术,以及腹膜粘连松解术;在区属二级医院手术量排名前五的手术名称是腹腔镜下结肠肿瘤电灼术、髋关节双杯置换术、腹腔镜下右半结肠肿瘤根治术、脊柱后凸成形术,以及腹腔镜下腹腔粘连松解术。

表 3 - 382   2022 年老年人在不同级别医疗机构手术量排名前五的手术名称

医疗机构级别	顺 位	手 术 名 称
市级三级医院	1	玻璃体血置换术
	2	腹腔镜下结肠肿瘤电灼术
	3	心脏其他病损或组织的切除术或破坏术,其他入路
	4	腹腔镜下腹腔粘连松解术
	5	腹膜粘连松解术
区属三级医院	1	腹腔镜下结肠肿瘤电灼术
	2	玻璃体血置换术
	3	髋关节双杯置换术
	4	泌尿系统其他手术
	5	腹膜粘连松解术
区属二级医院	1	腹腔镜下结肠肿瘤电灼术
	2	髋关节双杯置换术
	3	腹腔镜下右半结肠肿瘤根治术
	4	脊柱后凸成形术
	5	腹腔镜下腹腔粘连松解术

如表 3 - 383,长寿老年人在市级三级医院手术量排名前五的手术名称是髋关节双杯置换术、玻璃体血置换术、肢体伤口清创术、脊柱后凸成形术,以及腹股沟疝补片修补术;在区属三级医院手术量排名前五的手术名称是髋关节双杯置换术、玻璃体血置换术、趾筋膜切断术、腹膜粘连松解术,以及完全可植入型血管通路装置置入术;在区属二级医院手术量排名前五的手术名称是髋关节双杯置换术、玻璃体血置换术、脊柱后凸成形术、股骨头切开复位内固定,以及髋关节松解术。

表 3 - 383   2022 年长寿老年人在不同级别医疗机构手术量排名前五的手术名称

医疗机构级别	顺 位	手 术 名 称
市级三级医院	1	髋关节双杯置换术
	2	玻璃体血置换术
	3	肢体伤口清创术
	4	脊柱后凸成形术
	5	腹股沟疝补片修补术
区属三级医院	1	髋关节双杯置换术
	2	玻璃体血置换术
	3	趾筋膜切断术
	4	腹膜粘连松解术
	5	完全可植入型血管通路装置置入术

续　表

医疗机构级别	顺　位	手 术 名 称
区属二级医院	1	髋关节双杯置换术
	2	玻璃体血置换术
	3	脊柱后凸成形术
	4	股骨头切开复位内固定
	5	髋关节松解术

（六）住院人口在不同类别医疗机构手术率及手术量排名前十的手术名称

1. 总体概述

2022 年，全市住院人口在西医医院手术率为 19.6%，中医医院 14.0%。

如表 3 – 384，住院人口在西医医院手术量排名前十的手术名称是腹腔镜下结肠肿瘤电灼术、阴道产科裂伤修补术、宫腔镜下子宫肌瘤电灼术、腹腔镜下腹腔粘连松解术、肺叶部分切除术、玻璃体血置换术、完全可植入型血管通路装置置入术、腹腔镜下卵巢部分切除术、后入路玻璃体切割术，以及腹膜粘连松解术。

表 3 – 384　2022 年住院人口在西医医院手术量排名前十的手术名称

顺　位	手 术 名 称
1	腹腔镜下结肠肿瘤电灼术
2	阴道产科裂伤修补术
3	宫腔镜下子宫肌瘤电灼术
4	腹腔镜下腹腔粘连松解术
5	肺叶部分切除术
6	玻璃体血置换术
7	完全可植入型血管通路装置置入术
8	腹腔镜下卵巢部分切除术
9	后入路玻璃体切割术
10	腹膜粘连松解术

如表 3 – 385，住院人口在中医医院手术量排名前十的手术名称是肢体伤口清创术、肛窦凝烧灼术、腹腔镜下结肠肿瘤电灼术、肛门括约肌切除术、宫腔镜下子宫肌瘤电灼术、玻璃体血置换术、腹腔镜下右半结肠肿瘤根治术、肠镜下结肠息肉摘除术、完全可植入型血管通路装置置入术，以及肛门病损或肛门组织的其他局部切除术或破坏术。

表 3 – 385　2022 年住院人口在中医医院手术量排名前十的手术名称

顺　位	手 术 名 称
1	肢体伤口清创术
2	肛窦凝烧灼术

续　表

顺　　位	手　术　名　称
3	腹腔镜下结肠肿瘤电灼术
4	肛门括约肌切除术
5	宫腔镜下子宫肌瘤电灼术
6	玻璃体血置换术
7	腹腔镜下右半结肠肿瘤根治术
8	肠镜下结肠息肉摘除术
9	完全可植入型血管通路装置置入术
10	肛门病损或肛门组织的其他局部切除术或破坏术

2. 不同支付方式人口差异

如图 3-61, 2022 年, 全市医保支付住院人口在西医医院手术率为 19.4%, 中医医院 14.3%; 非医保支付住院人口在西医医院手术率为 20.0%, 中医医院 12.8%。

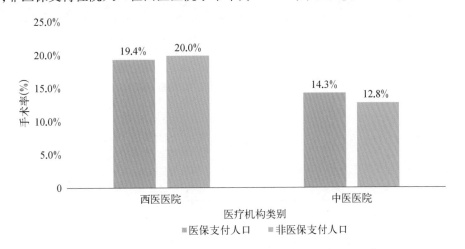

图 3-61　2022 年不同支付方式人口在不同类别医疗机构手术率

如表 3-386, 医保支付人口在西医医院手术量排名前五的手术名称是腹腔镜下结肠肿瘤电灼术、宫腔镜下子宫肌瘤电灼术、阴道产科裂伤修补术、腹腔镜下腹腔粘连松解术, 以及玻璃体血置换术; 在中医医院手术量排名前五的手术名称是肢体伤口清创术、肛窦凝烧灼术、腹腔镜下结肠肿瘤电灼术、肛门括约肌切除术, 以及宫腔镜下子宫肌瘤电灼术。

表 3-386　2022 年医保支付人口在不同类别医疗机构手术量排名前五的手术名称

医疗机构类别	顺　位	手　术　名　称
西医医院	1	腹腔镜下结肠肿瘤电灼术
	2	宫腔镜下子宫肌瘤电灼术
	3	阴道产科裂伤修补术
	4	腹腔镜下腹腔粘连松解术
	5	玻璃体血置换术

续　表

医疗机构类别	顺　位	手　术　名　称
中医医院	1	肢体伤口清创术
	2	肛窦凝烧灼术
	3	腹腔镜下结肠肿瘤电灼术
	4	肛门括约肌切除术
	5	宫腔镜下子宫肌瘤电灼术

如表3-387,非医保支付人口在西医医院手术量排名前五的手术名称是肺叶部分切除术、腹腔镜下腹腔粘连松解术、阴道产科裂伤修补术、腹膜粘连松解术,以及完全可植入型血管通路装置置入术;在中医医院手术量排名前五的手术名称是肢体伤口清创术、肛窦凝烧灼术、腹腔镜下结肠肿瘤电灼术、肛门括约肌切除术,以及宫腔镜下子宫肌瘤电灼术。

表3-387　2022年非医保支付人口在不同类别医疗机构手术量排名前五的手术名称

医疗机构类别	顺　位	手　术　名　称
西医医院	1	肺叶部分切除术
	2	腹腔镜下腹腔粘连松解术
	3	阴道产科裂伤修补术
	4	腹膜粘连松解术
	5	完全可植入型血管通路装置置入术
中医医院	1	肢体伤口清创术
	2	肛窦凝烧灼术
	3	腹腔镜下结肠肿瘤电灼术
	4	肛门括约肌切除术
	5	宫腔镜下子宫肌瘤电灼术

3. 不同性别人口差异

如图3-62,2022年,全市男性在西医医院手术率为16.7%,中医医院13.9%;女性在西医医院手术率为22.4%,中医医院14.1%。

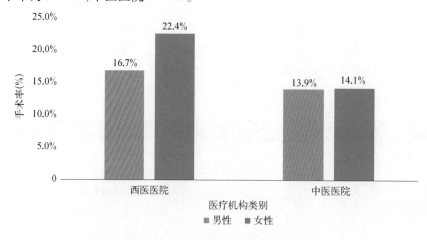

图3-62　2022年不同性别人口在不同类别医疗机构手术率

如表3–388,男性在西医医院手术量排名前五的手术名称是腹腔镜下结肠肿瘤电灼术、玻璃体血置换术、腹腔镜下腹腔粘连松解术、后入路玻璃体切割术,以及完全可植入型血管通路装置置入术;在中医医院手术量排名前五的手术名称是肢体伤口清创术、肛窦凝烧灼术、腹腔镜下结肠肿瘤电灼术、肛门括约肌切除术,以及腹腔镜下右半结肠肿瘤根治术。

表3–388　2022年男性在不同类别医疗机构手术量排名前五的手术名称

医疗机构类别	顺　位	手　术　名　称
西医医院	1	腹腔镜下结肠肿瘤电灼术
	2	玻璃体血置换术
	3	腹腔镜下腹腔粘连松解术
	4	后入路玻璃体切割术
	5	完全可植入型血管通路装置置入术
中医医院	1	肢体伤口清创术
	2	肛窦凝烧灼术
	3	腹腔镜下结肠肿瘤电灼术
	4	肛门括约肌切除术
	5	腹腔镜下右半结肠肿瘤根治术

如表3–389,女性在西医医院手术量排名前五的手术名称是阴道产科裂伤修补术、宫腔镜下子宫肌瘤电灼术、腹腔镜下卵巢部分切除术、腹腔镜下腹腔粘连松解术,以及腹腔镜下结肠肿瘤电灼术;在中医医院手术量排名前五的手术名称是肛窦凝烧灼术、肢体伤口清创术、肛门括约肌切除术、腹腔镜下结肠肿瘤电灼术,以及宫腔镜下子宫肌瘤电灼术。

表3–389　2022年女性在不同类别医疗机构手术量排名前五的手术名称

医疗机构类别	顺　位	手　术　名　称
西医医院	1	阴道产科裂伤修补术
	2	宫腔镜下子宫肌瘤电灼术
	3	腹腔镜下卵巢部分切除术
	4	腹腔镜下腹腔粘连松解术
	5	腹腔镜下结肠肿瘤电灼术
中医医院	1	肛窦凝烧灼术
	2	肢体伤口清创术
	3	肛门括约肌切除术
	4	腹腔镜下结肠肿瘤电灼术
	5	宫腔镜下子宫肌瘤电灼术

4. 不同年龄组人口差异

如图3–63,2022年,全市儿童在西医医院手术率为18.5%,中医医院5.4%;青年在西医医院手术率为 25.9%，中医医院 23.3%；中年在西医医院手术率为 23.3%，中医医院 16.8%；年轻老年人在西医医院手术率为 17.5%，中医医院 11.6%；老年人在西医医院手术率为 10.9%，中医医院 6.7%；长寿老年人在西医医院手术率为 2.8%，中医医院 2.8%。

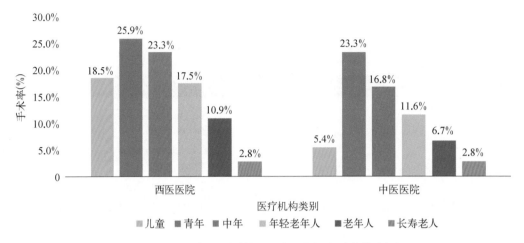

图 3-63　2022 年不同年龄组人口在不同类别医疗机构手术率

如表 3-390，儿童在西医医院手术量排名前五的手术名称是带蒂皮瓣或皮瓣移植物附着于其他部位、腭瓣修复术、皮瓣舒平术、阴茎修补术，以及睑内翻矫正术；在中医医院手术量排名前五的手术名称是肢体伤口清创术、腭瓣修复术、内镜下胰管结石去除术、肛窦凝烧灼术，以及鼓膜通气管安装术。

表 3-390　2022 年儿童在不同类别医疗机构手术量排名前五的手术名称

医疗机构类别	顺　位	手 术 名 称
西医医院	1	带蒂皮瓣或皮瓣移植物附着于其他部位
	2	腭瓣修复术
	3	皮瓣舒平术
	4	阴茎修补术
	5	睑内翻矫正术
中医医院	1	肢体伤口清创术
	2	腭瓣修复术
	3	内镜下胰管结石去除术
	4	肛窦凝烧灼术
	5	鼓膜通气管安装术

如表 3-391，青年在西医医院手术量排名前五的手术名称是阴道产科裂伤修补术、宫腔镜下子宫肌瘤电灼术、腹腔镜下卵巢部分切除术、宫腔镜下子宫病灶切除术，以及乳房病损切除术；在中医医院手术量排名前五的手术名称是肢体伤口清创术、肛窦凝烧灼术、肛门括约肌切除术、宫腔镜下子宫肌瘤电灼术，以及腹腔镜下结肠肿瘤电灼术。

表 3-391　2022 年青年在不同类别医疗机构手术量排名前五的手术名称

医疗机构类别	顺　位	手　术　名　称
西医医院	1	阴道产科裂伤修补术
	2	宫腔镜下子宫肌瘤电灼术
	3	腹腔镜下卵巢部分切除术
	4	宫腔镜下子宫病灶切除术
	5	乳房病损切除术
中医医院	1	肢体伤口清创术
	2	肛窦凝烧灼术
	3	肛门括约肌切除术
	4	宫腔镜下子宫肌瘤电灼术
	5	腹腔镜下结肠肿瘤电灼术

　　如表 3-392，中年在西医医院手术量排名前五的手术名称是腹腔镜下结肠肿瘤电灼术、宫腔镜下子宫肌瘤电灼术、肺叶部分切除术、腹腔镜下腹腔粘连松解术，以及完全可植入型血管通路装置置入术；在中医医院手术量排名前五的手术名称是肛窦凝烧灼术、肢体伤口清创术、腹腔镜下结肠肿瘤电灼术、肛门括约肌切除术，以及宫腔镜下子宫肌瘤电灼术。

表 3-392　2022 年中年在不同类别医疗机构手术量排名前五的手术名称

医疗机构类别	顺　位	手　术　名　称
西医医院	1	腹腔镜下结肠肿瘤电灼术
	2	宫腔镜下子宫肌瘤电灼术
	3	肺叶部分切除术
	4	腹腔镜下腹腔粘连松解术
	5	完全可植入型血管通路装置置入术
中医医院	1	肛窦凝烧灼术
	2	肢体伤口清创术
	3	腹腔镜下结肠肿瘤电灼术
	4	肛门括约肌切除术
	5	宫腔镜下子宫肌瘤电灼术

　　如表 3-393，年轻老年人在西医医院手术量排名前五的手术名称是腹腔镜下结肠肿瘤电灼术、玻璃体血置换术、肺叶部分切除术、完全可植入型血管通路装置置入术，以及腹腔镜下腹腔粘连松解术；在中医医院手术量排名前五的手术名称是腹腔镜下结肠肿瘤电灼术、肢体伤口清创术、肛窦凝烧灼术、肛门括约肌切除术，以及玻璃体血置换术。

表 3-393 2022 年年轻老年人在不同类别医疗机构手术量排名前五的手术名称

医疗机构类别	顺 位	手 术 名 称
西医医院	1	腹腔镜下结肠肿瘤电灼术
	2	玻璃体血置换术
	3	肺叶部分切除术
	4	完全可植入型血管通路装置置入术
	5	腹腔镜下腹腔粘连松解术
中医医院	1	腹腔镜下结肠肿瘤电灼术
	2	肢体伤口清创术
	3	肛窦凝烧灼术
	4	肛门括约肌切除术
	5	玻璃体血置换术

如表 3-394,老年人在西医医院手术量排名前五的手术名称是玻璃体血置换术、腹腔镜下结肠肿瘤电灼术、心脏其他病损或组织的切除术或破坏术,其他入路、腹腔镜下腹腔粘连松解术,以及腹膜粘连松解术;在中医医院手术量排名前五的手术名称是肢体伤口清创术、腹腔镜下结肠肿瘤电灼术、玻璃体血置换术、肛窦凝烧灼术,以及骨空隙填补物置入。

表 3-394 2022 年老年人在不同类别医疗机构手术量排名前五的手术名称

医疗机构类别	顺 位	手 术 名 称
西医医院	1	玻璃体血置换术
	2	腹腔镜下结肠肿瘤电灼术
	3	心脏其他病损或组织的切除术或破坏术,其他入路
	4	腹腔镜下腹腔粘连松解术
	5	腹膜粘连松解术
中医医院	1	肢体伤口清创术
	2	腹腔镜下结肠肿瘤电灼术
	3	玻璃体血置换术
	4	肛窦凝烧灼术
	5	骨空隙填补物置入

如表 3-395,长寿老年人在西医医院手术量排名前五的手术名称是髋关节双杯置换术、玻璃体血置换术、趾筋膜切断术、腹膜粘连松解术,以及髋关节松解术;在中医医院手术量排名前五的手术名称是肢体伤口清创术、玻璃体血置换术、髋关节双杯置换术、骨空隙填补物置入,以及皮肤和皮下组织切开引流术。

表 3 - 395　2022 年长寿老年人在不同类别医疗机构手术量排名前五的手术名称

医疗机构类别	顺　位	手 术 名 称
西医医院	1	髋关节双杯置换术
	2	玻璃体血置换术
	3	趾筋膜切断术
	4	腹膜粘连松解术
	5	髋关节松解术
中医医院	1	肢体伤口清创术
	2	玻璃体血置换术
	3	髋关节双杯置换术
	4	骨空隙填补物置入
	5	皮肤和皮下组织切开引流术

第二节　住院费用 360°视图

一、住院费用占比及占比最高的住院原因

(一) 总体概述

如表 3 - 396,2022 年,全市住院人口因肿瘤(23.9%)、循环系统疾病(22.9%),以及损伤、中毒和外因的某些其他后果(10.3%)产生的费用占比最高。因肿瘤住院产生的费用中,占比最高的病种是支气管和肺的恶性肿瘤(4.1%)、胃的恶性肿瘤(1.4%)、结肠的恶性肿瘤(1.2%)、肝和肝内胆管的恶性肿瘤(1.0%),以及直肠的恶性肿瘤(0.9%)。因循环系统疾病住院产生的费用中,占比最高的病种是脑梗死(3.0%)、慢性缺血性心脏病(2.7%)、心绞痛(1.9%)、脑血管病后遗症(1.5%),以及心房纤颤和扑动(1.5%)。因损伤、中毒和外因的某些其他后果住院产生的费用中,占比最高的病种是小腿骨折(1.6%)、股骨骨折(1.4%)、肩和上臂骨折(0.9%)、腰部脊柱和骨盆骨折(0.9%),以及前臂骨折(0.8%)。

表 3 - 396　2022 年住院费用占比最高的住院原因

顺　位	疾病分类	病　种	费用占比(%)
1	肿瘤		23.9
		支气管和肺的恶性肿瘤	4.1
		胃的恶性肿瘤	1.4
		结肠的恶性肿瘤	1.2
		肝和肝内胆管的恶性肿瘤	1.0
		直肠的恶性肿瘤	0.9

续　表

顺　位	疾病分类	病　种	费用占比(%)
2	循环系统疾病		22.9
		脑梗死	3.0
		慢性缺血性心脏病	2.7
		心绞痛	1.9
		脑血管病后遗症	1.5
		心房纤颤和扑动	1.5
3	损伤、中毒和外因的某些其他后果		10.3
		小腿骨折	1.6
		股骨骨折	1.4
		肩和上臂骨折	0.9
		腰部脊柱和骨盆骨折	0.9
		前臂骨折	0.8

（二）不同支付方式人口住院费用占比及占比最高的住院原因

2022年，全市医保支付人口住院费用占比66.0%，非医保支付人口34.0%。

由表3-397，医保支付人口因循环系统疾病(25.4%)、肿瘤(19.0%)，以及消化系统疾病(10.0%)产生的住院费用占比最高。因循环系统疾病住院产生的费用中，占比最高的病种是脑梗死(3.8%)、慢性缺血性心脏病(3.1%)、心绞痛(2.1%)、脑血管病后遗症(2.0%)，以及心房纤颤和扑动(1.6%)。因肿瘤住院产生的费用中，占比最高的病种是支气管和肺的恶性肿瘤(2.7%)、结肠的恶性肿瘤(1.2%)、胃的恶性肿瘤(1.2%)、直肠的恶性肿瘤(0.8%)，以及胰脏的恶性肿瘤(0.7%)。因消化系统疾病住院产生的费用中，占比最高的病种是胆石病(2.0%)、混合痔(0.6%)、腹股沟疝(0.6%)、肠的其他疾病(0.5%)，以及急性阑尾炎(0.4%)。

表3-397　2022年医保支付人口住院费用占比最高的住院原因

顺　位	疾病分类	病　种	费用占比(%)
1	循环系统疾病		25.4
		脑梗死	3.8
		慢性缺血性心脏病	3.1
		心绞痛	2.1
		脑血管病后遗症	2.0
		心房纤颤和扑动	1.6
2	肿瘤		19.0
		支气管和肺的恶性肿瘤	2.7
		结肠的恶性肿瘤	1.2
		胃的恶性肿瘤	1.2
		直肠的恶性肿瘤	0.8
		胰脏的恶性肿瘤	0.7

顺 位	疾 病 分 类	病 种	费用占比(%)
3	消化系统疾病		10.0
		胆石病	2.0
		混合痔	0.6
		腹股沟疝	0.6
		肠的其他疾病	0.5
		急性阑尾炎	0.4

由表3-398,非医保支付人口因肿瘤(34.8%)、循环系统疾病(17.4%),以及损伤、中毒和外因的某些其他后果(14.0%)产生的住院费用占比最高。因肿瘤住院产生的费用中,占比最高的病种是支气管和肺的恶性肿瘤(7.0%)、肝和肝内胆管的恶性肿瘤(2.0%)、胃的恶性肿瘤(1.8%)、结肠的恶性肿瘤(1.2%),以及直肠的恶性肿瘤(1.1%)。因循环系统疾病住院产生的费用中,占比最高的病种是慢性缺血性心脏病(2.0%)、脑梗死(1.5%)、心绞痛(1.3%)、其他脑血管病(1.2%),以及心房纤颤和扑动(1.1%)。因损伤、中毒和外因的某些其他后果住院产生的费用中,占比最高的病种是小腿骨折(2.3%)、腰部脊柱和骨盆骨折(1.2%)、股骨骨折(1.2%)、肩和上臂骨折(1.0%),以及颅内损伤(0.9%)。

表3-398 2022年非医保支付人口住院费用占比最高的住院原因

顺 位	疾 病 分 类	病 种	费用占比(%)
1	肿瘤		34.8
		支气管和肺的恶性肿瘤	7.0
		肝和肝内胆管的恶性肿瘤	2.0
		胃的恶性肿瘤	1.8
		结肠的恶性肿瘤	1.2
		直肠的恶性肿瘤	1.1
2	循环系统疾病		17.4
		慢性缺血性心脏病	2.0
		脑梗死	1.5
		心绞痛	1.3
		其他脑血管病	1.2
		心房纤颤和扑动	1.1
3	损伤、中毒和外因的某些其他后果		14.0
		小腿骨折	2.3
		腰部脊柱和骨盆骨折	1.2
		股骨骨折	1.2
		肩和上臂骨折	1.0
		颅内损伤	0.9

（三）不同性别人口住院费用占比及占比最高的住院原因

2022年，全市男性住院人口住院费用占比54.3%，女性45.7%，性别比为1.19。

由表3-399，男性因循环系统疾病（25.9%）、肿瘤（22.8%），以及消化系统疾病（10.0%）产生的住院费用占比最高。因循环系统疾病住院产生的费用中，占比最高的病种是脑梗死（3.3%）、慢性缺血性心脏病（3.1%）、心绞痛（2.3%）、心房纤颤和扑动（1.6%），以及急性心肌梗死（1.5%）。因肿瘤住院产生的费用中，占比最高的病种是支气管和肺的恶性肿瘤（3.9%）、胃的恶性肿瘤（1.8%）、肝和肝内胆管的恶性肿瘤（1.5%）、结肠的恶性肿瘤（1.3%），以及直肠的恶性肿瘤（1.1%）。因消化系统疾病住院产生的费用中，占比最高的病种是胆石病（1.6%）、腹股沟疝（0.8%）、肠的其他疾病（0.5%）、肝纤维化和硬变（0.5%），以及急性阑尾炎（0.4%）。

表3-399　2022年男性住院费用占比最高的住院原因

顺　位	疾病分类	病　种	费用占比（%）
1	循环系统疾病		25.9
		脑梗死	3.3
		慢性缺血性心脏病	3.1
		心绞痛	2.3
		心房纤颤和扑动	1.6
		急性心肌梗死	1.5
2	肿瘤		22.8
		支气管和肺的恶性肿瘤	3.9
		胃的恶性肿瘤	1.8
		肝和肝内胆管的恶性肿瘤	1.5
		结肠的恶性肿瘤	1.3
		直肠的恶性肿瘤	1.1
3	消化系统疾病		10.0
		胆石病	1.6
		腹股沟疝	0.8
		肠的其他疾病	0.5
		肝纤维化和硬变	0.5
		急性阑尾炎	0.4

由表3-400，女性因肿瘤（25.1%）、循环系统疾病（19.4%），以及损伤、中毒和外因的某些其他后果（11.2%）产生的住院费用占比最高。因肿瘤住院产生的费用中，占比最高的病种是支气管和肺的恶性肿瘤（4.4%）、乳房的恶性肿瘤（1.4%）、子宫平滑肌瘤（1.3%）、甲状腺的恶性肿瘤（1.2%），以及结肠的恶性肿瘤（1.1%）。因循环系统疾病住院产生的费用中，占比最高的病种是脑梗死（2.7%）、慢性缺血性心脏病（2.3%）、脑血管病后遗症（1.6%）、心房纤颤和扑动（1.3%），以及其他脑血管病（1.3%）。因损伤、中毒和外因的某些其他后果住院

产生的费用中,占比最高的病种是股骨骨折(1.9%)、小腿骨折(1.5%)、腰部脊柱和骨盆骨折(1.1%)、肩和上臂骨折(1.0%),以及前臂骨折(1.0%)。

表 3–400 2022 年女性住院费用占比最高的住院原因

顺　位	疾 病 分 类	病　种	费用占比(%)
1	肿瘤		25.1
		支气管和肺的恶性肿瘤	4.4
		乳房的恶性肿瘤	1.4
		子宫平滑肌瘤	1.3
		甲状腺的恶性肿瘤	1.2
		结肠的恶性肿瘤	1.1
2	循环系统疾病		19.4
		脑梗死	2.7
		慢性缺血性心脏病	2.3
		脑血管病后遗症	1.6
		心房纤颤和扑动	1.3
		其他脑血管病	1.3
3	损伤、中毒和外因的某些其他后果		11.2
		股骨骨折	1.9
		小腿骨折	1.5
		腰部脊柱和骨盆骨折	1.1
		肩和上臂骨折	1.0
		前臂骨折	1.0

(四)不同年龄组人口住院费用占比及占比最高的住院原因

2022 年,全市住院人口产生的费用中,儿童占比 4.0%,青年 17.4%,中年 22.7%,年轻老年人 36.8%,老年人 15.8%,长寿老年人 3.2%。

由表 3–401,儿童因先天畸形、变形和染色体异常(15.0%)、呼吸系统疾病(12.4%),以及神经系统疾病(12.0%)产生的住院费用占比最高。因先天畸形、变形和染色体异常住院产生的费用中,占比最高的病种是心间隔先天性畸形(6.0%)、大动脉先天性畸形(1.7%)、胆囊、胆管和肝先天性畸形(1.0%)、男性生殖器官的先天性畸形(0.9%),以及心腔和心连接的先天性畸形(0.7%)。因呼吸系统疾病住院产生的费用中,占比最高的病种是病原体未特指的肺炎(2.4%)、细菌性肺炎(1.6%)、扁桃体和腺样体慢性疾病(1.1%)、成人呼吸窘迫综合征(0.6%),以及其他呼吸性疾患(0.3%)。因神经系统疾病住院产生的费用中,占比最高的病种是睡眠障碍(4.5%)、癫痫(1.1%)、脑的其他疾患(0.7%)、脑炎、脊髓炎和脑脊髓炎(0.7%),以及脑积水(0.6%)。

表 3–401　2022 年儿童住院费用占比最高的住院原因

顺　　位	疾 病 分 类	病　　种	费用占比(%)
1	先天畸形、变形和染色体异常		15.0
		心间隔先天性畸形	6.0
		大动脉先天性畸形	1.7
		胆囊、胆管和肝先天性畸形	1.0
		男性生殖器官的先天性畸形	0.9
		心腔和心连接的先天性畸形	0.7
2	呼吸系统疾病		12.4
		病原体未特指的肺炎	2.4
		细菌性肺炎	1.6
		扁桃体和腺样体慢性疾病	1.1
		成人呼吸窘迫综合征	0.6
		其他呼吸性疾患	0.3
3	神经系统疾病		12.0
		睡眠障碍	4.5
		癫痫	1.1
		脑的其他疾患	0.7
		脑炎、脊髓炎和脑脊髓炎	0.7
		脑积水	0.6

由表 3–402，青年因肿瘤(22.9%)，妊娠、分娩和产褥期(14.9%)，以及损伤、中毒和外因的某些其他后果(13.9%)产生的住院费用占比最高。因肿瘤住院产生的费用中，占比最高的病种是支气管和肺的恶性肿瘤(2.3%)、甲状腺的恶性肿瘤(2.2%)、子宫平滑肌瘤(1.7%)、中耳和呼吸系统原位癌(0.9%)，以及乳腺良性肿瘤(0.9%)。因妊娠、分娩和产褥期住院产生的费用中，占比最高的病种是为已知或可疑盆腔器官异常给予的孕产妇医疗(1.6%)、归类在他处的孕产妇的其他疾病(0.9%)、早期羊膜囊破裂(0.9%)、异位妊娠(0.8%)，以及为其他已知或可疑胎儿问题给予的孕产妇医疗(0.7%)。因损伤、中毒和外因的某些其他后果住院产生的费用中，占比最高的病种是小腿骨折(2.7%)，膝的关节和韧带脱位、扭伤和劳损(1.3%)、肩和上臂骨折(1.2%)、前臂骨折(0.9%)，以及足骨折(0.7%)。

表 3–402　2022 年青年住院费用占比最高的住院原因

顺　　位	疾 病 分 类	病　　种	费用占比(%)
1	肿瘤		22.9
		支气管和肺的恶性肿瘤	2.3
		甲状腺的恶性肿瘤	2.2
		子宫平滑肌瘤	1.7
		中耳和呼吸系统原位癌	0.9
		乳腺良性肿瘤	0.9

续　表

顺　　位	疾病分类	病　　种	费用占比(%)
2	妊娠、分娩和产褥期		14.9
		为已知或可疑盆腔器官异常给予的孕产妇医疗	1.6
		归类在他处的孕产妇的其他疾病	0.9
		早期羊膜囊破裂	0.9
		异位妊娠	0.8
		为其他已知或可疑胎儿问题给予的孕产妇医疗	0.7
3	损伤、中毒和外因的某些其他后果		13.9
		小腿骨折	2.7
		膝的关节和韧带脱位、扭伤和劳损	1.3
		肩和上臂骨折	1.2
		前臂骨折	0.9
		足骨折	0.7

由表3-403,中年因肿瘤(32.2%)、循环系统疾病(15.9%),以及损伤、中毒和外因的某些其他后果(11.7%)产生的住院费用占比最高。因肿瘤住院产生的费用中,占比最高的病种是为已知或可疑盆腔器官异常给予的孕产妇医疗(1.6%)、归类在他处的孕产妇的其他疾病(0.9%)、早期羊膜囊破裂(0.9%)、异位妊娠(0.8%),以及为其他已知或可疑胎儿问题给予的孕产妇医疗(0.7%)。因循环系统疾病住院产生的费用中,占比最高的病种是慢性缺血性心脏病(1.6%)、脑梗死(1.5%)、心绞痛(1.4%)、其他脑血管病(1.4%),以及颅内出血(1.1%)。因损伤、中毒和外因的某些其他后果住院产生的费用中,占比最高的病种是小腿骨折(2.3%)、肩和上臂骨折(1.0%)、腰部脊柱和骨盆骨折(1.0%)、前臂骨折(0.9%),以及肩和上臂水平的肌肉和肌腱损伤(0.7%)。

表3-403　2022年中年住院费用占比最高的住院原因

顺　　位	疾病分类	病　　种	费用占比(%)
1	肿瘤		32.2
		为已知或可疑盆腔器官异常给予的孕产妇医疗	1.6
		归类在他处的孕产妇的其他疾病	0.9
		早期羊膜囊破裂	0.9
		异位妊娠	0.8
		为其他已知或可疑胎儿问题给予的孕产妇医疗	0.7
2	循环系统疾病		15.9
		慢性缺血性心脏病	1.6
		脑梗死	1.5
		心绞痛	1.4
		其他脑血管病	1.4
		颅内出血	1.1

顺　位	疾病分类	病　种	费用占比(%)
3	损伤、中毒和外因的某些其他后果		11.7
		小腿骨折	2.3
		肩和上臂骨折	1.0
		腰部脊柱和骨盆骨折	1.0
		前臂骨折	0.9
		肩和上臂水平的肌肉和肌腱损伤	0.7

　　由表3-404，年轻老年人因肿瘤(26.6%)、循环系统疾病(25.7%)，以及损伤、中毒和外因的某些其他后果(8.5%)产生的住院费用占比最高。因肿瘤住院产生的费用中，占比最高的病种是支气管和肺的恶性肿瘤(5.7%)、胃的恶性肿瘤(2.0%)、结肠的恶性肿瘤(1.6%)、直肠的恶性肿瘤(1.2%)，以及肝和肝内胆管的恶性肿瘤(1.2%)。因循环系统疾病住院产生的费用中，占比最高的病种是脑梗死(3.6%)、慢性缺血性心脏病(3.1%)、心绞痛(2.7%)、心房纤颤和扑动(2.2%)，以及急性心肌梗死(1.3%)。因损伤、中毒和外因的某些其他后果住院产生的费用中，占比最高的病种是小腿骨折(1.3%)、股骨骨折(1.1%)、腰部脊柱和骨盆骨折(0.9%)、肩和上臂骨折(0.8%)，以及前臂骨折(0.8%)。

表3-404　2022年年轻老年人住院费用占比最高的住院原因

顺　位	疾病分类	病　种	费用占比(%)
1	肿瘤		26.6
		支气管和肺的恶性肿瘤	5.7
		胃的恶性肿瘤	2.0
		结肠的恶性肿瘤	1.6
		直肠的恶性肿瘤	1.2
		肝和肝内胆管的恶性肿瘤	1.2
2	循环系统疾病		25.7
		脑梗死	3.6
		慢性缺血性心脏病	3.1
		心绞痛	2.7
		心房纤颤和扑动	2.2
		急性心肌梗死	1.3
3	损伤、中毒和外因的某些其他后果		8.5
		小腿骨折	1.3
		股骨骨折	1.1
		腰部脊柱和骨盆骨折	0.9
		肩和上臂骨折	0.8
		前臂骨折	0.8

　　由表3-405，老年人因循环系统疾病(37.6%)、肿瘤(14.8%)，以及呼吸系统疾病

(11.0%)产生的费用占比最高。因循环系统疾病住院产生的费用中,占比最高的病种是脑梗死(6.7%)、慢性缺血性心脏病(4.8%)、脑血管病后遗症(4.0%)、心绞痛(2.5%),以及心房纤颤和扑动(2.4%)。因肿瘤住院产生的费用中,占比最高的病种是支气管和肺的恶性肿瘤(2.3%)、结肠的恶性肿瘤(1.7%)、胃的恶性肿瘤(1.5%)、直肠的恶性肿瘤(0.9%),以及前列腺的恶性肿瘤(0.9%)。因呼吸系统疾病住院产生的费用中,占比最高的病种是病原体未特指的肺炎(2.5%)、其他呼吸性疾患(1.9%)、细菌性肺炎(1.8%)、慢性阻塞性肺病(1.7%),以及慢性支气管炎(0.6%)。

表 3-405 2022 年老年人住院费用占比最高的住院原因

顺　　位	疾 病 分 类	病　　种	费用占比(%)
1	循环系统疾病		37.6
		脑梗死	6.7
		慢性缺血性心脏病	4.8
		脑血管病后遗症	4.0
		心绞痛	2.5
		心房纤颤和扑动	2.4
2	肿瘤		14.8
		支气管和肺的恶性肿瘤	2.3
		结肠的恶性肿瘤	1.7
		胃的恶性肿瘤	1.5
		直肠的恶性肿瘤	0.9
		前列腺的恶性肿瘤	0.9
3	呼吸系统疾病		11.0
		病原体未特指的肺炎	2.5
		其他呼吸性疾患	1.9
		细菌性肺炎	1.8
		慢性阻塞性肺病	1.7
		慢性支气管炎	0.6

由表 3-406,长寿老年人因循环系统疾病(52.1%)、呼吸系统疾病(21.6%),以及损伤、中毒和外因的某些其他后果(7.3%)产生的住院费用占比最高。因循环系统疾病住院产生的费用中,占比最高的病种是慢性缺血性心脏病(11.5%)、脑血管病后遗症(9.1%)、脑梗死(7.0%)、特发性原发性高血压(4.9%),以及心力衰竭(3.2%)。因呼吸系统疾病住院产生的费用中,占比最高的病种是病原体未特指的肺炎(6.0%)、其他呼吸性疾患(4.0%)、细菌性肺炎(3.1%)、慢性阻塞性肺病(2.8%),以及慢性支气管炎(2.1%)。因损伤、中毒和外因的某些其他后果住院产生的费用中,占比最高的病种是股骨骨折(4.4%)、腰部脊柱和骨盆骨折(0.7%)、肋骨、胸骨和胸部脊柱骨折(0.4%)、肩和上臂骨折(0.3%),以及颅内损伤(0.3%)。

表 3-406 2022 年长寿老年人住院费用占比最高的住院原因

顺 位	疾病分类	病 种	费用占比(%)
1	循环系统疾病		52.1
		慢性缺血性心脏病	11.5
		脑血管病后遗症	9.1
		脑梗死	7.0
		特发性原发性高血压	4.9
		心力衰竭	3.2
2	呼吸系统疾病		21.6
		病原体未特指的肺炎	6.0
		其他呼吸性疾患	4.0
		细菌性肺炎	3.1
		慢性阻塞性肺病	2.8
		慢性支气管炎	2.1
3	损伤、中毒和外因的某些其他后果		7.3
		股骨骨折	4.4
		腰部脊柱和骨盆骨折	0.7
		肋骨、胸骨和胸部脊柱骨折	0.4
		肩和上臂骨折	0.3
		颅内损伤	0.3

(五)住院人口在不同级别医疗机构费用占比及占比最高的住院原因

1. 总体概述

2022 年,全市住院人口在市级三级医院产生的费用占比 61.4%,区属三级医院 19.3%,区属二级医院 17.8%,社区卫生服务中心(站)1.5%。

由表 3-407,住院人口在市级三级医院产生的费用中,占比最高的病种是支气管和肺的恶性肿瘤(6.2%)、慢性缺血性心脏病(2.2%)、胃的恶性肿瘤(1.8%)、心房纤颤和扑动(1.7%)、心绞痛(1.7%)、椎间盘疾患(1.6%)、肝和肝内胆管的恶性肿瘤(1.5%)、结肠的恶性肿瘤(1.4%)、脑梗死(1.4%),以及小腿骨折(1.4%)。

表 3-407 2022 年住院人口在市级三级医院费用占比最高的病种

顺 位	病 种	费用占比(%)
1	支气管和肺的恶性肿瘤	6.2
2	慢性缺血性心脏病	2.2
3	胃的恶性肿瘤	1.8
4	心房纤颤和扑动	1.7
5	心绞痛	1.7
6	椎间盘疾患	1.6

顺　位	病　种	费用占比(%)
7	肝和肝内胆管的恶性肿瘤	1.5
8	结肠的恶性肿瘤	1.4
9	脑梗死	1.4
10	小腿骨折	1.4

由表3-408,住院人口在区属三级医院产生的费用中,占比最高的病种是脑梗死(5.0%)、胆石病(3.8%)、慢性缺血性心脏病(3.1%)、非胰岛素依赖型糖尿病(2.9%)、心绞痛(2.8%)、小腿骨折(2.4%)、股骨骨折(2.4%)、急性心肌梗死(2.0%)、阻塞性和反流性尿路病(1.8%),以及颅内出血(1.8%)。

表3-408　2022年住院人口在区属三级医院费用占比最高的病种

顺　位	病　种	费用占比(%)
1	脑梗死	5.0
2	胆石病	3.8
3	慢性缺血性心脏病	3.1
4	非胰岛素依赖型糖尿病	2.9
5	心绞痛	2.8
6	小腿骨折	2.4
7	股骨骨折	2.4
8	急性心肌梗死	2.0
9	阻塞性和反流性尿路病	1.8
10	颅内出血	1.8

由表3-409,住院人口在区属二级医院产生的费用中,占比最高的病种是精神分裂症(22.8%)、脑梗死(5.4%)、脑血管病后遗症(3.7%)、慢性缺血性心脏病(2.9%)、非胰岛素依赖型糖尿病(1.8%)、心绞痛(1.4%)、细菌性肺炎(1.4%)、其他呼吸性疾患(1.4%)、病原体未特指的肺炎(1.4%),以及股骨骨折(1.2%)。

表3-409　2022年住院人口在区属二级医院费用占比最高的病种

顺　位	病　种	费用占比(%)
1	精神分裂症	22.8
2	脑梗死	5.4
3	脑血管病后遗症	3.7
4	慢性缺血性心脏病	2.9
5	非胰岛素依赖型糖尿病	1.8
6	心绞痛	1.4

续 表

顺　位	病　　　种	费用占比(%)
7	细菌性肺炎	1.4
8	其他呼吸性疾患	1.4
9	病原体未特指的肺炎	1.4
10	股骨骨折	1.2

2. 不同支付方式人口差异

如图3-64,2022年,全市医保支付人口在市级三级医院产生的住院费用占比54.0%,区属三级医院21.8%,区属二级医院22.0%,社区卫生服务中心(站)2.2%;非医保支付人口在市级三级医院产生的住院费用占比75.8%,区属三级医院14.7%,区属二级医院9.3%,社区卫生服务中心(站)0.2%。

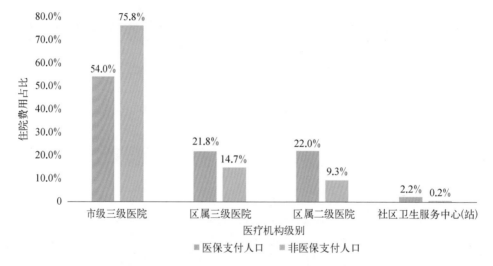

图3-64　2022年不同支付方式人口在不同级别医疗机构住院费用占比

如表3-410,医保支付人口在市级三级医院产生的住院费用中,占比最高的病种是支气管和肺的恶性肿瘤(4.4%)、慢性缺血性心脏病(2.6%)、心房纤颤和扑动(2.1%)、心绞痛(2.0%),以及脑梗死(1.9%);在区属三级医院产生的住院费用中,占比最高的病种是脑梗死(5.6%)、胆石病(4.0%)、非胰岛素依赖型糖尿病(3.2%)、心绞痛(3.2%),以及慢性缺血性心脏病(3.1%);在区属二级医院产生的住院费用中,占比最高的病种是精神分裂症(26.3%)、脑梗死(5.7%)、脑血管病后遗症(3.9%)、慢性缺血性心脏病(2.8%),以及非胰岛素依赖型糖尿病(1.8%)。

表3-410　2022年医保支付人口在不同级别医疗机构住院费用占比最高的病种

医疗机构级别	顺　位	病　　　种	费用占比(%)
市级三级医院	1	支气管和肺的恶性肿瘤	4.4
	2	慢性缺血性心脏病	2.6

医疗机构级别	顺 位	病 种	费用占比(%)
	3	心房纤颤和扑动	2.1
	4	心绞痛	2.0
	5	脑梗死	1.9
区属三级医院	1	脑梗死	5.6
	2	胆石病	4.0
	3	非胰岛素依赖型糖尿病	3.2
	4	心绞痛	3.2
	5	慢性缺血性心脏病	3.1
区属二级医院	1	精神分裂症	26.3
	2	脑梗死	5.7
	3	脑血管病后遗症	3.9
	4	慢性缺血性心脏病	2.8
	5	非胰岛素依赖型糖尿病	1.8

如表 3–411,非医保支付人口在市级三级医院产生的住院费用中,占比最高的病种是支气管和肺的恶性肿瘤(8.9%)、肝和肝内胆管的恶性肿瘤(2.5%)、胃的恶性肿瘤(2.1%)、小腿骨折(1.7%),以及慢性缺血性心脏病(1.7%);在区属三级医院产生的住院费用中,占比最高的病种是小腿骨折(4.7%)、脑梗死(3.4%)、胆石病(3.2%)、慢性缺血性心脏病(3.1%),以及腰部脊柱和骨盆骨折(2.6%);在区属二级医院产生的住院费用中,占比最高的病种是精神分裂症(4.0%)、脑梗死(3.9%)、小腿骨折(3.5%)、慢性缺血性心脏病(3.3%),以及特发性原发性高血压(2.8%)。

表 3–411 2022 年非医保支付人口在不同级别医疗机构住院费用占比最高的病种

医疗机构级别	顺 位	病 种	费用占比(%)
市级三级医院	1	支气管和肺的恶性肿瘤	8.9
	2	肝和肝内胆管的恶性肿瘤	2.5
	3	胃的恶性肿瘤	2.1
	4	小腿骨折	1.7
	5	慢性缺血性心脏病	1.7
区属三级医院	1	小腿骨折	4.7
	2	脑梗死	3.4
	3	胆石病	3.2
	4	慢性缺血性心脏病	3.1
	5	腰部脊柱和骨盆骨折	2.6
区属二级医院	1	精神分裂症	4.0
	2	脑梗死	3.9
	3	小腿骨折	3.5
	4	慢性缺血性心脏病	3.3
	5	特发性原发性高血压	2.8

3. 不同性别人口差异

如图3-65,2022年,全市男性在市级三级医院产生的住院费用占比61.6%,区属三级医院19.7%,区属二级医院17.7%,社区卫生服务中心(站)1.0%;女性在市级三级医院产生的住院费用占比61.2%,区属三级医院19.0%,区属二级医院17.8%,社区卫生服务中心(站)2.1%。

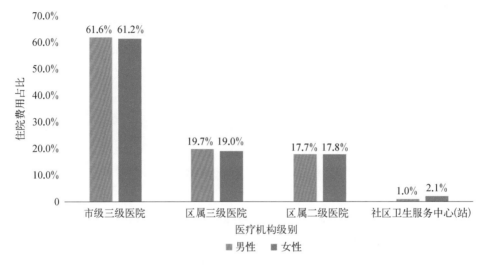

图3-65 2022年不同性别人口在不同级别医疗机构住院费用占比

如表3-412,男性在市级三级医院产生的住院费用中,占比最高的病种是支气管和肺的恶性肿瘤(5.8%)、慢性缺血性心脏病(3.0%)、胃的恶性肿瘤(2.4%)、心绞痛(2.3%),以及肝和肝内胆管的恶性肿瘤(2.2%);在区属三级医院产生的住院费用中,占比最高的病种是脑梗死(5.7%)、胆石病(3.4%)、心绞痛(3.3%)、慢性缺血性心脏病(3.3%),以及非胰岛素依赖型糖尿病(3.1%);在区属二级医院产生的住院费用中,占比最高的病种是精神分裂症(25.9%)、脑梗死(5.5%)、脑血管病后遗症(3.8%)、慢性缺血性心脏病(2.5%),以及非胰岛素依赖型糖尿病(1.8%)。

表3-412 2022年男性在不同级别医疗机构住院费用占比最高的病种

医疗机构级别	顺 位	病 种	费用占比(%)
市级三级医院	1	支气管和肺的恶性肿瘤	5.8
	2	慢性缺血性心脏病	3.0
	3	胃的恶性肿瘤	2.4
	4	心绞痛	2.3
	5	肝和肝内胆管的恶性肿瘤	2.2
区属三级医院	1	脑梗死	5.7
	2	胆石病	3.4
	3	心绞痛	3.3
	4	慢性缺血性心脏病	3.3
	5	非胰岛素依赖型糖尿病	3.1

续 表

医疗机构级别	顺 位	病 种	费用占比(%)
区属二级医院	1	精神分裂症	25.9
	2	脑梗死	5.5
	3	脑血管病后遗症	3.8
	4	慢性缺血性心脏病	2.5
	5	非胰岛素依赖型糖尿病	1.8

如表 3-413,女性在市级三级医院产生的住院费用中,占比最高的病种是支气管和肺的恶性肿瘤(6.8%)、乳房的恶性肿瘤(1.9%)、椎间盘疾患(1.8%)、子宫平滑肌瘤(1.6%),以及其他脑血管病(1.6%);在区属三级医院产生的住院费用中,占比最高的病种是胆石病(4.3%)、脑梗死(4.3%)、股骨骨折(3.2%)、慢性缺血性心脏病(2.9%),以及非胰岛素依赖型糖尿病(2.6%);在区属二级医院产生的住院费用中,占比最高的病种是精神分裂症(19.0%)、脑梗死(5.3%)、脑血管病后遗症(3.5%)、慢性缺血性心脏病(3.4%),以及股骨骨折(1.8%)。

表 3-413 2022 年女性在不同级别医疗机构住院费用占比最高的病种

医疗机构级别	顺 位	病 种	费用占比(%)
市级三级医院	1	支气管和肺的恶性肿瘤	6.8
	2	乳房的恶性肿瘤	1.9
	3	椎间盘疾患	1.8
	4	子宫平滑肌瘤	1.6
	5	其他脑血管病	1.6
区属三级医院	1	胆石病	4.3
	2	脑梗死	4.3
	3	股骨骨折	3.2
	4	慢性缺血性心脏病	2.9
	5	非胰岛素依赖型糖尿病	2.6
区属二级医院	1	精神分裂症	19.0
	2	脑梗死	5.3
	3	脑血管病后遗症	3.5
	4	慢性缺血性心脏病	3.4
	5	股骨骨折	1.8

4. 不同年龄组人口差异

如图 3-66,2022 年,全市儿童在市级三级医院产生的住院费用占比 61.2%,区属三级医院 19.0%,区属二级医院 17.8%,社区卫生服务中心(站)2.0%;青年在市级三级医院产生住院费用占比 68.1%,区属三级医院 16.4%,区属二级医院 15.5%,社区卫生服务中心(站)0.02%;中年在市级三级医院产生住院费用占比 66.9%,区属三级医院 17.0%,区属二级医院 16.0%,社区卫生服务中心(站)0.1%;年轻老年人在市级三级医院产生的住院费用占比61.2%,区属三级医院20.3%,区属二级医院17.9%,社区卫生服务中心(站)0.6%;老年人在市级三级医院产生的住院费用占比44.9%,区属三级医院26.9%,区属二级医院23.2%,社区卫生服务中心(站)5.0%;长寿老年人在市级三级医院产生的住院费用占比26.5%,区属三级医院26.1%,区属二级医院33.4%,社区卫生服务中心(站)14.0%。

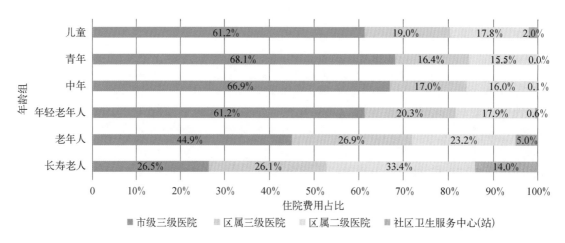

图3-66 2022年不同年龄组人口在不同级别医疗机构住院费用占比

如表3-414,儿童在市级三级医院产生的住院费用中,占比最高的病种是心间隔先天性畸形(6.3%)、睡眠障碍(4.7%)、与孕期短和低出生体重有关的疾患(2.6%)、病原体未特指的肺炎(2.1%),以及大动脉先天性畸形(1.8%);在区属三级医院产生的住院费用中,占比最高的病种是病原体未特指的肺炎(10.0%)、耳的其他先天性畸形(7.0%)、细菌性肺炎(6.5%)、新生儿黄疸(6.2%),以及与孕期短和低出生体重有关的疾患(3.9%);在区属二级医院产生的住院费用中,占比最高的病种是病原体未特指的肺炎(10.0%)、耳的其他先天性畸形(7.0%)、细菌性肺炎(6.5%)、新生儿黄疸(6.2%),以及与孕期短和低出生体重有关的疾患(3.9%)。

表3-414 2022年儿童在不同级别医疗机构住院费用占比最高的病种

医疗机构级别	顺 位	病 种	费用占比(%)
市级三级医院	1	心间隔先天性畸形	6.3
	2	睡眠障碍	4.7
	3	与孕期短和低出生体重有关的疾患	2.6
	4	病原体未特指的肺炎	2.1
	5	大动脉先天性畸形	1.8
区属三级医院	1	病原体未特指的肺炎	10.0
	2	耳的其他先天性畸形	7.0
	3	细菌性肺炎	6.5
	4	新生儿黄疸	6.2
	5	与孕期短和低出生体重有关的疾患	3.9

续 表

医疗机构级别	顺 位	病 种	费用占比(%)
区属二级医院	1	病原体未特指的肺炎	10.0
	2	耳的其他先天性畸形	7.0
	3	细菌性肺炎	6.5
	4	新生儿黄疸	6.2
	5	与孕期短和低出生体重有关的疾患	3.9

如表3-415,青年在市级三级医院产生的住院费用中,占比最高的病种是支气管和肺的恶性肿瘤(3.1%)、甲状腺的恶性肿瘤(2.6%)、小腿骨折(2.2%)、子宫平滑肌瘤(1.9%),以及椎间盘疾患(1.6%);在区属三级医院产生的住院费用中,占比最高的病种是支气管和肺的恶性肿瘤(3.1%)、甲状腺的恶性肿瘤(2.6%)、小腿骨折(2.2%)、子宫平滑肌瘤(1.9%),以及椎间盘疾患(1.6%);在区属二级医院产生的住院费用中,占比最高的病种是精神分裂症(24.4%)、为已知或可疑盆腔器官异常给予的孕产妇医疗(2.5%)、小腿骨折(2.2%)、混合痔(2.1%),以及阻塞性和反流性尿路病(1.7%)。

表3-415 2022年青年在不同级别医疗机构住院费用占比最高的病种

医疗机构级别	顺 位	病 种	费用占比(%)
市级三级医院	1	支气管和肺的恶性肿瘤	3.1
	2	甲状腺的恶性肿瘤	2.6
	3	小腿骨折	2.2
	4	子宫平滑肌瘤	1.9
	5	椎间盘疾患	1.6
区属三级医院	1	支气管和肺的恶性肿瘤	3.1
	2	甲状腺的恶性肿瘤	2.6
	3	小腿骨折	2.2
	4	子宫平滑肌瘤	1.9
	5	椎间盘疾患	1.6
区属二级医院	1	精神分裂症	24.4
	2	为已知或可疑盆腔器官异常给予的孕产妇医疗	2.5
	3	小腿骨折	2.2
	4	混合痔	2.1
	5	阻塞性和反流性尿路病	1.7

如表3-416,中年在市级三级医院产生的住院费用中,占比最高的病种是支气管和肺的恶性肿瘤(8.4%)、肝和肝内胆管的恶性肿瘤(2.4%)、小腿骨折(1.9%)、胃的恶性肿瘤(1.8%),以及慢性缺血性心脏病(1.8%);在区属三级医院产生的住院费用中,占比最高的病种是胆石病(4.6%)、小腿骨折(4.2%)、脑梗死(3.6%)、阻塞性和反流性尿路病(3.0%),以及颅内出血(2.8%);在区属二级医院产生的住院费用中,占比最高的病种是精神分裂症(37.7%)、小腿骨折(2.1%)、脑梗死(2.1%)、阻塞性和反流性尿路病(1.5%),以及由于脑损害和机能障碍及躯体疾病引起的其他精神障碍(1.5%)。

表 3-416 2022 年中年在不同级别医疗机构住院费用占比最高的病种

医疗机构级别	顺 位	病 种	费用占比(%)
市级三级医院	1	支气管和肺的恶性肿瘤	8.4
	2	肝和肝内胆管的恶性肿瘤	2.4
	3	小腿骨折	1.9
	4	胃的恶性肿瘤	1.8
	5	慢性缺血性心脏病	1.8
区属三级医院	1	胆石病	4.6
	2	小腿骨折	4.2
	3	脑梗死	3.6
	4	阻塞性和反流性尿路病	3.0
	5	颅内出血	2.8
区属二级医院	1	精神分裂症	37.7
	2	小腿骨折	2.1
	3	脑梗死	2.1
	4	阻塞性和反流性尿路病	1.5
	5	由于脑损害和机能障碍及躯体疾病引起的其他精神障碍	1.5

如表 3-417,年轻老年人在市级三级医院产生的住院费用中,占比最高的病种是支气管和肺的恶性肿瘤(8.5%)、慢性缺血性心脏病(3.4%)、心房纤颤和扑动(2.7%)、胃的恶性肿瘤(2.7%),以及心绞痛(2.6%);在区属三级医院产生的住院费用中,占比最高的病种是脑梗死(5.7%)、心绞痛(3.9%)、胆石病(3.6%)、非胰岛素依赖型糖尿病(3.5%),以及慢性缺血性心脏病(3.3%);在区属二级医院产生的住院费用中,占比最高的病种是精神分裂症(27.1%)、脑梗死(6.1%)、脑血管病后遗症(3.7%)、非胰岛素依赖型糖尿病(2.1%),以及慢性缺血性心脏病(1.9%)。

表 3-417 2022 年年轻老年人在不同级别医疗机构住院费用占比最高的病种

医疗机构级别	顺 位	病 种	费用占比(%)
市级三级医院	1	支气管和肺的恶性肿瘤	8.5
	2	慢性缺血性心脏病	3.4
	3	心房纤颤和扑动	2.7
	4	胃的恶性肿瘤	2.7
	5	心绞痛	2.6
区属三级医院	1	脑梗死	5.7
	2	心绞痛	3.9
	3	胆石病	3.6
	4	非胰岛素依赖型糖尿病	3.5
	5	慢性缺血性心脏病	3.3

医疗机构级别	顺 位	病 种	费用占比(%)
区属二级医院	1	精神分裂症	27.1
	2	脑梗死	6.1
	3	脑血管病后遗症	3.7
	4	非胰岛素依赖型糖尿病	2.1
	5	慢性缺血性心脏病	1.9

如表3-418,老年人在市级三级医院产生的住院费用中,占比最高的病种是支气管和肺的恶性肿瘤(4.3%)、股骨骨折(3.7%)、慢性缺血性心脏病(3.7%)、脑梗死(3.3%),以及心房纤颤和扑动(3.1%);在区属三级医院产生的住院费用中,占比最高的病种是脑梗死(7.8%)、股骨骨折(4.6%)、慢性缺血性心脏病(4.2%)、细菌性肺炎(3.2%),以及心绞痛(3.1%);在区属二级医院产生的住院费用中,占比最高的病种是脑梗死(10.6%)、精神分裂症(6.9%)、脑血管病后遗症(6.3%)、慢性缺血性心脏病(5.5%),以及心力衰竭(3.1%)。

表3-418 2022年老年人在不同级别医疗机构住院费用占比最高的病种

医疗机构级别	顺 位	病 种	费用占比(%)
市级三级医院	1	支气管和肺的恶性肿瘤	4.3
	2	股骨骨折	3.7
	3	慢性缺血性心脏病	3.7
	4	脑梗死	3.3
	5	心房纤颤和扑动	3.1
区属三级医院	1	脑梗死	7.8
	2	股骨骨折	4.6
	3	慢性缺血性心脏病	4.2
	4	细菌性肺炎	3.2
	5	心绞痛	3.1
区属二级医院	1	脑梗死	10.6
	2	精神分裂症	6.9
	3	脑血管病后遗症	6.3
	4	慢性缺血性心脏病	5.5
	5	心力衰竭	3.1

如表3-419,长寿老年人在市级三级医院产生的住院费用中,占比最高的病种是病原体未特指的肺炎(10.6%)、股骨骨折(6.9%)、其他呼吸性疾患(5.6%)、脑梗死(4.3%),以及慢性缺血性心脏病(4.2%);在区属三级医院产生的住院费用中,占比最高的病种是慢性缺血性心脏病(10.5%)、病原体未特指的肺炎(6.4%)、脑梗死(5.7%)、股骨骨折(4.9%),以及细菌性肺炎(4.9%);在区属二级医院产生的住院费用中,占比最高的病种是慢性缺血性心脏病(14.0%)、脑血管病后遗症(9.4%)、脑梗死(8.1%)、特发性原发性高血压(6.1%),以及心绞痛(4.3%)。

表3-419 2022年长寿老年人在不同级别医疗机构住院费用占比最高的病种

医疗机构级别	顺 位	病 种	费用占比(%)
市级三级医院	1	病原体未特指的肺炎	10.6
	2	股骨骨折	6.9
	3	其他呼吸性疾患	5.6
	4	脑梗死	4.3
	5	慢性缺血性心脏病	4.2
区属三级医院	1	慢性缺血性心脏病	10.5
	2	病原体未特指的肺炎	6.4
	3	脑梗死	5.7
	4	股骨骨折	4.9
	5	细菌性肺炎	4.9
区属二级医院	1	慢性缺血性心脏病	14.0
	2	脑血管病后遗症	9.4
	3	脑梗死	8.1
	4	特发性原发性高血压	6.1
	5	心绞痛	4.3

（六）住院人口在不同类别医疗机构费用占比及占比最高的住院原因

1. 总体概述

2022年,全市住院人口在西医医院产生的费用占比92.3%,中医医院7.7%。

由表3-420,住院人口在西医医院产生的费用中,占比最高的病种是精神分裂症(5.1%)、支气管和肺的恶性肿瘤(4.5%)、脑梗死(2.7%)、慢性缺血性心脏病(2.5%)、心绞痛(1.9%)、胆石病(1.7%)、小腿骨折(1.6%)、心房纤颤和扑动(1.6%)、胃的恶性肿瘤(1.5%),以及股骨骨折(1.5%)。

表3-420 2022年住院人口在西医医院费用占比最高的病种

顺 位	病 种	费用占比(%)
1	精神分裂症	5.1
2	支气管和肺的恶性肿瘤	4.5
3	脑梗死	2.7
4	慢性缺血性心脏病	2.5
5	心绞痛	1.9
6	胆石病	1.7
7	小腿骨折	1.6
8	心房纤颤和扑动	1.6
9	胃的恶性肿瘤	1.5
10	股骨骨折	1.5

由表3-421,住院人口在中医医院产生的费用中,占比最高的病种是脑梗死(5.5%)、非胰岛素依赖型糖尿病(4.5%)、混合痔(3.9%)、慢性缺血性心脏病(3.3%)、慢性肾衰竭(2.5%)、肛门及直肠区的裂瘘(2.4%)、胆石病(2.3%)、椎间盘疾患(2.1%)、细菌性肺炎(1.9%),以及脑血管病后遗症(1.7%)。

表3-421   2022年住院人口在中医医院费用占比最高的病种

顺　　位	病　　　种	费用占比(%)
1	脑梗死	5.5
2	非胰岛素依赖型糖尿病	4.5
3	混合痔	3.9
4	慢性缺血性心脏病	3.3
5	慢性肾衰竭	2.5
6	肛门及直肠区的裂瘘	2.4
7	胆石病	2.3
8	椎间盘疾患	2.1
9	细菌性肺炎	1.9
10	脑血管病后遗症	1.7

2. 不同支付方式人口差异

如图3-67,2022年,全市医保支付人口在西医医院产生的住院费用占比90.8%,中医医院9.2%;非医保支付人口在西医医院产生的住院费用占比95.2%,中医医院4.8%。

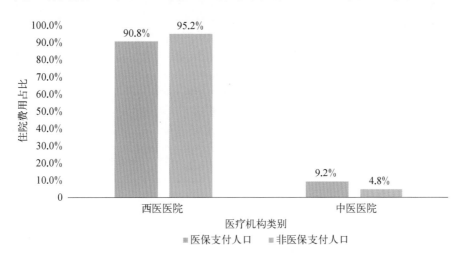

图3-67   2022年不同支付方式人口在不同类别医疗机构住院费用占比

如表3-422,医保支付人口在西医医院产生的住院费用中,占比最高的病种是精神分裂症(7.5%)、脑梗死(3.4%)、支气管和肺的恶性肿瘤(3.0%)、慢性缺血性心脏病(2.7%),以及心绞痛(2.2%);在中医医院产生的住院费用中,占比最高的病种是脑梗死(6.0%)、非胰岛素依赖型糖尿病(4.9%)、混合痔(4.4%)、慢性缺血性心脏病(3.6%),以及慢性肾衰竭(2.7%)。

表 3-422　2022 年医保支付人口在不同类别医疗机构住院费用占比最高的病种

医疗机构类别	顺　位	病　　　种	费用占比(%)
西医医院	1	精神分裂症	7.5
	2	脑梗死	3.4
	3	支气管和肺的恶性肿瘤	3.0
	4	慢性缺血性心脏病	2.7
	5	心绞痛	2.2
中医医院	1	脑梗死	6.0
	2	非胰岛素依赖型糖尿病	4.9
	3	混合痔	4.4
	4	慢性缺血性心脏病	3.6
	5	慢性肾衰竭	2.7

如表 3-423,非医保支付人口在西医医院产生的住院费用中,占比最高的病种是支气管和肺的恶性肿瘤(7.3%)、小腿骨折(2.3%)、肝和肝内胆管的恶性肿瘤(2.0%)、慢性缺血性心脏病(2.0%),以及胃的恶性肿瘤(1.8%);在中医医院产生的住院费用中,占比最高的病种是支气管和肺的恶性肿瘤(7.3%)、小腿骨折(2.3%)、慢性缺血性心脏病(2.0%)、肝和肝内胆管的恶性肿瘤(2.0%),以及胃的恶性肿瘤(1.8%)。

表 3-423　2022 年非医保支付人口在不同类别医疗机构住院费用占比最高的病种

医疗机构类别	顺　位	病　　　种	费用占比(%)
西医医院	1	支气管和肺的恶性肿瘤	7.3
	2	小腿骨折	2.3
	3	肝和肝内胆管的恶性肿瘤	2.0
	4	慢性缺血性心脏病	2.0
	5	胃的恶性肿瘤	1.8
中医医院	1	支气管和肺的恶性肿瘤	7.3
	2	小腿骨折	2.3
	3	慢性缺血性心脏病	2.0
	4	肝和肝内胆管的恶性肿瘤	2.0
	5	胃的恶性肿瘤	1.8

3. 不同性别人口差异

如图 3-68,2022 年,全市男性在西医医院产生的住院费用占比 92.6%,中医医院 7.4%;女性在西医医院产生的住院费用占比 91.9%,中医医院 8.1%。

如表 3-424,男性在西医医院产生的住院费用中,占比最高的病种是精神分裂症(5.8%)、支气管和肺的恶性肿瘤(4.1%)、脑梗死(3.1%)、慢性缺血性心脏病(3.0%),以及心绞痛(2.4%);在中医医院产生的住院费用中,占比最高的病种是脑梗死(5.9%)、非胰岛素依赖型糖尿病(5.4%)、肛门及直肠区的裂瘘(3.9%)、混合痔(3.3%),以及慢性缺血性心脏病(3.3%)。

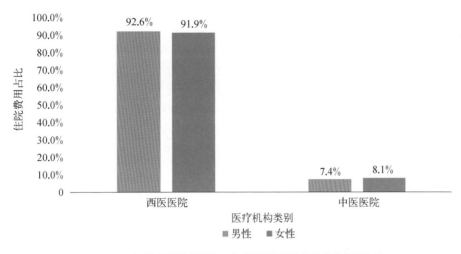

图 3-68 2022 年不同性别人口在不同类别医疗机构住院费用占比

表 3-424 2022 年男性在不同类别医疗机构住院费用占比最高的病种

医疗机构类别	顺 位	病 种	费用占比(%)
西医医院	1	精神分裂症	5.8
	2	支气管和肺的恶性肿瘤	4.1
	3	脑梗死	3.1
	4	慢性缺血性心脏病	3.0
	5	心绞痛	2.4
中医医院	1	脑梗死	5.9
	2	非胰岛素依赖型糖尿病	5.4
	3	肛门及直肠区的裂瘘	3.9
	4	混合痔	3.3
	5	慢性缺血性心脏病	3.3

如表 3-425,女性在西医医院产生的住院费用中,占比最高的病种是支气管和肺的恶性肿瘤(4.9%)、精神分裂症(4.3%)、脑梗死(2.2%)、股骨骨折(2.0%),以及慢性缺血性心脏病(1.9%);在中医医院产生的住院费用中,占比最高的病种是脑梗死(5.1%)、混合痔(4.5%)、非胰岛素依赖型糖尿病(3.6%)、慢性缺血性心脏病(3.4%),以及其他椎间盘疾患(2.6%)。

表 3-425 2022 年女性在不同类别医疗机构住院费用占比最高的病种

医疗机构类别	顺 位	病 种	费用占比(%)
西医医院	1	支气管和肺的恶性肿瘤	4.9
	2	精神分裂症	4.3
	3	脑梗死	2.2
	4	股骨骨折	2.0
	5	慢性缺血性心脏病	1.9

医疗机构类别	顺 位	病 种	费用占比（%）
中医医院	1	脑梗死	5.1
	2	混合痔	4.5
	3	非胰岛素依赖型糖尿病	3.6
	4	慢性缺血性心脏病	3.4
	5	其他椎间盘疾患	2.6

4. 不同年龄组人口差异

如图 3-69，2022 年，全市儿童在西医医院产生的住院费用占比 99.5%，中医医院 0.5%；青年在西医医院产生的住院费用占比 93.3%，中医医院 6.7%；中年在西医医院产生的住院费用占比 93.3%，中医医院 6.7%；年轻老年人在西医医院产生的住院费用占比 91.6%，中医医院 8.4%；老年人在西医医院产生的住院费用占比 89.6%，中医医院 10.4%；长寿老年人在西医医院产生的住院费用占比 91.7%，中医医院 8.3%。

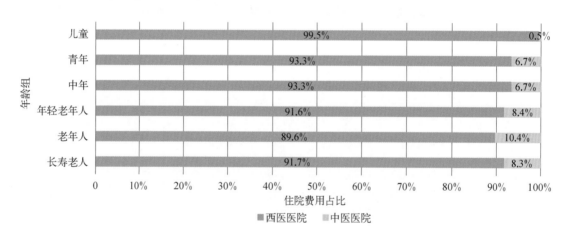

图 3-69　2022 年不同年龄组人口在不同类别医疗机构住院费用占比

如表 3-426，儿童在西医医院产生的住院费用中，占比最高的病种是心间隔先天性畸形（6.0%）、睡眠障碍（4.5%）、与孕期短和低出生体重有关的疾患（2.8%）、病原体未特指的肺炎（2.4%），以及新生儿呼吸窘迫（1.8%）；在中医医院产生的住院费用中，占比最高的病种是细菌性肺炎（12.1%）、病原体未特指的肺炎（10.6%）、急性支气管炎（6.5%）、肛门及直肠区的裂瘘（5.8%），以及急性扁桃体炎（5.4%）。

表 3-426　2022 年儿童在不同类别医疗机构住院费用占比最高的病种

医疗机构类别	顺 位	病 种	费用占比（%）
西医医院	1	心间隔先天性畸形	6.0
	2	睡眠障碍	4.5
	3	与孕期短和低出生体重有关的疾患	2.8

续 表

医疗机构类别	顺 位	病 种	费用占比(%)
	4	病原体未特指的肺炎	2.4
	5	新生儿呼吸窘迫	1.8
中医医院	1	细菌性肺炎	12.1
	2	病原体未特指的肺炎	10.6
	3	急性支气管炎	6.5
	4	肛门及直肠区的裂瘘	5.8
	5	急性扁桃体炎	5.4

如表 3-427，青年在西医医院产生的住院费用中，占比最高的病种是精神分裂症（4.8%）、小腿骨折（2.7%）、支气管和肺的恶性肿瘤（2.4%）、甲状腺的恶性肿瘤（2.3%），以及子宫平滑肌瘤（1.7%）；在中医医院产生的住院费用中，占比最高的病种是混合痔（11.0%）、肛门及直肠区的裂瘘（9.9%）、慢性病毒性肝炎（3.1%）、阻塞性和反流性尿路病（2.8%），以及小腿骨折（2.5%）。

表 3-427　2022 年青年在不同类别医疗机构住院费用占比最高的病种

医疗机构类别	顺 位	病 种	费用占比(%)
西医医院	1	精神分裂症	4.8
	2	小腿骨折	2.7
	3	支气管和肺的恶性肿瘤	2.4
	4	甲状腺的恶性肿瘤	2.3
	5	子宫平滑肌瘤	1.7
中医医院	1	混合痔	11.0
	2	肛门及直肠区的裂瘘	9.9
	3	慢性病毒性肝炎	3.1
	4	阻塞性和反流性尿路病	2.8
	5	小腿骨折	2.5

如表 3-428，中年在西医医院产生的住院费用中，占比最高的病种是精神分裂症（7.2%）、支气管和肺的恶性肿瘤（6.2%）、小腿骨折（2.3%）、肝和肝内胆管的恶性肿瘤（1.8%），以及胆石病（1.7%）；在中医医院产生的住院费用中，占比最高的病种是混合痔（5.1%）、非胰岛素依赖型糖尿病（4.6%）、脑梗死（3.3%）、胆石病（2.8%），以及慢性肾衰竭（2.6%）。

表 3-428　2022 年中年在不同类别医疗机构住院费用占比最高的病种

医疗机构类别	顺 位	病 种	费用占比(%)
西医医院	1	精神分裂症	7.2
	2	支气管和肺的恶性肿瘤	6.2

续　表

医疗机构类别	顺　位	病　种	费用占比（%）
	3	小腿骨折	2.3
	4	肝和肝内胆管的恶性肿瘤	1.8
	5	胆石病	1.7
中医医院	1	混合痔	5.1
	2	非胰岛素依赖型糖尿病	4.6
	3	脑梗死	3.3
	4	胆石病	2.8
	5	慢性肾衰竭	2.6

如表 3－429，年轻老年人在西医医院产生的住院费用中，占比最高的病种是精神分裂症（6.3%）、支气管和肺的恶性肿瘤（6.1%）、脑梗死（3.3%）、慢性缺血性心脏病（3.1%），以及心绞痛（2.8%）；在中医医院产生的住院费用中，占比最高的病种是脑梗死（6.1%）、非胰岛素依赖型糖尿病（5.9%）、慢性缺血性心脏病（3.2%）、慢性肾衰竭（3.0%），以及椎间盘疾患（2.8%）。

表 3－429　2022 年年轻老年人在不同类别医疗机构住院费用占比最高的病种

医疗机构类别	顺　位	病　种	费用占比（%）
西医医院	1	精神分裂症	6.3
	2	支气管和肺的恶性肿瘤	6.1
	3	脑梗死	3.3
	4	慢性缺血性心脏病	3.1
	5	心绞痛	2.8
中医医院	1	脑梗死	6.1
	2	非胰岛素依赖型糖尿病	5.9
	3	慢性缺血性心脏病	3.2
	4	慢性肾衰竭	3.0
	5	椎间盘疾患	2.8

如表 3－430，老年人在西医医院产生的住院费用中，占比最高的病种是脑梗死（6.1%）、慢性缺血性心脏病（4.1%）、股骨骨折（4.0%）、病原体未特指的肺炎（2.7%），以及心绞痛（2.7%）；在中医医院产生的住院费用中，占比最高的病种是脑梗死（9.2%）、慢性缺血性心脏病（5.8%）、非胰岛素依赖型糖尿病（4.2%）、细菌性肺炎（3.5%），以及慢性肾衰竭（2.9%）。

表 3－430　2022 年老年人在不同类别医疗机构住院费用占比最高的病种

医疗机构类别	顺　位	病　种	费用占比（%）
西医医院	1	脑梗死	6.1
	2	慢性缺血性心脏病	4.1

医疗机构类别	顺　位	病　种	费用占比(%)
	3	股骨骨折	4.0
	4	病原体未特指的肺炎	2.7
	5	心绞痛	2.7
中医医院	1	脑梗死	9.2
	2	慢性缺血性心脏病	5.8
	3	非胰岛素依赖型糖尿病	4.2
	4	细菌性肺炎	3.5
	5	慢性肾衰竭	2.9

如表3-431,长寿老年人在西医医院产生的住院费用中,占比最高的病种是慢性缺血性心脏病(9.8%)、病原体未特指的肺炎(7.3%)、脑梗死(5.9%)、脑血管病后遗症(5.1%),以及股骨骨折(5%);在中医医院产生的住院费用中,占比最高的病种是慢性缺血性心脏病(11.2%)、脑梗死(9.2%)、脑血管病后遗症(7.1%)、动脉粥样硬化症(6.1%),以及呼吸性疾患(4.7%)。

表3-431　2022年长寿老年人在不同类别医疗机构住院费用占比最高的病种

医疗机构类别	顺　位	病　种	费用占比(%)
西医医院	1	慢性缺血性心脏病	9.8
	2	病原体未特指的肺炎	7.3
	3	脑梗死	5.9
	4	脑血管病后遗症	5.1
	5	股骨骨折	5.0
中医医院	1	慢性缺血性心脏病	11.2
	2	脑梗死	9.2
	3	脑血管病后遗症	7.1
	4	动脉粥样硬化症	6.1
	5	呼吸性疾患	4.7

二、住院次均费用及费用最高的住院原因

(一)总体概述

如表3-432,2022年,全市住院人口因精神和行为疾患(347 973元),损伤、中毒和外因的某些其他后果(49 501元),以及肿瘤(37 149元)住院产生的次均费用最高。因精神和行为疾患住院产生的次均费用中,次均费用最高的病种是精神分裂症(347 973元)。因损伤、中毒和外因的某些其他后果住院产生的次均费用中,次均费用最高的病种是股骨骨折(61 965元)、小腿骨折(60 474元)、腰部脊柱和骨盆骨折(55 892元)、肩和上臂骨折(52 771元),以及膝的关节和韧带脱位、扭伤和劳损(49 956元)。因肿瘤住院产生的次均费用中,次均费用

最高的病种是脑的恶性肿瘤（89 683 元）、髓样白血病（87 844 元）、良性脑膜肿瘤（83 803 元）、食道的恶性肿瘤（69 353 元），以及胰脏的恶性肿瘤（59 346 元）。

表 3-432　2022 年住院人口次均费用最高的住院原因

顺　位	疾病分类	病　种	次均费用(元)
1	精神和行为疾患		347 973
		精神分裂症	347 973
2	损伤、中毒和外因的某些其他后果		49 501
		股骨骨折	61 965
		小腿骨折	60 474
		腰部脊柱和骨盆骨折	55 892
		肩和上臂骨折	52 771
		膝的关节和韧带脱位、扭伤和劳损	49 956
3	肿瘤		37 149
		脑的恶性肿瘤	89 683
		髓样白血病	87 844
		良性脑膜肿瘤	83 803
		食道的恶性肿瘤	69 353
		胰脏的恶性肿瘤	59 346

（二）不同支付方式人口住院次均费用及费用最高的住院原因

2022 年，全市医保支付人口住院次均费用为 24 412 元；非医保支付为 24 507 元。

如表 3-433，医保支付人口因精神和行为疾患（412 566 元）、起源于围产期的某些情况（52 379 元），以及损伤、中毒和外因的某些其他后果（49 720 元）住院产生的次均费用最高。因精神和行为疾患住院产生的次均费用中，次均费用最高的病种是精神分裂症（412 566 元）。因起源于围产期的某些情况住院产生的次均费用中，次均费用最高的病种是与孕期短和低出生体重有关的疾患（99 375 元），以及新生儿黄疸（8 220 元）。因损伤、中毒和外因的某些其他后果住院产生的次均费用中，次均费用最高的病种是股骨骨折（60 745 元）、小腿骨折（59 437元）、肩和上臂骨折（54 074 元）、腰部脊柱和骨盆骨折（50 929 元），以及膝的关节和韧带脱位、扭伤和劳损（49 501 元）。

表 3-433　2022 年医保支付人口住院次均费用最高的住院原因

顺　位	疾病分类	病　种	次均费用(元)
1	精神和行为疾患		412 566
		精神分裂症	412 566
2	起源于围产期的某些情况		52 379
		与孕期短和低出生体重有关的疾患	99 375
		新生儿黄疸	8 220
3	损伤、中毒和外因的某些其他后果		49 720
		股骨骨折	60 745

顺 位	疾 病 分 类	病 种	次均费用(元)
		小腿骨折	59 437
		肩和上臂骨折	54 074
		腰部脊柱和骨盆骨折	50 929
		膝的关节和韧带脱位、扭伤和劳损	49 501

如表 3–434,非医保支付人口因精神和行为疾患(76 348 元),损伤、中毒和外因的某些其他后果(49 202 元),以及肿瘤(42 675 元)住院产生的次均费用最高。因精神和行为疾患住院产生的次均费用中,次均费用最高的病种是精神分裂症(76 348 元)。因损伤、中毒和外因的某些其他后果住院产生的次均费用中,次均费用最高的病种是股骨骨折(65 646 元)、腰部脊柱和骨盆骨折(63 520 元)、小腿骨折(61 584 元)、肩和上臂骨折(50 770 元),以及膝的关节和韧带脱位、扭伤和劳损(50 577 元)。因肿瘤住院产生的次均费用中,次均费用最高的病种是脑的恶性肿瘤(91 092 元)、良性脑膜肿瘤(82 633 元)、食道的恶性肿瘤(75 980 元)、直肠的恶性肿瘤(62 204 元),以及结肠的恶性肿瘤(60 007 元)。

表 3–434 2022 年非医保支付人口住院次均费用最高的住院原因

顺 位	疾 病 分 类	病 种	次均费用(元)
1	精神和行为疾患		76 348
		精神分裂症	76 348
2	损伤、中毒和外因的某些其他后果		49 202
		股骨骨折	65 646
		腰部脊柱和骨盆骨折	63 520
		小腿骨折	61 584
		肩和上臂骨折	50 770
		膝的关节和韧带脱位、扭伤和劳损	50 577
3	肿瘤		42 675
		脑的恶性肿瘤	91 092
		良性脑膜肿瘤	82 633
		食道的恶性肿瘤	75 980
		直肠的恶性肿瘤	62 204
		结肠的恶性肿瘤	60 007

（三）不同性别人口住院次均费用及费用最高的住院原因

2022 年,全市男性住院次均费用为 26 842 元,女性 22 117 元,性别比为 1.21。

如表 3–435,男性因精神和行为疾患(386 527 元),损伤、中毒和外因的某些其他后果(49 085 元),以及肿瘤(42 027 元)住院产生的次均费用最高。因精神和行为疾患住院产生的次均费用中,次均费用最高的病种是精神分裂症(386 527 元)。因损伤、中毒和外因的某些其他后果住院产生的次均费用中,次均费用最高的病种是股骨骨折(64 350 元)、腰部脊柱和骨盆骨折(63 934 元)、小腿骨折(61 118 元),膝的关节和韧带脱位、扭伤和劳损(52 863 元),以及肩和上臂骨折(50 339 元)。因肿瘤住院产生的次均费用中,次均费用最高的病种是脑的恶性肿瘤(89 761 元)、髓样白血病(87 002 元)、良性脑膜肿瘤(86 758 元)、食道的恶性肿瘤(70 527 元),以及胰脏的恶性肿瘤(60 153 元)。

表 3‑435　2022 年男性住院次均费用最高的住院原因

顺　　位	疾 病 分 类	病　　种	次均费用(元)
1	精神和行为疾患		386 527
		精神分裂症	386 527
2	损伤、中毒和外因的某些其他后果		49 085
		股骨骨折	64 350
		腰部脊柱和骨盆骨折	63 934
		小腿骨折	61 118
		膝的关节和韧带脱位、扭伤和劳损	52 863
		肩和上臂骨折	50 339
3	肿瘤		42 027
		脑的恶性肿瘤	89 761
		髓样白血病	87 002
		良性脑膜肿瘤	86 758
		食道的恶性肿瘤	70 527
		胰脏的恶性肿瘤	60 153

如表 3‑436,女性因精神和行为疾患(299 811 元),损伤、中毒和外因的某些其他后果(49 918 元),以及先天畸形、变形和染色体异常(41 788 元)住院产生的次均费用最高。因精神和行为疾患住院产生的次均费用中,次均费用最高的病种是精神分裂症(299 811 元)。因损伤、中毒和外因的某些其他后果住院产生的次均费用中,次均费用最高的病种是股骨骨折(60 556 元)、小腿骨折(59 674 元)、肩和上臂骨折(55 153 元)、腰部脊柱和骨盆骨折(51 178 元),以及前臂骨折(47 855 元)。因先天畸形、变形和染色体异常住院产生的次均费用中,次均费用最高的病种是心间隔先天性畸形(58 203 元),以及心脏的先天性畸形(16 352 元)。

表 3‑436　2022 年女性住院次均费用最高的住院原因

顺　　位	疾 病 分 类	病　　种	次均费用(元)
1	精神和行为疾患		299 811
		精神分裂症	299 811
2	损伤、中毒和外因的某些其他后果		49 918
		股骨骨折	60 556
		小腿骨折	59 674
		肩和上臂骨折	55 153
		腰部脊柱和骨盆骨折	51 178
		前臂骨折	47 855
3	先天畸形、变形和染色体异常		41 788
		心间隔先天性畸形	58 203
		心脏的先天性畸形	16 352

（四）不同年龄组人口住院次均费用及费用最高的住院原因

2022 年,全市儿童住院次均费用为 17 034 元,青年 18 506 元,中年 25 689 元,年轻老年人 26 590 元,老年人 28 570 元,长寿老年人 35 074 元。

如表 3-437,儿童因肿瘤(40 662 元)、先天畸形、变形和染色体异常(40 173 元),以及循环系统疾病(35 863 元)住院产生的次均费用最高。因肿瘤住院产生的次均费用中,次均费用最高的病种是髓样白血病(144 360 元)、弥漫性非霍奇金淋巴瘤(141 520 元)、胃的恶性肿瘤(100 709 元)、脑的恶性肿瘤(98 672 元),以及良性脑膜肿瘤(77 211 元)。因先天畸形、变形和染色体异常住院产生的次均费用中,次均费用最高的病种是心脏的先天性畸形(79 720 元)、心间隔先天性畸形(72 992 元),以及男性生殖器官的先天性畸形(9 706 元)。因循环系统疾病住院产生的次均费用中,次均费用最高的病种是急性心肌梗死(108 345 元)、主动脉动脉瘤和动脉壁夹层形成(65 117 元)、颅内出血(59 550 元)、其他脑血管病(51 804 元),以及动脉粥样硬化症(51 139 元)。

表 3-437　2022 年儿童住院次均费用最高的住院原因

顺　位	疾病分类	病　种	次均费用(元)
1	肿瘤		40 662
		髓样白血病	144 360
		弥漫性非霍奇金淋巴瘤	141 520
		胃的恶性肿瘤	100 709
		脑的恶性肿瘤	98 672
		良性脑膜肿瘤	77 211
2	先天畸形、变形和染色体异常		40 173
		心脏的先天性畸形	79 720
		心间隔先天性畸形	72 992
		男性生殖器官的先天性畸形	9 706
3	循环系统疾病		35 863
		急性心肌梗死	108 345
		主动脉动脉瘤和动脉壁夹层形成	65 117
		颅内出血	59 550
		其他脑血管病	51 804
		动脉粥样硬化症	51 139

如表 3-438,青年因精神和行为疾患(173 667 元),损伤、中毒和外因的某些其他后果(46 940 元),以及循环系统疾病(38 884 元)住院产生的次均费用最高。因精神和行为疾患住院产生的次均费用中,次均费用最高的病种是精神分裂症(173 667 元)。因损伤、中毒和外因的某些其他后果住院产生的次均费用中,次均费用最高的病种是腰部脊柱和骨盆骨折(76 928 元)、股骨骨折(73 902 元)、小腿骨折(59 624 元),膝的关节和韧带脱位、扭伤和劳损(54 239 元),以及肩和上臂骨折(50 783 元)。因循环系统疾病住院产生的次均费用中,次均费用最高的病种是主动脉动脉瘤和动脉壁夹层形成(171 996 元)、颅内出血(69 927 元)、心房纤颤和扑动(67 649 元)、其他脑血管病(64 229 元),以及心肌病(44 485 元)。

表 3－438　2022 年青年住院次均费用最高的住院原因

顺　位	疾病分类	病　种	次均费用(元)
1	精神和行为疾患		173 667
		精神分裂症	173 667
2	损伤、中毒和外因的某些其他后果		46 940
		腰部脊柱和骨盆骨折	76 928
		股骨骨折	73 902
		小腿骨折	59 624
		膝的关节和韧带脱位、扭伤和劳损	54 239
		肩和上臂骨折	50 783
3	循环系统疾病		38 884
		主动脉动脉瘤和动脉壁夹层形成	171 996
		颅内出血	69 927
		心房纤颤和扑动	67 649
		其他脑血管病	64 229
		心肌病	44 485

　　如表 3－439，中年因精神和行为疾患(413 820 元)，损伤、中毒和外因的某些其他后果(49 535 元)，以及肿瘤(37 779 元)住院产生的次均费用最高。因精神和行为疾患住院产生的次均费用中，次均费用最高的病种是精神分裂症(413 820 元)。因损伤、中毒和外因的某些其他后果住院产生的次均费用中，次均费用最高的病种是腰部脊柱和骨盆骨折(66 058 元)、股骨骨折(65 827 元)、小腿骨折(61 978 元)、肩和上臂骨折(53 214 元)，以及颅内损伤(50 503 元)。因肿瘤住院产生的次均费用中，次均费用最高的病种是髓样白血病(111 041 元)、脑的恶性肿瘤(89 251 元)、良性脑膜肿瘤(81 675 元)、食道的恶性肿瘤(68 493 元)，以及弥漫性非霍奇金淋巴瘤(60 453 元)。

表 3－439　2022 年中年住院次均费用最高的住院原因

顺　位	疾病分类	病　种	次均费用(元)
1	精神和行为疾患		413 820
		精神分裂症	413 820
2	损伤、中毒和外因的某些其他后果		49 535
		腰部脊柱和骨盆骨折	66 058
		股骨骨折	65 827
		小腿骨折	61 978
		肩和上臂骨折	53 214
		颅内损伤	50 503
3	肿瘤		37 779
		髓样白血病	111 041
		脑的恶性肿瘤	89 251
		良性脑膜肿瘤	81 675
		食道的恶性肿瘤	68 493
		弥漫性非霍奇金淋巴瘤	60 453

如表 3–440,年轻老年人因精神和行为疾患(460 719 元),损伤、中毒和外因的某些其他后果(52 248 元),以及肿瘤(41 165 元)住院产生的次均费用最高。因精神和行为疾患住院产生的次均费用中,次均费用最高的病种是精神分裂症(460 719 元)。因损伤、中毒和外因的某些其他后果住院产生的次均费用中,次均费用最高的病种是股骨骨折(64 107 元)、小腿骨折(62 498元)、肩和上臂骨折(58 217 元)、腰部脊柱和骨盆骨折(52 741 元),以及前臂骨折(49 900 元)。因肿瘤住院产生的次均费用中,次均费用最高的病种是脑的恶性肿瘤(89 799 元)、良性脑膜肿瘤(88 050元)、食道的恶性肿瘤(71 798 元)、髓样白血病(65 287 元),以及直肠的恶性肿瘤(60 442 元)。

表 3–440 2022 年年轻老年人住院次均费用最高的住院原因

顺 位	疾 病 分 类	病 种	次均费用(元)
1	精神和行为疾患		460 719
		精神分裂症	460 719
2	损伤、中毒和外因的某些其他后果		52 248
		股骨骨折	64 107
		小腿骨折	62 498
		肩和上臂骨折	58 217
		腰部脊柱和骨盆骨折	52 741
		前臂骨折	49 900
3	肿瘤		41 165
		脑的恶性肿瘤	89 799
		良性脑膜肿瘤	88 050
		食道的恶性肿瘤	71 798
		髓样白血病	65 287
		直肠的恶性肿瘤	60 442

如表 3–441,老年人因精神和行为疾患(430 268 元),损伤、中毒和外因的某些其他后果(51 757 元),以及某些传染病和寄生虫病(43 549 元)住院产生的次均费用最高。因精神和行为疾患住院产生的次均费用中,次均费用最高的病种是精神分裂症(430 268 元)。因损伤、中毒和外因的某些其他后果住院产生的次均费用中,次均费用最高的病种是肩和上臂骨折(60 592 元)、股骨骨折(59 358 元)、小腿骨折(54 905 元)、前臂骨折(50 476 元),以及肩和上臂水平的肌肉和肌腱损伤(48 178 元)。因某些传染病和寄生虫病住院产生的次均费用中,次均费用最高的病种是败血症(53 056 元)、细菌学和组织学证实之呼吸系统结核病(19 448元)、慢性病毒性肝炎(16 426 元),以及细菌学或组织学未证实之呼吸系统结核病(16 068 元)。

表 3–441 2022 年老年人住院次均费用最高的住院原因

顺 位	疾 病 分 类	病 种	次均费用(元)
1	精神和行为疾患		430 268
		精神分裂症	430 268

顺　位	疾病分类	病　种	次均费用(元)
2	损伤、中毒和外因的某些其他后果		51 757
		肩和上臂骨折	60 592
		股骨骨折	59 358
		小腿骨折	54 905
		前臂骨折	50 476
		肩和上臂水平的肌肉和肌腱损伤	48 178
3	某些传染病和寄生虫病		43 549
		败血症	53 056
		细菌学和组织学证实之呼吸系统结核病	19 448
		慢性病毒性肝炎	16 426
		细菌学或组织学未证实之呼吸系统结核病	16 068

　　如表3-442,长寿老年人因精神和行为疾患(324 858 元),损伤、中毒和外因的某些其他后果(51 912 元),以及某些传染病和寄生虫病(48 446 元)住院产生的次均费用最高。因精神和行为疾患住院产生的次均费用中,次均费用最高的病种是精神分裂症(324 858 元)。因损伤、中毒和外因的某些其他后果住院产生的次均费用中,次均费用最高的病种是足骨折(90 260 元)、肩和上臂骨折(59 806 元)、股骨骨折(58 624 元)、前臂骨折(47 392 元),以及小腿骨折(40 834 元)。因某些传染病和寄生虫病住院产生的次均费用中,次均费用最高的病种是细菌学和组织学证实之呼吸系统结核病(50 715 元)、败血症(49 789 元)、细菌学或组织学未证实之呼吸系统结核病(21 628 元),以及慢性病毒性肝炎(18 680 元)。

表 3-442　2022 年长寿老年人住院次均费用最高的住院原因

顺　位	疾病分类	病　种	次均费用(元)
1	精神和行为疾患		324 858
		精神分裂症	324 858
2	损伤、中毒和外因的某些其他后果		51 912
		足骨折	90 260
		肩和上臂骨折	59 806
		股骨骨折	58 624
		前臂骨折	47 392
		小腿骨折	40 834
3	某些传染病和寄生虫病		48 446
		细菌学和组织学证实之呼吸系统结核病	50 715
		败血症	49 789
		细菌学或组织学未证实之呼吸系统结核病	21 628
		慢性病毒性肝炎	18 680

（五）住院人口在不同级别医疗机构次均费用及费用最高的住院原因

1. 总体概述

2022年，全市住院人口在市级三级医院次均费用为25 372元，区属三级医院21 332元，区属二级医院24 269元，社区卫生服务中心（站）46 870元。

如表3-443，住院人口在市级三级医院次均费用最高的病种是主动脉动脉瘤和动脉壁夹层形成（188 328元）、精神分裂症（170 346元）、髓样白血病（106 381元）、帕金森症（102 177元）、脑的恶性肿瘤（92 362元）、良性脑膜肿瘤（85 341元）、脊椎病（79 147元）、动脉粥样硬化症（77 986元）、食道的恶性肿瘤（75 787元），以及心房纤颤和扑动（72 982元）。

表3-443　2022年住院人口在市级三级医院次均费用最高的病种

顺 位	病 种	次均费用（元）
1	主动脉动脉瘤和动脉壁夹层形成	188 328
2	精神分裂症	170 346
3	髓样白血病	106 381
4	帕金森症	102 177
5	脑的恶性肿瘤	92 362
6	良性脑膜肿瘤	85 341
7	脊椎病	79 147
8	动脉粥样硬化症	77 986
9	食道的恶性肿瘤	75 787
10	心房纤颤和扑动	72 982

如表3-444，住院人口在区属三级医院次均费用最高的病种是主动脉动脉瘤和动脉壁夹层形成（121 922元）、脑的恶性肿瘤（86 457元）、良性脑膜肿瘤（76 766元）、脊椎病（75 044元）、股骨骨折（65 985元）、颅内出血（63 027元）、精神分裂症（61 600元）、髓样白血病（59 633元）、小腿骨折（58 550元），以及直肠的恶性肿瘤（57 273元）。

表3-444　2022年住院人口区属三级医院次均费用最高的病种

顺 位	病 种	次均费用（元）
1	主动脉动脉瘤和动脉壁夹层形成	121 922
2	脑的恶性肿瘤	86 457
3	良性脑膜肿瘤	76 766
4	脊椎病	75 044
5	股骨骨折	65 985
6	颅内出血	63 027
7	精神分裂症	61 600
8	髓样白血病	59 633

顺　位	病　种	次均费用(元)
9	小腿骨折	58 550
10	直肠的恶性肿瘤	57 273

如表3-445,住院人口在区属二级医院次均费用最高的病种是精神分裂症(417 846 元)、主动脉动脉瘤和动脉壁夹层形成(96 737 元)、良性脑膜肿瘤(75 255 元)、中耳和呼吸系统原位癌(65 795 元)、脑的恶性肿瘤(61 701 元)、动脉粥样硬化症(60 250 元)、脊椎病(54 476 元)、股骨骨折(51 989 元)、入脑前动脉的闭塞和狭窄(49 625 元),以及败血症(48 658 元)。

表3-445　2022年住院人口在区属二级医院次均费用最高的病种

顺　位	病　种	次均费用(元)
1	精神分裂症	417 846
2	主动脉动脉瘤和动脉壁夹层形成	96 737
3	良性脑膜肿瘤	75 255
4	中耳和呼吸系统原位癌	65 795
5	脑的恶性肿瘤	61 701
6	动脉粥样硬化症	60 250
7	脊椎病	54 476
8	股骨骨折	51 989
9	入脑前动脉的闭塞和狭窄	49 625
10	败血症	48 658

2. 不同支付方式人口差异

如表3-446,2022年,全市医保支付人口在市级三级医院产生的住院次均费用为24 384元,区属三级医院21 267元,区属二级医院27 114元,社区卫生服务中心(站)48 728元;非医保支付人口在市级三级医院产生的住院次均费用为26 874元,区属三级医院21 519元,区属二级医院16 379元,社区卫生服务中心(站)24 046元。

表3-446　2022年不同支付方式人口在不同级别医疗机构住院次均费用　　　　(单位：元)

支付方式	市级三级医院	区属三级医院	区属二级医院	社区卫生服务中心(站)
医保支付	24 384	21 267	27 114	48 728
非医保支付	26 874	21 519	16 379	24 046

如表3-447,医保支付人口在市级三级医院住院次均费用最高的病种是精神分裂症(239 321 元)、主动脉动脉瘤和动脉壁夹层形成(194 880 元)、帕金森症(121 784 元)、髓样白血病(116 204 元),以及与孕期短和低出生体重有关的疾患(102 941 元);在区属三级医院住

院次均费用最高的病种是主动脉动脉瘤和动脉壁夹层形成(118 472 元)、脑的恶性肿瘤(78 736 元)、良性脑膜肿瘤(75 826 元)、脊椎病(75 026 元),以及股骨骨折(65 660 元);在区属二级医院住院次均费用最高的病种是精神分裂症(462 245 元)、主动脉动脉瘤和动脉壁夹层形成(89 573 元)、良性脑膜肿瘤(78 816 元)、动脉粥样硬化症(60 441 元),以及中耳和呼吸系统原位癌(59 520 元)。

表 3-447 2022 年医保支付人口在不同级别医疗机构住院次均费用最高的病种

医疗机构级别	顺　位	病　　种	次均费用(元)
市级三级医院	1	精神分裂症	239 321
	2	主动脉动脉瘤和动脉壁夹层形成	194 880
	3	帕金森症	121 784
	4	髓样白血病	116 204
	5	与孕期短和低出生体重有关的疾患	102 941
区属三级医院	1	主动脉动脉瘤和动脉壁夹层形成	118 472
	2	脑的恶性肿瘤	78 736
	3	良性脑膜肿瘤	75 826
	4	脊椎病	75 026
	5	股骨骨折	65 660
区属二级医院	1	精神分裂症	462 245
	2	主动脉动脉瘤和动脉壁夹层形成	89 573
	3	良性脑膜肿瘤	78 816
	4	动脉粥样硬化症	60 441
	5	中耳和呼吸系统原位癌	59 520

如表 3-448,非医保支付人口在市级三级医院住院次均费用最高的病种是主动脉动脉瘤和动脉壁夹层形成(175 930 元)脑的恶性肿瘤(91 434 元)、脊椎病(87 031 元)、良性脑膜肿瘤(83 642 元),以及食道的恶性肿瘤(78 802 元);在区属三级医院住院次均费用最高的病种是主动脉动脉瘤和动脉壁夹层形成(131 997 元)、脑的恶性肿瘤(97 439 元)、良性脑膜肿瘤(78 480 元)、脊椎病(75 114 元),以及股骨骨折(66 986 元);在区属二级医院住院次均费用最高的病种是主动脉动脉瘤和动脉壁夹层形成(117 650 元)、精神分裂症(94 860 元)、中耳和呼吸系统原位癌(78 792 元)、脑的恶性肿瘤(77 082 元),以及良性脑膜肿瘤(70 737 元)。

表 3-448 2022 年非医保支付人口在不同级别医疗机构住院次均费用最高的病种

医疗机构级别	顺　位	病　　种	次均费用(元)
市级三级医院	1	主动脉动脉瘤和动脉壁夹层形成	175 930
	2	脑的恶性肿瘤	91 434
	3	脊椎病	87 031
	4	良性脑膜肿瘤	83 642
	5	食道的恶性肿瘤	78 802

续　表

医疗机构级别	顺　位	病　　种	次均费用(元)
区属三级医院	1	主动脉动脉瘤和动脉壁夹层形成	131 997
	2	脑的恶性肿瘤	97 439
	3	良性脑膜肿瘤	78 480
	4	脊椎病	75 114
	5	股骨骨折	66 986
区属二级医院	1	主动脉动脉瘤和动脉壁夹层形成	117 650
	2	精神分裂症	94 860
	3	中耳和呼吸系统原位癌	78 792
	4	脑的恶性肿瘤	77 082
	5	良性脑膜肿瘤	70 737

3. 不同性别人口差异

如表3-449,2022年,全市男性在市级三级医院产生的住院次均费用为27 712元,区属三级医院22 883元,区属二级医院28 590元,社区卫生服务中心(站)40 445元;女性在市级三级医院产生的住院次均费用为23 049元,区属三级医院19 685元,区属二级医院20 589元,社区卫生服务中心(站)51 412元。

表3-449　2022年不同性别人口在不同级别医疗机构住院次均费用　　　　　(单位:元)

住院人口性别	市级三级医院	区属三级医院	区属二级医院	社区卫生服务中心(站)
男性	27 712	22 883	28 590	40 445
女性	23 049	19 685	20 589	51 412

如表3-450,男性在市级三级医院住院次均费用最高的病种是精神分裂症(217 400元)、主动脉动脉瘤和动脉壁夹层形成(193 833元)、髓样白血病(106 477元)、帕金森症(101 192元),以及脑的恶性肿瘤(92 309元);在区属三级医院住院次均费用最高的病种是主动脉动脉瘤和动脉壁夹层形成(132 472元)、脑的恶性肿瘤(86 011元)、良性脑膜肿瘤(82 773元)、脊椎病(76 864元),以及精神分裂症(69 084元);在区属二级医院住院次均费用最高的病种是精神分裂症(444 635元)、主动脉动脉瘤和动脉壁夹层形成(113 293元)、动脉粥样硬化症(66 295元)、良性脑膜肿瘤(64 340元),以及中耳和呼吸系统原位癌(62 725元)。

表3-450　2022年男性在不同级别医疗机构住院次均费用最高的病种

医疗机构级别	顺　位	病　　种	次均费用(元)
市级三级医院	1	精神分裂症	217 400
	2	主动脉动脉瘤和动脉壁夹层形成	193 833
	3	髓样白血病	106 477
	4	帕金森症	101 192
	5	脑的恶性肿瘤	92 309

医疗机构级别	顺　位	病　　种	次均费用(元)
区属三级医院	1	主动脉动脉瘤和动脉壁夹层形成	132 472
	2	脑的恶性肿瘤	86 011
	3	良性脑膜肿瘤	82 773
	4	脊椎病	76 864
	5	精神分裂症	69 084
区属二级医院	1	精神分裂症	444 635
	2	主动脉动脉瘤和动脉壁夹层形成	113 293
	3	动脉粥样硬化症	66 295
	4	良性脑膜肿瘤	64 340
	5	中耳和呼吸系统原位癌	62 725

如表3-451,女性在市级三级医院住院次均费用最高的病种是主动脉动脉瘤和动脉壁夹层形成(166 600元)、精神分裂症(130 408元)、髓样白血病(106 264元)、帕金森症(103 321元),以及脑的恶性肿瘤(92 429元);在区属三级医院住院次均费用最高的病种是脑的恶性肿瘤(86 983元)、主动脉动脉瘤和动脉壁夹层形成(83 284元)、良性脑膜肿瘤(73 829元)、脊椎病(73 626元),以及股骨骨折(64 492元);在区属二级医院住院次均费用最高的病种是精神分裂症(380 295元)、良性脑膜肿瘤(81 029元)、中耳和呼吸系统原位癌(66 983元)、脑的恶性肿瘤(62 425元),以及主动脉动脉瘤和动脉壁夹层形成(59 947元)。

表3-451　2022年女性在不同级别医疗机构住院次均费用最高的病种

医疗机构级别	顺　位	病　　种	次均费用(元)
市级三级医院	1	主动脉动脉瘤和动脉壁夹层形成	166 600
	2	精神分裂症	130 408
	3	髓样白血病	106 264
	4	帕金森症	103 321
	5	脑的恶性肿瘤	92 429
区属三级医院	1	脑的恶性肿瘤	86 983
	2	主动脉动脉瘤和动脉壁夹层形成	83 284
	3	良性脑膜肿瘤	73 829
	4	脊椎病	73 626
	5	股骨骨折	64 492
区属二级医院	1	精神分裂症	380 295
	2	良性脑膜肿瘤	81 029
	3	中耳和呼吸系统原位癌	66 983
	4	脑的恶性肿瘤	62 425
	5	主动脉动脉瘤和动脉壁夹层形成	59 947

4. 不同年龄组人口差异

如表3-452,2022年,全市儿童在市级三级医院产生的住院次均费用为18 470元,区属三级医院 6 123 元,区属二级医院 7 054 元,社区卫生服务中心(站)853 元;青年在市级三级医院产生的住院次均费用为 20 411 元,区属三级医院 14 997 元,区属二级医院 15 916 元,社区卫生服务中心(站)14 059 元;中年市级三级医院产生的住院次均费用为 26 601 元,区属三级医院 20 727 元,区属二级医院 28 911 元,社区卫生服务中心(站)25 877 元;年轻老年人在市级三级医院产生的住院次均费用为 27 534 元,区属三级医院 23 026 元,区属二级医院 27 946 元,社区卫生服务中心(站)36 899 元;老年人在市级三级医院产生的住院次均费用为 31 856 元,区属三级医院 25 934 元,区属二级医院 24 553 元,社区卫生服务中心(站)45 824 元;长寿老年人在市级三级医院产生的住院次均费用为 46 806 元,区属三级医院 30 293 元,区属二级医院 28 001 元,社区卫生服务中心(站)60 817 元。

表 3 - 452　2022 年不同年龄组人口在不同级别医疗机构住院次均费用　　　　(单位:元)

住院人口年龄组	市级三级医院	区属三级医院	区属二级医院	社区卫生服务中心(站)
儿童	18 470	6 123	7 054	853
青年	20 411	14 997	15 916	14 059
中年	26 601	20 727	28 911	25 877
年轻老年人	27 534	23 026	27 946	36 899
老年人	31 856	25 934	24 553	45 824
长寿老年人	46 806	30 293	28 001	60 817

如表 3 - 453,儿童在市级三级医院住院次均费用最高的病种是髓样白血病(144 360 元)、弥漫性非霍奇金淋巴瘤(142 423 元)、急性心肌梗死(108 345 元)、胃的恶性肿瘤(100 709 元),以及脑的恶性肿瘤(99 370 元);在区属三级医院住院次均费用最高的病种是良性脑膜肿瘤(83 897 元)、口腔和消化器官不确定或未知行为的肿瘤(75 833 元)、直肠的恶性肿瘤(73 274 元)、脑的恶性肿瘤(72 306 元),以及肺诊断性影像检查的异常所见(69 457 元);在区属二级医院住院次均费用最高的病种是腰部脊柱和骨盆骨折(175 581 元)、脑梗死(167 676 元),肋骨、胸骨和胸部脊柱骨折(112 089 元)、静脉炎和血栓性静脉炎(108 238 元),以及其他部位的继发性恶性肿瘤(93 184 元)。

表 3 - 453　2022 年儿童在不同级别医疗机构住院次均费用最高的病种

医疗机构级别	顺　位	病　种	次均费用(元)
市级三级医院	1	髓样白血病	144 360
	2	弥漫性非霍奇金淋巴瘤	142 423
	3	急性心肌梗死	108 345
	4	胃的恶性肿瘤	100 709
	5	脑的恶性肿瘤	99 370
区属三级医院	1	良性脑膜肿瘤	83 897
	2	口腔和消化器官不确定或未知行为的肿瘤	75 833
	3	直肠的恶性肿瘤	73 274
	4	脑的恶性肿瘤	72 306
	5	肺诊断性影像检查的异常所见	69 457

续　表

医疗机构级别	顺　位	病　　种	次均费用(元)
区属二级医院	1	腰部脊柱和骨盆骨折	175 581
	2	脑梗死	167 676
	3	肋骨、胸骨和胸部脊柱骨折	112 089
	4	静脉炎和血栓性静脉炎	108 238
	5	其他部位的继发性恶性肿瘤	93 184

如表3－454,青年在市级三级医院住院次均费用最高的病种是主动脉动脉瘤和动脉壁夹层形成(179 143 元)、髓样白血病(140 218 元)、帕金森症(113 568 元)、腰部脊柱和骨盆骨折(95 430 元),以及肌张力障碍(94 396 元);在区属三级医院住院次均费用最高的病种是主动脉动脉瘤和动脉壁夹层形成(114 071 元)、脑的恶性肿瘤(100 488 元)、多发性骨髓瘤和恶性浆细胞肿瘤(80 610 元)、良性脑膜肿瘤(75 782 元),以及股骨骨折(72 950 元);在区属二级医院住院次均费用最高的病种是精神分裂症(253 961 元)、主动脉动脉瘤和动脉壁夹层形成(147 097 元)、帕金森症(120 622 元)、败血症(89 059 元),以及良性脑膜肿瘤(81 368 元)。

表3－454　2022 年青年在不同级别医疗机构住院次均费用最高的住院原因

医疗机构级别	顺　位	病　　种	次均费用(元)
市级三级医院	1	主动脉动脉瘤和动脉壁夹层形成	179 143
	2	髓样白血病	140 218
	3	帕金森症	113 568
	4	腰部脊柱和骨盆骨折	95 430
	5	肌张力障碍	94 396
区属三级医院	1	主动脉动脉瘤和动脉壁夹层形成	114 071
	2	脑的恶性肿瘤	100 488
	3	多发性骨髓瘤和恶性浆细胞肿瘤	80 610
	4	良性脑膜肿瘤	75 782
	5	股骨骨折	72 950
区属二级医院	1	精神分裂症	253 961
	2	主动脉动脉瘤和动脉壁夹层形成	147 097
	3	帕金森症	120 622
	4	败血症	89 059
	5	良性脑膜肿瘤	81 368

如表3－455,中年在市级三级医院住院次均费用最高的病种是败血症(116 837 元)、主动脉动脉瘤和动脉壁夹层形成(111 095 元)、股骨骨折(87 429 元)、腰部脊柱和骨盆骨折(60 310 元),以及直肠的恶性肿瘤(58 798 元);在区属三级医院住院次均费用最高的病种是主动脉动脉瘤和动脉壁夹层形成(128 088 元)、脑的恶性肿瘤(92 389 元)、髓样白血病(82 870 元)、良性脑膜肿瘤(78 912 元),以及脊椎病(73 965 元);在区属二级医院住院次均费用最高的病种是精神分裂症(466 506 元)、良性脑膜肿瘤(92 429 元)、脑的恶性肿瘤

（78 227 元）、中耳和呼吸系统原位癌（72 112 元），以及主动脉动脉瘤和动脉壁夹层形成（69 530 元）。

表 3 - 455　2022 年中年在不同级别医疗机构住院次均费用最高的病种

医疗机构级别	顺　位	病　　种	次均费用（元）
市级三级医院	1	败血症	116 837
	2	主动脉动脉瘤和动脉壁夹层形成	111 095
	3	股骨骨折	87 429
	4	腰部脊柱和骨盆骨折	60 310
	5	直肠的恶性肿瘤	58 798
区属三级医院	1	主动脉动脉瘤和动脉壁夹层形成	128 088
	2	脑的恶性肿瘤	92 389
	3	髓样白血病	82 870
	4	良性脑膜肿瘤	78 912
	5	脊椎病	73 965
区属二级医院	1	精神分裂症	466 506
	2	良性脑膜肿瘤	92 429
	3	脑的恶性肿瘤	78 227
	4	中耳和呼吸系统原位癌	72 112
	5	主动脉动脉瘤和动脉壁夹层形成	69 530

如表 3 - 456，年轻老年人在市级三级医院住院次均费用最高的病种是精神分裂症（418 926 元）、主动脉动脉瘤和动脉壁夹层形成（195 948 元）、帕金森症（106 467 元）、脑的恶性肿瘤（95 885 元），以及良性脑膜肿瘤（90 725 元）；在区属三级医院住院次均费用最高的病种是主动脉动脉瘤和动脉壁夹层形成（133 015 元）、良性脑膜肿瘤（85 324 元）、脊椎病（80 969 元）、脑的恶性肿瘤（78 597 元），以及股骨骨折（67 794 元）；在区属二级医院住院次均费用最高的病种是精神分裂症（491 915 元）、主动脉动脉瘤和动脉壁夹层形成（125 747 元）、中耳和呼吸系统原位癌（67 098 元）、动脉粥样硬化症（66 290 元），以及良性脑膜肿瘤（64 576 元）。

表 3 - 456　2022 年年轻老年人在不同级别医疗机构住院次均费用最高的病种

医疗机构级别	顺　位	病　　种	次均费用（元）
市级三级医院	1	精神分裂症	418 926
	2	主动脉动脉瘤和动脉壁夹层形成	195 948
	3	帕金森症	106 467
	4	脑的恶性肿瘤	95 885
	5	良性脑膜肿瘤	90 725
区属三级医院	1	主动脉动脉瘤和动脉壁夹层形成	133 015
	2	良性脑膜肿瘤	85 324
	3	脊椎病	80 969
	4	脑的恶性肿瘤	78 597
	5	股骨骨折	67 794

医疗机构级别	顺　位	病　　　种	次均费用(元)
区属二级医院	1	精神分裂症	491 915
	2	主动脉动脉瘤和动脉壁夹层形成	125 747
	3	中耳和呼吸系统原位癌	67 098
	4	动脉粥样硬化症	66 290
	5	良性脑膜肿瘤	64 576

　　如表3－457,老年人在市级三级医院住院次均费用最高的病种是精神分裂症(471 883元)、主动脉动脉瘤和动脉壁夹层形成(182 057元)、病原体未特指的肺炎(136 752元)、脑的恶性肿瘤(96 859元),以及良性脑膜肿瘤(89 760元);在区属三级医院住院次均费用最高的病种是主动脉动脉瘤和动脉壁夹层形成(111 554元)、脑的恶性肿瘤(75 376元)、脊椎病(68 411元)、股骨骨折(65 379元),以及肩和上臂骨折(61 843元);在区属二级医院住院次均费用最高的病种是精神分裂症(453 142元)、主动脉动脉瘤和动脉壁夹层形成(88 188元)、败血症(63 048元)、动脉粥样硬化症(60 652元),以及入脑前动脉的闭塞和狭窄(56 289元)。

表3－457　2022年老年人在不同级别医疗机构住院次均费用最高的病种

医疗机构级别	顺　位	病　　　种	次均费用(元)
市级三级医院	1	精神分裂症	471 883
	2	主动脉动脉瘤和动脉壁夹层形成	182 057
	3	病原体未特指的肺炎	136 752
	4	脑的恶性肿瘤	96 859
	5	良性脑膜肿瘤	89 760
区属三级医院	1	主动脉动脉瘤和动脉壁夹层形成	111 554
	2	脑的恶性肿瘤	75 376
	3	脊椎病	68 411
	4	股骨骨折	65 379
	5	肩和上臂骨折	61 843
区属二级医院	1	精神分裂症	453 142
	2	主动脉动脉瘤和动脉壁夹层形成	88 188
	3	败血症	63 048
	4	动脉粥样硬化症	60 652
	5	入脑前动脉的闭塞和狭窄	56 289

　　如表3－458,长寿老年人在市级三级医院住院次均费用最高的病种是精神分裂症(411 310元)、静脉的其他疾患(199 327元)、病原体未特指的肺炎(180 583元)、主动脉动脉瘤和动脉壁夹层形成(170 703元),以及非感染性胃肠炎和结肠炎(146 186元);在区属三级医院住院次均费用最高的病种是系统性红斑狼疮(108 443元)、主动脉动脉瘤和动脉壁夹层形成(107 508元)、足骨折(90 260元)、未特指的糖尿病(70 416元),以及入脑前动脉的闭塞和狭窄(67 993元);在区属二级医院住院次均费用最高的病种是精神分裂症(415 093元)、脊

椎关节强硬(128 057 元)、肩和上臂骨折(62 008 元)、股骨骨折(49 972 元),以及再生障碍性贫血(49 296 元)。

表3-458　2022 年长寿老年人在不同级别医疗机构住院次均费用最高的病种

医疗机构级别	顺　位	病　　种	次均费用(元)
市级三级医院	1	精神分裂症	411 310
	2	静脉的其他疾患	199 327
	3	病原体未特指的肺炎	180 583
	4	主动脉动脉瘤和动脉壁夹层形成	170 703
	5	非感染性胃肠炎和结肠炎	146 186
区属三级医院	1	系统性红斑狼疮	108 443
	2	主动脉动脉瘤和动脉壁夹层形成	107 508
	3	足骨折	90 260
	4	未特指的糖尿病	70 416
	5	入脑前动脉的闭塞和狭窄	67 993
区属二级医院	1	精神分裂症	415 093
	2	脊椎关节强硬	128 057
	3	肩和上臂骨折	62 008
	4	股骨骨折	49 972
	5	再生障碍性贫血	49 296

(六) 住院人口在不同类别医疗机构次均费用及费用最高的住院原因

1. 总体概述

2022 年,全市住院人口在西医医院产生的次均费用为 25 202 元,中医医院 17 972 元。

如表3-459,住院人口在西医医院次均费用最高的病种是精神分裂症(355 007 元)、主动脉动脉瘤和动脉壁夹层形成(179 416 元)、髓样白血病(96 465 元)、脑的恶性肿瘤(脑癌、脑肿瘤)(90 735 元)、良性脑膜肿瘤(84 339 元)、其他脊椎病(81 557 元)、帕金森症(79 926 元)、动脉粥样硬化症(77 018 元)、食道的恶性肿瘤(食道癌)(70 595 元),以及心房纤颤和扑动(66 124 元)。

表3-459　2022 年住院人口在西医医院次均费用最高的病种

顺　位	病　　种	次均费用(元)
1	精神分裂症	355 007
2	主动脉动脉瘤和动脉壁夹层形成	179 416
3	髓样白血病	96 465
4	脑的恶性肿瘤(脑癌、脑肿瘤)	90 735
5	良性脑膜肿瘤	84 339
6	其他脊椎病	81 557

顺 位	病 种	次均费用(元)
7	帕金森症	79 926
8	动脉粥样硬化症	77 018
9	食道的恶性肿瘤(食道癌)	70 595
10	心房纤颤和扑动	66 124

如表3-460,住院人口在中医医院次均费用最高的病种是主动脉动脉瘤和动脉壁夹层形成(121 411 元)、败血症(80 844 元)、股骨骨折(64 636 元)、直肠的恶性肿瘤(61 205 元)、中耳和呼吸系统原位癌(58 070 元)、结肠的恶性肿瘤(56 168 元)、肩和上臂骨折(54 571 元)、小腿骨折(54 068 元)、颅内出血(53 385 元),以及腰部脊柱和骨盆骨折(51 248 元)。

表3-460 2022年住院人口中医医院次均费用最高的病种

顺 位	病 种	次均费用(元)
1	主动脉动脉瘤和动脉壁夹层形成	121 411
2	败血症	80 844
3	股骨骨折	64 636
4	直肠的恶性肿瘤	61 205
5	中耳和呼吸系统原位癌	58 070
6	结肠的恶性肿瘤	56 168
7	肩和上臂骨折	54 571
8	小腿骨折	54 068
9	颅内出血	53 385
10	腰部脊柱和骨盆骨折	51 248

2. 不同支付方式人口差异

如表3-461,2022年,全市医保支付人口在西医医院产生的住院次均费用为25 363 元,中医医院17 825 元;非医保支付人口在西医医院产生的住院次均费用为24 909 元,中医医院18 543 元。

表3-461 2022年不同支付方式人口在不同类别医疗机构住院次均费用　　　　(单位:元)

支 付 方 式	西 医 医 院	中 医 医 院
医保支付	25 363	17 825
非医保支付	24 909	18 543

如表3-462,医保支付人口在西医医院住院次均费用最高的病种是精神分裂症(423 006 元)、主动脉动脉瘤和动脉壁夹层形成(183 293 元)、髓样白血病(101 569 元)、与孕期短和低出生体重有关的疾患(99 375 元),以及帕金森症(89 869 元);在中医

医院住院次均费用最高的病种是主动脉动脉瘤和动脉壁夹层形成（113 914 元）、败血症（78 552 元）、股骨骨折（64 266 元）、直肠的恶性肿瘤（60 426 元），以及中耳和呼吸系统原位癌（59 994 元）。

表 3 – 462 2022 年医保支付人口在不同类别医疗机构住院次均费用最高的病种

医疗机构类别	顺 位	病 种	次均费用（元）
西医医院	1	精神分裂症	423 006
	2	主动脉动脉瘤和动脉壁夹层形成	183 293
	3	髓样白血病	101 569
	4	与孕期短和低出生体重有关的疾患	99 375
	5	帕金森症	89 869
中医医院	1	主动脉动脉瘤和动脉壁夹层形成	113 914
	2	败血症	78 552
	3	股骨骨折	64 266
	4	直肠的恶性肿瘤	60 426
	5	中耳和呼吸系统原位癌	59 994

如表 3 – 463，非医保支付人口在西医医院住院次均费用最高的病种是主动脉动脉瘤和动脉壁夹层形成（171 653 元）、脑的恶性肿瘤（91 346 元）、脊椎病（85 101 元）、良性脑膜肿瘤（82 729 元），以及食道的恶性肿瘤（76 547 元）；在中医医院住院次均费用最高的病种是主动脉动脉瘤和动脉壁夹层形成（135 851 元）、败血症（94 066 元）、股骨骨折（65 754 元）、直肠的恶性肿瘤（64 367 元），以及动脉粥样硬化症（59 904 元）。

表 3 – 463 2022 年非医保支付人口在不同类别医疗机构住院次均费用最高的病种

医疗机构类别	顺 位	病 种	次均费用（元）
西医医院	1	主动脉动脉瘤和动脉壁夹层形成	171 653
	2	脑的恶性肿瘤	91 346
	3	脊椎病	85 101
	4	良性脑膜肿瘤	82 729
	5	食道的恶性肿瘤	76 547
中医医院	1	主动脉动脉瘤和动脉壁夹层形成	135 851
	2	败血症	94 066
	3	股骨骨折	65 754
	4	直肠的恶性肿瘤	64 367
	5	动脉粥样硬化症	59 904

3. 不同性别人口差异

如表 3 – 464，2022 年，全市男性在西医医院产生的住院次均费用为 27 713 元，中医医院 19 124 元；女性在西医医院产生的住院次均费用为 22 739 元，中医医院 16 873 元。

表 3-464   2022 年不同性别人口在不同类别医疗机构住院次均费用 　　　　　（单位：元）

住院人口性别	西医医院	中医医院
男性	27 713	19 124
女性	22 739	16 873

如表 3-465，男性在西医医院住院次均费用最高的病种是精神分裂症（395 024 元）、主动脉动脉瘤和动脉壁夹层形成（186 247 元）、髓样白血病（94 699 元）、脑的恶性肿瘤（90 687元），以及良性脑膜肿瘤（87 616 元）；在中医医院住院次均费用最高的病种是主动脉动脉瘤和动脉壁夹层形成（136 002 元）、败血症（83 994 元）、股骨骨折（66 385 元）、直肠的恶性肿瘤（60 886 元），以及结肠的恶性肿瘤（58 280 元）。

表 3-465   2022 年男性在不同类别医疗机构住院次均费用最高的病种

医疗机构类别	顺 位	病 种	次均费用（元）
西医医院	1	精神分裂症	395 024
	2	主动脉动脉瘤和动脉壁夹层形成	186 247
	3	髓样白血病	94 699
	4	脑的恶性肿瘤	90 687
	5	良性脑膜肿瘤	87 616
中医医院	1	主动脉动脉瘤和动脉壁夹层形成	136 002
	2	败血症	83 994
	3	股骨骨折	66 385
	4	直肠的恶性肿瘤	60 886
	5	结肠的恶性肿瘤	58 280

如表 3-466，女性在西医医院住院次均费用最高的病种是精神分裂症（305 164 元）、主动脉动脉瘤和动脉壁夹层形成（153 573 元）、髓样白血病（98 774 元）、脑的恶性肿瘤（90 796元），以及良性脑膜肿瘤（82 974 元）；在中医医院住院次均费用最高的病种是败血症（76 035元）、股骨骨折（63 557 元）、直肠的恶性肿瘤（61 812 元）、中耳和呼吸系统原位癌（59 939元），以及颅内出血（58 236 元）。

表 3-466   2022 年女性在不同类别医疗机构住院次均费用最高的病种

医疗机构类别	顺 位	病 种	次均费用（元）
西医医院	1	精神分裂症	305 164
	2	主动脉动脉瘤和动脉壁夹层形成	153 573
	3	髓样白血病	98 774
	4	脑的恶性肿瘤	90 796
	5	良性脑膜肿瘤	82 974
中医医院	1	败血症	76 035
	2	股骨骨折	63 557

医疗机构类别	顺 位	病 种	次均费用(元)
	3	直肠的恶性肿瘤	61 812
	4	中耳和呼吸系统原位癌	59 939
	5	颅内出血	58 236

4. 不同年龄组人口差异

如表3-467,2022年,全市儿童在西医医院产生的住院次均费用为17 242元,中医医院4 888元;青年在西医医院产生的住院次均费用为19 046元,中医医院13 255元;中年在西医医院产生的住院次均费用为26 722元,中医医院16 655元;年轻老年人在西医医院产生的住院次均费用为27 601元,中医医院18 994元;老年人在西医医院产生的住院次均费用为29 505元,中医医院22 456元;长寿老年人在西医医院产生的住院次均费用为36 021元,中医医院27 185元。

表3-467 2022年不同年龄组人口在不同类别医疗机构住院次均费用 （单位:元）

年 龄 组	西医医院	中医医院
儿童	17 242	4 888
青年	19 046	13 255
中年	26 722	16 655
年轻老年人	27 601	18 994
老年人	29 505	22 456
长寿老年人	36 021	27 185

如表3-468,儿童在西医医院住院次均费用最高的病种是髓样白血病(144 360元)、弥漫性非霍奇金淋巴瘤(141 520元)、急性心肌梗死(108 345元)、胃的恶性肿瘤(100 709元),以及脑的恶性肿瘤(98 672元);在中医医院住院次均费用最高的病种是复发性和持续性血尿(75 240元)、小腿骨折(60 221元)、前臂骨折(50 740元)、心脏心律失常(36 484元),以及胆道的其他疾病(34 499元)。

表3-468 2022年儿童在不同类别医疗机构住院次均费用最高的病种

医疗机构类别	顺 位	病 种	次均费用(元)
西医医院	1	髓样白血病	144 360
	2	弥漫性非霍奇金淋巴瘤	141 520
	3	急性心肌梗死	108 345
	4	胃的恶性肿瘤	100 709
	5	脑的恶性肿瘤	98 672
中医医院	1	复发性和持续性血尿	75 240
	2	小腿骨折	60 221
	3	前臂骨折	50 740
	4	心脏心律失常	36 484
	5	胆道的其他疾病	34 499

如表3-469，青年在西医医院住院次均费用最高的病种是精神分裂症(173 840元)、主动脉动脉瘤和动脉壁夹层形成(172 750元)、髓样白血病(121 289元)、帕金森症(114 331元)，以及脑的恶性肿瘤(86 965元)；在中医医院住院次均费用最高的病种是败血症(116 837元)、主动脉动脉瘤和动脉壁夹层形成(111 095元)、股骨骨折(87 429元)、腰部脊柱和骨盆骨折(60 310元)，以及直肠的恶性肿瘤(58 798元)。

表3-469　2022年青年在不同类别医疗机构住院次均费用最高的病种

医疗机构类别	顺位	病种	次均费用(元)
西医医院	1	精神分裂症	173 840
	2	主动脉动脉瘤和动脉壁夹层形成	172 750
	3	髓样白血病	121 289
	4	帕金森症	114 331
	5	脑的恶性肿瘤	86 965
中医医院	1	败血症	116 837
	2	主动脉动脉瘤和动脉壁夹层形成	111 095
	3	股骨骨折	87 429
	4	腰部脊柱和骨盆骨折	60 310
	5	直肠的恶性肿瘤	58 798

如表3-470，中年在西医医院住院次均费用最高的病种是精神分裂症(419 116元)、主动脉动脉瘤和动脉壁夹层形成(179 042元)、帕金森症(136 929元)、髓样白血病(126 707元)，以及脑的恶性肿瘤(89 713元)；在中医医院住院次均费用最高的病种是主动脉动脉瘤和动脉壁夹层形成(96 830元)、肌张力障碍(79 131元)、食道的恶性肿瘤(63 464元)、脑的恶性肿瘤(61 112元)，以及中耳和呼吸系统原位癌(60 012元)。

表3-470　2022年中年在不同类别医疗机构住院次均费用最高的病种

医疗机构类别	顺位	病种	次均费用(元)
西医医院	1	精神分裂症	419 116
	2	主动脉动脉瘤和动脉壁夹层形成	179 042
	3	帕金森症	136 929
	4	髓样白血病	126 707
	5	脑的恶性肿瘤	89 713
中医医院	1	主动脉动脉瘤和动脉壁夹层形成	96 830
	2	肌张力障碍	79 131
	3	食道的恶性肿瘤	63 464
	4	脑的恶性肿瘤	61 112
	5	中耳和呼吸系统原位癌	60 012

如表3-471，年轻老年人在西医医院住院次均费用最高的病种是精神分裂症(481 251元)、主动脉动脉瘤和动脉壁夹层形成(189 401元)、脑的恶性肿瘤(91 549元)、良性脑膜肿瘤

（88 697 元），以及帕金森症（88 664 元）；在中医医院住院次均费用最高的病种是主动脉动脉瘤和动脉壁夹层形成（148 692 元）、败血症（85 283 元）、股骨骨折（68 351 元）、直肠的恶性肿瘤（66 014 元），以及中耳和呼吸系统原位癌（58 951 元）。

表 3‒471 2022 年年轻老年人在不同类别医疗机构住院次均费用最高的病种

医疗机构类别	顺 位	病 种	次均费用(元)
西医医院	1	精神分裂症	481 251
	2	主动脉动脉瘤和动脉壁夹层形成	189 401
	3	脑的恶性肿瘤	91 549
	4	良性脑膜肿瘤	88 697
	5	帕金森症	88 664
中医医院	1	主动脉动脉瘤和动脉壁夹层形成	148 692
	2	败血症	85 283
	3	股骨骨折	68 351
	4	直肠的恶性肿瘤	66 014
	5	中耳和呼吸系统原位癌	58 951

如表 3‒472，老年人在西医医院住院次均费用最高的病种是精神分裂症（448 588 元）、主动脉动脉瘤和动脉壁夹层形成（167 572 元）、脑的恶性肿瘤（90 368 元）、动脉粥样硬化症（80 555 元），以及良性脑膜肿瘤（78 968 元）；在中医医院住院次均费用最高的病种是主动脉动脉瘤和动脉壁夹层形成（111 527 元）、败血症（84 301 元）、股骨骨折（63 273 元）、肩和上臂骨折（62 549 元），以及结肠的恶性肿瘤（60 763 元）。

表 3‒472 2022 年老年人在不同类别医疗机构住院次均费用最高的病种

医疗机构类别	顺 位	病 种	次均费用(元)
西医医院	1	精神分裂症	448 588
	2	主动脉动脉瘤和动脉壁夹层形成	167 572
	3	脑的恶性肿瘤	90 368
	4	动脉粥样硬化症	80 555
	5	良性脑膜肿瘤	78 968
中医医院	1	主动脉动脉瘤和动脉壁夹层形成	111 527
	2	败血症	84 301
	3	股骨骨折	63 273
	4	肩和上臂骨折	62 549
	5	结肠的恶性肿瘤	60 763

如表 3‒473，长寿老年人在西医医院住院次均费用最高的病种是精神分裂症（414 384 元）、静脉的其他疾患（130 248 元）、系统性红斑狼疮（102 790 元）、主动脉动脉瘤和动脉壁夹

层形成（102 054 元），以及足骨折（90 260 元）；在中医医院住院次均费用最高的病种是肾和输尿管结石（102 992 元）、阵发性心动过速（73 830 元）、入脑前动脉的闭塞和狭窄（71 692 元）、败血症（68 509 元），以及动脉粥样硬化症（62 552 元）。

表 3-473　2022 年长寿老年人在不同类别医疗机构住院次均费用最高的病种

医疗机构类别	顺　位	病　　种	次均费用（元）
西医医院	1	精神分裂症	414 384
	2	静脉的其他疾患	130 248
	3	系统性红斑狼疮	102 790
	4	主动脉动脉瘤和动脉壁夹层形成	102 054
	5	足骨折	90 260
中医医院	1	肾和输尿管结石	102 992
	2	阵发性心动过速	73 830
	3	入脑前动脉的闭塞和狭窄	71 692
	4	败血症	68 509
	5	动脉粥样硬化症	62 552

三、住院年人均费用及费用最高的住院原因

（一）总体概述

如表 3-474，2022 年，全市住院人口因精神和行为疾患（399 816 元）、起源于围产期的某些情况（55 366 元），以及损伤、中毒和外因的某些其他后果（52 549 元）住院产生的年人均费用最高。因精神和行为疾患住院产生的年人均费用中，年人均费用最高的病种是精神分裂症（399 816 元）。因起源于围产期的某些情况住院产生的年人均费用中，年人均费用最高的病种是与孕期短和低出生体重有关的疾患（60 107 元），以及新生儿黄疸（14 864 元）。因损伤、中毒和外因的某些其他后果住院产生的年人均费用中，年人均费用最高的病种是股骨骨折（67 234 元）、小腿骨折（64 187 元）、腰部脊柱和骨盆骨折（59 070 元）、肩和上臂骨折（54 530 元），以及膝的关节和韧带脱位、扭伤和劳损（51 643 元）。

表 3-474　2022 年住院人口年人均费用最高的住院原因

顺　位	疾病分类	病　　种	年人均费用（元）
1	精神和行为疾患		399 816
		精神分裂症	399 816
2	起源于围产期的某些情况		55 366
		与孕期短和低出生体重有关的疾患	60 107
		新生儿黄疸	14 864
3	损伤、中毒和外因的某些其他后果		52 549
		股骨骨折	67 234
		小腿骨折	64 187
		腰部脊柱和骨盆骨折	59 070
		肩和上臂骨折	54 530
		膝的关节和韧带脱位、扭伤和劳损	51 643

（二）不同支付方式人口住院年人均费用及费用最高的住院原因

2022年，全市医保支付人口住院年人均费用为36 756元；非医保支付人口35 624元。

如表3-475，医保支付人口因精神和行为疾患（475 773元）、起源于围产期的某些情况（71 862元），以及损伤、中毒和外因的某些其他后果（52 287元）住院产生的年人均费用最高。因精神和行为疾患住院产生的年人均费用中，年人均费用最高的病种是精神分裂症（475 773元）。因起源于围产期的某些情况住院产生的年人均费用中，年人均费用最高的病种是与孕期短和低出生体重有关的疾患（107 246元），以及新生儿黄疸（14 447元）。因损伤、中毒和外因的某些其他后果住院产生的年人均费用中，年人均费用最高的病种是股骨骨折（65 619元）、小腿骨折（61 848元）、肩和上臂骨折（55 314元）、腰部脊柱和骨盆骨折（53 437元），以及膝的关节和韧带脱位、扭伤和劳损（50 961元）。

表3-475 2022年医保支付人口住院年人均费用最高的住院原因

顺 位	疾病分类	病 种	年人均费用(元)
1	精神和行为疾患		475 773
		精神分裂症	475 773
2	起源于围产期的某些情况		71 862
		与孕期短和低出生体重有关的疾患	107 246
		新生儿黄疸	14 447
3	损伤、中毒和外因的某些其他后果		52 287
		股骨骨折	65 619
		小腿骨折	61 848
		肩和上臂骨折	55 314
		腰部脊柱和骨盆骨折	53 437
		膝的关节和韧带脱位、扭伤和劳损	50 961

如表3-476，非医保支付人口因精神和行为疾患（84 035元）、起源于围产期的某些情况（53 652元），以及损伤、中毒和外因的某些其他后果（52 302元）住院产生的年人均费用最高。因精神和行为疾患住院产生的年人均费用中，年人均费用最高的病种是精神分裂症（84 035元）。因起源于围产期的某些情况住院产生的年人均费用中，年人均费用最高的病种是与孕期短和低出生体重有关的疾患（55 837元），以及新生儿黄疸（14 852元）。因损伤、中毒和外因的某些其他后果住院产生的年人均费用中，年人均费用最高的病种是股骨骨折（70 350元）、腰部脊柱和骨盆骨折（67 196元）、小腿骨折（66 055元）、肩和上臂骨折（52 896元），以及膝的关节和韧带脱位、扭伤和劳损（52 260元）。

表3-476 2022年非医保支付人口住院年人均费用最高的住院原因

顺 位	疾病分类	病 种	年人均费用(元)
1	精神和行为疾患		84 035
		精神分裂症	84 035
2	起源于围产期的某些情况		53 652
		与孕期短和低出生体重有关的疾患	55 837
		新生儿黄疸	14 852

续　表

顺　位	疾病分类	病　种	年人均费用(元)
3	损伤、中毒和外因的某些其他后果		52 302
		股骨骨折	70 350
		腰部脊柱和骨盆骨折	67 196
		小腿骨折	66 055
		肩和上臂骨折	52 896
		膝的关节和韧带脱位、扭伤和劳损	52 260

(三) 不同性别人口住院年人均费用及费用最高的住院原因

2022 年,全市男性住院年人均费用为 42 537 元,女性 32 254 元,性别比为 1.32。

如表 3-477,男性因精神和行为疾患(445 913 元)、起源于围产期的某些情况(56 240 元),以及损伤、中毒和外因的某些其他后果(52 134 元)住院产生的年人均费用最高。因精神和行为疾患住院产生的年人均费用中,年人均费用最高的病种是精神分裂症(445 913 元)。因起源于围产期的某些情况住院产生的年人均费用中,年人均费用最高的病种是与孕期短和低出生体重有关的疾患(64 124 元),以及新生儿黄疸(14 722 元)。因损伤、中毒和外因的某些其他后果住院产生的年人均费用中,年人均费用最高的病种是股骨骨折(69 434 元)、腰部脊柱和骨盆骨折(67 550 元)、小腿骨折(65 498 元),膝的关节和韧带脱位、扭伤和劳损(54 358 元),以及颅内损伤(52 352 元)。

表 3-477　2022 年男性住院年人均费用最高的住院原因

顺　位	疾病分类	病　种	年人均费用(元)
1	精神和行为疾患		445 913
		精神分裂症	445 913
2	起源于围产期的某些情况		56 240
		与孕期短和低出生体重有关的疾患	64 124
		新生儿黄疸	14 722
3	损伤、中毒和外因的某些其他后果		52 134
		股骨骨折	69 434
		腰部脊柱和骨盆骨折	67 550
		小腿骨折	65 498
		膝的关节和韧带脱位、扭伤和劳损	54 358
		颅内损伤	52 352

如表 3-478,女性因精神和行为疾患(342 663 元)、起源于围产期的某些情况(53 400 元),以及损伤、中毒和外因的某些其他后果(52 944 元)住院产生的年人均费用最高。因精神和行为疾患住院产生的年人均费用中,年人均费用最高的病种是精神分裂症(342 663 元)。因起源于围产期的某些情况住院产生的年人均费用中,年人均费用最高的病种是与孕期短和低出生体重有关的疾患(55 438 元),以及新生儿黄疸(14 889 元)。因损伤、中毒和外因的某些其他后果住

院产生的年人均费用中,年人均费用最高的病种是股骨骨折(65 896 元)、小腿骨折(62 561 元)、肩和上臂骨折(57 106 元)、腰部脊柱和骨盆骨折(54 076 元),以及前臂骨折(48 629 元)。

表 3-478　2022 年女性住院年人均费用最高的住院原因

顺　位	疾病分类	病　种	年人均费用(元)
1	精神和行为疾患		342 663
		精神分裂症	342 663
2	起源于围产期的某些情况		53 400
		与孕期短和低出生体重有关的疾患	55 438
		新生儿黄疸	14 889
3	损伤、中毒和外因的某些其他后果		52 944
		股骨骨折	65 896
		小腿骨折	62 561
		肩和上臂骨折	57 106
		腰部脊柱和骨盆骨折	54 076
		前臂骨折	48 629

(四) 不同年龄组人口住院年人均费用及费用最高的住院原因

2022 年,全市儿童住院年人均费用为 25 657 元,青年 23 590 元,中年 38 437 元,年轻老年人 44 213 元,老年人 46 293 元,长寿老年人 71 879 元。

如表 3-479,儿童因起源于围产期的某些情况(55 366 元)、肿瘤(45 694 元),以及循环系统疾病(43 790 元)住院产生的年人均费用最高。因起源于围产期的某些情况住院产生的年人均费用中,年人均费用最高的病种是与孕期短和低出生体重有关的疾患(60 107 元),以及新生儿黄疸(14 864 元)。因肿瘤住院产生的年人均费用中,年人均费用最高的病种是弥漫性非霍奇金淋巴瘤(172 335 元)、髓样白血病(170 733 元)、脑的恶性肿瘤(110 779 元)、胃的恶性肿瘤(100 709 元),以及胰脏的恶性肿瘤(81 068 元)。因循环系统疾病住院产生的年人均费用中,年人均费用最高的病种是急性心肌梗死(108 345 元)、动脉粥样硬化症(68 186 元)、主动脉动脉瘤和动脉壁夹层形成(65 117 元)、颅内出血(64 619 元),以及其他脑血管病(60 565 元)。

表 3-479　2022 年儿童住院年人均费用最高的住院原因

顺　位	疾病分类	病　种	年人均费用(元)
1	起源于围产期的某些情况		55 366
		与孕期短和低出生体重有关的疾患	60 107
		新生儿黄疸	14 864
2	肿瘤		45 694
		弥漫性非霍奇金淋巴瘤	172 335
		髓样白血病	170 733
		脑的恶性肿瘤	110 779
		胃的恶性肿瘤	100 709
		胰脏的恶性肿瘤	81 068

续 表

顺 位	疾 病 分 类	病 种	年人均费用(元)
3	循环系统疾病		43 790
		急性心肌梗死	108 345
		动脉粥样硬化症	68 186
		主动脉动脉瘤和动脉壁夹层形成	65 117
		颅内出血	64 619
		其他脑血管病	60 565

　　如表 3-480,青年因精神和行为疾患(189 991 元),损伤、中毒和外因的某些其他后果(49 229 元),以及循环系统疾病(43 688 元)住院产生的年人均费用最高。因精神和行为疾患住院产生的年人均费用中,年人均费用最高的病种是精神分裂症(189 991 元)。因损伤、中毒和外因的某些其他后果住院产生的年人均费用中,年人均费用最高的病种是腰部脊柱和骨盆骨折(80 848 元)、股骨骨折(78 362 元)、小腿骨折(63 375 元)、膝的关节和韧带脱位、扭伤和劳损(55 722 元),以及肩和上臂骨折(52 053 元)。因循环系统疾病住院产生的年人均费用中,年人均费用最高的病种是主动脉动脉瘤和动脉壁夹层形成(188 092 元)、颅内出血(76 516 元)、心房纤颤和扑动(73 092 元)、其他脑血管病(71 671 元),以及脑血管病后遗症(55 463 元)。

表 3-480　2022 年青年住院年人均费用最高的住院原因

顺 位	疾 病 分 类	病 种	年人均费用(元)
1	精神和行为疾患		189 991
		精神分裂症	189 991
2	损伤、中毒和外因的某些其他后果		49 229
		腰部脊柱和骨盆骨折	80 848
		股骨骨折	78 362
		小腿骨折	63 375
		膝的关节和韧带脱位、扭伤和劳损	55 722
		肩和上臂骨折	52 053
3	循环系统疾病		43 688
		主动脉动脉瘤和动脉壁夹层形成	188 092
		颅内出血	76 516
		心房纤颤和扑动	73 092
		其他脑血管病	71 671
		脑血管病后遗症	55 463

　　如表 3-481,中年因精神和行为疾患(459 552 元),损伤、中毒和外因的某些其他后果(52 099 元),以及肌肉骨骼系统和结缔组织疾病(44 316 元)住院产生的年人均费用最高。因精神和行为疾患住院产生的年人均费用中,年人均费用最高的病种是精神分裂症(459 552 元)。因损伤、中毒和外因的某些其他后果住院产生的年人均费用中,年人均费用最高的病种是腰部脊柱和骨盆骨折(69 662 元)、股骨骨折(68 740 元)、小腿骨折(65 722 元)、肩和上臂

骨折(54 699 元),以及颅内损伤(52 620 元)。因肌肉骨骼系统和结缔组织疾病住院产生的年人均费用中,年人均费用最高的病种是脊椎病(79 748 元)、脊椎关节强硬(61 619 元)、椎间盘疾患(52 028 元)、膝关节病(47 793 元),以及肩损害(38 663 元)。

表 3-481 2022 年中年住院年人均费用最高的住院原因

顺 位	疾病分类	病 种	年人均费用(元)
1	精神和行为疾患		459 552
		精神分裂症	459 552
2	损伤、中毒和外因的某些其他后果		52 099
		腰部脊柱和骨盆骨折	69 662
		股骨骨折	68 740
		小腿骨折	65 722
		肩和上臂骨折	54 699
		颅内损伤	52 620
3	肌肉骨骼系统和结缔组织疾病		44 316
		脊椎病	79 748
		脊椎关节强硬	61 619
		椎间盘疾患	52 028
		膝关节病	47 793
		肩损害	38 663

如表 3-482,年轻老年人因精神和行为疾患(551 950 元),损伤、中毒和外因的某些其他后果(55 142 元),以及肿瘤(48 255 元)住院产生的年人均费用最高。因精神和行为疾患住院产生的年人均费用中,年人均费用最高的病种是精神分裂症(551 950 元)。因损伤、中毒和外因的某些其他后果住院产生的年人均费用中,年人均费用最高的病种是股骨骨折(68 426 元)、小腿骨折(65 674 元)、肩和上臂骨折(59 714 元)、腰部脊柱和骨盆骨折(55 020 元),以及颅内损伤(52 076 元)。因肿瘤住院产生的年人均费用中,年人均费用最高的病种是髓样白血病(116 773 元)、脑的恶性肿瘤(97 182 元)、良性脑膜肿瘤(92 873 元)、食道的恶性肿瘤(83 652 元),以及多发性骨髓瘤和恶性浆细胞肿瘤(74 474 元)。

表 3-482 2022 年年轻老年人住院年人均费用最高的住院原因

顺 位	疾病分类	病 种	年人均费用(元)
1	精神和行为疾患		551 950
		精神分裂症	551 950
2	损伤、中毒和外因的某些其他后果		55 142
		股骨骨折	68 426
		小腿骨折	65 674
		肩和上臂骨折	59 714
		腰部脊柱和骨盆骨折	55 020
		颅内损伤	52 076

顺　位	疾　病　分　类	病　　　种	年人均费用(元)
3	肿瘤		48 255
		髓样白血病	116 773
		脑的恶性肿瘤	97 182
		良性脑膜肿瘤	92 873
		食道的恶性肿瘤	83 652
		多发性骨髓瘤和恶性浆细胞肿瘤	74 474

　　如表3-483,老年人因精神和行为疾患(538 566元),损伤、中毒和外因的某些其他后果(56 042元),以及某些传染病和寄生虫病(49 120元)住院产生的年人均费用最高。因精神和行为疾患住院产生的年人均费用中,年人均费用最高的病种是精神分裂症(538 566元)。因损伤、中毒和外因的某些其他后果住院产生的年人均费用中,年人均费用最高的病种是股骨骨折(64 833元)、肩和上臂骨折(63 230元)、小腿骨折(58 541元)、前臂骨折(51 124元),以及肩和上臂水平的肌肉和肌腱损伤(51 093元)。因某些传染病和寄生虫病住院产生的年人均费用中,年人均费用最高的病种是败血症(57 103元)、细菌学和组织学证实之呼吸系统结核病(23 119元)、细菌学或组织学未证实之呼吸系统结核病(19 625元),以及慢性病毒性肝炎(19 301元)。

表3-483　2022年老年人住院年人均费用最高的住院原因

顺　位	疾　病　分　类	病　　　种	年人均费用(元)
1	精神和行为疾患		538 566
		精神分裂症	538 566
2	损伤、中毒和外因的某些其他后果		56 042
		股骨骨折	64 833
		肩和上臂骨折	63 230
		小腿骨折	58 541
		前臂骨折	51 124
		肩和上臂水平的肌肉和肌腱损伤	51 093
3	某些传染病和寄生虫病		49 120
		败血症	57 103
		细菌学和组织学证实之呼吸系统结核病	23 119
		细菌学或组织学未证实之呼吸系统结核病	19 625
		慢性病毒性肝炎	19 301

　　如表3-484,长寿老年人因精神和行为疾患(420 405元)、循环系统疾病(79 416元),以及内分泌、营养和代谢疾病(77 210元)住院产生的年人均费用最高。因精神和行为疾患住院产生的年人均费用中,年人均费用最高的病种是精神分裂症(420 405元)。因循环系统疾病住院产生的年人均费用中,年人均费用最高的病种是主动脉动脉瘤和动脉壁夹层形成(141 791元)、静脉的其他疾病(122 284元)、脑血管病后遗症(118 663元)、动脉粥样硬化症(98 605元),以及其他脑血管病(89 648元)。因内分泌、营养和代谢疾病住院产生的年人均

费用中,年人均费用最高的病种是非胰岛素依赖型糖尿病(79 161 元)、未特指的糖尿病(39 650 元)、甲状腺毒症甲状腺功能亢进症(15 225 元),以及非毒性甲状腺肿(12 036 元)。

表 3-484　2022 年长寿老年人住院年人均费用最高的住院原因

顺　位	疾 病 分 类	病　种	年人均费用(元)
1	精神和行为疾患		420 405
		精神分裂症	420 405
2	循环系统疾病		79 416
		主动脉动脉瘤和动脉壁夹层形成	141 791
		静脉的其他疾患	122 284
		脑血管病后遗症	118 663
		动脉粥样硬化症	98 605
		其他脑血管病	89 648
3	内分泌、营养和代谢疾病		77 210
		非胰岛素依赖型糖尿病	79 161
		未特指的糖尿病	39 650
		甲状腺毒症甲状腺功能亢进症	15 225
		非毒性甲状腺肿	12 036

(五) 住院人口在不同级别医疗机构年人均费用及费用最高的住院原因

1. 总体概述

2022 年,全市住院人口在市级三级医院年人均费用为 37 854 元,区属三级医院 29 116 元,区属二级医院 33 991 元,社区卫生服务中心(站)70 727 元。

如表 3-485,住院人口在市级三级医院年人均费用最高的病种是主动脉动脉瘤和动脉壁夹层形成(199 486 元)、精神分裂症(184 624 元)、髓样白血病(170 424 元)、帕金森症(119 776 元)、与孕期短和低出生体重有关的疾患(103 675 元)、脑的恶性肿瘤(98 571 元)、偏瘫(92 920 元)、动脉粥样硬化症(90 940 元)、良性脑膜肿瘤(87 497 元),以及食道的恶性肿瘤(85 897 元)。

表 3-485　2022 年住院人口在市级三级医院年人均费用最高的病种

顺　位	病　种	年人均费用(元)
1	主动脉动脉瘤和动脉壁夹层形成	199 486
2	精神分裂症	184 624
3	髓样白血病	170 424
4	帕金森症	119 776
5	与孕期短和低出生体重有关的疾患	103 675
6	脑的恶性肿瘤	98 571
7	偏瘫	92 920
8	动脉粥样硬化症	90 940

顺　位	病　　种	年人均费用(元)
9	良性脑膜肿瘤	87 497
10	食道的恶性肿瘤	85 897

如表 3‑486,住院人口在区属三级医院年人均费用最高的病种是主动脉动脉瘤和动脉壁夹层形成(126 315 元)、髓样白血病(91 735 元)、脑的恶性肿瘤(89 325 元)、良性脑膜肿瘤(81 264 元)、脊椎病(77 597 元)、动脉粥样硬化症(66 912 元)、股骨骨折(66 831 元)、精神分裂症(65 203 元)、颅内出血(64 463 元),以及直肠的恶性肿瘤(62 776 元)。

表 3‑486　2022 年住院人口区属三级医院年人均费用最高的病种

顺　位	病　　种	年人均费用(元)
1	主动脉动脉瘤和动脉壁夹层形成	126 315
2	髓样白血病	91 735
3	脑的恶性肿瘤	89 325
4	良性脑膜肿瘤	81 264
5	脊椎病	77 597
6	动脉粥样硬化症	66 912
7	股骨骨折	66 831
8	精神分裂症	65 203
9	颅内出血	64 463
10	直肠的恶性肿瘤	62 776

如表 3‑487,住院人口在区属二级医院年人均费用最高的病种是与孕期短和低出生体重有关的疾患(656 928 元)、精神分裂症(478 589 元)、主动脉动脉瘤和动脉壁夹层形成(116 891 元)、脑血管病后遗症(83 242 元)、良性脑膜肿瘤(81 850 元)、脑的恶性肿瘤(75 482 元)、动脉粥样硬化症(70 030 元)、中耳和呼吸系统原位癌(65 795 元)、脊椎病(62 507 元),以及髓样白血病(60 792 元)。

表 3‑487　2022 年住院人口在区属二级医院年人均费用最高的病种

顺　位	病　　种	年人均费用(元)
1	与孕期短和低出生体重有关的疾患	656 928
2	精神分裂症	478 589
3	主动脉动脉瘤和动脉壁夹层形成	116 891
4	脑血管病后遗症	83 242
5	良性脑膜肿瘤	81 850
6	脑的恶性肿瘤	75 482

顺 位	病 种	年人均费用(元)
7	动脉粥样硬化症	70 030
8	中耳和呼吸系统原位癌	65 795
9	脊椎病	62 507
10	髓样白血病	60 792

2. 不同支付方式人口差异

如表3–488,2022年,全市医保支付人口在市级三级医院住院年人均费用为35 893元,区属三级医院29 280元,区属二级医院37 562元,社区卫生服务中心(站)72 203元;非医保支付人口在市级三级医院住院年人均费用为39 290元,区属三级医院27 591元,区属二级医院22 253元,社区卫生服务中心(站)32 125元。

表3–488　2022年不同支付方式人口在不同级别医疗机构住院年人均费用　　　(单位:元)

支 付 方 式	市级三级医院	区属三级医院	区属二级医院	社区卫生服务中心(站)
医保支付	35 893	29 280	37 562	72 203
非医保支付	39 290	27 591	22 253	32 125

如表3–489,医保支付人口在市级三级医院住院年人均费用最高的病种是精神分裂症(260 321元)、主动脉动脉瘤和动脉壁夹层形成(206 331元)、髓样白血病(186 076元)、帕金森症(135 809元),以及与孕期短和低出生体重有关的疾患(108 088元);在区属三级医院住院年人均费用最高的病种是主动脉动脉瘤和动脉壁夹层形成(123 268元)、髓样白血病(94 566元)、脑的恶性肿瘤(81 276元)、良性脑膜肿瘤(79 458元),以及脊椎病(77 585元);在区属二级医院住院年人均费用最高的病种是精神分裂症(527 933元)、主动脉动脉瘤和动脉壁夹层形成(105 150元)、良性脑膜肿瘤(86 114元)、脑血管病后遗症(85 118元),以及动脉粥样硬化症(69 014元)。

表3–489　2022年医保支付人口在不同级别医疗机构住院年人均费用最高的病种

医疗机构级别	顺 位	病 种	年人均费用(元)
市级三级医院	1	精神分裂症	260 321
	2	主动脉动脉瘤和动脉壁夹层形成	206 331
	3	髓样白血病	186 076
	4	帕金森症	135 809
	5	与孕期短和低出生体重有关的疾患	108 088
区属三级医院	1	主动脉动脉瘤和动脉壁夹层形成	123 268
	2	髓样白血病	94 566
	3	脑的恶性肿瘤	81 276
	4	良性脑膜肿瘤	79 458
	5	脊椎病	77 585

续　表

医疗机构级别	顺　位	病　种	年人均费用(元)
区属二级医院	1	精神分裂症	527 933
	2	主动脉动脉瘤和动脉壁夹层形成	105 150
	3	良性脑膜肿瘤	86 114
	4	脑血管病后遗症	85 118
	5	动脉粥样硬化症	69 014

如表 3–490,非医保支付人口在市级三级医院住院年人均费用最高的病种是主动脉动脉瘤和动脉壁夹层形成(116 147 元)、败血症(81 448 元)、偏瘫(79 278 元)、股骨骨折(65 614 元),以及直肠的恶性肿瘤(63 205 元);在区属三级医院住院年人均费用最高的病种是主动脉动脉瘤和动脉壁夹层形成(133 514 元)、脑的恶性肿瘤(100 799 元)、良性脑膜肿瘤(83 712 元)、脊椎病(76 538 元),以及股骨骨折(67 820 元);在区属二级医院住院年人均费用最高的病种是与孕期短和低出生体重有关的疾患(654 050 元)、主动脉动脉瘤和动脉壁夹层形成(140 421 元)、精神分裂症(107 046 元)、脑的恶性肿瘤(88 644 元),以及中耳和呼吸系统原位癌(78 792 元)。

表 3–490　2022 年非医保支付人口在不同级别医疗机构住院年人均费用最高的病种

医疗机构级别	顺　位	病　种	年人均费用(元)
市级三级医院	1	主动脉动脉瘤和动脉壁夹层形成	116 147
	2	败血症	81 448
	3	偏瘫	79 278
	4	股骨骨折	65 614
	5	直肠的恶性肿瘤	63 205
区属三级医院	1	主动脉动脉瘤和动脉壁夹层形成	133 514
	2	脑的恶性肿瘤	100 799
	3	良性脑膜肿瘤	83 712
	4	脊椎病	76 538
	5	股骨骨折	67 820
区属二级医院	1	与孕期短和低出生体重有关的疾患	654 050
	2	主动脉动脉瘤和动脉壁夹层形成	140 421
	3	精神分裂症	107 046
	4	脑的恶性肿瘤	88 644
	5	中耳和呼吸系统原位癌	78 792

3. 不同性别人口差异

如表 3–491,2022 年,全市男性在市级三级医院住院年人均费用为 43 245 元,区属三级医院 31 867 元,区属二级医院 41 309 元,社区卫生服务中心(站)59 938 元;女性在市级三级医院住院年人均费用为 32 937 元,区属三级医院 26 310 元,区属二级医院 28 102 元,社区卫生服务中心(站)78 403 元。

表 3 – 491　2022 年不同性别人口在不同级别医疗机构住院年人均费用　　　　（单位：元）

性　别	市级三级医院	区属三级医院	区属二级医院	社区卫生服务中心（站）
男性	43 245	31 867	41 309	59 938
女性	32 937	26 310	28 102	78 403

　　如表 3 – 492，男性在市级三级医院住院年人均费用最高的病种是精神分裂症（237 017元）、主动脉动脉瘤和动脉壁夹层形成（205 101 元）、髓样白血病（168 736 元）、帕金森症（119 232 元），以及与孕期短和低出生体重有关的疾患（109 398 元）；在区属三级医院住院年人均费用最高的病种是主动脉动脉瘤和动脉壁夹层形成（134 962 元）、髓样白血病（94 005元）、良性脑膜肿瘤（89 838 元）、脑的恶性肿瘤（87 494 元），以及脊椎病（80 311 元）；在区属二级医院住院年人均费用最高的病种是精神分裂症（509 247 元）、与孕期短和低出生体重有关的疾患（483 203 元）、主动脉动脉瘤和动脉壁夹层形成（124 498 元）、脑血管病后遗症（78 986 元），以及良性脑膜肿瘤（74 553 元）。

表 3 – 492　2022 年男性在不同级别医疗机构住院年人均费用最高的病种

医疗机构级别	顺　位	病　种	年人均费用（元）
市级三级医院	1	精神分裂症	237 017
	2	主动脉动脉瘤和动脉壁夹层形成	205 101
	3	髓样白血病	168 736
	4	帕金森症	119 232
	5	与孕期短和低出生体重有关的疾患	109 398
区属三级医院	1	主动脉动脉瘤和动脉壁夹层形成	134 962
	2	髓样白血病	94 005
	3	良性脑膜肿瘤	89 838
	4	脑的恶性肿瘤	87 494
	5	脊椎病	80 311
区属二级医院	1	精神分裂症	509 247
	2	与孕期短和低出生体重有关的疾患	483 203
	3	主动脉动脉瘤和动脉壁夹层形成	124 498
	4	脑血管病后遗症	78 986
	5	良性脑膜肿瘤	74 553

　　如表 3 – 493，女性在市级三级医院住院年人均费用最高的病种是主动脉动脉瘤和动脉壁夹层形成（176 905 元）、髓样白血病（171 942 元）、精神分裂症（140 636 元）、帕金森症（120 401 元），以及脑的恶性肿瘤（98 573 元）；在区属三级医院住院年人均费用最高的病种是主动脉动脉瘤和动脉壁夹层形成（91 985 元）、脑的恶性肿瘤（91 561 元）、髓样白血病（88 919元）、良性脑膜肿瘤（77 223 元），以及脊椎病（75 520 元）；在区属二级医院住院年人均费用最高的病种是精神分裂症（435 449 元）、与孕期短和低出生体重有关的疾患（336 601 元）、主动脉动脉瘤和动脉壁夹层形成（93 022 元）、脑血管病后遗症（89 457 元），以及良性脑膜肿瘤（85 359 元）。

表 3-493 2022 年女性在不同级别医疗机构住院年人均费用最高的病种

医疗机构级别	顺　位	病　　种	年人均费用(元)
市级三级医院	1	主动脉动脉瘤和动脉壁夹层形成	176 905
	2	髓样白血病	171 942
	3	精神分裂症	140 636
	4	帕金森症	120 401
	5	脑的恶性肿瘤	98 573
区属三级医院	1	主动脉动脉瘤和动脉壁夹层形成	91 985
	2	脑的恶性肿瘤	91 561
	3	髓样白血病	88 919
	4	良性脑膜肿瘤	77 223
	5	脊椎病	75 520
区属二级医院	1	精神分裂症	435 449
	2	与孕期短和低出生体重有关的疾患	336 601
	3	主动脉动脉瘤和动脉壁夹层形成	93 022
	4	脑血管病后遗症	89 457
	5	良性脑膜肿瘤	85 359

4. 不同年龄组人口差异

如表 3-494,2022 年,全市儿童在市级三级医院住院年人均费用为 27 528 元,区属三级医院为 8 371 元,区属二级医院为 11 944 元,社区卫生服务中心(站)为 853 元;青年市级三级医院住院年人均费用为 26 098 元,区属三级医院为 17 953 元,区属二级医院为 18 785 元,社区卫生服务中心(站)为 16 481 元;中年市级三级医院住院年人均费用为 40 393 元,区属三级医院为 27 423 元,区属二级医院为 37 388 元,社区卫生服务中心(站)为 33 315 元;年轻老年人市级三级医院住院年人均费用为 45 489 元,区属三级医院为 33 276 元,区属二级医院为 40 056 元,社区卫生服务中心(站)为 51 747 元;老年人在市级三级医院住院年人均费用为 47 533 元,区属三级医院为 36 574 元,区属二级医院为 38 629 元,社区卫生服务中心(站)为 68 864 元;长寿老年人市级三级医院住院年人均费用为 70 584 元,区属三级医院为 53 761 元,区属二级医院为 65 608 元,社区卫生服务中心(站)为 96 132 元。

表 3-494 2022 年不同年龄组人口在不同级别医疗机构住院年人均费用　　　　(单位:元)

年　龄　组	市级三级医院	区属三级医院	区属二级医院	社区卫生服务中心(站)
儿童	27 528	8 371	11 944	853
青年	26 098	17 953	18 785	16 481
中年	40 393	27 423	37 388	33 315
年轻老年人	45 489	33 276	40 056	51 747
老年人	47 533	36 574	38 629	68 864
长寿老年人	70 584	53 761	65 608	96 132

如表 3-495，儿童在市级三级医院住院年人均费用最高的病种是偏瘫（85 518 元）、败血症（79 456 元）、颅内出血（67 476 元）、股骨骨折（65 407 元），以及直肠的恶性肿瘤（64 803 元）；在区属三级医院住院年人均费用最高的病种是良性脑膜肿瘤（83 897 元）、口腔和消化器官不确定或未知行为的肿瘤（75 833 元）、直肠的恶性肿瘤（73 274 元）、脑的恶性肿瘤（72 306 元），以及肺诊断性影像检查的异常所见（69 457 元）；在区属二级医院住院年人均费用最高的病种是与孕期短和低出生体重有关的疾患（656 928 元）、腰部脊柱和骨盆骨折（210 697 元）、脑梗死（167 676 元）、肋骨、胸骨和胸部脊柱骨折（112 089 元），以及静脉炎和血栓性静脉炎（108 238 元）。

表 3-495　2022 年儿童在不同级别医疗机构住院年人均费用最高的病种

医疗机构级别	顺　位	病　　种	年人均费用(元)
市级三级医院	1	偏瘫	85 518
	2	败血症	79 456
	3	颅内出血	67 476
	4	股骨骨折	65 407
	5	直肠的恶性肿瘤	64 803
区属三级医院	1	良性脑膜肿瘤	83 897
	2	口腔和消化器官不确定或未知行为的肿瘤	75 833
	3	直肠的恶性肿瘤	73 274
	4	脑的恶性肿瘤	72 306
	5	肺诊断性影像检查的异常所见	69 457
区属二级医院	1	与孕期短和低出生体重有关的疾患	656 928
	2	腰部脊柱和骨盆骨折	210 697
	3	脑梗死	167 676
	4	肋骨、胸骨和胸部脊柱骨折	112 089
	5	静脉炎和血栓性静脉炎	108 238

如表 3-496，青年在市级三级医院住院年人均费用最高的病种是系统性红斑狼疮（100 734 元）、复发性和持续性血尿（75 240 元）、小腿骨折（60 221 元）、前臂骨折（50 740 元），以及阻塞性和反流性尿路病（42 325 元）；在区属三级医院住院年人均费用最高的病种是主动脉动脉瘤和动脉壁夹层形成（120 075 元）、多发性骨髓瘤和恶性浆细胞肿瘤（103 641 元）、脑的恶性肿瘤（102 539 元）、弥漫性非霍奇金淋巴瘤（95 342 元），以及良性脑膜肿瘤（79 227 元）；在区属二级医院住院年人均费用最高的病种是精神分裂症（277 465 元）、主动脉动脉瘤和动脉壁夹层形成（147 097 元）、帕金森症（120 622 元）、败血症（96 480 元），以及良性脑膜肿瘤（90 757 元）。

表 3-496　2022 年青年在不同级别医疗机构住院年人均费用最高的病种

医疗机构级别	顺　位	病　　种	年人均费用(元)
市级三级医院	1	系统性红斑狼疮	100 734
	2	复发性和持续性血尿	75 240

医疗机构级别	顺　位	病　　种	年人均费用(元)
	3	小腿骨折	60 221
	4	前臂骨折	50 740
	5	阻塞性和反流性尿路病	42 325
区属三级医院	1	主动脉动脉瘤和动脉壁夹层形成	120 075
	2	多发性骨髓瘤和恶性浆细胞肿瘤	103 641
	3	脑的恶性肿瘤	102 539
	4	弥漫性非霍奇金淋巴瘤	95 342
	5	良性脑膜肿瘤	79 227
区属二级医院	1	精神分裂症	277 465
	2	主动脉动脉瘤和动脉壁夹层形成	147 097
	3	帕金森症	120 622
	4	败血症	96 480
	5	良性脑膜肿瘤	90 757

如表 3-497,中年在市级三级医院住院年人均费用最高的病种是主动脉动脉瘤和动脉壁夹层形成(196 966 元)、髓样白血病(194 357 元)、精神分裂症(191 560 元)、帕金森症(165 040 元),以及偏瘫(120 084 元);在区属三级医院住院年人均费用最高的病种是主动脉动脉瘤和动脉壁夹层形成(130 650 元)、髓样白血病(118 489 元)、脑的恶性肿瘤(97 719 元)、良性脑膜肿瘤(84 381 元),以及脊椎病(76 774 元);在区属二级医院住院年人均费用最高的病种是精神分裂症(514 790 元)、良性脑膜肿瘤(96 334 元)、脑的恶性肿瘤(93 323 元)、主动脉动脉瘤和动脉壁夹层形成(73 006 元),以及中耳和呼吸系统原位癌(72 112 元)。

表 3-497　2022 年中年在不同级别医疗机构住院年人均费用最高的病种

医疗机构级别	顺　位	病　　种	年人均费用(元)
市级三级医院	1	主动脉动脉瘤和动脉壁夹层形成	196 966
	2	髓样白血病	194 357
	3	精神分裂症	191 560
	4	帕金森症	165 040
	5	偏瘫	120 084
区属三级医院	1	主动脉动脉瘤和动脉壁夹层形成	130 650
	2	髓样白血病	118 489
	3	脑的恶性肿瘤	97 719
	4	良性脑膜肿瘤	84 381
	5	脊椎病	76 774
区属二级医院	1	精神分裂症	514 790
	2	良性脑膜肿瘤	96 334
	3	脑的恶性肿瘤	93 323
	4	主动脉动脉瘤和动脉壁夹层形成	73 006
	5	中耳和呼吸系统原位癌	72 112

如表 3‐498,年轻老年人在市级三级医院住院年人均费用最高的病种是肌张力障碍（158 262 元）、主动脉动脉瘤和动脉壁夹层形成（111 727 元）、多发性骨髓瘤和恶性浆细胞肿瘤（85 160 元）、食道的恶性肿瘤（80 165 元），以及偏瘫（74 531 元）；在区属三级医院住院年人均费用最高的病种是主动脉动脉瘤和动脉壁夹层形成（135 196 元）、髓样白血病（89 816 元）、良性脑膜肿瘤（88 574 元）、脊椎病（83 388 元），以及脑的恶性肿瘤（81 307 元）；在区属二级医院住院年人均费用最高的病种是主动脉动脉瘤和动脉壁夹层形成（135 196 元）、髓样白血病（89 816 元）、良性脑膜肿瘤（88 574 元）、脊椎病（83 388 元），以及脑的恶性肿瘤（81 307 元）。

表 3‐498　2022 年年轻老年人在不同级别医疗机构住院年人均费用最高的病种

医疗机构级别	顺　位	病　　种	年人均费用(元)
市级三级医院	1	肌张力障碍	158 262
	2	主动脉动脉瘤和动脉壁夹层形成	111 727
	3	多发性骨髓瘤和恶性浆细胞肿瘤	85 160
	4	食道的恶性肿瘤	80 165
	5	偏瘫	74 531
区属三级医院	1	主动脉动脉瘤和动脉壁夹层形成	135 196
	2	髓样白血病	89 816
	3	良性脑膜肿瘤	88 574
	4	脊椎病	83 388
	5	脑的恶性肿瘤	81 307
区属二级医院	1	主动脉动脉瘤和动脉壁夹层形成	135 196
	2	髓样白血病	89 816
	3	良性脑膜肿瘤	88 574
	4	脊椎病	83 388
	5	脑的恶性肿瘤	81 307

如表 3‐499,老年人在市级三级医院住院年人均费用最高的病种是精神分裂症（597 227 元）、主动脉动脉瘤和动脉壁夹层形成（191 079 元）、病原体未特指的肺炎（149 854 元）、脑的恶性肿瘤（114 386 元），以及髓样白血病（99 926 元）；在区属三级医院住院年人均费用最高的病种是主动脉动脉瘤和动脉壁夹层形成（117 275 元）、精神分裂症（84 531 元）、脑的恶性肿瘤（75 376 元）、髓样白血病（73 125 元），以及动脉粥样硬化症（71 322 元）；在区属二级医院住院年人均费用最高的病种是精神分裂症（544 522 元）、主动脉动脉瘤和动脉壁夹层形成（102 112 元）、脑血管病后遗症（86 137 元）、动脉粥样硬化症（74 299 元），以及髓样白血病（70 481 元）。

表 3‐499　2022 年老年人在不同级别医疗机构住院年人均费用最高的病种

医疗机构级别	顺　位	病　　种	年人均费用(元)
市级三级医院	1	精神分裂症	597 227
	2	主动脉动脉瘤和动脉壁夹层形成	191 079
	3	病原体未特指的肺炎	149 854

续 表

医疗机构级别	顺 位	病 种	年人均费用(元)
	4	脑的恶性肿瘤	114 386
	5	髓样白血病	99 926
区属三级医院	1	主动脉动脉瘤和动脉壁夹层形成	117 275
	2	精神分裂症	84 531
	3	脑的恶性肿瘤	75 376
	4	髓样白血病	73 125
	5	动脉粥样硬化症	71 322
区属二级医院	1	精神分裂症	544 522
	2	主动脉动脉瘤和动脉壁夹层形成	102 112
	3	脑血管病后遗症	86 137
	4	动脉粥样硬化症	74 299
	5	髓样白血病	70 481

如表 3－500,长寿老年人在市级三级医院住院年人均费用最高的病种是精神分裂症
(616 965 元)、病原体未特指的肺炎(207 722 元)、静脉的其他疾患(199 327 元)、主动脉动脉
瘤和动脉壁夹层形成(170 703 元),以及脑血管病后遗症(154 402 元);在区属三级医院住院
年人均费用最高的病种是系统性红斑狼疮(216 885 元)、主动脉动脉瘤和动脉壁夹层形成
(125 426 元)、足骨折(90 260 元)、入脑前动脉的闭塞和狭窄(83 683 元),以及脑血管病后遗
症(80 808 元);在区属二级医院住院年人均费用最高的病种是系统性红斑狼疮(216 885 元)、
主动脉动脉瘤和动脉壁夹层形成(125 426 元)、足骨折(90 260 元)、入脑前动脉的闭塞和狭窄
(83 683 元),以及脑血管病后遗症(80 808 元)。

表 3－500 2022 年长寿老年人在不同级别医疗机构住院年人均费用最高的病种

医疗机构级别	顺 位	病 种	年人均费用(元)
市级三级医院	1	精神分裂症	616 965
	2	病原体未特指的肺炎	207 722
	3	静脉的其他疾患	199 327
	4	主动脉动脉瘤和动脉壁夹层形成	170 703
	5	脑血管病后遗症	154 402
区属三级医院	1	系统性红斑狼疮	216 885
	2	主动脉动脉瘤和动脉壁夹层形成	125 426
	3	足骨折	90 260
	4	入脑前动脉的闭塞和狭窄	83 683
	5	脑血管病后遗症	80 808
区属二级医院	1	系统性红斑狼疮	216 885
	2	主动脉动脉瘤和动脉壁夹层形成	125 426
	3	足骨折	90 260
	4	入脑前动脉的闭塞和狭窄	83 683
	5	脑血管病后遗症	80 808

（六）住院人口在不同类别医疗机构年人均费用及费用最高的住院原因

1. 总体概述

2022年，全市住院人口在西医医院年人均费用为37 736元，中医医院26 261元。

如表3-501，住院人口在西医医院年人均费用最高的病种是精神分裂症（403 850元）、主动脉动脉瘤和动脉壁夹层形成（194 564元）、髓样白血病（148 283元）、与孕期短和低出生体重有关的疾患（106 858元）、脑的恶性肿瘤（98 069元）、帕金森症（93 318元）、良性脑膜肿瘤（88 238元）、动脉粥样硬化症（87 983元）、其他脊椎病（85 996元），以及食道的恶性肿瘤（82 038元）。

表3-501 2022年住院人口在西医医院年人均费用最高的病种

顺 位	病 种	年人均费用(元)
1	精神分裂症	403 850
2	主动脉动脉瘤和动脉壁夹层形成	194 564
3	髓样白血病	148 283
4	与孕期短和低出生体重有关的疾患	106 858
5	脑的恶性肿瘤	98 069
6	帕金森症	93 318
7	良性脑膜肿瘤	88 238
8	动脉粥样硬化症	87 983
9	其他脊椎病	85 996
10	食道的恶性肿瘤	82 038

如表3-502，住院人口在中医医院年人均费用最高的病种是主动脉动脉瘤和动脉壁夹层形成（124 565元）、败血症（84 359元）、偏瘫（78 867元）、动脉粥样硬化症（70 417元）、股骨骨折（66 554元）、直肠的恶性肿瘤（64 504元）、结肠的恶性肿瘤（61 894元）、多发性骨髓瘤和恶性浆细胞肿瘤（60 133元）、颅内出血（58 330元），以及中耳和呼吸系统原位癌（58 070元）。

表3-502 2022年住院人口中医医院年人均费用最高的病种

顺 位	病 种	年人均费用(元)
1	主动脉动脉瘤和动脉壁夹层形成	124 565
2	败血症	84 359
3	偏瘫	78 867
4	动脉粥样硬化症	70 417
5	股骨骨折	66 554
6	直肠的恶性肿瘤	64 504
7	结肠的恶性肿瘤	61 894
8	多发性骨髓瘤和恶性浆细胞肿瘤	60 133

顺　位	病　种	年人均费用(元)
9	颅内出血	58 330
10	中耳和呼吸系统原位癌	58 070

2. 不同支付方式人口差异

如表3-503,2022年,全市医保支付人口在西医医院住院年人均费用为37 451元,中医医院26 294元;非医保支付人口在西医医院住院年人均费用为36 091元,中医医院25 394元。

表3-503　2022年不同支付方式人口在不同类别医疗机构住院年人均费用　　　　（单位：元）

支　付　方　式	西　医　医　院	中　医　医　院
医保支付	37 451	26 294
非医保支付	36 091	25 394

如表3-504,医保支付人口在西医医院住院年人均费用最高的病种是精神分裂症（481 850元）、主动脉动脉瘤和动脉壁夹层形成（199 603元）、髓样白血病（156 100元）、与孕期短和低出生体重有关的疾患（107 246元）,以及帕金森症（99 831元）;在中医医院住院年人均费用最高的病种是主动脉动脉瘤和动脉壁夹层形成（116 147元）、败血症（81 448元）、偏瘫（79 278元）、股骨骨折（65 614元）,以及直肠的恶性肿瘤（63 205元）。

表3-504　2022年医保支付人口在不同类别医疗机构住院年人均费用最高的病种

医疗机构类别	顺　位	病　种	年人均费用(元)
西医医院	1	精神分裂症	481 850
	2	主动脉动脉瘤和动脉壁夹层形成	199 603
	3	髓样白血病	156 100
	4	与孕期短和低出生体重有关的疾患	107 246
	5	帕金森症	99 831
中医医院	1	主动脉动脉瘤和动脉壁夹层形成	116 147
	2	败血症	81 448
	3	偏瘫	79 278
	4	股骨骨折	65 614
	5	直肠的恶性肿瘤	63 205

如表3-505,非医保支付人口在西医医院住院年人均费用最高的病种是主动脉动脉瘤和动脉壁夹层形成（180 072元）、与孕期短和低出生体重有关的疾患（104 661元）、脑的恶性肿瘤（96 893元）、脊椎病（89 439元）,以及食道的恶性肿瘤（86 055元）;在中医医院住院年人均费用最高的病种是主动脉动脉瘤和动脉壁夹层形成（141 076元）、动脉粥样硬化症（101 971元）、败血症（100 509元）、偏瘫（74 425元）,以及弥漫性非霍奇金淋巴瘤（69 653元）。

表 3 - 505　2022 年非医保支付人口在不同类别医疗机构住院年人均费用最高的病种

医疗机构类别	顺　位	病　　　种	年人均费用(元)
西医医院	1	主动脉动脉瘤和动脉壁夹层形成	180 072
	2	与孕期短和低出生体重有关的疾患	104 661
	3	脑的恶性肿瘤	96 893
	4	脊椎病	89 439
	5	食道的恶性肿瘤	86 055
中医医院	1	主动脉动脉瘤和动脉壁夹层形成	141 076
	2	动脉粥样硬化症	101 971
	3	败血症	100 509
	4	偏瘫	74 425
	5	弥漫性非霍奇金淋巴瘤	69 653

3. 不同性别人口差异

如表 3 - 506,2022 年,全市男性在西医医院住院年人均费用为 43 415 元,中医医院 28 171 元;女性在西医医院住院年人均费用为 32 621 元,中医医院 24 464 元。

表 3 - 506　2022 年不同性别人口在不同类别医疗机构住院年人均费用　　　　　　(单位: 元)

性　别	西 医 医 院	中 医 医 院
男性	43 415	28 171
女性	32 621	24 464

如表 3 - 507,男性在西医医院住院年人均费用最高的病种是精神分裂症(451 019 元)、主动脉动脉瘤和动脉壁夹层形成(200 895 元)、髓样白血病(147 996 元)、与孕期短和低出生体重有关的疾患(110 820 元),以及脑的恶性肿瘤(97 985 元);在中医医院住院年人均费用最高的病种是主动脉动脉瘤和动脉壁夹层形成(140 187 元)、败血症(87 563 元)、动脉粥样硬化症(75 357 元)、偏瘫(75 172 元),以及股骨骨折(68 413 元)。

表 3 - 507　2022 年男性在不同类别医疗机构住院年人均费用最高的病种

医疗机构类别	顺　位	病　　　种	年人均费用(元)
西医医院	1	精神分裂症	451 019
	2	主动脉动脉瘤和动脉壁夹层形成	200 895
	3	髓样白血病	147 996
	4	与孕期短和低出生体重有关的疾患	110 820
	5	脑的恶性肿瘤	97 985
中医医院	1	主动脉动脉瘤和动脉壁夹层形成	140 187
	2	败血症	87 563
	3	动脉粥样硬化症	75 357
	4	偏瘫	75 172
	5	股骨骨折	68 413

如表 3-508,女性在西医医院住院年人均费用最高的病种是精神分裂症(345 489 元)、主动脉动脉瘤和动脉壁夹层形成(169 726 元)、髓样白血病(148 282 元)、与孕期短和低出生体重有关的疾患(99 007 元),以及脑的恶性肿瘤(98 110 元);在中医医院住院年人均费用最高的病种是偏瘫(85 518 元)、败血症(79 456 元)、颅内出血(67 476 元)、股骨骨折(65 407 元),以及直肠的恶性肿瘤(64 803 元)。

表 3-508　2022 年女性在不同类别医疗机构住院年人均费用最高的病种

医疗机构类别	顺　位	病　　种	年人均费用(元)
西医医院	1	精神分裂症	345 489
	2	主动脉动脉瘤和动脉壁夹层形成	169 726
	3	髓样白血病	148 282
	4	与孕期短和低出生体重有关的疾患	99 007
	5	脑的恶性肿瘤	98 110
中医医院	1	偏瘫	85 518
	2	败血症	79 456
	3	颅内出血	67 476
	4	股骨骨折	65 407
	5	直肠的恶性肿瘤	64 803

4. 不同年龄组人口差异

如表 3-509,2022 年,全市儿童在西医医院住院年人均费用为 26 053 元,中医医院5 821 元;青年在西医医院住院年人均费用为 24 052 元,中医医院 17 270 元;中年在西医医院住院年人均费用为 39 629 元,中医医院 23 803 元;年轻老年人在西医医院住院年人均费用为 45 123 元,中医医院 29 328 元;老年人在西医医院住院年人均费用为 46 652元,中医医院 33 576 元;长寿老年人在西医医院住院年人均费用为 73 136 元,中医医院45 327 元。

表 3-509　2022 年不同年龄组人口在不同类别医疗机构住院年人均费用　　　(单位:元)

年龄组	西医医院	中医医院
儿童	26 053	5 821
青年	24 052	17 270
中年	39 629	23 803
年轻老年人	45 123	29 328
老年人	46 652	33 576
长寿老年人	73 136	45 327

如表 3-510,儿童在西医医院住院年人均费用最高的病种是髓样白血病(174 081 元)、弥漫性非霍奇金淋巴瘤(173 737 元)、脑的恶性肿瘤(111 234 元)、急性心肌梗死(108 345 元),以及与孕期短和低出生体重有关的疾患(106 858 元);在中医医院住院年人均费用最高的病

种是系统性红斑狼疮（100 734 元）、复发性和持续性血尿（75 240 元）、小腿骨折（60 221 元）、前臂骨折（50 740 元），以及阻塞性和反流性尿路病（42 325 元）。

表 3-510　2022 年儿童在不同类别医疗机构住院年人均费用最高的病种

医疗机构类别	顺　位	病　种	年人均费用（元）
西医医院	1	髓样白血病	174 081
	2	弥漫性非霍奇金淋巴瘤	173 737
	3	脑的恶性肿瘤	111 234
	4	急性心肌梗死	108 345
	5	与孕期短和低出生体重有关的疾患	106 858
中医医院	1	系统性红斑狼疮	100 734
	2	复发性和持续性血尿	75 240
	3	小腿骨折	60 221
	4	前臂骨折	50 740
	5	阻塞性和反流性尿路病	42 325

如表 3-511，青年在西医医院住院年人均费用最高的病种是精神分裂症（190 080 元）、主动脉动脉瘤和动脉壁夹层形成（188 624 元）、髓样白血病（170 810 元）、帕金森症（117 421 元），以及弥漫性非霍奇金淋巴瘤（102 735 元）；在中医医院住院年人均费用最高的病种是败血症（116 837 元）、主动脉动脉瘤和动脉壁夹层形成（111 095 元）、股骨骨折（89 699 元）、偏瘫（64 812 元），以及其他部位的继发性恶性肿瘤（63 473 元）。

表 3-511　2022 年青年在不同类别医疗机构住院年人均费用最高的病种

医疗机构类别	顺　位	病　种	年人均费用（元）
西医医院	1	精神分裂症	190 080
	2	主动脉动脉瘤和动脉壁夹层形成	188 624
	3	髓样白血病	170 810
	4	帕金森症	117 421
	5	弥漫性非霍奇金淋巴瘤	102 735
中医医院	1	败血症	116 837
	2	主动脉动脉瘤和动脉壁夹层形成	111 095
	3	股骨骨折	89 699
	4	偏瘫	64 812
	5	其他部位的继发性恶性肿瘤	63 473

如表 3-512，中年在西医医院住院年人均费用最高的病种是精神分裂症（462 467 元）、主动脉动脉瘤和动脉壁夹层形成（193 313 元）、髓样白血病（180 188 元）、帕金森症（152 004 元），以及脑的恶性肿瘤（94 887 元）；在中医医院住院年人均费用最高的病种是肌张力障碍（158 262 元）、主动脉动脉瘤和动脉壁夹层形成（111 727 元）、多发性骨髓瘤和恶性浆细胞肿瘤（85 160 元）、食道的恶性肿瘤（80 165 元），以及偏瘫（74 531 元）。

表 3-512 2022 年中年在不同类别医疗机构住院年人均费用最高的病种

医疗机构类别	顺 位	病 种	年人均费用(元)
西医医院	1	精神分裂症	462 467
	2	主动脉动脉瘤和动脉壁夹层形成	193 313
	3	髓样白血病	180 188
	4	帕金森症	152 004
	5	脑的恶性肿瘤	94 887
中医医院	1	肌张力障碍	158 262
	2	主动脉动脉瘤和动脉壁夹层形成	111 727
	3	多发性骨髓瘤和恶性浆细胞肿瘤	85 160
	4	食道的恶性肿瘤	80 165
	5	偏瘫	74 531

如表 3-513,年轻老年人在西医医院住院年人均费用最高的病种是精神分裂症(565 497元)、主动脉动脉瘤和动脉壁夹层形成(203 930 元)、髓样白血病(120 678 元)、帕金森症(101 695 元),以及脑的恶性肿瘤(98 400 元);在中医医院住院年人均费用最高的病种是主动脉动脉瘤和动脉壁夹层形成(148 692 元)、败血症(88 543 元)、偏瘫(83 228 元)、髓样白血病(71 318 元),以及股骨骨折(70 471 元)。

表 3-513 2022 年年轻老年人在不同类别医疗机构住院年人均费用最高的病种

医疗机构类别	顺 位	病 种	年人均费用(元)
西医医院	1	精神分裂症	565 497
	2	主动脉动脉瘤和动脉壁夹层形成	203 930
	3	髓样白血病	120 678
	4	帕金森症	101 695
	5	脑的恶性肿瘤	98 400
中医医院	1	主动脉动脉瘤和动脉壁夹层形成	148 692
	2	败血症	88 543
	3	偏瘫	83 228
	4	髓样白血病	71 318
	5	股骨骨折	70 471

如表 3-514,老年人在西医医院住院年人均费用最高的病种是精神分裂症(551 542 元)、主动脉动脉瘤和动脉壁夹层形成(180 729 元)、脑的恶性肿瘤(108 582 元)、动脉粥样硬化症(92 515 元),以及髓样白血病(89 329 元);在中医医院住院年人均费用最高的病种是主动脉动脉瘤和动脉壁夹层形成(111 527 元)、败血症(87 719 元)、偏瘫(82 047 元)、多发性骨髓瘤和恶性浆细胞肿瘤(70 018 元),以及动脉粥样硬化症(64 861 元)。

表 3-514　2022 年老年人在不同类别医疗机构住院年人均费用最高的病种

医疗机构类别	顺　位	病　　　种	年人均费用(元)
西医医院	1	精神分裂症	551 542
	2	主动脉动脉瘤和动脉壁夹层形成	180 729
	3	脑的恶性肿瘤	108 582
	4	动脉粥样硬化症	92 515
	5	髓样白血病	89 329
中医医院	1	主动脉动脉瘤和动脉壁夹层形成	111 527
	2	败血症	87 719
	3	偏瘫	82 047
	4	多发性骨髓瘤和恶性浆细胞肿瘤	70 018
	5	动脉粥样硬化症	64 861

如表 3-515,长寿老年人在西医医院住院年人均费用最高的病种是精神分裂症(510 011元)、系统性红斑狼疮(179 882 元)、膝的关节和韧带脱位、扭伤和劳损(176 344 元)、主动脉动脉瘤和动脉壁夹层形成(147 802 元),以及静脉的其他疾患(141 102 元);在中医医院住院年人均费用最高的病种是动脉粥样硬化症(119 520 元)、入脑前动脉的闭塞和狭窄(107 537元)、脑血管病后遗症(107 260 元)、肾和输尿管结石(102 992 元),以及阵发性心动过速(73 830 元)。

表 3-515　2022 年长寿老年人在不同类别医疗机构住院年人均费用最高的病种

医疗机构类别	顺　位	病　　　种	年人均费用(元)
西医医院	1	精神分裂症	510 011
	2	系统性红斑狼疮	179 882
	3	膝的关节和韧带脱位、扭伤和劳损	176 344
	4	主动脉动脉瘤和动脉壁夹层形成	147 802
	5	静脉的其他疾患	141 102
中医医院	1	动脉粥样硬化症	119 520
	2	入脑前动脉的闭塞和狭窄	107 537
	3	脑血管病后遗症	107 260
	4	肾和输尿管结石	102 992
	5	阵发性心动过速	73 830

四、住院药费占比

(一)不同支付方式人口住院药费占比

2022 年,全市医保支付人口住院药费占比 22.0%,高于非医保支付人口(20.7%)。

（二）不同性别人口住院药费占比

2022年,全市男性住院药费占比22.7%,高于非医保支付人口(20.3%)。

（三）不同年龄组人口住院药费占比

2022年,全市儿童住院药费占比14.9%,青年17.1%,中年20.5%,年轻老年人22.4%,老年人25.5%,长寿老年人32.6%。

（四）住院人口在不同级别医疗机构药费占比

1. 总体概述

2022年,全市住院人口在市级三级医院药费占比20.1%,区属三级医院26.3%,区属二级医院21.0,社区卫生服务中心(站)27.0%。

2. 不同支付方式人口差异

如图3-70,2022年,全市医保支付人口在市级三级医院住院药费占比20.7%,区属三级医院26.6%,区属二级医院20.3%,社区卫生服务中心(站)27.1%;非医保支付人口在市级三级医院住院药费占比19.3%,区属三级医院25.3%,区属二级医院24.5%,社区卫生服务中心(站)26.1%。

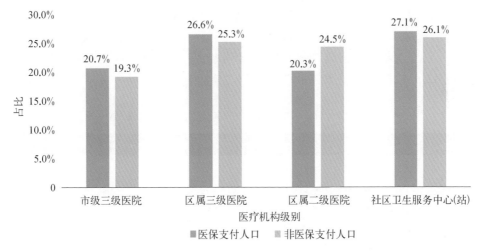

图3-70 2022年不同支付方式人口在不同级别医疗机构住院药费占比

3. 不同性别人口差异

如图3-71,2022年,全市男性在市级三级医院住院药费占比21.6%,区属三级医院27.4%,区属二级医院20.8%,社区卫生服务中心(站)27.0%;女性在市级三级医院住院药费占比18.3%,区属三级医院24.9%,区属二级医院21.3%,社区卫生服务中心(站)27.0%。

4. 不同年龄组人口差异

如表3-516,2022年,全市儿童在市级三级医院住院药费占比14.9%,区属三级医院13.7%,区属二级医院14.4%,社区卫生服务中心(站)9.8%;青年在市级三级医院住院药费

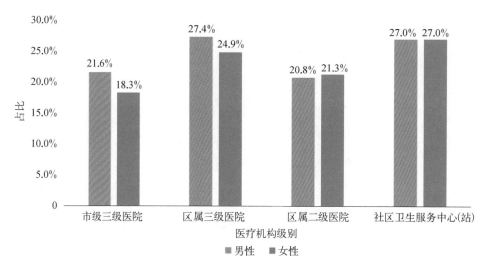

图 3-71　2022 年住院不同性别人口在不同级别医疗机构药费占比

占比 16.5%,区属三级医院 20.5%,区属二级医院 15.7%,社区卫生服务中心(站)27.1%;中年在市级三级医院住院药费占比 20.5%,区属三级医院 24.0%,区属二级医院 17.0%,社区卫生服务中心(站)25.2%;年轻老年人在市级三级医院住院药费占比 21.6%,区属三级医院 26.3%,区属二级医院 20.5%,社区卫生服务中心(站)24.7%;老年人在市级三级医院住院药费占比 22.3%,区属三级医院 29.8%,区属二级医院 26.7%,社区卫生服务中心(站)27.0%;长寿老年人在市级三级医院住院药费占比 28.7%,区属三级医院 39.4%,区属二级医院 32.1%,社区卫生服务中心(站)28.2%。

表 3-516　2022 年不同年龄组人口在不同级别医疗机构住院药费占比　　　　　(单位:%)

年 龄 组	市级三级医院	区属三级医院	区属二级医院	社区卫生服务中心(站)
儿童	14.9	13.7	14.4	9.8
青年	16.5	20.5	15.7	27.1
中年	20.5	24.0	17.0	25.2
年轻老年人	21.6	26.3	20.5	24.7
老年人	22.3	29.8	26.7	27.0
长寿老年人	28.7	39.4	32.1	28.2

(五)住院人口在不同类别医疗机构药费占比

1. 总体概述

2022 年,全市住院人口在西医医院药费占比 21.1%,中医医院 27.5%。

2. 不同支付方式人口差异

如图 3-72,2022 年,全市医保支付人口在不同类别医疗机构住院药费占比均高于非医保支付人口。医保支付人口在西医医院住院药费占比 21.4%,中医医院 28.0%;非医保支付人口在西医医院住院药费占比 20.4%,中医医院 25.9%。

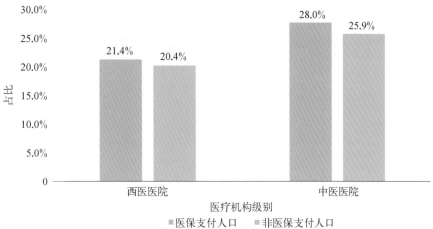

图 3－72 2022 年不同支付人口在不同类别医疗机构住院药费占比

3. 不同性别人口差异

如图 3－73,2022 年,全市男性在不同类别医疗机构住院药费占比均高于女性。住院男性在西医医院药费占比 22.2%,中医医院 28.2%;女性在西医医院住院药费占比 19.7%,中医医院 26.8%。

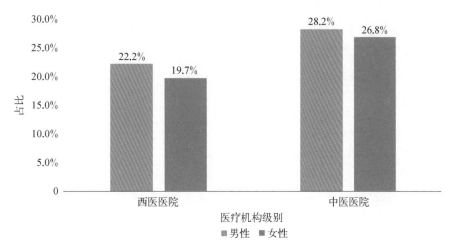

图 3－73 2022 年不同性别人口在不同类别医疗机构住院药费占比

4. 不同年龄组人口差异

如表 3－517,2022 年,全市儿童在西医医院住院药费占比 14.9%,中医医院 13.5%;青年在西医医院住院药费占比 16.8%,中医医院 20.5%;中年在西医医院住院药费占比 20.2%,中医医院 25.6%;年轻老年人在西医医院住院药费占比 21.8%,中医医院 29.0%;老年人在西医医院住院药费占比 24.9%,中医医院 30.9%;长寿老年人在西医医院住院药费占比 32.5%,中医医院 32.8%。

表 3-517 2022 年不同年龄组人口在不同类别医疗机构住院药费占比 （单位：%）

年 龄 组	西医医院	中医医院
儿童	14.9	13.5
青年	16.8	20.5
中年	20.2	25.6
年轻老年人	21.8	29.0
老年人	24.9	30.9
长寿老年人	32.5	32.8

五、住院耗材费占比

（一）不同支付方式人口住院耗材费占比

2022 年，全市医保支付人口住院耗材费占比 25.6%，非医保支付人口 29.6%。

（二）不同性别人口住院耗材费占比

2022 年，全市男性住院耗材费占比 27.2%，女性 26.7%。

（三）不同年龄组人口住院耗材费占比

2022 年，全市儿童住院耗材费占比 18.9%，青年 26.8%，中年 29.5%，年轻老年人 29.2%，老年人 24.2%，长寿老年人 9.0%。

（四）住院人口在不同级别医疗机构耗材费占比

1. 总体概述

2022 年，全市住院人口在市级三级医院耗材费占比 31.0%，区属三级医院 29.4%，区属二级医院 12.7%，社区卫生服务中心（站）0.5%。

2. 不同支付方式人口差异

如图 3-74，2022 年，全市医保支付人口在不同级别医疗机构住院耗材费占比均低于非医保支付人口。医保支付人口在市级三级医院住院耗材费占比 31.2%，区属三级医院 28.6%，区属二级医院 11.4%，社区卫生服务中心（站）0.5%；非医保支付人口在市级三级医院住院耗材费占比 30.7%，区属三级医院 31.7%，区属二级医院 18.5%，社区卫生服务中心（站）0.7%。

3. 不同性别人口差异

如图 3-75，2022 年，全市男性在市级三级医院住院耗材费占比 31.3%，区属三级医院 29.3%，区属二级医院 12.3%，社区卫生服务中心（站）0.6%；女性在市级三级医院住院耗材费占比 30.6%，区属三级医院 29.6%，区属二级医院 13.2%，社区卫生服务中心（站）0.5%。

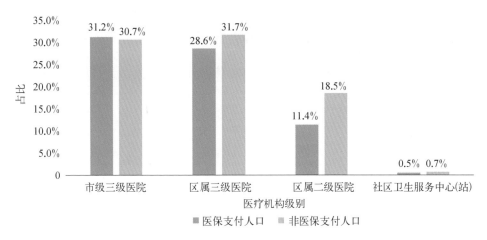

图 3-74　2022 年不同支付人口在不同级别医疗机构住院耗材费占比

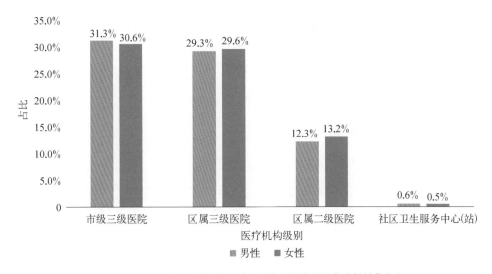

图 3-75　2022 年不同性别人口在不同级别医疗机构住院耗材费占比

4. 不同年龄组人口差异

如表 3-518,2022 年,全市儿童在市级三级医院住院耗材费占比 19.0%,区属三级医院 13.6%,区属二级医院 20.3%,在社区卫生服务中心(站)没有产生耗材费;青年在市级三级医院住院耗材费占比 28.4%,区属三级医院 31.0%,区属二级医院 15.3%,社区卫生服务中心(站)2.5%;中年在市级三级医院住院耗材费占比 32.4%,区属三级医院 33.2%,区属二级医院 13.7%,社区卫生服务中心(站)1.1%;年轻老年人在市级三级医院住院耗材费占比 33.6%,区属三级医院 31.0%,区属二级医院 13.0%,社区卫生服务中心(站)0.5%;老年人在市级三级医院住院耗材费占比 32.4%,区属三级医院 26.0%,区属二级医院 11.3%,社区卫生服务中心(站)0.6%;长寿老年人在市级三级医院住院耗材费占比 15.7%,区属三级医院 11.9%,区属二级医院 4.9%,社区卫生服务中心(站)0.5%。

表 3 - 518　2022 年不同年龄组人口在不同级别医疗机构住院耗材费占比　　　（单位：%）

年 龄 组	市级三级医院	区属三级医院	区属二级医院	社区卫生服务中心(站)
儿童	19.0	13.6	20.3	0.0
青年	28.4	31.0	15.3	2.5
中年	32.4	33.2	13.7	1.1
年轻老年人	33.6	31.0	13.0	0.5
老年人	32.4	26.0	11.3	0.6
长寿老年人	15.7	11.9	4.9	0.5

（五）住院人口在不同类别医疗机构耗材费占比

1. 总体概述

2022 年，全市住院人口在西医医院耗材费占比 28.1%，中医医院 13.8%。

2. 不同支付方式人口差异

如图 3 - 76，2022 年，全市医保支付人口在不同类别医疗机构住院耗材费占比均低于非医保支付人口。医保支付人口在西医医院住院耗材费占比 28.1%，中医医院 13.8%；非医保支付人口在西医医院住院耗材费占比 30.4%，中医医院 13.9%。

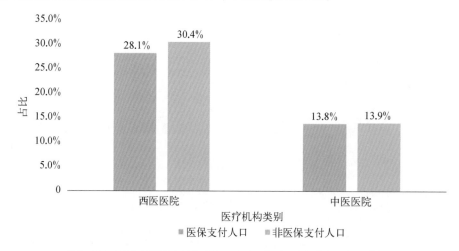

图 3 - 76　2022 年不同支付方式人口在不同类别医疗机构住院耗材费占比

3. 不同性别人口差异

如图 3 - 77，2022 年，全市男性在西医医院住院耗材费占比 28.3%，中医医院 13.7%；女性在西医医院住院耗材费占比 27.8%，中医医院 13.9%。

4. 不同年龄组人口差异

如表 3 - 519，2022 年，全市儿童在西医医院住院耗材费占比 18.9%，中医医院 8.6%；青年在西医医院住院耗材费占比 27.7%，中医医院 14.4%；中年在西医医院住院耗材费占比 30.5%，中医医院 14.8%；年轻老年人在西医医院住院耗材费占比 30.6%，中医医院 14.2%；老年人在西医医院住院耗材费占比 25.5%，中医医院 12.7%；长寿老年人在西医医院住院耗材费占比 9.1%，中医医院 7.4%。

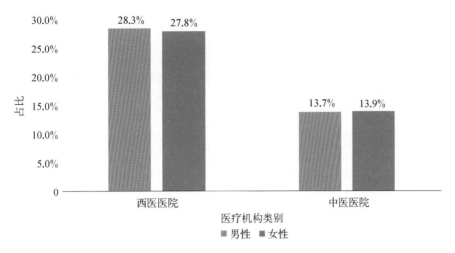

图 3-77　2022 年不同性别人口在不同类别医疗机构住院耗材费占比

表 3-519　2022 年不同年龄组人口在不同类别医疗机构住院耗材费占比　　　　　　（单位：%）

年 龄 组	西 医 医 院	中 医 医 院
儿童	18.9	8.6
青年	27.7	14.4
中年	30.5	14.8
年轻老年人	30.6	14.2
老年人	25.5	12.7
长寿老年人	9.1	7.4